Täterprofile bei Gewaltverbrechen

Springer
Berlin
Heidelberg
New York
Barcelona
Hongkong
London
Mailand
Paris
Tokio

Cornelia Musolff   Jens Hoffmann   (Hrsg.)

Täterprofile bei Gewaltverbrechen

Mythos, Theorie und Praxis des Profilings

Mit 44, zum Teil farbigen Abbildungen
und 7 Tabellen

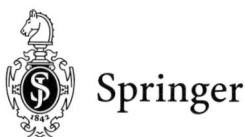 Springer

Cornelia Musolff
JVA Uelzen
Breidenbeck 15
29525 Uelzen
e-mail: musolff@bigfoot.de

Jens Hoffmann
TU Darmstadt
Fachbereich 3, Psychologie
64293 Darmstadt
e-mail: J.Hoffmann@Kriminalpsychologie.de

ISBN 3-540-67360-1 Springer-Verlag Berlin Heidelberg New York

Die Deutsche Bibliothek – CIP Einheitsaufnahme
Täterprofile bei Gewaltverbrechen : Mythos, Theorie und Praxis des
Profilings/Hrsg.: Cornelia Musolff; Jens Hoffmann. – Berlin; Heidelberg;
New York; Barcelona; Hongkong; London; Mailand; Paris; Singapur;
Tokio: Springer, 2001
   ISBN 3-540-67360-1

Springer-Verlag Berlin Heidelberg New York
ein Unternehmen der BertelsmannSpringer Science+Business Media GmbH

http://www.springer.de

© Springer-Verlag, Berlin Heidelberg 2002
Printed in Germany

Einbandgestaltung: de'blik, Berlin
Satz: Fotosatz-Service Köhler GmbH, Würzburg

Gedruckt auf säurefreiem Papier   SPIN: 10887608   26/3111 – 5 4 3 2 1

Vorwort

Vor dem Hintergrund seiner aktuellen Bedeutung betrachtet, ist das Profiling in Deutschland eine ausgesprochen junge Disziplin. Als wir 1994 begannen, uns aus psychologischer Sicht mit der Täterprofilerstellung auseinander zu setzen, gab es nur sehr wenige Experten, die sich mit dem Thema überhaupt beschäftigten. Die Fallanalyse, wie sie inzwischen hierzulande bevorzugt genannt wird, wuchs in nur wenigen Jahren zu einem fest etablierten Fachgebiet heran. Dem Wesen nach interdisziplinär, zugleich über ein ausgereiftes Methodeninventar verfügend, gehört sie mittlerweile zu den Standardinstrumenten der Ermittlungsarbeit und steht zunehmend auch im Fokus wissenschaftlichen Interesses in Deutschland.

In diesem Buch soll ein Überblick über die zahlreichen Aktivitäten in diesem Feld gegeben werden. Dabei war es uns wichtig, führende Experten aus unterschiedlichen Bereichen der Polizei und Wissenschaft zu gewinnen, um das Phänomen Profiling in seiner ganzen Komplexität darzustellen. Wir waren über die positive Resonanz auf unsere Anfragen für das Projekt hoch erfreut. Die ungeheure Sachkenntnis der Autoren und die Leidenschaft für ihre Arbeit schlagen sich eindrucksvoll in den vorliegenden Kapiteln nieder, welche sich zu einer in Deutschland bislang einmaligen Publikation zusammenfügen.

Am Anfang des Buches wird mit „Täterprofile und Fallanalyse" von Cornelia Musolff zunächst ein Überblick über die internationale Geschichte und methodische Grundlagen gegeben. Wie wohl kaum eine andere angewandte Disziplin ist das Profiling überzogen von einem Mythos, der in mannigfaltigen medialen Darstellungen um die dunkle Seele des Gewaltverbrechens und den mutigen Blick des Profilers in den Abgrund kreist. Den Leser leichtfüßig durch die Tiefenstruktur dieser ganz besonderen Art von Detektiv-Erzählung führend, den literarischen Ausdrucksformen und kulturell-methodischen Bedingungen nachspürend, zeigt Jo Reichertz in „Meine Mutter war eine Holmes" auf, wie selbst die FBI-Pioniere des Profilings sich im Mythos verstrickten. Warum erlangte das Bild des Serienkillers die enorme kulturelle Signifikanz unserer Tage? In einem historischen und soziologischen Exkurs macht Sebastian Scheerer deutlich, was der Blick der Gesellschaft über sie selbst verrät. „Mythos und Mythode" verblüfft zudem durch die Erkenntnis, dass der Mythos der Arbeit der Profiler nicht nur schaden, sondern ihr vielleicht sogar nutzen kann.

Für Laien immer wieder überraschend ist die Tatsache, dass die Erstellung von Täterprofilen nicht das Werk einzelner psychologischer Genies ist, sondern auf differenzierten Erkenntnissen und Methoden basiert. In „Auf der Suche

nach der Struktur des Verbrechens" führt Jens Hoffmann in die theoretischen
Grundlagen des Profilings ein und stellt in einer Übersicht einige klassische Ansätze und Erkenntnisse vor. In Westdeutschland wird man sich erst allmählich
bewusst, welche fallanalytische Kompetenz im Osten des Landes bereits seit langem vorhanden ist. Als einer der Pioniere prägte Lutz Belitz an der Berliner
Humboldt-Universität maßgeblich das Feld der Ermittlungspsychologie mit.
Auch anhand ausgewählter Fallbeispiele stellt er in „Wege der Aufklärung" diese
speziell für die kriminalistische Praxis entwickelte psychologische Disziplin und
die Methodik der Versionsbildung vor. Auf welche Weise spiegelt sich die Struktur der Persönlichkeit eines Täters in seinen kriminellen Handlungen wider? In
„Tausend Spuren und eine Erzählung" erläutert Cornelia Musolff den faszinie-
renden Ansatz der objektiven Hermeneutik, der von den Experten des Bundeskriminalamtes für die Fallanalyse übertragen wurde. Internationalen Einfluss
auf die Theoriebildung im Bereich des Profilings hat das „Centre for Investigative Psychology" an der Universität von Liverpool. Als früheres Mitglied der dor-
tigen Forschungsgruppe veranschaulicht Andreas Mokros das Konzept der empirischen Täterprofilerstellung und deren komplexe statistische Verfahren. In
„Facetten des Verbrechens" liefert er so ein äußerst prägnantes Fazit des aktuellen Standes der Forschung. Einer der Kernsätze der Fallanalyse besagt, dass der
Täter seine charakteristischen Spuren am Tatort hinterlässt. Diese gilt es zu entschlüsseln – eine Aufgabe, die Wissen aus verschiedenen Disziplinen erfordert.
Der Titel von „Die Bedeutung rechtsmedizinischer Untersuchungsergebnisse
bei der Erstellung von Fallanalysen" hält, was er verspricht. In dem Kapitel von
Klaus Püschel und Judith Schröer wird die Relevanz der Rechtsmedizin für die
Analyse von Gewaltdelikten unmittelbar ersichtlich. Zugleich geben die Autoren
einen beeindruckenden Einblick in die Möglichkeiten ihres Faches für die kriminalistische Aufklärung. Weitere Disziplinen, die maßgeblichen Einfluss auf
das Profiling besitzen, sind die Psychiatrie und die Psychologie. Auf welche Art
und Weise Forschungen auf diesem Gebiet Fallanalytiker bei ihrer Arbeit zu unterstützen vermögen, zeigt plastisch das Kapitel von Simone Ullrich und Andreas Marneros. In „Was ist das nur für ein Mensch, der so etwas tun konnte?"
stellen sie eine empirische Studie vor, deren Ergebnisse hilfreich sein können,
unbekannte Täter anhand ihres Deliktes zu beschreiben. Die Fallanalyse als
Sachverständigen-Gutachten vor Gericht steht in Deutschland erst am Anfang.
Bislang gibt es nur sehr wenige Beispiele für derartige Expertisen. Michael
Bruns stellt in „Die Bedeutung der operativen Fallanalyse im Strafprozess" einen
solchen Fall vor und zeigt grundsätzliche juristische Implikationen auf, ein präzise formulierter Ausblick, der auch von Nicht-Juristen mit Spannung und Gewinn gelesen werden kann.

Das Profiling als angewandte Disziplin muss sich natürlich immer auch an
den Leistungen in der Praxis messen lassen. In „Fallanalyse im Einsatz" schildert
Jens Hoffmann exemplarisch anhand von Kriminalfällen die Entwicklung, Anwendungsgebiete und Methoden der Fallanalyse in Deutschland. Damit neue
Ideen und Zugangsweisen eine Chance erhalten, sind Experten vonnöten, die es
wagen, auch das Ungewöhnliche auszuprobieren. Am Morddezernat München
setzen Kriminalbeamte in einem Pilotprojekt erstmalig die Profiling-Methoden
des FBI in Deutschland ein. In „Neue Wege in der Ermittlungspraxis" berichtet

Udo Nagel über die Erfahrungen seines Teams, die maßgeblich zur bundesweiten Einführung der „Operativen Fallanalyse" beitrugen. Von der Neugierde und Bereitschaft der Ermittlungsbeamten vor Ort, durch das Profiling eine neue Perspektive auf einen bisher nicht lösbaren Fall zu erhalten, erzählt Hermann Friese. Sein „Protokoll einer Aufklärung" ist ein packender Bericht über die manchmal zermürbende Jagd nach einem Serienvergewaltiger und die Hoffnung, die sich mit der Einführung fallanalytischer Instrumente für die Polizei verbindet. Der Fall der Ermordung einer Frau in einem Dorf in Ostdeutschland steht im Zentrum des letzten Kapitels „Versionen eines Mordes". Detailliert zeichnet Stephan Lack die Ermittlungsarbeit und die Erstellung eines Täterprofils nach, welches schließlich zur Identifizierung des Mörders führte. Gleichzeitig stellt er aufschlussreich den theoretischen Hintergrund der Untersuchungsplanung und ostdeutscher Methoden der Verbrechensanalyse dar.

Berlin, 2001   Cornelia Musolff
                                                            Jens Hoffmann

Inhaltsverzeichnis

Praxis

Autorenverzeichnis

Belitz, Lutz, Dr., Fontanestr. 51, 15344 Strausberg

Bruns, Michael, Oberstaatsanwalt, $^c/_o$ Der Generalbundesanwalt beim Bundesgerichtshof, Brauerstr. 30, 76137 Karlsruhe

Friese, Hermann, Polizeipräsidium Recklinghausen, ZKB KK12, Westerholderweg 27, 45657 Recklinghausen

Hoffmann, Jens, Fachbereich 3, Psychologie, Technische Universität Darmstadt, 64293 Darmstadt

Lack, Stephan, Dipl.-Kriminalist, Kriminalpolizeiinspektion Anklam/ Sitz Greifswald, Brinkstr. 13/14, 17489 Greifswald

Marneros, Andreas, Prof. Dr., Universitätsklinik und Poliklinik für Psychiatrie und Psychotherapie, Julius-Kühn-Str. 7, 06097 Halle

Mokros, Andreas, Fachbereich 3, Psychologische Methodenlehre und Mathematische Psychologie, Bergische Universität – Gesamthochschule Wuppertal, Gaußstraße 20, 42097 Wuppertal

Musolff, Cornelia, JVA Uelzen, Breidenbeck 15, 29525 Uelzen

Nagel, Udo, Abteilung E 3, Polizeipräsidium München, Ettstr. 2, 80333 München

Püschel, Klaus, Prof. Dr., Institut für Rechtsmedizin, Universitäts-Krankenhaus Eppendorf, Butenfeld 34, 22529 Hamburg

Reichertz, Jo, Prof. Dr., Fachbereich 3, Kommunikationswissenschaft, Universität Gesamthochschule Essen, 45177 Essen

Scheerer, Sebastian, Prof. Dr., Aufbaustudium Kriminologie, Troplowitzstr. 7, 22529 Hamburg

Schröer, Judith, Institut für Rechtsmedizin, Universitäts-Krankenhaus Eppendorf, Butenfeld 34, 22529 Hamburg

Ullrich, Simone, Dr., Universitätsklinik und Poliklinik für Psychiatrie und Psychotherapie, Julius-Kühn-Str. 7, 06097 Halle

Autorenvitae

Lutz Belitz, geb. 1947
Studium der Psychologie in Jena; therapeutische Arbeit mit Kindern und Jugendlichen in einer heilpädagogischen Einrichtung; von 1971 bis zur Abwicklung 1994 Sektion Kriminalistik an der Humboldt-Universität zu Berlin in Lehre, Forschung und Gutachtentätigkeit; Zusatzstudium Kriminalistik, promoviert zum Dr. jur. und Dr. sc. jur. , 1990 Berufung zum Hochschullehrer für Forensische Psychologie; seit 1995 freiberuflich tätig als Dozent, Verhaltenstrainer und Ermittlungspsychologischer Sachverständiger.

Michael Bruns, geb. 1951
Studium der Rechtswissenschaft in Frankfurt/Main, dort ab 1978 als Richter und Staatsanwalt tätig; 1986 Wechsel an das Bundesministerium der Justiz in Bonn (Arbeitsgebiete: Strafrechtliche Gewinnabschöpfung, später Recht der Forschung und Wissenschaft, neue Technologien, Bioethik, Strafverfahrensrecht); seit 1994 als Oberstaatsanwalt beim Bundesgerichtshof Mitglied der Behörde des Generalbundesanwalts.

Hermann Friese, geb. 1955
Dipl.-Verwaltungswirt; Erster Kriminalhauptkommissar; seit 1973 Polizeibeamter in Nordrhein-Westfalen; 9 Jahre Leiter einer Mordkommission; 1994–1999 Leiter des Kriminalkommissariat KK12 (Sexuelle Gewaltdelikte); seit 1999 Koordinator für ViCLAS beim PP Recklinghausen.

Jens Hoffmann, geb. 1968
Diplom-Psychologe; Studium der Psychologie, Soziologie und Germanistik in Darmstadt und Guildford/Großbritannien; im Auftrag des BKA gemeinsam mit Cornelia Musolff Erstellung eines polizeiinternen Fachbuches über Fallanalyse und Täterprofile; Forschungsprojekt an der TU Darmstadt über Stalking; zahlreiche Fachartikel über kriminalpsychologische Themen; Lehraufträge und Vorträge an Universitäten und Polizeischulen.

Stephan Lack, geb. 1952
Diplom-Kriminalist; seit 1971 bei der Polizei; 1990–1994 Studium der Kriminalistik an der Humboldt-Universität zu Berlin; seit 2000 Kriminalhauptkommissar und Leiter des Fachkommissariats Zentrale Dienste bei der Kriminalpolizeiinspektion in Greifswald (Mecklenburg-Vorpommern).

Andreas Marneros, geb. 1946
Studium der Medizin; 1983 Professur für Klinische Psychiatrie in Köln; 1985 Berufung an die Universität Bonn; seit 1992 Direktor der Klinik und Poliklinik für Psychiatrie und Psychotherapie der Martin-Luther-Universität Halle-Wittenberg; über 250 wissenschaftliche Publikationen, darunter 20 Bücher; mehrere Auszeichnungen, u.a. 1995 Aufnahme in die „Führenden Medizinischen Forscher Deutschlands", 1998 erster Preisträger des „Krafft-Ebing"-Förderpreises für originelle Forschung.

Andreas Mokros, geb. 1974
Studium der Psychologie an der Ruhr-Universität Bochum und der University of Liverpool/Großbritannien, dort Graduierung zum Master of Science (M. Sc.) mit Auszeichnung, Mitarbeit an der Erstellung zweier rein empirischer Täterprofile bei Fällen von serieller Gewaltdelinquenz bzw. seriellem Sexualmord; seit 2000 Promotion im Bereich Psychologische Methodenlehre der Universität Wuppertal zum Thema: Vorhersagevalidität von Täterprofilen bei Sexualdelikten.

Cornelia Musolff, geb. 1961
Studium der Psychologie in Darmstadt und Aufbaustudium Kriminologie in Hamburg; im Auftrag des BKA gemeinsam mit Jens Hoffmann Erstellung eines polizeiinternen Fachbuchs über Fallanalyse und Täterprofile; Lehraufträge und Vorträge im universitären und polizeilichen Bereich; Ausbildung zur Gesprächspsychotherapeutin; seit 2001 konzeptionelle und praktische Tätigkeit im Bereich Diagnostik/Therapie in der JVA Uelzen.

Udo Nagel, geb. 1951
Kriminaldirektor; seit 1969 bei der bayerischen Polizei; Studium an der Beamtenfachhochschule in Bayern; Aufstieg in den höheren Polizeivollzugsdienst mit Studium an der Polizeiführungsakademie Münster 1985/87; seit 1993 Leiter des Münchner Morddezernates, Leitung verschiedener Sonderkommissionen in den Bereichen Mord, Geiselnahme und Entführung; Projektleiter der ersten OFA-Einheit (1996–1999) in Deutschland und Mitglied der Bund/Länder-Projektgruppe zur Einführung fallanalytischer Verfahren.

Klaus Püschel, geb. 1952
Studium der Medizin in Hannover; seit 1978 Rechtsmediziner am Universitätsklinikum Hamburg-Eppendorf; 1983 Habilitation, 1985 Berufung zur Professur; Direktor am Institut für Rechtsmedizin in Essen von 1989–1991; seit 1992 Direktor des Instituts für Rechtsmedizin der Universität Hamburg; wissenschaftl. Schwerpunkte: Forensische Traumatologie, Drogentod, Alkohologie, Altersforschung, morphologische Viktimologie; im Herausgeber-Board der Zeitschriften Blutalkohol: Int. J. Legal Med., Forensic Sci. Int.

Jo Reichertz, geb. 1949
Studium der Germanistik, Mathematik, Soziologie und Kommunikationswissenschaft; Promotion zur Entwicklung der 'Objektiven Hermeneutik'; Habilitation mit einer soziologischen Feldstudie zur Arbeit der Kriminalpolizei; seit

1993 Professor für Kommunikationswissenschaften an der Universität Essen (zuständig für die Bereiche Strategische Kommunikation, Qualitative Methoden, Kommunikation in Institutionen und Neue Medien); zahlreiche Publikationen u. a. in den Bereichen empirische Polizeiforschung, Kultur- und Religionssoziologie, Medienanalyse und -nutzung.

Sebastian Scheerer, geb. 1950
Professor Dr. jur.; Leiter des Instituts für Kriminologische Sozialforschung im Fachbereich Sozialwissenschaften der Universität Hamburg; Leiter des Aufbaustudiums Kriminologie (Abschlüsse: Dipl.-Krim.; Dr. phil.) und des Kontaktstudiums Kriminologie (berufsbegl. Wiss. Weiterbildung); Publikationen zu Droge/Sucht, Gewalt; Kriminalitätstheorie, Theorie der Strafe (u. a.: Kritik der strafenden Vernunft, in: Ethik und Sozialwissenschaften, April 2001).

Judith Schröer, geb. 1971
Studium der Medizin, Musikpädagogik und Biologie in Münster/Westf. und Hamburg; Ausbildung u. a. in Israel und Großbritannien; seit 1999 Promotion zum Thema: Sexuell motivierte Tötungsdelikte; seit 2000 als wissenschaftl. Mitarbeiterin am Institut für Rechtsmedizin der Universität Hamburg tätig.

Simone Ullrich, geb. 1964
Studium der Psychologie in Mannheim; Promotion zum Thema: „Die Persönlichkeit von Straftätern"; 1998 „Krafft-Ebing"-Förderpreis für originelle forensische Forschung; von 1993–1995 am Zentralinstitut für Seelische Gesundheit in Mannheim; seit 1995 tätig an der Klinik und Poliklinik für Psychiatrie und Psychotherapie der Martin-Luther-Universität Halle-Wittenberg (Forschungsschwerpunkte: Forensik, Diagnostik, Persönlichkeit und Persönlichkeitsstörungen).

Täterprofile und Fallanalyse

Eine Bestandsaufnahme

C. Musolff

In den letzten 2 Jahrzehnten ist der Erkenntnisstand im Bereich psychologischer Täterprofile und fallanalytischer Verfahren national sowie international geradezu explosionsartig angestiegen. Dabei hat sich nicht nur das Repertoire von anwendbaren Methoden, Modellen, Theorien und Techniken rasant entwickelt, sondern die Verfahren wurden mit zunehmenden Erfahrungen auf immer mehr Deliktsbereiche ausgedehnt. So beschränken sie sich nicht mehr allein auf Serienmord und -vergewaltigung, sondern finden Anwendung bei Erpressungen, erpresserischem Menschenraub, Sprengstoffanschlägen, Tiermorden und auch bei Brandstiftungen und Wohnungseinbruch.

Dass die „Profiling" Aktivitäten des US-amerikanischen FBI (Federal Bureau of Investigation) in den 70er- und 80er-Jahren die Entwicklungen im internationalen Bereich wesentlich angestoßen und geprägt haben, ist weitreichend bekannt. Wenig Kenntnis in der Öffentlichkeit gibt es dagegen über die Forschungsrichtungen und Anwendungen in Europa, speziell im deutschsprachigen Raum. Die Gründe für dieses verzerrte Bild liegen z. Tl. an den zahlreichen angloamerikanischen populärkulturellen Fiktionen, wie der bekannte Thriller „Das Schweigen der Lämmer" („The Silence of the Lambs"), die britische Krimiserie „Für alle Fälle Fitz" („Cracker") oder an den einschlägigen autobiografischen Publikationen prominenter Profiler.[1] Aber auch die aktuelle Presse- und Medienberichterstattung einzelner spektakulärer Kriminalfälle hierzulande sowie das Hinzuziehen von mitunter zweifelhaften Profiling-Experten ohne fundierte Kenntnisse über den konkreten Einzelfall sind nicht unschuldig. Die in diesem Zusammenhang dargestellten Tätigkeiten eines Profilers zeichnen ein Bild von dieser Disziplin, das so gar nicht der gegenwärtigen Arbeitsrealität der professionellen Fallanalytiker entspricht. Daraus resultierende unrealistische Vorstellungen in der Öffentlichkeit sind nicht weiter verwunderlich, da viele Themen in den Medien – hierzu gehören etwa auch das Profiling oder spektakuläre Verbrechen von Serienmördern und -vergewaltigern – um Bereiche kreisen, die sich den eigenen Erfahrungen im Alltag des Laienpublikums in der Regel verschließen. Die Diskrepanzen von Wirklichkeit und Fiktion lassen sich von der Mehrheit daher kaum unmittelbar überprüfen, bestätigen oder gar kritisch beleuchten (Stehr 1998).

---

[1] Z. B. Ressler u. Shachtmann 1993, 1998; Douglas u. Olshaker 1996, 1997, 2000; Britton 1999; vgl. hierzu auch Reichertz, Kap. 2, Scheerer, Kap. 3, in diesem Band.

Bedauerlicherweise besteht vonseiten vieler deutscher Polizeibehörden oft nur geringes Interesse, die Öffentlichkeit über die neuen Ermittlungsmethoden sachlich zu informieren und ihnen so möglicherweise ein eigenes, angemesseneres Schema zur Beurteilung an die Hand zu geben.[2] So wird nicht nur dem entstandenen Mythos nichts entgegengehalten, sondern viel Raum für Spekulationen und umstrittene Darstellungen gegeben. Tatsächlich muss auch hier gelten, dass sich wissenschaftliche Forschung und ihre praktische Realisierung präsentieren und für die Gesellschaft öffnen sollten, um sowohl sachkundig zu informieren als auch einen grundsätzlichen Diskurs, z. B. bezüglich der realistischen Erwartungen an diese Methoden, aber auch der potenziellen Gefahren und Probleme, zu ermöglichen.[3]

Um einen ersten Überblick über die internationalen wissenschaftlichen Bemühungen sowie die zunehmenden disziplinübergreifenden gemeinsamen Arbeiten zu erhalten, möchte ich zunächst die Begriffsvielfalt, Definitionen, den Forschungskontext und die Anwendungsbereiche der internationalen Fallanalyse und Täterprofilerstellung schildern, um anschließend eine Einführung in die historische und aktuelle Entwicklung und Methodenvielfalt zu geben. Da im Bereich der fallanalytischen Verfahren mit Hypothesen gearbeitet wird und es wenig sicheres Wissen gibt, soll abschließend der sensible Umgang mit Wahrscheinlichkeitseinschätzungen und Vorhersagen menschlichen Verhaltens geschildert werden. Im Mittelpunkt steht hier die Kontroverse über Stärken und Schwächen von induktiver und deduktiver Vorgehensweise.

1.1
Überblick: Definitionen und Situation

International bekannt geworden durch das US-amerikanische Schlagwort „Profiling", kursieren heutzutage im deutschsprachigen Raum weitere Begriffe wie „Täterprofiling", „Operative Fallanalyse" oder kurz „Fallanalyse" bzw. „OFA", aber auch „Versionsbildung" und „ViCLAS", um die verschiedenen aktuellen kriminalistischen und kriminologischen Arbeitsmethoden zur Aufklärung schwerwiegender Gewaltdelikte der modernen Polizei zu beschreiben.[4] Überwiegend außerhalb der Polizei wird der in diesem Zusammenhang wenig bekannte Ausdruck (Operative) Fallanalyse immer wieder mit dem verbreiteten

---

[2] An der mangelnden Öffentlichkeitspolitik spielt in Deutschland u. U. so etwas wie Behördendenken – eine Mischung aus hierarchischem Denken und Unflexibilität – eine nicht zu unterschätzende Rolle. Andere Länder scheinen in diesem Feld einen anderen Umgang zu pflegen. Sie gehen bedeutend offensiver mit ihren Informationen um, auch ohne detaillierte Beschreibungen ihrer Tätigkeiten und ohne kriminaltaktisches Wissen zu veröffentlichen.

[3] Vgl. Reichertz 1998. Kritisch sind beispielsweise die Diskussionen um die Datenschutzbestimmungen, im Besonderen etwa im ViCLAS-Datenbanksystem der Bereich „Verdächtiges Ansprechen von Kindern und Jugendlichen"; s. auch Naumann 2000.

[4] Gelegentlich hört man in diesem Zusammenhang ebenso Begriffe wie „Tatortanalyse", „Verhaltensfingerabdruck", „Tathergangsanalyse", „Tätertyp-Rekonstruktion". In England wiederum wurde beispielsweise 1988 an der Universität of Surrey der Begriff „Ermittlungspsychologie" (Investigative Psychology) von Professor David Canter geprägt.

anglo-amerikanischen Begriff Profiling und seinen deutschsprachigen Able-
gern synonym verwendet. Ebenso scheinen die modernen Ermittlungsmethoden mit dem Konzept des Serienmörders in der Wahrnehmung eng und unü-
berwindbar verknüpft zu sein (Dern 2000).[5]

> Alle Begriffe spiegeln zwar Gemeinsamkeiten in Ideen und Ansätzen wider,
> setzen dabei aber unterschiedliche Schwerpunkte in ihren Analysemetho-
> den sowie den untersuchten Deliktsbereichen.

Verantwortlich für diese Bezeichnungsvielfalt und -konfusion ist u. a. der internationale Forschungs- und Entstehungskontext und die Vielzahl der zum Einsatz kommenden Methoden. Das hier begrifflich und inhaltlich an manchen
Punkten sehr wohl differenziert werden will, soll im Folgenden deutlich gemacht werden.

1.1.1
Fallanalyse und Täterprofilerstellung

> Ausnahmslos hinter allen Fallanalyse- und Profiling-Verfahren steht die
> Idee, das Verhalten von Tätern und den psychosozialen Kontext von Strafta-
> ten als Informationsquelle zur Unterstützung der Verbrechensaufklärung zu
> nutzen. Die beim FBI erstmals für die Bereiche Tötungs- und sexuell moti-
> vierte Gewaltdelikte eingeführte Methode „Crime Scene Analysis" bildet da-
> bei bis heute das Herzstück in vielen internationalen kriminalistisch-psy-
> chologischen Fallanalysen. In diesen Deliktsbereichen ist die Methode auch
> die unverzichtbare Grundlage für das Erstellen von Täterprofilen.

Als das US-amerikanische Konzept des „Psychological Profiling" nach Deutschland gelang und der vom FBI geprägte Begriff „Crime Scene Analysis"[6] im
deutschsprachigen Raum allzu wörtlich mit „Tatortanalyse" übersetzt wurde,
kam es häufig zu Irreführungen: Die Tatortanalyse wurde wiederholt mit der
Tatortarbeit im engeren Sinne verwechselt, also mit dem Prozess der Spurensicherung und ihrer naturwissenschaftlichen Auswertung. Um weitere Verwechs-
lungen zu vermeiden und um das dynamische Element zu betonen – dass Ver-
haltensabläufe und Handlungen des Täters im Zentrum der Analyse stehen –
wurde die Bezeichnung „Tathergangsanalyse" gewählt. Zudem hat sich in
Deutschland mittlerweile der Begriff (Operative) Fallanalyse durchgesetzt, der
in aller Regel bei der Polizei als Oberbegriff für die Gesamtheit der umfassenden kriminalistischen Arbeitsmethoden genommen wird.[7]

---

[5] Vgl. hierzu auch Scheerer, Kap. 3, in diesem Band.
[6] Ausführlich zu diesem und weiteren amerikanischen Verfahren s. Hoffmann, Kap. 4, in die-
     sem Band; Hoffmann u. Musolff 2000.
[7] Der vom FBI später bevorzugte Begriff „Criminal Investigative Analysis" sollte ebenfalls als
     Oberbegriff für die weiteren Verfahren verstanden werden. Weitere internationale Begriffe
     wie „Crime Analysis" oder „Case Analysis" existieren.

Mit dieser Bezeichnung soll deutlich gemacht werden, dass die Methoden den konkreten Einzelfall im Fokus haben und diese Form der Verbrechensanalyse mit Hilfe von Experten immer nur in enger Zusammenarbeit mit der jeweiligen ermittelnden Dienststelle durchgeführt werden kann. Entsprechend werden die in diesen Strategien ausgebildeten und zur Unterstützung eingesetzten Spezialisten hierzulande „Fallanalytiker" genannt.

Vielen fallanalytischen Verfahren ist gemeinsam, dass sie als ganzheitliche und als auf den jeweiligen Fall bezogene Analysemethoden betrachtet werden, in deren Mittelpunkt die sequenzielle Nachbildung des gesamten Tatherganges steht.

> Eine *Fallanalyse* unternimmt den Versuch, über die Rekonstruktion und Interpretation eines Verbrechens – insbesondere aber über die Rekonstruktion und Interpretation des Verhaltens eines meist unbekannten Täters – Hypothesen über die Hintergründe der Tat aufzustellen, mit dem Ziel, polizeitaktisch relevante Informationen zu produzieren.
>
> (Hoffmann u. Musolff 2000, S. 17, kursiv i. O.)

Die Grundlage fallanalytischer Methoden besteht aus zwei Komponenten:

(a) Wissen, in Form von Erfahrungswissen sowie wissenschaftlich abgesicherten Erkenntnissen und
(b) Methoden, um das vorhandene Wissen mit den Informationen des Falles zu einer relevanten Aussage zu kombinieren.[8]

Entsprechend wurden für einzelne Deliktsbereiche international vielfältige Methoden der Fallanalyse entwickelt. Ausgangspunkt für alle Analysen sind die verfügbaren objektiven kriminalistischen Fall-, Täter und Opferdaten[9], wie sie etwa am Fundort einer Leiche, als Schilderung eines Opfers, in Form eines Erpresserschreibens oder einer Geiselnahme vorliegen. Aus ihren Ergebnissen lassen sich dann Ansatzpunkte zur Unterstützung der Verbrechensaufklärung ableiten, wie beispielsweise Einschätzung der Opfergefährdung, Gefährlichkeitseinstufungen von Tätern, Eingrenzungen des Täterwohnortes, Vernehmungsstrategien für Tatverdächtige oder Erstellung eines umfassenden Persönlichkeitsbildes des Täters – das so genannte Täterprofil. Eine Fallanalyse *kann* also, muss aber nicht, in ein Täterprofil münden. Wiederum kann ein Täterprofil nur erstellt werden, wenn zuerst eine gründliche Fallanalyse durchgeführt wurde (BKA 1999).

Bei der Täterprofilerstellung,[10] zweifelsohne dem bekanntesten fallanalytischen Verfahren, handelt es sich um eine Methode, bei der

---

[8] Vgl. Dern 2000, Fußnote 33.
[9] Nach den heutigen Erkenntnissen lässt sich ein optimales, ganzheitliches Fallverständnis nur dann erzielen, wenn sowohl die jahrzehntelange einseitig täterorientierte Sichtweise verlassen wird und ausführliche Fall- und Opferdaten bei der Analyse berücksichtigt werden, als auch eine interdisziplinäre Betrachtung stattfindet (Baurmann 1998a).
[10] „Offender Profiling" oder kurz „Profiling" sind die ursprünglichen angloamerikanischen Bezeichnungen für die eingedeutschten Bezeichnungen „Täterprofiling" (= Tätigkeit) oder „Täterprofil" (= Endprodukt).

… ein unbekannter (!) Täter hinsichtlich seiner Persönlichkeits- und Verhaltensmerkmale so beschrieben wird, dass er von anderen Personen signifikant zu unterscheiden ist. Das Täterprofil ist eine fallanalytisch hergeleitete Tätertyp-Hypothese.   (Dern 2000, S. 538)

Allgemein versucht man mit einem Täterprofil Aussagen zu machen etwa über Anzahl der Täter, Geschlecht, Alter, Familienstand, Lebensraum/Wohnort, Ausbildung, Beruf, Mobilität, mentaler Typus, Umgang mit Autoritäten, Vorstrafen, Gewohnheiten/Freizeitaktivitäten, Erscheinungsbild und prä- und postdeliktisches Verhalten. Ein Täterprofil sollte nur bei ausreichend vorhandenen objektiven Daten erstellt werden und seine Rekonstruktion ist generell unsicherer und spekulativer als eine Tathergangsanalyse, die aufgrund der Datenlage relativ genau rekonstruiert werden kann. Entsprechend werden eine derartige Persönlichkeitsbeschreibung sowie ihr Einsatz vorab genau geprüft. Aus Gründen der Seriosität sollte ein Profil ebenfalls nur bei einem *un*bekanntem Täter gemacht werden. Es dient nicht zur Überführung eines Tatverdächtigen, bei dem die Beweismittel augenblicklich nicht ausreichen.

Da in den Medien und der Öffentlichkeit dieser Teilaspekt Täterprofiling häufig als die zentrale Tätigkeit des Profilers gesehen wird, sind die in diesem Bereich tätigen Praktiker zunehmend bemüht, die Komplexität der Verfahren nicht von diesem einseitigen Bild vereinnahmen zu lassen.

1.1.2
Der Forschungskontext der Fallanalyse

Im Forschungsgebiet der Fallanalyse wird aufgrund der Vielgestaltigkeit des Feldes und den praktischen Anforderungen eklektizistisch vorgegangen, d. h. alle Theorien, Methoden und Modelle aus den Disziplinen, die Erfolg versprechend für die Arbeit sind, werden verwendet und evtl. für den jeweiligen Bedarf modifiziert. Zu den Verfahrensweisen, die heute vermehrt mit einfließen, gehören z. B. umfangreiche sozialwissenschaftliche Methoden (hier v.a. qualitative und quantitative Analyseverfahren), Kenntnisse aus der Soziologie, Rechtsmedizin, Psychologie, Psychiatrie, Kriminologie, Kriminalistik und den Naturwissenschaften[11]. Da gegenwärtig die einzelnen Institute national und international einen regen Austausch pflegen, bemüht man sich zunehmend um Transparenz und Vermittelbarkeit der Ansätze. Die Kooperation hat außerdem den Vorteil, dass nicht alles neu gedacht und entwickelt werden muss und dass Länder mit geringen Bevölkerungszahlen, in denen beispielsweise Tötungsdelikte nur selten auftreten, von den Erfahrungen und dem Methodenrepertoire anderer Staaten profitieren.

Trotz der Konzept- und Methodenvielfalt haben sich einige der internationalen fallanalytischen Einrichtungen, wie noch gezeigt wird, in ihren Arbeitswei-

---

[11] Ausführlich zu den internationalen Methoden, Techniken, Theorien und Modellen s. Hoffmann, Kap. 4, in diesem Band.

sen auf eine spezifische Richtung festgelegt (BKA 1998). Mit unterschiedlicher Gewichtung werden qualitativ-ganzheitliche, quantitative-empirisch abgesicherte, verhaltensorientierte, theoriegeleitete, intuitive, interpretierende oder eher pragmatische Verfahren eingesetzt (Baurmann 1998b). Ihre Auswahl ist zum einen abhängig von dem gewählten Deliktsfeld, da beispielsweise ein dynamisches Geschehen, sprich eine laufende Geiselnahme oder Erpressung in aller Regel andere Anforderungen an Analysemethoden zur Unterstützung der Ermittlungen stellt, als an ein abgeschlossenes Szenario, etwa an eine vollendete Tötung. Zum anderen spielt der Entwicklungskontext eine wichtige Rolle: Die Spannweite der Vorgehensweisen reicht von einer pragmatischen und stark an der Polizeipraxis orientierten Haltung, wie etwa die Analysemethoden des US-amerikanischen FBI und die der „National Crime Faculty" in Großbritannien, bis hin zu einem mehr wissenschaftlich-forschend ausgerichtetem Ansatz, wie den der britischen „Investigative Psychology Unit" in Liverpool.

Wenige Gruppen – und dazu gehört die Forschergruppe des BKA – arbeiten aktuell nach einem Werkzeugkasten-Prinzip: Die Auswahl der einsetzbaren Methoden aus dem Handwerkskoffer richtet sich nach der Deliktspezifität, die individuelle Problemstellung des Falls gibt die mögliche Strategie vor. Das Gesamtkonzept des BKA besteht dabei aus zwei Bereichen, dem genuin fallanalytischen Methodenset und den diversen computerunterstützten Verfahren (BKA 1999). Jahrelange Forschungen, ein international fruchtbarer Austausch, das Erstellen einer Vielzahl von Fallanalysen und ihre empirisch-wissenschaftliche Begleitung sowie eine fallbegleitende Beratung in der Polizeipraxis haben zu diesem Pool an Instrumenten geführt. Die ständige Suche nach neuen, erfolgreichen Verfahren und Deliktsbereichen, für welche sich die Methoden der Fallanalyse noch eignen können, kennzeichnet die gegenwärtige Situation (Baurmann 1998b; Hoffmann u. Musolff 2000). Entsprechend werden seit kurzer Zeit beim BKA erste Schritte in die Gebiete Computerkriminalität, Rechtsradikalismus und Sprengstoffanschläge gewagt. Andere Einheiten, beispielsweise in England, erforschen den Nutzen einiger Strategien im Bereich Wohnungseinbruch oder weitere Institutionen in den USA, Großbritannien oder Deutschland widmen sich der Brandstiftung.[12]

Als eine sehr effektive Vorgehensweise in der Verbrechensanalyse gilt inzwischen der Team-Ansatz.

Einige Einrichtungen, wie etwa in Dänemark, Niederlande, Schweden und das BKA in Deutschland machen sich bei ihren Analysen den Vorteil einer Kleingruppe zunutze. So zeigt sich etwa bei der Rekonstruktion eines Tatgeschehens der Gewinn der Teamarbeit durch die Generierung vieler kreativer, konventioneller und unkonventioneller Hypothesen. In Übereinstimmung mit den vorliegenden Fakten und Informationen liegt dann eine Reihe von Ableitungen zur Beleuchtung des Tatgeschehens aus verschiedenen Perspektiven vor, die in der fortlaufenden Analyse einer Verifikation bzw. Falsifikation unterzogen werden. Allein schon durch das explizite Formulieren und Begründen von Hypothesen innerhalb der Gruppe kommen bemerkenswerte Ergebnisse zustande.

---

[12] Vgl. Hoffmann, Kap. 11, in diesem Band.

Für alle Institute und ihre Verfahren gilt gleichermaßen, dass sie auf ein Mindestmaß an Informationen zur Analyse eines Tathergangs angewiesen sind. Generell sehen die meisten Einrichtungen ihr Angebot im Sinne einer Dienstleistung und werden nur auf Ersuchen von polizeilichen Dienststellen tätig. Denn fallanalytische Verfahren ersetzen nicht die normale Ermittlungsarbeit, die fallbegleitende Beratung hat vielmehr eine eindeutig ergänzende und unterstützende Funktion. Entsprechend werden Kriminalbeamte der sachbearbeitenden Dienststelle bspw. in Deutschland in den fallanalytischen Arbeitsprozess miteinbezogen und bleiben verantwortlich für den Fortgang der Ermittlung sowie der produktiven Umsetzung bzw. Nichtrealisierung der erarbeiteten fallanalytischen Ergebnisse (Dern 2000). Dass es sich bei den Ergebnissen grundsätzlich um Wahrscheinlichkeitsaussagen handelt und es kaum sicheres Wissen gibt, wird dabei stets nachdrücklich betont. Ein detailliertes Protokoll über die einzelnen Arbeitsschritte und den Schlussfolgerungen, macht den Entscheidungsweg transparent und mögliche Unsicherheiten konkret erkennbar. Werden weitere objektive Falldaten im Laufe einer Ermittlung bekannt, ändern sich möglicherweise die Resultate der Fallanalyse und ebenfalls die Tätereinschätzungen.

1.1.3
Anwendungsbereiche

Die große Bandbreite der Deliktsfelder, die gegenwärtig bei polizeilichen Ermittlungen mit fallanalytischen Verfahren unterstützt werden, wurde oben genannt. Welche Bereiche mit welchen Methoden ökonomisch am sinnvollsten abgedeckt werden können, wird derzeit noch geklärt. Da sich alle Methoden auf sichtbares oder rekonstruierbares Täterverhalten stützen, stoßen sie zwangsläufig bei Deliktformen, in denen wenig individueller Handlungsspielraum gegeben ist oder bei Fällen, in denen kaum spezifisches Verhalten des Täters zu erkennen ist, an ihre Grenzen. Das gilt etwa bei Verbrechen im Bereich der organisierten Kriminalität oder wenn das Opfer aus einer Gruppe mit sehr hohem Risiko stammt.

Der Einsatz von Fallanalysen erfolgt nicht nur bei aktuell laufenden Ermittlungen. In der Hoffnung, neue Ansätze zur Aufklärung zu finden, können auch länger zurückliegende Fälle analysiert werden („Cold Case Management"). Neben einer Unterstützung der Ermittlungstätigkeit spielt seit kurzem die Analyse des Täterverhaltens in der Beweisführung ebenso eine Rolle.

Erstmalige Erfahrungen wurden in Deutschland 1997 in einem Strafprozess gemacht, als eine Tathergangsanalyse zur Frage angefertigt wurde, ob ein mutmaßlicher dreifacher Vergewaltiger auch für die Tötung einer Prostituierten zusätzlich verantwortlich sein könnte. Die Analyse und Interpretation des Täterverhaltens in diesem Aufgabenbereich macht deutlich, dass der polizeiliche Fallanalytiker auch als Sachverständiger zukünftig eine Rolle spielen wird.[13] Das „Personality Assessment" (Ault u. Hazelwood 1995) und die „Tatserienanalyse"

---

[13] Ausführlich zum genannten Gerichtsverfahren und der Problematik des Fallanalytikers im Strafprozess s. Bruns, Kap. 10, in diesem Band.

sind ebenfalls Verfahren, welche sowohl während der Ermittlung als auch vor Gericht zum Einsatz kommen können.

Während man beim „Personality Assessment" versucht, aufgrund der Verbrechensanalyse die Wahrscheinlichkeit einzuschätzen, mit der ein Tatverdächtiger als Urheber der Tat in Frage kommt, wird bei der Tatserienanalyse untersucht, ob anhand identifizierter spezifischer Tatmuster eine Reihe von Delikten einem oder verschiedenen Tätern zuzuordnen sind oder ob möglicherweise ein so genannter Trittbrettfahrer beteiligt ist. Mit dem Begriff „Proaktive Strategien" werden die Methoden bezeichnet, mit denen bestimmte Informationen gezielt in der Öffentlichkeit lanciert werden, um den unbekannten Täter zu erreichen. Das können etwa Pressemitteilungen oder arrangierte Medienauftritte von Angehörigen sein, die den mutmaßlichen Täter zu gewünschten Reaktionen provozieren oder von unerwünschten Handlungen abhalten sollen.

Ebenfalls Einzug gehalten haben fallanalytische Verfahren im Bereich der Vernehmungen. Dabei bilden die aus dem Tatverhalten abgeleiteten Hypothesen über die Persönlichkeit des Täters Anhaltspunkte für eine mögliche Strategie der Vernehmung. Das gilt sowohl für das Verhör mit einem Tatverdächtigen, um beispielsweise Informationen über Persönlichkeitsstruktur, Charakteristika seines Aussageverhaltens und Einschätzung seiner Gefährlichkeit zu erhalten und die Wahrscheinlichkeit seiner Täterschaft zu ermitteln oder ihn – falls zutreffend – gar zu einem Geständnis zu ermutigen. Aber auch für die Befragung von Zeugen eignen sich die Erkenntnisse der Fallanalyse, etwa ob es sich möglicherweise doch um den Täter oder einen Mittäter handelt.[14] Des Weiteren wurden ebenfalls Strategien zur Opferbefragung entwickelt, um möglichst schonend Hinweise von Vergewaltigungsopfern, Kindern etc. zu erhalten, die relevant für eine Fallanalyse oder Täterprofil sein könnten.

Wesentlich für den wissenschaftlichen Umgang und eine Akzeptanz ist die regelmäßige Evaluation der Qualität fallanalytischer Verfahren. Die Güte der Theorien und Methoden lässt sich in der Regel erst in der praktischen Anwendung nach der Festnahme eines Täters untersuchen, etwa wie umfassend und treffsicher die Vorhersagen mit den tatsächlichen Gegebenheiten und dem Täterbild übereinstimmen. Hierzu gehört auch die Einschätzung der (ökonomischen) Wirksamkeit für bestimmte Zielsetzungen und Zielgruppen. Entsprechend wurden und werden international Evaluationsstudien zu unterschiedlichen Fragestellungen z. Tl. in den Instituten selbst durchgeführt, andere werden extern, etwa an Universitäten vergeben. Wiederholte Prüfungen beim US-amerikanischen FBI und in Großbritannien belegen, dass sich die Genauigkeit der Voraussage in der Zwischenzeit verbessert hat und mittlerweile im Durchschnitt zwischen 70 und 80% liegt (Gudjonsson u. Copson 1997; Canter u. Heritage 1990). Auch das BKA stellt in seinen eigenen Erhebungen dar, dass es nach einer Gewichtung der Ergebnisse[15] innerhalb der Tathergangsanalyse eine Treffer-

---

[14] Vgl. hierzu auch Musolff, Kap. 6, in diesem Band.
[15] Die Gewichtung wird vorgenommen, weil sowohl einige Aussagen mehr zutreffen als andere als auch manche Aussagen wichtiger für die Ermittlungsarbeit sind als andere.

quote von 90,3% – 92,8%, bei Täterprofilen zwischen 81,0% – 88,1% erreicht.[16] Andere Studien dagegen beschäftigen sich mit der Zufriedenheit und dem praktischen Nutzen der Beratungsleistungen der fallanalytischen Spezialisten für die sachbearbeitenden Dienststellen (Copson 1995; Van den Eshof u. Schippers 1998).[17] Dabei resultiert die durchweg hohe Zufriedenheit der Nutzer nicht unbedingt aus der Ergreifung des Täters als unmittelbare Folge auf die Ergebnisse einer Fallanalyse oder eines Täterprofils – was in den seltensten Fällen bisher auch der Fall war –, sondern aus „Nebeneffekten": So etwa aus der Strukturierung und der neuen Betrachtung eines Verbrechens, dem tieferen Verständnis eines Falles und der Bereitstellung neuer Handlungs- und Entscheidungsmöglichkeiten für die Polizeipraxis (Dern 2000). Und die können sehr vielfältig sein, neben der Fallanalyse oder dem Täterprofil ergeben sich auch Hinweise für die weitere Ermittlungsrichtung, den Einsatz von proaktiven Strategien, die Gestaltung von Vernehmungen oder auch für die Gefährlichkeits- und Gefährdungseinschätzungen von Tätern und Opfern.

Seriös durchgeführte Fallanalysen einschließlich Täterprofilerstellungen sind, wie deutlich wird, komplexe, umfangreiche, mühsame Prozeduren, an die vielfältige Anforderungen gestellt werden. Es handelt sich dabei weder um eine undurchschaubare Geheimwissenschaft noch um eine mysteriöse psychologische Wunderwaffe.

Der prinzipielle Unterschied der Fallanalyse zum herkömmlichen kriminalistischen Vorgehen ist – einfach ausgedrückt – altbewährte Strategien und Erfahrungen, aber auch intuitives Wissen des Kriminalbeamten herauszuarbeiten, weiterzuentwickeln, zu systematisieren, manche Annahmen zu revidieren und daneben interdisziplinäres Wissen explizit zu nutzen und gezielt zu berücksichtigen.

1.2
Geschichte und Aktualität der internationalen Fallanalyse und Täterprofilerstellung

Seit bald 30 Jahren hält die institutionelle Beschäftigung, begründet durch einige wenige Mitarbeiter der amerikanischen Bundespolizei, mit dem Thema Profiling an. Ansätze, durch die Bildung von Typologien Erklärungen und Nachweise von kriminellem Verhalten aus Persönlichkeitsmerkmalen zu ermöglichen und diese wissenschaftlich zu fundieren, finden sich schon Ende des 19. Jahrhunderts v.a. in der Rechtswissenschaft und Medizin (Lombroso 1886, 1890; Garofalo 1885; Kurella u. Jentsch 1902).

Obwohl das Ziel jener Untersuchungen vordergründig nicht die Täterermittlung war, stand etwa bei Lombrosos Studien auch die Idee im Raum, der Krimi-

---

[16] Die Daten stammen aus einem Vortrag von M.C. Baurmann, gehalten im Juni 1999 innerhalb der Kriminologischen Studienwoche am Aufbau- und Kontaktstudium an der Universität Hamburg.

[17] Vgl. hierzu Nagel, Kap. 12, in diesem Band.

nalpolitik geeignete Mittel zur Bekämpfung und Verhütung von Verbrechen an die Hand zu geben. Äußere biologische Merkmale sollten eine Unterscheidung in Kriminelle und Nicht-Kriminelle ermöglichen und damit im Sinne einer Prävention Täter sogar vor Ausführung ihrer Tat dingfest machen. Andere Forscher, wie beispielsweise Kretschmer folgten dieser Vorstellung einer biologisch-psychologischen Einteilungen der Menschheit und auch er sah eine enge Verbindung zwischen der körperlichen Konstitution und dem Verbrechen (Kretschmer 1977; Landecho 1964). Die Lehre vom „geborenen Verbrecher" und einer biologischen Sichtbarkeit bestimmter Merkmale gilt heute als widerlegt. Dennoch finden sich in den Anfängen der Täterprofilerstellung Bezugnahmen zu diesen Überlegungen (Brussel 1971; Krivitch u. Olgin 1993; Ressler u. Shachtmann 1993). Mit zunehmender Professionalisierung des Profiling verlor dieser biologistische Ansatz seine Attraktivität bei der Rekonstruktion eines Täterbildes.

1.2.1
Historische Meilensteine

Erste Frühformen der Täterprofilerstellung zu datieren ist kein leichtes Unterfangen. Im Rückblick sind anfängliche Bemühungen einzelner Kriminalbeamter oder beauftragter Psychologen und Psychiater, die sich zum Zwecke der Ermittlung meist spektakulärer Serientäter, an einer mehr oder weniger umfassenden psychologischen Charakterisierung des Täters versuchten, zu nennen. Obgleich es sich hier eher um Zufallsfunde in der Geschichte und nicht um ein Vorgehen im Sinne der verwendeten Definitionen oder Begriffe handelt, werden drei bedeutende historische Ereignisse immer wieder in unterschiedlichen Auseinandersetzungen erwähnt. Sie zeigen recht deutlich, dass diese analytische Herangehensweise in verschiedenen Ländern und Disziplinen unabhängig voneinander schon früh Einzug hielt.

In der deutschen Kriminalgeschichte wurde das erste bekannte „Täterprofil" 1930 in einer Sonderausgabe des „Deutschen Kriminalpolizeiblattes"[18] publiziert. Intensive Ermittlungsbemühungen der Düsseldorfer Mordkommission bei einer Serie von Sexual- und Kapitaldelikten im Jahre 1929 waren bis dahin erfolglos geblieben. Auf über 30 Seiten informierte daraufhin ein Sonderblatt detailliert über sämtliche Tatzusammenhänge, um durch eine breite Veröffentlichung möglicherweise Hinweise von anderen (Polizei-)Behörden zu erhalten. So wurden die jeweiligen Vorgehensweisen des Täters sorgfältig beschrieben, umfangreiche Daten der Opfer genannt, Bildmaterial aus der Rechtsmedizin, von den entwendeten Gegenständen, einer Tatwaffe, Schriftstücken und ein Stadtplan mit den eingezeichneten Tatorten abgebildet. Neben diesen objektiven Tatsachen listete die Sondernummer auch Hypothesen und Rückschlüsse der Düsseldorfer Polizei über den Täter (wie etwa Beruf, Tätigkeit, kommunikative Fähigkeiten), seine Entwicklung (beispielsweise Strafregister oder möglicherweise frühe Auffälligkeiten durch das Quälen von Tieren oder Kindern) und

---

[18] Deutsches Kriminalblatt, 3. Jg., 8.4.1930, Sondernummer.

seinem Lebensumfeld (wie Herkunft, Aufenthaltsverhältnisse) auf. Die Ausführungen des Kriminaldirektors W. Gacy und seinen Mitarbeitern erfüllen zweifellos nicht den Standard heutiger methodischer Ansätze, dennoch lassen sich in ihrem Versuch bemerkenswerte Ähnlichkeiten zum Aufbau gegenwärtiger Täterprofile erkennen. Als im Mai 1930 durch einen Zufall der Serienmörder Peter Kürten gefasst wurde, waren zumindest einige Übereinstimmungen in den Charakterisierungen festzustellen.

In den USA wurde 1943 vom Militärgeheimdienst OSS, dem Vorläufer des CIA, ein erstes, außergewöhnliches Täterprofil in Auftrag gegeben.[19] Um politischen Entscheidungsträgern in Washington Anhaltspunkte zur Einschätzung Adolf Hitlers an die Hand zu geben, sollte von dem Psychiater Walter C. Langer unter Mitwirkung weiterer renommierter Forscher eine umfassende psychologische Analyse von Hitler erstellt werden. Seinen Ausführungen legte Langer vielfältige Schriften und Reden von und über Hitler zu Grunde, außerdem berücksichtigte er Aussagen von Personen, die Hitler persönlich kannten. Außergewöhnlich war dieses Täterprofil vor allem, weil es nicht – wie üblich – Vorhersagen über einen unbekannten „Täter" erstellt, sondern eine bekannte Person analysiert wurde. Prägnant und heute noch spannend zu lesen sind beispielsweise die Prognosen Langers bezüglich Hitlers Verhalten bei einer Niederlage: Von acht Möglichkeiten hielt er die Selbsttötung Hitlers für die wahrscheinlichste.

Als die ersten psychologischen Täterprofile im engeren, kriminalistischen Sinne gelten bis heute die Arbeiten des amerikanischen Psychiaters James Brussel. In einer frühen Veröffentlichung beschrieb Brussel (1971), dass er im Laufe von fast 30 Jahren Hunderte von Kriminalfällen bearbeitet hatte, wobei er sechs mehr oder weniger erfolgreich gelöste Fälle in seinem Werk ausführlich schilderte. Sein berühmtester und in zahlreichen Publikationen am häufigsten zitierter Fall ist der des New Yorker „Mad Bomber" aus den 50er Jahren (vgl. Brussel 1971; Füllgrabe 1993; Canter 1994; Douglas u. Olshaker 1996; Evans 1998; Hoffmann u. Musolff 2000). Das von Brussel erstellte Persönlichkeitsprofil des unbekannten Bombenlegers, der übrigens nur durch einen Zufall ergriffen wurde, erwies sich im Nachhinein in vielen Details als außerordentlich treffsicher. Brussel bemühte sich in seinem Buch, Transparenz in seine Arbeitsweise der psychologischen und psychiatrischen Charakterisierung zu bringen. Dennoch gelingt es ihm nicht, das Bild eines Wahrsagers oder allwissenden Schamanen zu überwinden.

In der Literatur lassen sich vor dem Beginn der ersten institutionalisierten Forschung beim FBI um 1970 noch zahlreiche weitere Beispiele von viel versprechenden aber auch weniger gelungenen Täterprofilerstellungen finden. Allen anfänglichen psychologischen Charakterisierungen ist gemeinsam, dass die verwendeten Methoden wenig durchschaubar waren, das Vorgehen in der Regel unsystematisch war sowie mit viel implizitem Wissen und kaum empirischen Wissen Profile erstellt wurde. Dabei bleibt der Kritikpunkt der mangelnden

---

[19] Nachzulesen unter http://www.nizkor.org/hweb/people/h/hitler-adolf/oss-papers/text/profile-index.html

Transparenz der Arbeitsweisen z. Tl. bis heute bestehen. Und das nicht nur gegenüber den vereinzelt in den Medien auftretenden, selbst ernannten Profilern, sondern er wird gelegentlich auch gegenüber mancher wissenschaftlicher Institution geäußert. Wichtige Informationen und konkrete Hinweise über Arbeitsweisen, Methoden und Daten werden trotz zunehmender internationaler Zusammenarbeit zurückgehalten.

1.2.2
Der amerikanische Vorstoß

Als in den USA Ende der 60er-Jahre kontinuierlich die Aufklärungsquote im Bereich der Tötungsdelikte zurück ging, wurde in den 70er-Jahren von der amerikanischen Bundespolizei FBI die „Behavioural Science Unit (BSU)" gegründet, um diesem neuen Trend gegenzusteuern.

Nach den Untersuchungen des FBI gab es zwei Gründe für die zunehmende mangelnde Aufklärungsrate von Tötungsdelikten: Einerseits hat sich die Täter-Opfer-Beziehung verändert. So galt, dass der Täter früher zu 90% im Verwandten- oder Freundeskreis zu suchen war, sich aber heute Täter und Opfer einander mehr und mehr gänzlich unbekannt sind (bis in die 80er-Jahren ca. 30% „Fremde"). Andererseits beschrieb das FBI auch ansteigende und in Serie auftretende, so genannte „motivlose" Morde, d.h. anwachsende Tötungsdelikte aus ungeklärten Gründen. Ob diese berichtete Steigerung von Serienmorden – ein Phänomen, das bis heute in zahlreichen Veröffentlichungen in unterschiedlichen Medien zu einem regelrechten „Serienmörder-Boom" in den USA stilisiert wurde – tatsächlich zu verzeichnen ist, wird äußerst kritisch diskutiert und bleibt fraglich (Dern 2000). Dennoch fördern solche gehäuften, spektakulären Berichterstattungen die selektive Wahrnehmung und damit das Unsicherheitsgefühl in der Bevölkerung.

Vor diesem Hintergrund begann mit der Gründung der BSU, der Abteilung für Verhaltensforschung in Quantico, erstmalig die institutionalisierte und wissenschaftlich untermauerte Erstellung von Tatortanalysen und Täterprofilen. In den nachfolgenden Jahren wurden von den Mitarbeitern zwei zukunftsweisende empirische Studien an überführten Serientätern durchgeführt, um psychologische Modelle, Tätertypologien und Methoden der Täterprofilerstellung zu entwickeln. Bei einer der Untersuchungen handelte es sich um das legendäre Interviewprojekt – „Criminal Personality Research Projekt (CPRP)" – von John Douglas und Robert Ressler an 36 Sexualmördern (Hazelwood u. Douglas 1980; Ressler et al. 1988). Eines der Ziele dieses Projektes war die zuvor ermittelte Zweiteilung der Serienmörder, einerseits in Täter, die mehr ein planendes Verhalten zeigten („organized offender") und andererseits in solche, die eher nicht planende, impulsive Verhaltensweisen demonstrierten („disorganized offender"), empirisch auszubauen. Dieses Resultat wurde weit über die amerikanischen Grenzen hinaus bekannt. Ein weiteres großes Projekt war eine Studie an 41 Serienvergewaltigern (Hazelwood u. Warren 1989; Hazelwood u. Burgess

1987; Hazelwood 1995). Die Untersuchung baute auf vergangene Modelle über Persönlichkeit und Verhalten von Vergewaltigern auf und ergab eine prototypische vierstufige Typologisierung: Unterschieden wurden dabei je zwei Grundtypen von Motivstrukturen, einerseits zwei Klassen von machtmotivierten Vergewaltigern („power rapists") und andererseits zwei Kategorien von wutmotivierten Vergewaltigern („anger rapists"). Im Gegensatz zu der zweipoligen Einteilung der Serienmörder wurde hier nicht von *reinen* Tätertypenformen, sondern von Mischformen der Täter ausgegangen. Neben dieser Typisierung modulierte das FBI noch weitere Formen und Unterformen von Sexualtätern.

Beide empirische Untersuchungen der Mitarbeiter der BSU bildeten u. a die Grundlage für die entwickelten Kategoriensysteme für Serienmörder und Serienvergewaltiger. Noch heute wird in der Forschung und Fachliteratur fortwährend Bezug auf diese Typologien-Modelle genommen und trotz Kritik v. a. an der zweipoligen Serienmörder-Kategorisierung, wird sie leicht modifiziert in einigen Ländern v. a. als Heuristik für die Analyse von Sexualverbrechen für Profiling-Zwecke genutzt.[20]

Durch hochrangige politische Unterstützung wurde 1984 die Spezialeinheit des FBI verstärkt und das „National Center of the Analysis of Violent Crime (NCAVC)" in der Akademie in Quantico gegründet. Die Arbeiten der BSU wurde durch diese Abteilung in einem größeren Rahmen fortgesetzt, neben anspruchsvolleren Forschungsprojekten, umfangreichen Ausbildungsseminaren wurden unzählige Täterprofile erstellt und erstmalig internationale Anfragen sowie Unterstützungsgesuche bei unlösbaren Mordfällen von ausländischen Polizeibehörden bearbeitet. Hinzu kam die Einrichtung einer Datenbank, dem „Violent Criminal Apprehension Programme (VICAP)", zur Unterstützung bei der Fahndung nach Serienmördern. Als die Datenbank 1985 ihren Betrieb aufnahm, wurde endlich der Wunsch realisiert, gelöste und ungelöste Tötungsdelikte, Informationen über verschwundene Personen und ungeklärte Leichenfunde in unterschiedlichen Bundesstaaten miteinander vergleichen zu können. Dabei werden Verhaltensmuster eines Einzelfalls bezüglich ihrer Übereinstimmungen zu anderen Fällen überprüft, um dadurch einen Täter zu identifizieren oder auch räumlich und zeitlich weit auseinander liegende Tatzusammenhänge zu ermitteln. Zwar hat sich das VICAP-Prinzip in den USA als erfolgreiche Methode bewährt, allerdings ist die Software als benutzerunfreundlich bekannt und es besteht für die einzelnen Polizeidienststellen keine Melde- und Eingabepflicht für die Daten eines Falles. Diese Gründe schränken die Effektivität und die Akzeptanz von VICAP ein, was sich mit den Jahren deutlich an einem relativ geringen Bestand von Täterdaten zeigt.

1991 wurden die Aktivitäten der FBI-Mitarbeiter bezüglich des Profiling durch Einsparungen und durch das Aufkommen anderer Problemfelder reduziert. Zwar unterstützen sie mit ihrem Know-how und dem VICAP-Datenbanksystem weiterhin landesweit die Polizeidienststellen bei der Aufklärung von (Serien-)Tötungsdelikten, der Suche nach vermissten Personen und der Ermittlung bei ungeklärten Leichenfunden, der internationale Beratungsservice und das Ausbildungsprogramm für ausländische Ermittlungsbeamte etwa wurden je-

[20] Ausführlich s. Hoffmann, Kap. 4, in diesem Band.

doch gestrichen. Neuere Forschungsansätze innerhalb der NCAVC[21] beschäftigen sich derzeit u. a. intensiv mit Entführungen und dem mysteriösen Verschwinden von Kindern sowie durch aktuelle Geschehnisse ausgelöst, mit neuen Formen von Gewaltdelikten Jugendlicher, wie etwa dem Phänomen der Schießereien an Schulen.[22]

1.2.3
ViCLAS – Die kanadische Datenbank für Gewaltverbrecher

Aufbauend auf die vom FBI entwickelte Falldatei VICAP wurde von der kanadischen Polizei eine Nachfolgedatei, die „Violent Crime Linkage Analysis System (ViCLAS)" geschaffen. Als ein zusätzlich effektives Ermittlungs- und Fahndungsinstrument wird diese Datenbank zur Serienzusammenführung im Bereich Tötungs- und sexuelle Gewaltdelikte seit 1995 erfolgreich in Kanada und international derzeit in vielen Ländern angewendet.[23] Mit dieser Datenbank sollen Straftaten von Wiederholungstätern im Bereich der schweren Gewaltkriminalität, die auch räumlich weit voneinander getrennt agieren, wirksam erkannt und schnell zusammengeführt werden. Vor allem durch die Zunahme der Mobilität von Tätern steht man bei regional organisierten Polizeibehörden vor erheblichen Problemen, wenn die Täter Ländergrenzen überschreiten. Durch ihre mehrsprachige Verwendbarkeit, eine verbesserte Benutzerfreundlichkeit und der inhaltlich überzeugenden Konzeption wurde versucht, bei der Entwicklung von ViCLAS die Schwächen von VICAP zu überwinden. Entsprechend der gesteigerten Effizienz und der Bereitschaft der kanadischen Polizei, die Software kostenlos an die Kollegen anderer Staaten weiterzugeben, nimmt die Nachfrage nach dem ViCLAS-Datenbanksystem international zu. Recherchen und Ermittlungen über die Landesgrenzen hinaus sind mit Hilfe dieses Systems teilweise schon möglich.

Neben den Deliktsbereichen Tötungsdelikte und Vermisstenfälle wurden in die ViCLAS-Falldatei zusätzlich die Bereiche Straftaten gegen die sexuelle Selbstbestimmung und in Deutschland das verdächtige Ansprechen von Kindern und Jugendlichen eingeführt. Generell gilt für eine Datenaufnahme im ViCLAS-System, dass es zwischen Täter und Opfer keine familiären oder sonstigen Vorbeziehungen gibt, es sei denn, das Verbrechen ist in seinem Verlauf sehr ungewöhnlich. Mit einem umfangreichen Erhebungsbogen werden dann Angaben zum Täter, Opfer, Tatort, zur Dynamik des Angriffs, zum Tatablauf, zur Ver-

---

[21] Das NCAVC ist heutzutage in 3 Gebiete unterteilt: 1. Behavioral Analysis Unit (BAU) - East/West Regions; 2. Child Abduction Serial Murder Investigative Resources Center (CASMIRC); 3. Violent Criminal Apprehension Program (VICAP). Nachzulesen unter http://www.fbi.gov/programs/cirg/ncavc.htm.

[22] S. beispielsweise „The School Shooter: A Threat Assessment Perspective", ein Forschungsbericht über eine 2-jährige Studie zur Untersuchung von dieser Form der Kriminalität an amerikanischen Schulen: http://www.fbi.gov/library.htm.

[23] In Australien, Belgien, Deutschland, Großbritannien, Niederlanden, Österreich, Skandinavien und in verschiedenen Bundesstaaten der USA kommt ViCLAS mittlerweile zum Einsatz, andere Länder wie Polen, Schweiz, Griechenland, Tschechien haben Interesse an der Einführung bekundet.

wendung von Waffen und evtl. zur Todesursache erfasst. Diese Daten über das Verhalten des Täters – sowohl seine so genannte Handschrift als auch der modus operandi – ermöglichen es, bei einer Recherche festzustellen, ob es sich um einen bereits bekannten, rückfälligen Täter oder um eine Serie von Verbrechen handelt. Der Erfolg der Datenbank ist abhängig von der Qualität und Quantität der Informationen. Das heißt, nur wenn die Daten auf einem hohen kriminalistischen und kriminologischen Niveau sind und Melde- und Eingabepflichten für alle Polizeidienststellen eines Landes gelten, einschließlich der Aufarbeitung vergangener Fälle, funktioniert dieses System effizient. Aus ähnlichen Gründen hat deshalb die AG Kripo[24] im Januar 1999 die bundesweite Einführung von ViCLAS bei der deutschen Polizei beschlossen. Der Betrieb wurde im Juli 2000 aufgenommen und nach einer entsprechend intensiven Aufbauphase von 2–3 Jahren rechnet man 2003 mit ansteigenden Erfolgen bei der Suche nach schweren Gewalttätern.[25]

1.2.4
„Geographical Profiling"

Mit der geographischen Analyse („Geographical Profiling"), auch kurz Geo Profiling genannt, etabliert sich gegenwärtig international eine sehr junge, effektive Methode zur Unterstützung der Ermittlung bei (seriellen) Gewaltstraftaten. Ursprünglich im angloamerikanischen Raum entwickelt,[26] können bei einer Analyse der räumlichen Bewegung von Tätern, die an mehreren Orten Spuren hinterlassen, Wahrscheinlichkeitsaussagen über ihren jeweiligen Lebensraum gemacht werden (Bundeskriminalamt 1999). Für diese Verfahren gibt es spezielle, aufwendige Softwareanwendungen, die anhand mathematischer Modelle zwischen allen Tatorten und einem möglichen Täterwohnort Wahrscheinlichkeitswerte berechnen und diese sowie einen aufsummierten Endwert in einer zwei- bzw. dreidimensionalen Karte darstellen.

Das Bundeskriminalamt in Wiesbaden favorisiert für die geographische Fallanalyse aktuell das kanadische System „Criminal Geographic Targeting (CGT)", entwickelt durch Dr. Kim Rossmo vom Vancouver Police Department.[27] Hinter dem mathematischen Modell zur Berechnung des möglichen Aufenthalts- oder Wohnortes des Täters sowie der Interpretation der Daten stehen gründliche inhaltliche Überlegungen und Forschungsergebnisse. Beispielsweise ist belegt, dass Tatörtlichkeiten nicht zufällig gewählt werden, sondern ihre Wahl durch

---

[24] Arbeitsgemeinschaft der Leiter der Landeskriminalämter und des Bundeskriminalamts.

[25] Ausführlich zur praktischen Vorgehensweise und theoretischen Konzeption s. Nagel, Kap.12, in diesem Band; Nagel u. Horn 1998; Baurmann 1999; Hoffmann u. Musolff 2000.

[26] Forschung und Softwareentwicklungen gibt es sowohl in Großbritannien (Universität of Liverpool, Abteilung f. Ermittlungspsychologie, s. das Programm Dragnet unter http://www.liv.ac.uk/InvestigativePsychology/index.html) als auch in Kanada (Vancouver Police Department; vgl. Rossmo 2000).

[27] Erste Schritte zur Einführung des Systems beim BKA sind eingeleitet. In der Anschaffung ist die Software sehr kostspielig, für die Mitarbeiter ist eine intensive Einarbeitung von mehreren Monaten in dieses komplexe Verfahren nötig.

Gelegenheit, Motivation, Mobilität und Wahrnehmung des Täters beeinflusst werden. So nehmen – vereinfacht ausgedrückt – kriminelle Aktivitäten eines Täters mit zunehmender Entfernung vom Wohnort grundsätzlich ab. Weiter entfernt zu reisen ist mit mehr Aufwand verbunden, zudem kennt man sich am Wohnort besser aus und ein Täter kann daher validere „Such- und Angriffs-Schablonen" für seine Opfer konstruieren. Diese sowie weitere Erkenntnisse, bedeutsam dabei ist etwa auch die Opferauswahl bzw. das Opferbild des Täters, fließen in die Auslegung der Daten mit ein.

Eine geographische Analyse wird nur bei einem bestimmten Minimum von vorhandenen Daten durchgeführt. Als ermittlungsunterstützende Technik für die Polizei ermöglichen die Wahrscheinlichkeitsaussagen aus dem Geo Profiling eine Fokussierung der Ermittlungsaktivitäten, Prioritäten unter geographischen Gesichtspunkten zu setzen etwa bei der Überprüfung von Verdächtigen und eine Konzentration des polizeilichen Kräfteeinsatzes auf jene Regionen, in denen am ehesten mit einer Täteraktivität zu rechnen ist.[28]

1.2.5
Europäische Entwicklungen

Die Entwicklungen in Deutschland, Österreich, Großbritannien, den Niederlanden, Dänemark, Schweden und Finnland waren v. a. zu Beginn oftmals von den amerikanischen Ideen und Vorstellungen geprägt. Zunächst hatten Polizeidienststellen einzelner Länder den Service des FBI in Anspruch genommen und um Mithilfe bei ungeklärten, bizarren Mordfällen gebeten.[29] Allmählich ließen sich dann Kriminalbeamte aus verschiedenen Nationen beim FBI fortbilden, um diese Methoden in den eigenen Reihen bekannt zu machen. Heutzutage haben einige Länder aufbauend auf den Forschungen des FBI, andere aber auch eigenständig zahlreiche Methoden, Modelle und Verfahren der Fallanalyse und Täterprofilerstellung entwickelt (Vick 1998).

Niederländische und österreichische Entwicklungen

Der eigentliche Durchbruch in Europa gelang 1991, als das Kriminalpolizeiliche Recherche- und Informationszentrum (CRI) der Niederlande und etwas später, 1993, der Wiener Polizeipsychologe Thomas Müller, Begründer des Kriminalpsychologischen Dienst (KPsD) im österreichischen Bundesministerium, die Methoden des FBI einführten. Sowohl ein niederländischer Kriminalbeamter als auch der Österreicher Thomas Müller bildeten sich intensiv beim FBI in Quantico auf dem Gebiet der Täterprofilerstellung und der Tatortanalyse fort. Während Müller 1994 mit der wissenschaftlichen Forschungsarbeit „IMAGO

---

[28] Ausführlich zum Thema „Geographic Profiling" s. Hoffmann, Kap. 11 und Mokros, Kap. 7, in diesem Band.

[29] In Deutschland bspw. wurde bei einem Tötungsdelikt 1984 in Baden-Württemberg auf Anfrage der zuständigen Polizeibehörde beim FBI das erste Täterprofil erstellt; ausführlich s. Hoffmann, Kap. 11, in diesem Band.

300"[30] begann die amerikanischen Ergebnisse und Erfahrungen für den europäischen Raum zu adaptieren, evaluierte das niederländische Studienzentrum Kriminalität und Rechtshandhabung (NISCALE) in Leiden Anfang der 90er Jahre die Leistung der 2-jährigen Tätigkeiten ihres „Profiling Teams" (Van den Eshof u. Schippers 1998). Anfängliche Skepsis, ob sich ein in den USA entwickeltes Projekt aufgrund soziokultureller Unterschiede in europäische Länder übertragen lässt, konnte mit diesen Studien im Großen und Ganzen ausgeräumt werden. Die Einrichtungen beider Länder, aber auch Untersuchungen weiterer Nationen beurteilten die amerikanischen Vorgehensweisen sowie Erfahrungen als sehr nutzbringend und Erfolg versprechend. Zunehmend wurden die Kenntnisse verwendet, um diese Modelle und Techniken für eigene Problemstellungen und Bedürfnisse weiterzuentwickeln.

Thomas Müller, bekannt und medienberühmt u. a. durch seine Aktivitäten im Fall des Bombenbauers Franz Fuchs[31] sowie seine in Zusammenarbeit mit dem FBI entstandenen Analysen im Fall Jack Unterweger (Müller 1998), begann durch Vorträge bei der Polizei und anderen Einrichtungen die Methoden der Tatortanalyse und Täterprofilerstellung des FBI in Deutschland bundesweit Mitte der 90er-Jahre publik zu machen (Nagel u. Horn 1998; Nagel, Kap. 12 und Friese, Kap. 13, in diesem Band). In den folgenden Jahren wurden einige Kriminalbeamte beim Kriminalpsychologischen Dienst in Wien ausgebildet. Außerdem wurde Müller zu einigen spektakulären Fällen in Deutschland hinzugezogen, um durch seine Analysen die Ermittlungsarbeit der Polizei zu unterstützen. Erstmalig in der Bundesrepublik trat der Österreicher dann in den Jahren 1997 vor dem Landgericht Nürnberg-Fürth und 2000 vor dem Landgericht Berlin auch als Sachverständiger im Strafprozess auf.[32] Damit flossen fallanalytische Erkenntnisse in der Bundesrepublik zum ersten Mal im Rahmen einer Beweisführung vor Gericht ein.

Profiling-Ansätze in Großbritannien

In Großbritannien sind heutzutage mehrere institutionelle Forschungseinrichtungen fest etabliert: Die wissenschaftliche Abteilung für Ermittlungspsychologie (IPU = Investigative Psychology Unit) seit etwa Mitte der 90er-Jahre an der

---

[30] Für diese Replikationsstudie wurden im Zeitraum zwischen 1975 bis 1995 alle österreichischen sexuellen Tötungsdelikte statistisch ausgewertet (Müller 1998; Hoffmann u. Musolff 2000).

[31] Franz Fuchs hatte von 1993 bis zu seiner Festnahme 1997 unter dem Pseudonym „Bajuwarische Befreiungsfront" zahlreiche Bombenanschläge in Österreich verübt, die 4 Menschenleben und 13 Verletzte forderten. Journalisten veröffentlichten daraufhin als proaktive Strategie einen Zeitschriftenband unter dem Titel „Der Briefbomber ist unter uns" (Grassl-Kosa u. Steiner 1996) mit einer Täteranalyse von Müller. Als Fuchs festgenommen wurde, erwies sich Müllers Profil nahezu in allen Details als außerordentlich treffsicher (Hoffmann u. Musolff 2000; Hoffmann, Kap. 11, in diesem Band).

[32] Ausführlich zum Prozess vor der Jugendkammer des Landgerichts Nürnberg-Fürth s. Bruns, Kap. 10, in diesem Band.

Universität in Liverpool[33] und das 1993 eingerichtete Projekt „Offender Profiling Research Programm" der „Home Office Police Research Group" der britischen Polizei. Eine 1996 gegründete zentrale Organisation „National Crime Faculty" (NCF) kanalisiert inzwischen die Tätigkeiten der Polizeiforschungsgruppe des Innenministeriums. Als Schnittstelle zwischen Forschung und Praxis werden hier Methoden und Ausbildungsmaßnahmen für die Verbrechensbekämpfung und Ermittlungsarbeit festlegt und umgesetzt. So werden beispielsweise eigene Forschungen durchgeführt, wissenschaftliche Projekte im Land gesichtet sowie ihre Ergebnisse für die eigene Anwendung geprüft. Geführt werden Listen von anerkannten Profilern und Wissenschaftlern, um auf Anfrage ein speziell zusammengesetztes Expertenteam zur Unterstützung laufender Ermittlungen bereit zu stellen. Eine nationale Datenbank mit relevanten Informationen wird gepflegt und auch eigene Fallanalysen werden durchgeführt (Wells u. West 1998).

Der Lehrstuhl für Ermittlungspsychologie an der britischen Universität Liverpool vertritt einen konsequenten empirischen, theoriegeleiteten, streng verhaltensorientierten Ansatz. Neben aufwendigen statistischen Methoden bilden zahlreiche Konzepte aus der Psychologie, etwa aus der kognitiven Theorie, Persönlichkeitstheorie, Verhaltens- und Sozialpsychologie eine wichtige Grundlage für die ausgefeilten wissenschaftlichen Untersuchungen (Alison u. Salfati 1998; Hoffmann u. Musolff 2000; Mokros, Kap. 7, in diesem Band). Als ein großer Verdienst der Forschungsgruppe um Prof. David Canter ist das Aufzeigen des erheblichen Potenzials systematischer Untersuchungen und statistischer Verfahren für das Profiling zu sehen. Mit Hilfe umfangreicher Archivdaten abgeschlossener Fälle wurden neben vielen anderen Verfahren bevorzugt Methoden aus dem Bereich der Facettentheorie angewendet. Mit diesem sehr komplexen statistischem Vorgehen untersuchten die britischen Wissenschaftler u.a. die bei Serienvergewaltigern gemeinsam auftretenden Verhaltensweisen (Canter et al. 1989). Mit den fünf ermittelten Verhaltensfacetten („intimacy", „sexuality", „criminality", „violence" und „impersonal") wurde eine Unterscheidung zwischen verschiedenen Tätertypen von Vergewaltigern anhand ihres Tatverhaltens möglich: Zum Beispiel die Gruppe der Vergewaltiger, die versuchen eine Intimität herzustellen indem sie das Opfer zu küssen versuchen oder es nach persönlichen Dingen fragen („intimacy") oder die Täter, deren Gebaren gegenüber dem Opfer rigoroser und entschiedener ist, indem sie fesseln, knebeln oder eine Waffe verwenden („criminality"). Sind die verschiedenen Verhaltensthemen erst einmal identifiziert, lassen sich nachfolgende Forschungsarbeiten anschließen und die Ergebnisse vertiefen, beispielsweise wie diese psychologischen

---

[33] Ursprünglich wurde von Prof. David Canter und einigen Mitarbeitern Ende der 80er-Jahre an der University of Surrey in Guildford ein Forschungsteam eingerichtet, um systematisch Modelle und Techniken zur Täterprofilerstellung zu entwickeln. Grundlage war eine schon länger andauernde, intensive Kooperation zwischen Canter und der britischen Polizei. So wurde anfänglich der Kurs Ermittlungspsychologie an der Universität eingeführt, der inzwischen an mehreren britischen Hochschulen gelehrt wird. Der einjährige Studiengang kann sowohl von Polizeibeamten als auch von Studenten absolviert werden; vgl. http://www.liv.ac.uk/InvestigativePsychology/index.html.

Dimensionen mit weiteren Persönlichkeits- und Hintergrundmerkmalen (etwa Alter, Vorstrafen, Erfahrungen) von Tätern in Verbindung stehen.[34]

In zahlreichen kumulierenden Forschungsarbeiten gelang es Täterverhalten und Tatmuster zu analysieren und nachvollziehbar zu machen (vgl. Canter u. Heritage 1990; Canter et al. 1991; Canter 1995). Es wurden beispielsweise Tötungsdelikte und Erpresserbriefe untersucht, aber auch das geographische Verhalten von Tätern, um nur einige Projekte zu nennen (Salfati u. Canter 1999; Salfati 2000; Hoffmann u. Musolff 2000; Mokros, Kap. 7, in diesem Band). Hinter all den Forschungen steht die Idee, dass kriminelle Handlungen eine Art interpersonaler Transaktion beinhalten. Das heißt, die Art des Umgangs mit dem Opfer und das Verhalten des Täters am Tatort stehen in einem direkten Verhältnis zu seiner generellen Interaktionsweise mit der Umwelt. Aufgrund dieses Prinzips der Verhaltenskonsistenz in unterschiedlichen Situationen lassen sich Rückschlüsse von kriminellen Handlungen auf nicht-kriminelle Verhaltensweisen ziehen. Dabei werden v. a. drei Bereiche unterschieden (Alison u. Salfati 1998):

- Der *interpersonelle Stil* (der persönliche Umgang mit anderen Menschen im Alltag),
- die *kognitiven Fähigkeiten* (die angewendeten spezifischen Fertigkeiten und Kenntnisse des Täters bei der Tatausführung) und
- seine *kriminelle Entwicklung* (das Verhalten des Täters gemessen an seinen vorherigen Erfahrungen mit kriminellen Handlungen.

Der präferierte streng statistische Ansatz der „Investigative Psychology" hat zu vielen neuen, interessanten und manchmal auch überraschenden Ergebnissen geführt, dennoch sollten auch kritische Überlegungen gegenüber den Schwächen rein wissenschaftlich empirischer Verfahren bedacht werden.

Methoden der Fallanalyse in Deutschland

In Deutschland lassen sich zunächst grob drei getrennte Entwicklungen beschreiben: Die Forschungen beim Bundeskriminalamt in Wiesbaden, die Entwicklungen im Polizeipräsidium München und die in Ostdeutschland zum Einsatz gekommene Versionsbildung. Heutzutage arbeiten die diversen polizeilichen Einrichtungen im Großen und Ganzen gut zusammen und pflegen einen Austausch über ihre Theorien und Modelle im Rahmen der Fortbildungen der Fallanalytiker. Doch auch außerhalb dieser Institutionen gibt es vereinzelt Beiträge, die die fachliche Diskussion anstoßen und voranbringen (vgl. z. B. Harbort 1997, 1998, 1999).

Eine umfassende kriminalistisch-kriminologische Polizeiforschung im Bundeskriminalamt (BKA) Wiesbaden etablierte sich ab Mitte der 70er-Jahre und begann zu dieser Zeit vielfältige Themengebiete zu untersuchen. Erste Aktivitäten bezüglich einer Recherche nach Profiling-Methoden werden Ende der 80er-, Anfang der 90er-Jahre datiert (Baurmann 1999; Vick 1998). Mit der Gründung

---

[34] Mehr zu dieser Studie findet sich bei Mokros, Kap. 7, in diesem Band.

der Projektgruppe „Kriminalistisch-kriminologische Forschungsgruppe (KKF)"
begannen die Forschungen 1993 dann in einem breiten, offiziellen Rahmen.

> Auftrag an die Projektgruppe war, Methoden der Fallanalyse unter der
> Berücksichtigung der Täterprofilerstellung zu entwickeln, sie als Beratungs-
> system umzusetzen, zu testen und ggf. auf verschiedene phänomenologische
> Anwendungsbereiche zu übertragen.   (Vick 1998, S. 11)

Um international Doppelforschung und das Aufkommen von Konkurrenz sowie
einen destruktiven Wettbewerb zu vermeiden wurden statt der in anderen Ländern untersuchten Deliktsbereiche „Tötungs- und sexuell motivierte Gewaltdelikte" zur Erschließung fallanalytischer Verfahren als neue Bereiche „Erpressung und erpresserischer Menschenraub" gewählt.

Das KKF-Projekt wurde in eine Forschungs- und in eine Anwendungsphase
unterteilt. In den ersten Jahren der so genannten Forschungsphase entwickelten
die Mitarbeiter zahlreiche Methoden und sammelten Daten. Grundlage waren
u. a. retrograde Rekonstruktionen und Auswertungen bereits gelöster Kriminalfälle aus den neu gewählten Deliktsbereichen, nationale und internationale kriminalistische und kriminologische Forschungsarbeiten und Erfahrungen, aber
v.a. auch die Anwendung von Verfahren aus dem sozialwissenschaftlichen Methodenrepertoire.[35] Die Mitarbeiter der Projektgruppe legten von Anfang an in
zweifacher Hinsicht Wert auf eine ganzheitliche Herangehensweise: Einerseits
sollten sich bei einer Fallanalyse alle bekannten und objektiven Täter-, Opfer-
und Falldaten zu einem inhaltlich homogenen Bild zusammenfügen, andererseits sollte sich aus dem entstandenen Bild mehr ableiten lassen, als das schon
objektiv Erkennbare, ganz im Sinne des Satzes aus der gestalttherapeutischen
Schule: „Das Ganze ist mehr als die Summe seiner Teile". Zentral ist die sequenzielle Rekonstruktion des Tatherganges mit dem Ziel, den Ablauf des Einzelfalls
sowie die Interaktion zwischen Täter und Opfer umfassend zu verstehen. Daraus lassen sich anschließend Schlüsse für die Aufklärung des Verbrechens ziehen. In der darauf folgenden Anwendungsphase wurden die Ergebnisse und Erkenntnisse in die Praxis transportiert und aktuell laufende Fälle aus unterschiedlichen Deliktsgruppen schwerwiegender Straftaten analysiert. Nach einer
Laufzeit von 5 Jahren endete 1998 das KKF-Projekt und die Methoden, Modelle
und Ergebnisse wurden übergangslos in das Arbeitsgebiet Operative Fallanalyse
beim BKA integriert.

> Unter dem bundesweiten Gesamtkonzept Operative Fallanalyse werden ge-
> genwärtig die neuen kriminalistischen und kriminologischen Arbeitsme-
> thoden in zwei Gruppen zusammengefasst und als Dienstleistung des BKA
> den ermittelnden Dienststellen zur Unterstützung angeboten:
>
> (a) die fallanalytischen Verfahren und
> (b) die Computerunterstützungen.

---

[35] Ausführlich zu den Methoden des BKA s. Hoffmann, Kap. 4 und 11 sowie Musolff Kap. 6,
in diesem Band.

Die Gruppe der fallanalytischen Verfahren beinhaltet die Durchführung von Fallanalysen bei Tötungs- und sexuellen Gewaltdelikten, bei Erpressung und erpresserischem Menschenraub und möglicherweise, bei ausreichender Datenlage, das Erstellen von Täterprofilen bei den genannten Deliktsgruppen. Die Gruppe der Computerunterstützungen beinhalten derzeit drei Datenbank- bzw. Analysesysteme: ViCLAS (Datenbanksystem zur Zusammenführung von Tat-Tat- und Tat-Täter-Zusammenhängen), GEOFAS (Geographisches Fallanalysesystem) und ESPE (Experten- und Spezialistendatei).[36]

Sukzessiv begann bundesweit die Gründung bzw. der Ausbau von OFA-Arbeitsschwerpunkten. Inzwischen sind in 16 Landeskriminalämtern (in Bayern beim Polizeipräsidium München) OFA-Dienststellen eingerichtet. Diese arbeiten mit dem Ziel, die fallbearbeitenden Dienststellen im eigenen Bundesland mit Know-how und den neuen Verfahren der Fallanalyse sowie dem kanadischen Datenbanksystem ViCLAS zu unterstützen. Allerdings wurde in einigen Bundesländern vorerst nur das neue Datenbanksystem ViCLAS realisiert. Trotz einer engen Verzahnung von fallanalytischen Verfahren und computergestützten Methoden, wurde aus Personal- und Kostengründen häufig erst im zweiten Schritt die Einführung von fallanalytischen Methoden geplant. Da qualifizierte Mitarbeiter benötigt werden, hat die OFA-Einheit des BKA in Zusammenarbeit mit den Bundesländern praxisnahe und anspruchsvolle Aus- und Fortbildungskonzepte zum „Polizeilichen Fallanalytiker" entwickelt. Die ersten Lehrgänge wurden 1999 beim BKA durchgeführt. Sowohl die sachgerechte Erstellung von Fallanalysen als auch die Eingabe und Recherche bei schwerwiegenden Gewaltdelikten in der ViCLAS-Falldatei ist nach Meinung der Experten nur möglich, wenn die damit betrauten Fachkräfte berufserfahren sind und intensiv fallanalytisch ausgebildet werden (Baurmann 1999; Danner 2000). Zugleich bemühen sich einzelne OFA-Gruppen aus unterschiedlichen Bundesländer selbständig um Weiterbildungsmöglichkeiten.

Mitte der 90er-Jahre beschäftigten sich Beamte des Münchner Polizeipräsidiums unabhängig von den Entwicklungen beim BKA mit dem Thema Tatortanalyse, Täterprofil und computerunterstützten kriminalpolizeilichen Auswertungen (Nagel u. Horn 1998; Nagel, Kap. 12, in diesem Band). Im Dezember 1995 startete mit der Genehmigung des Ministeriums ein Pilotprojekt „Tatortanalyse/Täterprofiling". Die Mitarbeiter dieser Arbeitsgruppe wurden beim Kriminalpsychologischen Dienst in Wien auf Basis der Täterprofil-Methoden des FBI zu den ersten deutschen „Tatortanalytikern" ausgebildet. Im Rahmen des Projekts wurden anschließend Tathergangsanalysen durchgeführt, Täterprofile erstellt, aber auch individuelle Vernehmungsstrategien entwickelt. Unzufrieden mit den herkömmlichen ermittlungs- und fahndungsunterstützenden Instrumentarien im Bereich schwerer Gewaltkriminalität, beispielsweise mit dem in den 70er-Jahren entwickelten Kriminalpolizeilichen Meldedienstes (KPMD), aber auch anderen Falldateien in Deutschland mit denen Serientaten in den Be-

---

[36] Hier wurde beim BKA eine ESPE-Hotline eingerichtet („Experten- und Spezialistendatei"), um bei speziellen und akuten Anfragen einzelner Dienststellen Experten- und Spezialwissen zu vermitteln, zu bislang unbekannten Ermittlungsansätzen zu recherchieren und neueste Ermittlungs- und Untersuchungsmethoden bereit zu stellen.

reichen der Tötungs- und Sexualdelikte zusammengeführt werden sollen, setzte sich die Gruppe außerdem gründlich mit dem kanadischen ViCLAS-Datenbanksystem auseinander. Im Dezember 1996 begann ViCLAS in München seinen ersten Probelauf und im April 1998 wurde nach einer Weiterbildung die Meldepflicht für die Kriminaldienststellen in ganz Bayern eingeführt, um mit der Erfassung der Daten für das ViCLAS-Datenbanksystem zu beginnen. Mit Einrichtung der OFA im Polizeipräsidium München im Januar 2000 endete zeitgleich das als sehr erfolgreich eingestufte Pilotprojekt.

In der DDR und anderen ehemaligen Ostblockstaaten hat sich eine bestimmte Art fallanalytischer Methoden schon in den 70er Jahren im Einsatz bewährt: Die so genannte kriminalistische Versionsbildung (Strauss u. Ackermann 1984; Wirth et al. 1996; Ackermann et al. 2000). Ihrem Wesen nach sind Versionen Hypothesen, d. h. auf Tatsachen gegründete Vermutungen, Annahmen oder Behauptungen über einen noch nicht bekannten Sachverhalt. Der Ausdruck kriminalistische Versionsbildung bezieht sich auf das besondere Gebiet der Straftatenaufklärung. In den ehemaligen Staaten des Warschauer Paktes wurde darunter der gesamte alltägliche Erkenntnis- und Aufklärungsprozess des Kriminalisten verstanden. Die Theorie der Versionsbildung galt aber auch als eine eigenständige Methode und wesentliche Grundlage für die Planung von Ermittlungen. Dementsprechend wurde sie innerhalb des Gebiets der kriminalistischen Untersuchungsplanung auch an der Humboldt-Universität zu Berlin angewendet und gelehrt. Versionen unterscheiden sich von wissenschaftlichen Hypothesen durch einige anwendungsbezogene Besonderheiten: So sind nicht *Erklärungen* das Ziel der Untersuchung einer Straftat, sondern die Lösungen akuter Problemstellungen im Sinne einer *Aufklärung* der Straftat. Dies schließt eine schnelle, wenn nicht sogar die sofortige Überprüfbarkeit der Version in der Praxis ein. Das bedeutet, Versionen müssen sich stets *operationalisieren* lassen und werden in einem eng *begrenzten* Zeitraum bestätigt oder widerlegt (Strauss u. Ackermann 1984).

Die ostdeutsche Kriminalistik mit ihrer Versionsbildung ist äußerst ausgereift und es lassen sich durch die Grundanforderungen an die Aufstellung von kriminalistischen Versionen sowie durch ihre Herangehensweise durchaus einige Parallelen etwa zum hermeneutischen Ansatz des BKA entdecken.[37] Generell ist die Entwicklung von Hypothesen bzw. Versionen im Hinblick auf das Verstehen eines Verbrechens und damit zur Aufklärung ein unverzichtbarer Prozess. Dass diese altbewährte kriminalistische Grundtugend als solche erkannt und schon frühzeitig innerhalb der breit gefächerten Ausbildung in der ostdeutschen Kriminalistik gefördert und vorangetrieben wurde, ist sicherlich ein großes Verdienst. Die Versionsbildung gilt bei den Kriminalisten heute, nach ihrer westdeutschen „Entdeckung" nach dem Fall der Mauer, als anerkanntes und fruchtbares Verfahren (Dern 2000). Durch Kooperationen innerhalb der Polizei werden Elemente dieser Vorgehensweise in kriminalistischen Schulungen dem auch allgemein vermittelt.[38]

---

[37] Ausführlich zur hermeneutischen Vorgehensweise s. Musolff, Kap. 6, in diesem Band.
[38] Ausführliche Darstellungen zur Versionsbildung und ihrer Weiterentwicklung finden sich bei Belitz, Kap. 5 und Lack, Kap. 14, in diesem Band.

1.2.6
Einzelkämpfer

In vielen Ländern ist mit dem Profiling – dieser scheinbaren und schillernden Inszenierung von kunstvoller Intuition und Holm'scher Kombinatorik – auch ein Feld für zahlreiche Einzelkämpfer und „selbst ernannte" Profiler entstanden, die außerhalb von Institutionen und in der Regel ohne vorherige Ausbildung Profile von Tätern aus aktuellem Anlass für Polizei und manchmal sogar Medien erstellen. Die Grundlage ihrer Arbeit bildet häufig eine praktische Erfahrung aus der Psychiatrie, Psychologie oder aus dem Polizeidienst sowie Kenntnisse aus selbständiger theoretischer Weiterbildung. Zum Teil handelt es sich dabei um renommierte Experten, die als wertvolle Ratgeber schon zahlreiche Ermittlungen Gewinn bringend unterstützt haben. Teilweise treten aber auch unseriöse, zweifelhafte Profiler auf, die durch ihr Vorgehen u. U. Ermittlungen in eine falsche Richtung lenken sowie vertrauliches kriminalistisches Wissen und kriminaltaktische Methoden veröffentlichen. Durch ihr Handeln können sie den Aufklärungsprozess immens behindern, möglicherweise sogar das Leben von Opfern gefährden. Da ihre Kompetenz nur schwer einschätzbar ist, die Vorgehensweise oft undurchschaubar bleibt und in einigen Fällen sogar kritische Erfahrungen gemacht wurden, begegnen ihnen die Experten aus Forschungseinrichtungen von der Polizei mit zunehmendem Misstrauen. Für die Bevölkerung ist die Qualität der Arbeit dieser Einzelkämpfer nur schwerlich zu überprüfen. Offensichtlich ist wohl erkennbar, dass einige durch ihr Handeln sowohl an dem Mythos weiterstricken als auch das Ansehen und die Akzeptanz fallanalytischer Methoden in Verruf bringen.

Um unseriöse Täterprofilerstellungen zu verhindern, bemüht man sich gegenwärtig in Deutschland bei der OFA Standards zur Qualitätssicherung im Bereich der Fallanalyse zu erstellen. Zu den fachlichen und formalen Mindestvoraussetzungen einer Tätereinschätzung z. B. bei Tötungsdelikten werden folgende Informationen verlangt: Ausführliche Angaben zu bisher getroffenen polizeilichen Maßnahmen, Auswertungen des Tatortberichts sowie den Tatortfotos und des rechtsmedizinischen Obduktionsberichts einschließlich Obduktionsfotos, Umgebungsfotos plus Luftaufnahmen und Kartenmaterial, ein vollständiger Erhebungsbogen zur Tathergangsanalyse mit den sozialen Daten des Opfers und seines Umfeldes, Analyse des Tatherganges nach den internationalen anerkannten Standards und möglicherweise weitere objektive Daten (Baurmann 1998b; Dern 2000). Aber auch an einen seriösen Fallanalytiker werden in der Bundesrepublik bestimmte Anforderungen gestellt (Dern 1998):

- Mehrjährige Zugehörigkeit zur Exekutive,
- Berufs- und Lebenserfahrung,
- Methodenkenntnis,
- Vertrautheit mit wissenschaftlichen Studien,
- einen fundierten Hintergrund in fallanalytischer Kriminalistik, psychologisches Wissen,
- die Fähigkeit, unentschiedene Situationen und unterschiedliche Hypothesen aushalten zu können (Ambiguitätstoleranz),

um nur einige Kriterien zu nennen (Dern 1998).

Dennoch gibt es einige z. Tl. bekannte und fachlich auch angesehene Einzelkämpfer auf diesem Gebiet, wie beispielsweise den britischen Kriminalpsychologen Paul Britton (Pead 1994; Britton 1999), den russischen Psychiater Alexander Buchanowski (Boon u. Davis 1993; Krivitch u. Olgin 1993) und den amerikanischen Forensiker Brent Turvey (1999), die diesen neuen (deutschen) Standards nicht ganz entsprechen. Dies macht deutlich, dass durch ein formalisiertes Raster der Qualitätseinstufung theoretisch und praktisch versierte Profiler nicht immer erfasst werden können. Im Einzelfall sollte hier die individuelle Qualifikation berücksichtigt werden. Ein fachlicher Austausch zwischen dem Wissen der Einzelkämpfer und den Institutionen hat oftmals fruchtbare Aspekte zu Tage gefördert und zudem die Diskussion in die Öffentlichkeit transportiert. Kritisiert und für die konstruktive Kommunikation sehr von Nachteil, wird neben dem oben genannten verantwortungslosen Eingriff in die Ermittlung, auch die manchmal zu beobachtende, plötzlich auftretende Selbstherrlichkeit und Vermessenheit einzelner Profiler angeführt – allerdings lässt sich dieses Verhalten gelegentlich ebenso bei institutionell eingebundenen Experten entdecken.

1.3
Hypothesen, Versionen – Der Umgang mit unsicherem Wissen

Polizeiarbeit impliziert in vielen Tätigkeiten der Verbrechensbekämpfung und -verhütung, das Vermögen über menschliches Verhalten Vorhersagen und Einschätzungen geben zu können und zu müssen. Im Bereich fallanalytischer Verfahren hat die Arbeit mit Hypothesen, Prognosen und Wahrscheinlichkeitsaussagen eine besondere Bedeutung. So beinhaltet etwa die Rekonstruktion und Interpretation des Täterverhaltens aus dem Tatgeschehen, die Gefährlichkeitseinschätzung eines unbekannten Täters bezüglich weiterem Tatverhalten oder die Konstruktion eines umfassenden Persönlichkeitsbilds des Unbekannten, den Umgang mit gehäuftem unsicheren Wissen. Denn bei der Analyse der Tat und des Täterverhaltens gilt es, umfangreiche Informations- und Datenlücken zu schließen und dabei sowohl sicheres als auch hypothetisches Wissen miteinander zu verknüpfen. „Unsicherheiten werden sich – wenn sie miteinander kombiniert werden – in ihrem Unsicherheitsgehalt potenzieren" (Dern 2000). Kleinste unsystematische Fehler oder Abweichungen können zu großen, möglicherweise unberechenbaren Folgen führen. Daher wird mit der Erstellung von Fallanalysen und Täterprofilen, zumindest von institutioneller Seite, auch sehr vorsichtig umgegangen und Informationen innerhalb eines Profils werden nur formuliert, wenn sie nicht zu spekulativ sind.

Für die polizeiliche Praxis bedeutet der Gebrauch dieser neuartigen Verfahren eine gründliche Auseinandersetzung mit zweierlei Themen: Mit den Grundsätzen der Hypothesenbildung und mit dem Wesen und Nutzen von induktiver und deduktiver Tätereinschätzung.

1.3.1
Hypothetisches Herleiten

Hypothesen oder Versionen zu bilden ist eine schöpferische und elementare kriminalistische Tätigkeit. Wenn für sie auch nicht die gleichen Bedingungen wie für wissenschaftliche Thesen gelten, scheint es im Sinne einer qualifizierten Verwendung doch zweckmäßig, sich über Bedeutung, Möglichkeiten und Grenzen dieser Form des Gedankenexperiments Klarheit zu verschaffen.[39] Das ein erkenntnistheoretisches Fundament über Versionsbildung für die gesamte kriminalistische Praxis bedeutend ist und sowohl hilft, alltägliches, intuitives Erfahrungshandeln zu systematisieren als auch den kreativen Prozess zu fördern, dem wurde beispielsweise schon frühzeitig in einigen Staaten jenseits des „Eisernen Vorhangs" in Form einer wissenschaftlich methodischen Ausbildung Rechnung getragen (Stelzer 1984; Belitz, Kap. 5, in diesem Band).

Überblicksartig lässt sich eine Auswahl von Grundanforderungen an Hypothesen nennen, wie sie im fallanalytischen Bereich sowohl bei der Aufstellung als auch bei der Verwendung der Ergebnisse immer wieder in den Mittelpunkt rücken (Strauss u. Ackermann 1984; Dern 2000):

Grundanforderungen an Hypothesen in der Fallanalyse

- Die objektive Auswertung aller verfügbaren Informationen und nicht das voreilige Weglassen scheinbarer Nebensächlichkeiten.
- Alle nur denkbaren Hypothesen sollten aufgestellt werden, dabei muss jede Hypothese jedoch logisch korrekt gebildet werden und widerspruchsfrei in sich und zur Informationslage sein (es reichen nicht allein fantasievoll gedachte Hypothesen).
- Wesentlich ist die Herausarbeitung sichtbar gewordener Widersprüche eines Falles und ihre Bewertung.
- Es handelt sich um einen fortlaufenden dynamischen Prozess, die Bestätigung oder Widerlegung einer Hypothese ergibt stets neue Tatsachen, die zur Bildung neuer Versionen führen oder es erlauben, Hypothesen zu verwerfen bzw. abzuändern.
- Von großer Bedeutung ist es, genau zu kennzeichnen bzw. schriftlich zu fixieren, was sicher gewusst wird und welche Annahmen hypothetisch sind.
- Eine Entscheidung für die wahrscheinlichste(n) Hypothese(n) sollte gut begründet und mögliche Unsicherheiten konkret benannt werden.
- Hypothesen dürfen niemals als Wahrheit angesehen werden, sie sind keine Beweise.

Durch die gedankenexperimentelle Rekonstruktion eines Tatgeschehens einschließlich der Handlungsmöglichkeiten und -folgen eines Täters („Was hat er getan, was er hätte nicht tun müssen, um sein Tatziel zu erreichen", „Was wäre gewesen, wenn (nicht)…" usw.) anhand der vorliegenden, lückenhaften Daten,

---

[39] Interessant für dieses Verständnis und dem Umgang mit unsicherem Wissen ist auch das Konzept der Abduktion von Charles Sanders Peirce (1839–1914), ausführlich im polizeilichen Kontext beschrieben bspw. in Reichertz 1991.

werden etliche Möglichkeiten gebildet aber auch ausgeschlossen, aus denen entscheidende Ansatzpunkte für die praktische Ermittlung gewonnen werden können. Dabei hinterlassen denkbare Handlungsmöglichkeiten, die der Täter nicht realisiert hat, die aber mit den objektiven Daten im Einklang stehen, ebenso wesentliche Aussagen und sollten nicht verworfen werden. Deshalb sollten diese nicht erfolgten Entscheidungen vollständig und gekennzeichnet protokolliert werden. Nach den Erfahrungen einzelner fallanalytischer Arbeitsgruppen, hat sich der Prozess der Hypothesengenerierung und -reduzierung, ihre Qualität und Quantität, generell durch kompetente und kreative Kleingruppenarbeit bedeutend verbessert.

Da es sich bei einem fallanalytischen Produkt um konzentrierte Wahrscheinlichkeitsaussagen handelt und es selten Gewissheiten gibt, ist ein Problembewusstsein für die eigene Tätigkeit und für die Kommunikation solcher Resultate unbedingt erforderlich. Häufig kommt der Erwartungsdruck von den „Auftragsgebern", die eine eindeutige Einschätzung erwarten. Uneindeutige Aussagen werden nicht geschätzt oder erliegen der Gefahr, in Form eines sicheren Wissens verarbeitet zu werden. Die gleiche Gefahr gilt auch für die Verwendung empirischer Daten. Begründet auf Hypothesen und Wahrscheinlichkeiten, sind die Ergebnisse niemals als eindeutige Wenn-Dann-Beziehungen zu verwenden, sondern sie bilden Möglichkeiten und Heuristiken, die am individuellen Fall stets überprüft werden müssen.

1.3.2
Induktive versus deduktive Tätereinschätzung

Mit Beginn der fallanalytischen Arbeit wird speziell auch die Unterstützung und das Fachwissen von Psychologen, Psychiatern und Experten aus anderen Disziplinen gesucht. Die wissenschaftliche Forschung hat auf diesen Gebieten in den letzten Jahren an Umfang, Bedeutung sowie Erkenntnissen gewonnen. Dementsprechend scheinen sich auch Vorhersagbarkeit und Einschätzung von Täterverhalten und Täterpersönlichkeit generell verbessert sowie die prinzipielle Skepsis gegenüber solchen Prognosemöglichkeiten verringert zu haben. Zwar sind Irrtümer unvermeidbar, können aber zunehmend reduziert werden. Die Frage ist, wie sich die Aussagen methodisch verbessern und die Treffsicherheit erhöhen lassen.

Grundsätzlich können die verschiedenen internationalen methodischen Ansätze auf einem Kontinuum mit zwei Polen abgebildet werden: Während die einen Forschergruppen allein empirisch sozialwissenschaftliche Untersuchungsergebnisse verwenden und statistische Daten als einzige Grundlage für eine ernsthafte Fallanalyse akzeptieren,[40] setzen andere Experten ihren Schwerpunkt auf die individuelle Rekonstruktion des Falles.[41] Nach eingehender praktischer Er-

---

[40] Am deutlichsten stehen für diese Position die Vertreter der Investigative Psychology Unit der University of Liverpool. Vgl. hierzu auch Mokros, Kap. 7, in diesem Band.

[41] Eine weitgehend qualitativ, ganzheitlich, intuitiv ausgerichtete Vorgehensweise wird etwa von Experten aus Dänemark (Ditlev u. Beckmann 1998) und Schweden (Åsgard 1998) vertreten. Als Einzelkämpfer vertritt beispielsweise der Amerikaner Brent Turvey (1999) den deduktiven Ansatz.

fahrung auf internationaler Ebene scheint sich jedoch die Einsicht durchzusetzen, dass beide Formen der Urteilsbildung – innerhalb des Profilings auch als induktive versus deduktive Vorgehensweise kontrovers diskutiert – zu berücksichtigen vorteilhaft wäre. [42] Im Einsatz hat sich gezeigt, dass jeder einzelne Weg zwar Gewinn bringend ist, sich beide dagegen ergänzen und zu einer vielfachen Qualitätssteigerung in der Arbeit und Datensammlung führen können. [43]

> Beim induktiven Vorgehen wird anhand eines Algorithmus', der auf empirischem Weg normalerweise anhand einer großen Stichprobe gewonnen wird, der konkrete Fall mit den Daten vergangener Ereignisse vergleichend bearbeitet. Von den beobachtbaren Fallgegebenheiten wird dann auf die empirisch erhobenen, nicht direkt beobachtbaren Merkmale von Phänomenen geschlossen und aus diesem Informationspool etwa ein Täterprofil rekonstruiert. Deutlich anders verhält es sich bei der deduktiven Analyse. Hier wird der aktuelle Einzelfall als vollkommen individuell gesehen, der in seinen ganzen Besonderheiten kreativ herausgearbeitet werden muss, um diese Ereignisse zur Grundlage der weiteren Analyse zu machen. Die Ergebnisse der deduktiven Folgerungen können anschließend mit anderen Erfahrungsdaten verglichen und fallanalytisch verarbeitet werden.

Letztlich repräsentiert das Begriffspaar „induktiv-deduktiv" jedoch nur einseitig und wenig differenziert die Vielfalt der aktuellen fallanalytischen Vorgehensweisen in Bezug auf die Art der Datenerhebung, die Auswahl der als relevant angesehenen Variablen und der zusammenfassenden Schlussfolgerungen. Sowohl bei der induktiven als auch bei der deduktiven Urteilsbildung greifen Fallanalytiker in aller Regel auf die gleichen Daten und Informationen zurück. Der prinzipielle Unterschied zwischen beiden Strategien ist mehr darin zu sehen, *wie* aus den Informationen die fallanalytischen Aussagen abgeleitet werden. Das heißt, weder beim induktiven Vorgehen werden nur messbare und empirisch gesicherte Fakten berücksichtigt, noch findet beim deduktiven Schlussfolgern die Eindrucksbildung ohne methodische Konzepte, sondern oftmals in Anlehnung an statistische Erkenntnisse statt. Die Frage ist also eher, in welchem Ausmaß sich fallanalytische Experten auf mathematische Formeln und Regeln verlassen können und sollten und welche Funktionen in welchem Umfang dem Spezialisten, sozusagen seinen komplexen sozialen, praktischen und kognitiven Prozessen und interpretatorischem Geschick zukommen sollten. Dies stellt eine schwierige, bisher nicht endgültig zu klärende Fragestellung dar.

Ein Lösungsansatz könnte sein, sich die Vorteile beider Vorgehensweisen zunutze zu machen und entsprechend zweigleisig vorzugehen, wie es zunehmend

---

[42] Vgl. Turvey 1999. Eine alte wissenschaftstheoretische Debatte, die auch in anderen Gebieten, bspw. der Klinischen Psychologie, Rechtspsychologie und Psychiatrie schon seit längerer Zeit kontrovers unter dem Begriffspaar „statistische – klinische" Prognose geführt wird, etwa bei der Begutachtung von Straftätern. Die Ausdrücke statistisch und klinisch werden ab und zu auch in der Methodendebatte der Fallanalyse synonym für induktiv-deduktiv verwendet.

[43] Diese Erfahrungen werden beispielsweise vom US-amerikanischen FBI, dem BKA in Wiesbaden und dem CRI in den Niederlanden berichtet.

in der Praxis durchgeführt wird: Eine induktive Analyse liefert auf ihrem Weg Wahrscheinlichkeitswerte über Zusammenhänge, wobei unter-, über- oder durchschnittliche Angaben schon ausreichend sein können, um als theoretisches Modell die Hypothesen und Daten über den Täter zu ordnen und zu veranschaulichen. Beispielsweise werden in empirisch statistischen Untersuchungen des FBI Täter-Typologien gebildet, die aus einer Verknüpfung spezifischer Verhaltensmuster mit Persönlichkeitseigenschaften bestehen. Zeigt etwa – stark vereinfacht und verkürzt dargestellt – ein Täter bei einer Vergewaltigung egozentrisches Kommunikationsverhalten und zwingt das Opfer durch mittlere bis schwere physische Gewalt zu mehrfachen sexuellen Handlungen, dann – so die empirische Erhebung des FBI – handelt es sich mit überdurchschnittlicher Wahrscheinlichkeit um einen eher machtmotivierten, selbstsicheren Täter, dessen Selbstbild und Verhalten stark an männlichen Geschlechtsstereotypen orientiert ist. Seine Beziehungen zu Frauen sind gewöhnlich kurz und konfliktreich, die Schulbildung und der berufliche Werdegang gelten meist als dürftig, Verhaltensauffälligkeiten in der Jugend und Vorstrafen sind nicht unwahrscheinlich.[44] Auf dem deduktiven Pfad wird der individuelle Fall in seinen Besonderheiten streng sequenziell chronologisch herausgearbeitet. Ergebnisse und Interpretationen werden immer wieder in einem Rückkopplungsprozess mit den vorhandenen objektiven Daten überprüft. Dabei fordert das Prinzip der Ganzheitlichkeit, dass sich alle Daten einer Tat zu einem schlüssigen Gesamtbild fügen müssen. So werden z. B. die einzelnen Handlungen des Täters, die über das notwendige Tatziel hinausgehen, sorgfältig untersucht (die so genannte Handschrift), um Aussagen über die individuellen Abweichungen von der Norm zu treffen. An dieser Schnittstelle beispielsweise bieten Informationen aus empirisch statistischen Untersuchungen womöglich wichtige Anhaltspunkte und Heuristiken bei der Analyse.

Die Gefahren, Täterrekonstruktionen auf der Basis allein statistischer oder individueller Daten zu begründen, liegen in der Natur der Sache. Bei der deduktiven Vorgehensweise können subjektive Annahmen, Privattheorien und menschliche Urteilsfehler als Fehlerquelle einfließen, wie beispielsweise das in der Psychologie untersuchte Phänomen der Tendenz zur selektiven Wahrnehmung zugunsten vorgefasster Annahmen deutlich macht. Dieser Mangel kann umso mehr reduziert werden, je strukturierter bei der Rekonstruktion und Interpretation vorgegangen wird. Statistische Analyseinstrumente andererseits sind ungenügend, weil sie in der Erfassung konfiguraler Aspekte Schwächen zeigen.[45] Zudem handelt es sich bei den meisten Untersuchungen in diesem Kontext um relativ kleine Stichprobenumfänge, dadurch fällt der unvermeidliche Messfehler noch stärker ins Gewicht. Die Genauigkeit solcher Instrumente las-

---

[44] Das Beispiel baut auf der FBI-Typologie zu Vergewaltigern auf und ist ohne Bewertung des Ansatzes aus rein pragmatischen Gründen gewählt worden (vgl. Hazelwood 1995; Hoffmann u. Musolff 2000). Ausführlich zu Typologien s. Hoffmann, Kap. 4, in diesem Band.

[45] Eine Ausnahme bilden etwa die schon erwähnten Methoden der Facettentheorie, diese Verfahren finden wegen ihrer außerordentlichen Komplexität vor allem in einem wissenschaftlichen Rahmen in der Ermittlungspsychologie in Großbritannien an der Universität von Liverpool Anwendung.

sen sich jedoch durch zuverlässige Messdaten in realitätsnahen Modellen verbessern, wie erste Evaluationsstudien deutlich belegen. Doch hier schließen sich weitere Probleme an, da gelegentlich auf Untersuchungen zurückgegriffen werden muss, die u. a. in Amerika durchgeführt wurden. Es ist nicht immer bekannt und überprüft, ob und in welchem Umfang sich die Ergebnisse ohne Weiteres auf europäische Verhältnisse übertragen lassen. [46] Dazu kommt, dass es sich bei den Resultaten nicht um zeitstabile Variablen handelt, sondern Entwicklungen und kultureller Wandel Einfluss nehmen. Entsprechend müssten in regelmäßigen Abständen Kontrolluntersuchungen erfolgen.

Ein wesentlicher Einwand gegen die induktive Vorgehensweise bleibt aber, dass sie bei konsequenter Anwendung die Besonderheiten eines Einzelfalls nicht berücksichtigt. Seltene Ereignisse, und wenn sie noch so bedeutsam für die Täterrekonstruktion erscheinen, finden in einer empirischen Untersuchung keine Berücksichtigung. Wendet sich ein Fallanalytiker ausnahmslos dem statistischen Datenmaterial zu und vernachlässigt die individuellen Phänomene oder versäumt sie zu ergänzen, würde dies eine unnötige Verarmung der Ergebnisse zur Folge haben. Andersherum zeigt sich eindrücklich, dass empirische Forschungen zu Revisionen von intuitiven Einschätzungen führen können: So hat sich etwa die verbreitete Annahme, dass die kriminelle Karriere vom Exhibitionisten typischerweise zum sexuellen Gewalttäter bzw. Sexualmörder führt, empirisch nicht bestätigt – diese Entwicklung bildet eher eine Ausnahme (Baurmann 1996).

Was bleibt: Wer mit fallanalytischen Verfahren arbeitet, darf das Risiko nicht vergessen, das zu jeder Fallanalyse und Täterprofilerstellung gehört. Aber das Risiko des Irrtums kann angesichts stabiler und gut gesicherter Ergebnisse auf verschiedene Art und Weise verringert werden.

1.4
Ausblick

Einzelne Ländern haben sich aus verschiedenen Richtungen und mit unterschiedlichen, komplexen Verfahren und Theorien dem Thema genähert und doch gab und gibt es erstaunlich ähnliche Ergebnisse und Bedürfnisse. Heute suchen die einzelnen Institute zunehmend nach einer interdisziplinären und internationalen Kooperation, streben an ihre Arbeitsweise vermittelbar zu machen, bemühen sich um eine wissenschaftliche Fundierung und kommen oft zu einem ähnlichem Fallverständnis. Die Wahl unterschiedlicher Deliktsbereiche und Methoden vermindert dabei das Konkurrenzdenken und stellt sicher, dass zur Generierung von Theorien und Wissen nicht evtl. ein amerikanisches, britisches oder deutsches „Rad" neu erfunden und entwickelt werden muss.

---

[46] Ähnlich wie in Österreich überprüft wurde, ob sich das Typologienmodell der Serienmörder des FBI auf europäische Verhältnisse übertragen lässt (Projekt IMAGO 300), muss z. B. auch das Konzept des Geo Profiling auf seine Anwendungsmöglichkeit in Deutschland hin getestet werden.

Trotz aller Bemühungen der Forschung wäre es falsch anzunehmen, dass innerhalb fallanalytischer Analysen nur allein schulmäßig wissenschaftliche Methoden Anwendung finden und jedes Vorgehen, jede Entscheidung transparent und abgesichert ist. Dies wäre zwar einerseits dringend geboten, dennoch spielen wohl auch Begabung, Intuition, Kreativität und Zufall eine nicht zu unterschätzende Rolle. Während sich etwa eine Tathergangsanalyse noch recht eng an die objektiv gegebenen Daten anlehnt, sind andere Verfahren, wie beispielsweise das Täterprofil bedeutend spekulativer. Ihre Interpretationen sind in manchen Aspekten nicht immer offensichtlich und nachvollziehbar. Hier treten u. a. auch Lebens- und Berufserfahrungen, Menschenkenntnis und interpretatorische Begabung des jeweiligen Experten hinzu. Diese Konstellation entfacht immer wieder die Diskussion, ob es sich beim Profiling nicht doch um eine Kunst (Art) statt einer Wissenschaft (Science) handelt.[47]

Kritisiert wird häufig der zeitintensive und personelle Aufwand fallanalytischer Methoden. In der Regel als Gruppenverfahren geplant, können einzelne Experten, Kriminalbeamte einschließlich eines qualifizierten Moderators, die alle mit diesem Ansatz vertraut und geübt sein sollten, längere Zeit (bis zu mehreren Tagen) an der Rekonstruktion und Interpretation beteiligt sein. Wesentlich bei diesem Vorgehen ist es, über mehr Zeit und weniger Handlungsdruck zu verfügen, als es die Ermittlungsarbeit vor Ort üblicherweise diktiert und zudem als Team offen zu sein für spontane, unkonventionelle, kreative Ideen. Der kollektive Ansatz ist vorteilhaft, da das Gruppenwissen – gerade beim Generieren möglichst vieler, unterschiedlicher Hypothesen – häufig dem Wissen einer einzelnen Person überlegen ist. Ideal in diesem Zusammenhang ist daher ein heterogenes Team hinsichtlich Geschlecht, Alter, Nationalität, Bildungsgrad, Beruf, Familienstand zu versammeln, denn allein dadurch fließen unweigerlich unterschiedliche lebenspraktische sowie berufliche Erfahrungen und Vorannahmen oder kulturelle und subkulturelle Rahmenbedingungen mit ein, die den kreativen Auslegungs- und Interpretationsprozess unterstützen.

Die OFA des BKA konstatiert, dass die Arbeitsweise eines routinierten fallanalytischen Teams letztlich ökonomischer ist als die herkömmliche Vorgehensweise der Bildung einzelner Sonderkommissionen. Finanzieller und zeitlicher Gewinn der operativen Fallanalyse bedingen sich durch einen in der Regel kurzen, intensiven Einsatz mit geringerem Personalaufwand (Hoffmann u. Musolff 2000). Darüber hinaus werden von den Mitarbeitern der OFA weitere wesentliche Nutzeffekte expliziert, wie Strukturierung des Ermittlungsstandes und der Arbeitsabläufe, Priorisierung der anstehenden Ermittlungshandlungen, motivationale sowie ermittlungstaktische Gewinne (Dern 2000). Allerdings ist eine umfangreiche Schulung und regelmäßige Fortbildung fallanalytischer Mitarbeiter unverzichtbar, um die Verfahrensweisen und die etwas andere Herangehensweise an einen Fall sich zu Eigen zu machen sowie intensiv zu trainieren. Darüber hinaus sind entsprechende Evaluationsstudien nötig, um die Effekte und Wirksamkeit der Methoden und Modelle in der praktischen Anwendung zu überprüfen. In den letzten Jahren haben fallanalytische Erkenntnisse und Verfahren bundesweit bei der Polizei erheblich an Akzeptanz gewonnen: Er-

---

[47] Vgl. Hoffmann, Kap. 4, in diesem Band.

klärungs- und Prognosewert der Theorien, Modelle und Verfahren sowie die praktischen Erfolge haben ihren Beitrag dazu geleistet. Der Wunsch an psychologischer Bewertung von Gewaltverbrechen und eine entsprechende Weiterbildung von Kriminalbeamten in diesem Bereich ist mittlerweile sehr groß.

Literatur

Ackermann R, Clages H, Roll H (2000) Handbuch der Kriminalistik für Praxis und Ausbildung. Boorberg, Stuttgart

Allison L, Salfati G (1998) Der ermittlungspsychologische Ansatz. In: Bundeskriminalamt (Hrsg) Methoden der Fallanalyse. Ein internationales Symposium. BKA, Wiesbaden

Åsgard U (1998) Täterprofilerstellung in Schweden. In: Bundeskriminalamt (Hrsg) Methoden der Fallanalyse. Ein internationales Symposium (BKA-Forschungsreihe, Bd 38.1). BKA, Wiesbaden

Ault RL, Hazelwood RR (1995) Personality assessment. In: Hazelwood RR, Burgess AW (eds) Practical aspects of rape investigations. CRC, Boca Raton

Baurmann MC (1996) Sexualität, Gewalt und psychische Folgen. Eine Längsschnittuntersuchung bei Opfern sexueller Gewalt und sexueller Normverletzungen anhand von angezeigten Sexualdelikten (BKA-Forschungsreihe, Bd 15). BKA, Wiesbaden

Baurmann MC (1998a) Ein Kriminalfall enthält im ersten Angriff umfangreiche Informationslücken. In: Bundeskriminalamt (Hrsg) Methoden der Fallanalyse. Ein internationales Symposium (BKA-Forschungsreihe, Bd 38.1). BKA, Wiesbaden

Baurmann MC (1998b) Ablauf des internationalen Symposiums zur Fallanalyse, Zusammenfassung der Arbeitsergebnisse, Schlussbewertung und Ausblick. In: Bundeskriminalamt (Hrsg) Methoden der Fallanalyse. Ein internationales Symposium (BKA-Forschungsreihe, Bd 38.1). BKA, Wiesbaden

Baurmann MC (1999) ViCLAS – Ein neues kriminalpolizeiliches Recherchewerkzeug. Kriminalistik 53(12): 824–826

Boon J, Davies G (1993) Criminal profiling. Policing 9: 218–227

Bundeskriminalamt (Hrsg) (1998) Methoden der Fallanalyse. Ein internationales Symposium (BKA-Forschungsreihe, Bd 38.1). BKA, Wiesbaden

Bundeskriminalamt (1999) Operative Fallanalyse (OFA) – Fallanalytische Verfahren und die ViCLAS-Datenbank bei der deutschen Polizei. Informationsbroschüre. BKA, Wiesbaden

Brussel J (1971) Das ungezähmte Böse. Scherz, Bern, München

Britton P (1999) Das Profil der Mörder. Econ, München

Canter D (1994) Criminal shadow. Harper Collins, London

Canter D, Heritage R, King-Johannessen K (1989) Offender profiling: Review of pilot, facet studies. Interim report to the home office. University of Surrey, Guildford

Canter D, Heritage R (1990) Developments in offender profiling. Final report to the home office. University of Surrey, Guildford

Canter D, Heritage R, Wilson M (1991) A facet approach to offender profiling. Final report to the home office. University of Surrey, Guildford

Canter D (1995) Psychology of offender profiling. In: Bull R, Carson D (eds) Handbook of psychology in legal contexts. Chichester

Copson G (1995) Goals to newcastle. Home Office, London

Danner K (2000) OFA – Die neue Wunderwaffe? Kriminalpolizei 4: 126–130

Dern H (1998) Fallanalysen im BKA, fallanalytische Kriminalistik und über Serienmörder im Allgemeinen. Vortragsmanuskript zur Kriminologischen Studienwoche „Serienkiller" der Universität Hamburg

Dern H (2000) Operative Fallanalysen bei Tötungsdelikten. Kriminalistik 54(8): 533–541

Ditlev G, Beckmann J (1998) Der Fall „Meschede". In: Bundeskriminalamt (Hrsg) Methoden der Fallanalyse. Ein internationales Symposium (BKA-Forschungsreihe, Bd 38.1). BKA, Wiesbaden

Douglas J, Olshaker M (1996) Die Seele des Mörders. Spiegel-Buchverlag, Hamburg

Douglas J, Olshaker M (1997) Jäger in der Finsternis. Spiegel-Buchverlag, Hamburg

Douglas J, Olshaker M (2000) Mörder aus Besessenheit. Goldmann, München

Evans C (1998) Die Leiche im Kreuzverhör. Birkhäuser, Basel

Füllgrabe U (1993) Psychologische Täterprofile. Kriminalistik 47 (5): 297 – 305; 47 (6): 373 – 376

Garofalo R (1885) Criminologia. Rom

Grassl-Kosa M, Steiner H (1996) Der Briefbomber ist unter uns. GKS-Zeitschriftenbuch-Verlag, Wien

Gudjonsson GH, Copson G (1997) The role of the expert in criminal investigation. In: Jackson JL, Bekerian DA (eds) Offender profiling. Wiley, Chichester

Harbort S (1997) Empirische Täterprofile. Kriminalistik 51 (8 – 9): 569 – 572

Harbort S (1998) Ein Täterprofil für multiple Raubmörder: Zum Täter-Profiling auf empirischer Grundlage. Kriminalistik 52 (7): 481 – 485

Harbort S (1999) Kriminologie des Serienmörders. Kriminalistik 53 (10): 642 – 650 (Teil 1); 53 (11): 713 – 721 (Teil 2)

Hazelwood RR (1995) Analyzing the rape and profiling the offender. In: Hazelwood RR, Burgess AW (eds) Practical aspects of rape investigations, 2nd edn. CRC, Boca Raton

Hazelwood RR, Burgess AW (eds) (1995) Practical aspects of rape investigations, 2nd edn. CRC, Boca Raton

Hazelwood RR, Douglas J (1980) The lust murder. FBI Law Enforcement Bulletin 49: 18 – 22

Hazelwood RR, Burgess AW (1987) An introduction to the serial rapist. FBI Law Enforcement Bulletin 56: 16 – 24

Hazelwood RR, Warren JI (1989) The serial rapist (Part 1 & 2). FBI Law Enforcement Bulletin 58: 10 – 17, 18 – 25

Hoffmann J, Musolff C (2000) Fallanalyse und Täterprofil. Geschichte, Methoden und Erkenntnisse einer jungen Disziplin (BKA-Forschungsreihe, Bd 52). BKA, Wiesbaden

Jackson JL, Bekerian DA (eds) (1997) Offender profiling. CRC, Chichester

Kretschmer E (1977) Körperbau und Charakter, 26. Aufl. Springer, Berlin Heidelberg

Krivitch M, Olgin O (1993) Der Mann aus der Hölle. Heyne, München

Kurella H, Jentsch E (Hrsg) (1902) Die Ursachen und Bekämpfung des Verbrechens. Von Professor Cesare Lombroso. Hugo Bermüller, Berlin

Landecho CM de (1964) Körperbau, Charakter und Kriminalität. Ludwig Röhrscheid, Bonn

Langer WC (1943) http://www. nizkor. org/hweb/people/h/hitler-adolf/oss-papers/text/profile-index. html

Lombroso C (1886) Neue Fortschritte in den Verbrecherstudien. Autorisierte Übersetzung aus dem Italienischen. C.B. Griesbach, Gera

Müller Th (1998) IMAGO 300. In: Bundeskriminalamt (Hrsg) Methoden der Fallanalyse. Ein internationales Symposium (BKA-Forschungsreihe, Bd 38.1). BKA, Wiesbaden

Nagel U, Horn A (1998) ViCLAS – Ein Expertensystem als Ermittlungshilfe. Kriminalistik 52 (1): 54 – 58

Naumann D (2000) Operative Fallanalyse – ermittlungsunterstützende Methoden insbesondere bei Tötungs- und sexuell motivierten Gewaltdelikten aus der Sicht Brandenburgs. Kriminalpolizei 4: 131 – 133

Pead D (1994) Psychologische Täterprofile. Kriminalistik 48(5): 335 – 336

Reichertz J (1991) Aufklärungsarbeit. Kriminalpolizei und Feldforscher bei der Arbeit. Enke, Stuttgart

Reichertz J (1998) Expertensysteme in der Kriminalistik. Kriminalistik 52 (1): 47 – 53

Ressler R, Burgess A, Douglas J (1988) Sexual homicide. Lexington, Massachusetts

Ressler R, Shachtmann T (1993) Ich jagte Hannibal Lecter. Heyne, München

Ressler R, Shachtmann T (1998) I have lived in the monster. Pocket, New York

Rossmo K (2000) Geographic profiling. CRC, Boca Raton

Salfati G, Canter D (1999) Differentiating stranger murders: Profiling offender characteristics form behavioral styles. Behavioral Sciences and the Law 17: 391 – 406

Salfati G (2000) The nature of expressiveness and instrumentality in homicide. Homicide Studies 4 (3): 265 – 293

Stehr J (1998) Sagenhafter Alltag. Campus, Frankfurt New York
Stelzer E (Hrsg) (1984) Sozialistische Kriminalistik, Bd 2/3: Kriminaltaktik, Planung, Verneh-
mung, weitere Untersuchung. VEB Deutscher Verlag der Wissenschaften, Berlin
Strauss E, Ackermann R (1984) Kriminalistische Untersuchungsplanung. In: Stelzer E (Hrsg)
Sozialistische Kriminalistik, Bd 2/3: Kriminaltaktik, Planung, Vernehmung, weitere Unter-
suchung. VEB Deutscher Verlag der Wissenschaften, Berlin
Turvey B (1999) Criminal profiling. Academic Press, San Diego http://www.corpus-delicti.com
Van den Eshof P, Schippers C (1998) Die verhaltenswissenschaftliche Kriminalexpertise. In:
Bundeskriminalamt (Hrsg) Methoden der Fallanalyse. Ein internationales Symposium
(BKA-Forschungsreihe, Bd 38.1). BKA, Wiesbaden
Vick J (1998) Vorbemerkung. In: Bundeskriminalamt (Hrsg) Methoden der Fallanalyse. Ein
internationales Symposium (BKA-Forschungsreihe, Bd 38.1). BKA, Wiesbaden
Wells S, West A (1998) Täterprofilerstellung und die National Crime Faculty. In: Bundeskrimi-
nalamt (Hrsg) Methoden der Fallanalyse. Ein internationales Symposium (BKA-For-
schungsreihe, Bd 38.1). BKA, Wiesbaden
Wirth I, Strauch H, Gebhardt R (1996) Ein sadistischer Knabenmörder. Kriminalistik 50 (11):
726–731

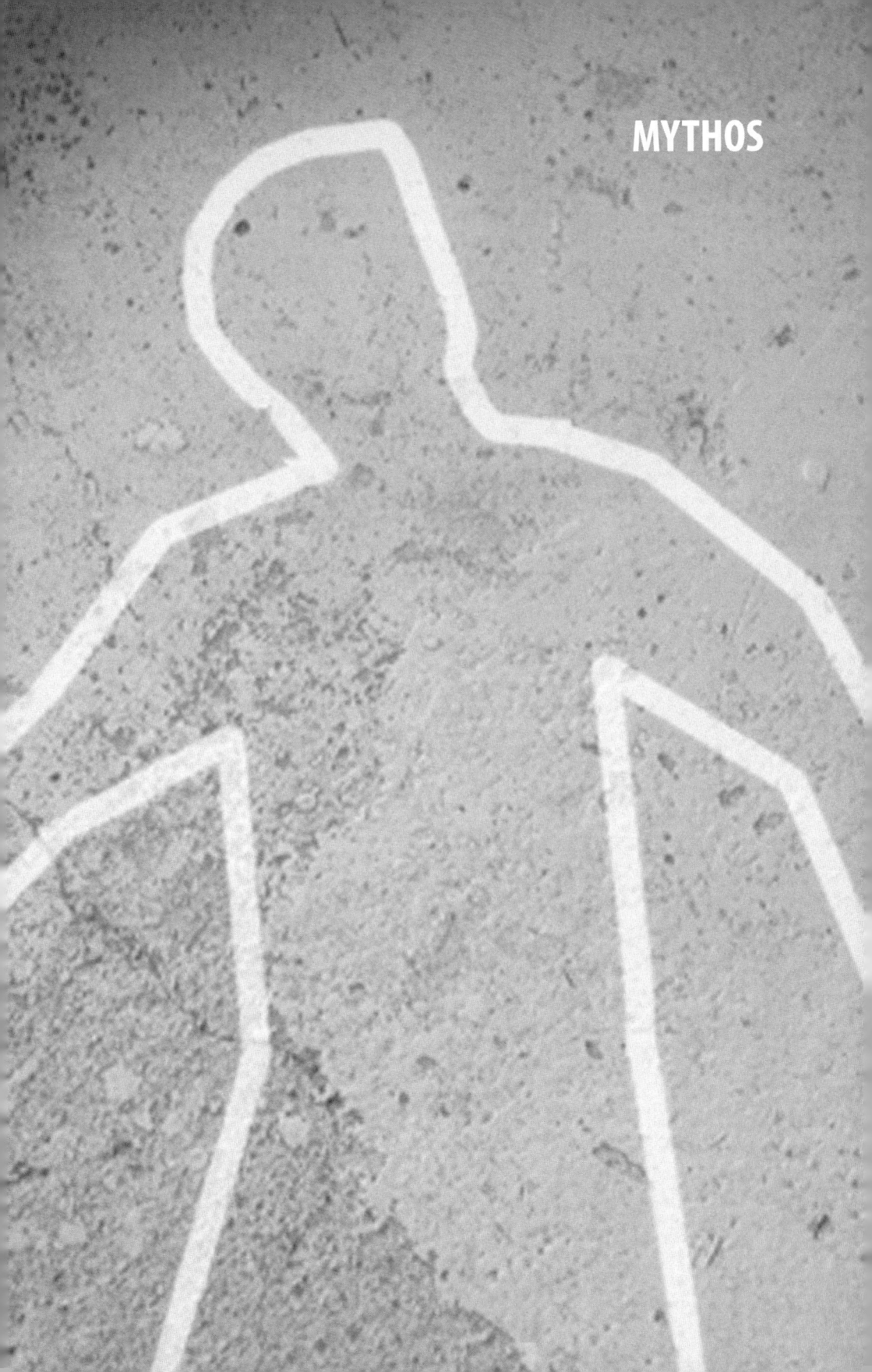

MYTHOS

„Meine Mutter war eine Holmes"   2

Über Mythenbildung und die tägliche Arbeit der Crime-Profiler

J. REICHERTZ

> *Das Leben ist eine einzige Kette von Ursachen und Wirkungen.*
> *An einem einzigen Glied lässt sich das Wesen des Ganzen er-*
> *kennen.*
>
> (Sherlock Holmes alias Arthur Conan Doyle 1924)

2.1
The Profiler – A New Myth is born

„Nichts geschieht einfach so. Jeder von uns ist das Produkt der Vergangenheit". Das behauptet zumindest Paul Britton, seines Zeichens Psychologe in einer Klinik in Leicester, Großbritannien, und seit etwas mehr als einem Jahrzehnt Experte für das Erstellen von Täterprofilen (Britton 1998). Er gehört damit einer kleinen Personengruppe an, die es sich zum Ziel gesetzt hat, neue Formen schwerer Kriminalität (Serienmord, Raub etc.) effektiv mit Hilfe psychologischer Kenntnisse, computergestützter Wissensspeicherung und -verarbeitung sowie dem Einsatz scharf kalkulierender Logik aufzuklären – er gehört zu den *Profilern*.

Schlagartig (und fast weltweit) bekannt geworden sind die Profiler durch den Hollywood-Film „Das Schweigen der Lämmer" von Jonathan Demme, zudem durch eine nicht mehr überschaubare Flut weiterer, vergleichbarer Filme (u. a. auch die Fernsehserie „Profiler") sowie durch die mittlerweile in der Kriminalprosa zum eigenen Subgenre avancierten Romane über die Serienkiller. Insbesondere solche Klassiker wie „Stiller Schrecken" (James Ellroy), „Abgründig" (David Lindsey), „Nur zum Zeitvertreib" (Derek van Arman), „Flashpoint-Killer" (Lynn Hightower), „Die Einkreisung" (Caleb Carr), „Internet Kill" (A. J. Holt), „Hannibal" (Thomas Harris) und natürlich die Serie um die Pathologin Dr. Kay Scarpetta (Patricia Cornwell) haben dafür gesorgt, dass die Profiler nicht nur den Polizeibehörden, sondern auch weltweit einem großen mitlesenden Publikum bekannt sind (ausführlich hierzu Jenkins 1994).

Mittlerweile gibt es Profiler nicht nur in den USA, dem (vermeintlichen[1]) Mutterland des Profilings, sondern auch in Kanada, England, Russland, Öster-

---

[1] „Vermeintlich" deshalb, weil bereits 1930 von E. Gennat eine Charakterisierung des deutschen Serienmörders Peter Kürten erstellt und veröffentlicht wurde (vgl. Harbort 2000), die durchaus als Frühform des Profilings betrachtet werden kann. Das soll nun nicht heißen, dass hier Deutschland als Mutterland des Profilings auf den Thron gehoben werden soll (möglicherweise sind nämlich auch in anderen Ländern bereits zu Beginn des 20. Jahrhunderts solche Täterbeschreibungen zu finden), sondern nur, dass die amerikanischen „Erfinder" des Profilings durchaus in einer bereits vorhandenen Denk-Tradition stehen.

reich, den Niederlanden und seit kurzem auch in Deutschland. Es ist eine sehr kleine Gruppe von Spezialisten – manche kommen aus der Polizeiarbeit, andere sind im Hauptberuf als Psychologen tätig und weitere lehren an Universitäten oder Fachhochschulen. Alle verbindet jedoch der Glaube an ihre Fähigkeit, mit Hilfe von Wissen und Kalkül dort Aufklärung hervorzubringen, wo normale Polizeiarbeit meist erfolglos ist: nämlich bei der Ermittlung von Straftätern, die zu ihren Opfern vor der Tat in keiner (erkennbaren) sozialen Beziehung stehen.

Das Erstellen von Täterprofilen ist allerdings *nicht einfach*, denn Crime-Profiling ist „eher eine Kunst als eine Wissenschaft" (Drieschner 1998). So empfindet es zumindest der deutsche Profiler Volker Ludwig, seines Zeichens Lehrer für Psychologie und Soziologie an der Bielefelder Polizeifachhochschule. Mitfühlen müsse man – sowohl mit dem Opfer als auch mit dem Täter, dann könne es auch gelingen, „bis ins Detail die Freizeitgestaltung, das Alter, die Bildung, die Wohnsituation und auch die psychiatrische Vorgeschichte zu erschließen" (ebd.). Dies sei in vielerlei Hinsicht herausfordernd, jedoch belaste es die Psyche oft schwer.

Über den bereits erwähnten englischen Profiler Britton titelt der „Stern": „Er blickt in die Seele der Killer", um dann fortzufahren: „Stundenlang studiert Britton die grausigen Details von Leichenfunden – und sagt dann, wen die Polizei suchen soll" (Stern, 16, 1998, S. 72). Demnach beobachtet der englische Profiler genau, was sich am Tatort ereignet hat: Auch er versetzt sich in die Persönlichkeit des Täters *und* des Opfers und ist aufgrund dieser Perspektivenübernahme in der Lage, genaue Angaben zu dem Täter zu machen – dies ist zumindest die Botschaft der Medien. Von der Validität solcher Profile scheint der „Stern"-Autor Mathes überzeugt zu sein. Denn er attestiert (ohne dies allerdings näher zu begründen): „Die Trefferquote ist enorm hoch: In knapp 80 % aller Fälle stimmt das psychologische Täterprofil des FBI bis ins Detail mit dem Profil des schließlich gefassten Serienkillers überein" (Mathes 1998, S. 456).

Allerdings sind die Profiler (wie noch zu zeigen sein wird) an solchen, im Übrigen nicht haltbaren Botschaften nicht ganz unschuldig. Denn nicht nur die Medien schreiben in ihrer Berichterstattung den Profilern fast übermenschliche Fähigkeiten zu, sondern auch die Pioniere des Profilings arbeiten selbst energisch und engagiert am eigenen Mythos. So äußern sich die deutschen, englischen, österreichischen und amerikanischen Profiler nicht nur immer wieder in Zeitungs-, Radio- und Fernsehinterviews über ihre konkrete Arbeit (was, wenn man die normale Öffentlichkeitspolitik der Polizei in Rechnung stellt, äußerst ungewöhnlich ist), sondern sie betonen zudem stets die große psychische *Belastung* und *Gefahr*, die mit ihrer Arbeit einhergeht. Das Lieblingszitat der Profiler, das viele offen oder verdeckt zur Beschreibung ihrer Arbeit nutzen, stammt von Nietzsche und lautet: „Wer mit Ungeheuern kämpft, mag zusehen, dass er dabei nicht zum Ungeheuer wird. Und wenn du lange in einen Abgrund blickst, blickt auch der Abgrund in dich hinein". Ressler hat diese schwergewichtigen Worte seinem autobiografischen Bericht voran gestellt und erläutert sie ausführlich im weiteren Text (Ressler u. Shachtmann 1993). Auch Douglas spielt in seinen Erzählungen immer wieder dieses Motiv an. Explizit wird es zudem von Paulus (2000) aufgegriffen.

Ein weiterer Bestandteil des Mythos vom guten Profiler ist die systematische Aufwertung der „Gegenseite" – sie soll besonders intelligent und somit schwer zu fassen sein. „Der hohe IQ, das ist ein Problem, weil der durchschnittliche IQ einer durchschnittlichen Person zwischen 95 und 105 liegt. Serientäter, ob nun Vergewaltiger, Mörder oder Bombenleger, haben einen IQ von 115 und höher, in der Regel 125 und höher" (Douglas 1999, S. 12). Die hohe Intelligenz der Serientäter impliziere, dass die Arbeit der Profiler besonders schwierig und anspruchsvoll sei.[2] Da Profiling deshalb eigentlich eine spezielle *Kunst* sei – so die gar nicht heimliche Botschaft vieler Protagonisten – könne es auch nicht von jedem normalen Polizisten ausgeübt werden (eine Botschaft, die mit dafür verantwortlich ist, dass die Profiler bei ihren „normalen" Kollegen nicht immer besonders beliebt sind).

Mit dem Anspruch auf die besondere Kunstfertigkeit der Arbeit korrespondiert auch das immer wieder kolportierte Gerücht, es gäbe nur sehr wenige Profiler. So erzählt z. B. Lang, dass es im Jahr 1995 weltweit nur 20 (!) Profiler gegeben habe (Lang 1997). Angesichts allein der Polizisten, die Texte veröffentlicht haben, in denen sie sich selbst als „Profiler" bezeichnen, ist diese Zahl doch recht deutlich untertrieben.

Einige der Profiler haben neben kurzen Fallgeschichten, in denen spektakuläre Einzelfälle oder besondere Tätertypen vorgestellt werden, bereits eine oder mehrere Autobiografien abgeliefert (z. B. Ressler u. Shachtman 1993, Douglas u. Olshaker 1996, 1997, 1998 und Britton 1998). Tenor all dieser (dem eigenen Tun gegenüber) wohl wollenden autobiografisch angelegten Selbstdarstellungen ist die besondere Fähigkeit des jeweiligen (Haupt-)Autors, genau zutreffende Täterprofile erstellen zu können.

Auffällig ist (aus wissenssoziologischer Sicht) an der Lebenswelt der Profiler, dass die jeweiligen Autoren über ihre Profiler-Kollegen durchgängig nichts Gutes zu sagen haben. Man gewinnt im Gegenteil den Eindruck, dass die Profiler mit ihren Publikationen auch öffentlich Konflikte mit ihren Konkurrenten und Mitstreitern austragen (ein Umstand, der nachhaltig an die Auseinandersetzungen der Protagonisten der Psychoanalyse erinnert): Ressler erwähnt so z. B. in seinen Arbeiten Douglas stets nur nebenbei, während Douglas den Eindruck erweckt, er allein sei für die Entwicklung eines computergestützten Systems zur Identifizierung von Serientaten (s. auch weiter unten) verantwortlich gewesen. Letzterer ist im Übrigen kein besonders gutes Vorbild für Untertreibung und Bescheidenheit. So urteilt er nämlich in einem Interview über sich und einige seiner Kollegen in folgender Weise: „Ich habe Hunderte Täter interviewt. Ich habe Tausende von Fällen bearbeitet, und ich bin sehr gut darin, was ich tue. Es gibt andere in meinem Bereich, die behaupten, Profiler zu sein, sie sind gut, aber sie sind nicht großartig" (Douglas 1999, S. 2).

Nicht ganz so massiv, wenn auch der Sache nach recht ähnlich, geht der englische Psychologe Britton vor: Er attackiert in seinen Memoiren mehrfach seinen britischen Konkurrenten David Canter recht scharf. Dessen Arbeitsqualität bewertet er mit folgenden Worten: „Es gab kaum Indizien dafür, dass die Profile zutreffend gewesen waren oder zu Festnahmen geführt hatten" (Britton 1998, S. 137). Auch glaubt er (ein wenig scheinheilig), dass bei der Entwicklung des

---

[2] Ein wenig misslich ist allerdings der Umstand, dass die These von der überdurchschnittlichen Intelligenz der Serientäter zumindest für Deutschland so nicht gilt (vgl. Harbort 1999).

Profilings als eigenständiger Methode „hierzulande zu viele private Interessen und rein persönliche Eitelkeiten das klare Ziel verwässern" (ebd., S. 452).

Bei diesen (teilweise schon recht eigenwillig anmutenden) Selbstbeweihräucherungen ist allein schon die Wahl des literarischen Genre symptomatisch: So schreibt Robert Ressler innerhalb der Sparte „True Crime". Bei der Abfassung seiner Erinnerungen, die unter dem Titel „Whoever fights Monsters – My Twenty Years Hunting Serial Killers for the FBI",[3] stellte der Verlag ihm allerdings den professionellen Autor Tom Shachtman zur Seite. Die erste, ebenfalls autobiografisch angelegte Wortmeldung von John Douglas erschien in den Staaten unter dem Titel „Mindhunter", was der deutsche Spiegelverlag großzügig mit „Die Seele des Mörders – 25 Jahre in der FBI-Spezialeinheit für Serienverbrechen" übersetzte. Die zweite Veröffentlichung von Douglas erschien im Original unter dem Titel „Journey into Darkness". Auch hier übersetzte der Spiegelverlag ein wenig frei mit: „Jäger in der Finsternis – Der Top-Agent des FBI schildert seine Methoden bei der Fahndung nach Serienmördern". Der dritte Band der ausdrücklich autobiografisch angelegten Jagdreporte von Douglas trägt den Originaltitel „Obsession", was den Übersetzer zu dem martialisch klingenden „Mörder aus Besessenheit – Der Top-Agent des FBI jagt Sexualverbrecher" veranlasste. Auch Douglas ließ sich bei der Erstellung seiner Druckwerke helfen – so schrieb er zusammen mit Mark Olshaker, einem Autor, der ansonsten (eher weniger gute) Kriminalromane schreibt.

Der britische Psychologe Paul Britton zeichnet dagegen allein als Autor seiner Selbstdarstellung, die unter dem Titel „The Jigsaw Man" zuerst in England, dann auch in Deutschland unter dem Titel „Das Profil der Mörder – Die spektakuläre Erfolgsmethode des britischen Kriminalpsychologen" erschien.

Alle diese Selbstdarstellungen der eigenen, teils viele Jahre zurückliegenden Arbeit als Profiler sind in ein flirrendes Licht getaucht. Einerseits wird in diesen Berichten eine beachtlich detaillierte Narration entfaltet, der durchaus die Orientierung am Erzählbogen poetischer Texte anzumerken ist, andererseits entsprechen diese Erzählungen in Satzbau und Wortwahl und auch aufgrund der immer wieder bemühten Authentizitätsmarkierer klassischen Berichten. Paul Britton geht noch einen Schritt weiter: Er erzählt sein Leben auf seine Weise (was Ressler und Douglas im Übrigen auch reichlich tun) sehr detailliert, auch

---

[3] Noch spektakulärer und noch mehr die Grenzen zwischen Report und Fiktion verwischend war der Titel der deutschen Ausgabe. Die lautete, bewusst auf die literarische Verarbeitung von Thomas Harris und spätere Verfilmung (Jonathan Demme) der Taten eines realen Serientäters, nämlich den Farmer Edward Gein, anspielend: „Ich jagte Hannibal Lecter. Die Geschichte des Agenten, der 20 Jahre lang Serienmörder zur Strecke brachte". Dieser Titel ist insofern besonders prägnant, da er in komprimierter Form besonders schön das wesentliche Mittel der in diesem Gewerbe weit verbreiteten Selbstmythologisierung demonstriert: nämlich die systematische Vermischung zwischen Medienfiktion (Hannibal Lecter) und realen Allmachtvorstellungen („zur Strecke brachte"). Der Titel (und auch der Klappentext des Buches) sind zudem bewusst irreführend: Der bereits erwähnte Ed Gein lieferte nämlich in dem Roman von Thomas Harris nicht die Vorlage für Lecter, sondern für „Buffalo Bill", also den Serientäter, der mit der Hilfe von Hannibal Lecter gefasst werden sollte. Als Ed Gein am 16. November 1957 von der Polizei verhaftet wurde, bevorzugte Ressler wahrscheinlich noch kurze Hosen, und ein reales Vorbild für Hannibal Lecter ist nicht bekannt.

Privates nicht verschweigend (Kennenlernen der späteren Ehefrau, Krankheiten der gemeinsamen Kinder etc.). Wohl um seine Erzählung lebendiger zu gestalten, gibt Britton in den berichtenden Teilen teils umfangreiche wörtliche Dialoge, von denen manche mehr als ein Jahrzehnt zurückliegen, wörtlich wieder, was den Eindruck erweckt, man habe Kriminalpoesie vor sich.

Alle die hier behandelten Autoren (die einen weniger, die anderen mehr) spielen ein schauriges und zugleich lustvolles Doppelspiel und laden auch den Leser dazu ein, sich auf dieses realistische Drama von den schrecklichen Abgründen der menschlichen Seele und der Heilkraft menschlicher Vernunft einzulassen: Literarische Fiktion und berichtende Rekonstruktion werden ununterscheidbar miteinander verschränkt, so dass der Leser nicht mehr entscheiden kann, was dem Aufbau des Spannungsbogen der Narration und was den Tatsachen geschuldet ist. Solche Erzählungen, die in mehr als einer Hinsicht in der Tradition des durchaus unterhaltsamen englischen Schauerromans („gothic novel") stehen, sind allerdings für die Einschätzung der Qualität der Arbeit der Profiler *völlig ungeeignet.*

Denn auch für die (autobiografischen) Erzählungen der Profiler gilt das, was ganz allgemein für Erzählungen bzw. Interviews gilt: Sie geben (zumindest auf der Ebene des Erzählten) gerade *nicht* den „wirklichen" Verlauf des erzählten Handelns wieder – denn jedes Erinnern ist unhintergehbar selektiv und jede Erzählung arbeitet mit kulturellen Erzählmustern. Der Blick zurück ruft gerade nicht im Erinnernden einen Film des Vergangenen ab, der dann simultan vertextet und kommentiert wird, sondern stattdessen schafft der Blick zurück sich zuerst das „Material" und dann die Erzählung: Unangenehmes wird begradigt, Angenehmes überbetont, manches wird modifiziert, vieles ist (wird) vergessen. Helden und Bösewichte bevölkern dann die Geschichte, es werden Wende- und Höhepunkte konstruiert und natürlich findet sich am Ende auch noch eine Moral.

Für Autoren von Selbstdarstellungen gilt das gleiche wie für Täter, Opfer und auch alle Nichtbetroffene – sollen sie Vergangenes wiederaufrufen und darstellen, zeigt sich (was im Übrigen in der Sozialwissenschaft seit langem bekannt ist), dass das Gedächtnis ausgesprochen vergesslich und erfinderisch zugleich ist – weil es v. a. eins ist: gnädig.

Noch sehr viel mehr muss der wohl wollenden Selektivität des Gedächtnisses in Rechnung gestellt werden, wenn der Berichtende seiner Tätigkeit vor einer Öffentlichkeit nachgeht, von der er symbolisches und/oder ökonomisches Kapital einzuwerben gedenkt.

Berücksichtigt man dies und lässt die Besonderheiten der jeweiligen Profiler als Autoren außer Acht, dann fällt auf, dass sich (fast) alle (direkt oder indirekt) an einem sehr bekannten Kollektivsymbol orientieren – nämlich an der literarischen Figur des *Sherlock Holmes.*[4] Einer der amerikanischen Profiler, nämlich John Douglas, fasst diese gesuchte und gewünschte Traditionslinie nicht nur in Worte, sondern er stellt sich selbst (auch er Fiktion und Wirklichkeit vermischend) in eine verwandtschaftliche Nähe zu dem genialen Roman-Detektiv aus

---

[4] Explizit tut dies z. B. Pat Brown, der Direktor des „Sexual Homicide Exchange of Washington DC" (vgl. Brown 1999).

der Baker Street. So schreibt er: „Der Mädchenname meine Mutter war Holmes, und meine Eltern hätten ihn mir beinahe als zweiten Vornamen gegeben" (Douglas u. Olshaker 1996, S. 41). Folgerichtig lautet denn auch der Titel des Kapitels, in dem sich diese Äußerung findet: „Meine Mutter war eine Holmes" (ebd.). Nomen soll Omen sein.

Eben dieser John Douglas vertritt auch explizit die These (auch hier in der Tradition stehend) dass „unsere Vorgänger tatsächlich eher aus Kriminalromanen als aus der Welt des wahren Verbrechens" (ebd., S. 34 f.) stammen. Und Poes Meisterdetektiv Dupin, der geniale Vorgänger von Sherlock Holmes (so Douglas in systematischer Vermischung von Fiktion und Wirklichkeit weiter) „könnte der erste Mensch der Kriminalgeschichte sein, der ein Täterprofil aufgrund seiner Beobachtung von Verhaltensmustern erstellte" (ebd., S. 35).[5] Arthur Conan Doyle habe dann mit der Figur des Sherlock Holmes „diese Form der Verbrechensaufklärung aller Welt" (ebd.) vor Augen geführt, weshalb er sich auch sehr geehrt fühlte, als er in der Presse mit der Schlagzeile „Moderner Sherlock Holmes des FBI" (ebd., S. 36) bedacht wurde.

Das Kollektivsymbol „Sherlock Holmes" gilt im Schatz der Volksweisheiten als *die* Chiffre für Beobachtung und scharfsinnige Logik. Holmes wird mit Hilfe von Vernunft und Beobachtung der Unordnung durch Kriminalität Herr. Allerdings haben sich sowohl die Kriminalistik als auch die Kriminalpoesie seit Jahrzehnten von diesem Kollektivsymbol verabschiedet – die erste wegen erwiesener Unbrauchbarkeit für die polizeiliche Ermittlungspraxis, die zweite wegen der Absage an die Gewissheit in der literarischen Nachmoderne. Die Protagonisten des Crime-Profiling knüpfen – so die hier vertretene These – nicht nur im

---

[5] Die hier angesprochene Verwechslung von Fiktionalität und Wirklichkeit hat in der Geschichte der Rezeption der Dupin-Geschichten von E. A. Poe häufiger stattgefunden. So führen Handbücher für Kriminalistik Dupin als Beispiel für mustergültige Polizeiarbeit an, dem es nachzueifern gelte. Das scharfsinnige Folgern seines Mr. Dupin diente nicht nur Polizisten, sondern auch englischen Richtern als Vorbild (vgl. Böker 1981). Im Übrigen unterlief diese Verwechslung von Fiktion und Wirklichkeit auch Poe (und später auch Doyle) selbst, als sie sich in ihrem wirklichen Leben daran machten, ungeklärte Fälle mithilfe ihres Verfahrens aufzuklären – im Übrigen ohne jeden Erfolg. So schrieb Poe einem Freund in einem Brief vom 4.4.1842, dass er in der Erzählung „Das Geheimnis von Marie Roget" die Fähigkeiten seines Auguste Dupin an einem *tatsächlichen* und *bis dahin unaufgeklärten* Mord erproben wolle. Sein Datenmaterial: Eine Reihe von Presseberichten über den Tod der Mary Rogers vom 25.7.1841. Nur aufgrund der Interpretation von Zeitungstexten bestimmt Poe/Dupin zum Schluss der Erzählung den nach seiner Meinung „wahren" Täter. „Nebenbei" entlarvt er die Spekulationen der Zeitungen und der Polizei als falsch. Im Gegensatz zu den anderen Dupin-Geschichten überrascht diese wegen ihrer Langwierigkeit und dem sehr vorsichtigen Herantasten selbst an die kleinsten Schlussfolgerungen. Pointe der Geschichte: Als Poe die Erzählung 1845 zum zweiten Mal veröffentlichte, hatte sich im Fall Rogers einiges getan. In einer hinzugefügten Fußnote verkündete Poe zwar, dass seine damaligen Schlüsse sich als richtig erwiesen hätten, doch hier täuschte Poe sich und andere – z. B. auch dadurch, dass er nicht gekennzeichnete Einfügungen in seinen früheren Text vornahm (vgl. Poe 1989, S. 58 ff und 247 ff). Aber auch nachträglich „Korrekturen" können nicht von der Tatsache ablenken, dass Poe/Dupin sich in ihrer ersten Version irrte. Mary Rogers starb nicht (wie Poe/Dupin vermutete) in einem Gehölz von Hand ihres zur See fahrenden Geliebten, sondern in einem Gasthaus an den Folgen ihrer zweiten Abtreibung. (Wie dilettantisch die übrigen Schlussfolgerungen von Poe/Dupin im Fall Mary Rogers waren, haben Wimsatt 1941 und Worthen 1948 überzeugend nachgezeichnet).

Selbstverständnis und in der Sprache sehr deutlich an das alte Kollektivsymbol des englischen Detektivs an, sondern versuchen auch, es wieder mit neuem Leben zu erfüllen bzw. neue Personifikationen zu liefern. Nur weil es ihnen (zumindest teilweise) gelang, wird so viel über Profiler gesprochen und geschrieben, und nur deshalb versprechen sich so viele so vieles von ihnen.

Um diese These zu plausibilisieren, möchte ich im Weiteren erst kurz auf *Kollektivsymbole* und deren Bedeutung eingehen, um dann den Sinn der literarischen Figur „Sherlock Holmes" zu ermitteln. Später werde ich die tatsächliche Arbeit der Profiler untersuchen, sie dann mit der Arbeit der normalen Polizisten vergleichen, um dann abschließend zu prüfen, was den Mythos mit der Wirklichkeit verbindet.

2.2
Sherlock Holmes als Kollektivsymbol für logisches Schlussfolgern und genaue Beobachtung

> *Ein Kollektivsymbol kann ganz allgemein gekennzeichnet werden als eine Versammlung, Konzentration und Organisation individueller Stimmungen, Gefühle und Haltungen zu einer gemeinsamen Reaktion, Erlebnis- und Gefühlseintönung.*
> (Soeffner 1989b, S. 18)

Mit diesen Symbolen leben die Mitglieder einer Gesellschaft. Sie deuten ihr Leben in diesen Symbolen und richten an ihnen ihr Handeln aus. „Die entscheidende Bedeutung eines Kollektivsymbols besteht (…) in der sozialen Reaktion, die es hervorruft, in seinem Einfluss auf die kollektive Wahrnehmung, Orientierung und kollektives Handeln" (ebd., S. 3).

! Kollektivsymbole stellen immer wieder Gemeinschaft her und sichern diese. Mit Hilfe von Kollektivsymbolen können Akteure sich auf Zeitphänomene, aber auch aufeinander beziehen – auch wenn man alsbald feststellt, dass man anderen anhängt. Die Kollektivsymbole ermöglichen den Gesellschaftsmitgliedern auch über die Grenzen von Stand und Klasse Orientierung – Zustimmung und Verweigerung. Die Träger von Kollektivsymbolen sind die jeweiligen gesellschaftlichen Medien (Bild, Schrift, Film etc.).

Entschließt man sich, dieser knappen und zugestandenermaßen auch recht weiten Umgrenzung von Kollektivsymbolen versuchsweise zu folgen, dann erweist sich der hier angesprochene Held der modernen Kriminal- und Detektivliteratur, nämlich Sherlock Holmes, unschwer als modernes Kollektivsymbol. Er knüpft an Bildfelder an, in denen u.a. auch Parzival, Sisyphus, Odysseus, aber auch Ödipus auftauchen. *Sie alle suchen (mehr oder weniger erfolgreich) nach Wissen.*

Andere (sehr viel handfestere) Vorarbeiten zu diesem symbolischen Feld haben Voltaire und Hauff erbracht. Zadig und auch der Jude Abner können aus minimalen Spuren auf die ehemalige Anwesenheit und die körperlichen Besonderheiten von Hunden und Pferden schließen (Voltaire 1920; Hauff 1986). Allerdings erfahren beide recht schmerzlich – und das unterscheidet sie deutlich von Sherlock Holmes – , dass es manchmal gefährlich ist, zu gelehrt zu sein. Voltaire und Hauff erfanden jedoch nicht die Figur des brillanten Spurenlesers, sondern sie revitalisierten lediglich eine Geschichte, die in vielen Kulturen seit einigen Jahrhunderten immer wieder erzählt wird – allerdings variiert kulturabhängig das Personal: So wird die Klugheit oft auf drei oder vier Brüder verteilt und sie erweist sich manchmal statt an Pferden an Kamelen und Eseln.[6]

Aber auch in außereuropäischen Kulturen findet sich der geniale Aufklärer. So soll in China von 630 bis 700 n. Ch. ein sehr weiser und alter Richter gelebt haben, über dessen hervorragende Leistungen als Detektiv eine Reihe von Geschichten erzählen, die denen über Sherlock Holmes in nichts nachstehen (vgl. Gulik 1987). In Japan fand man bereits im 17. Jahrhundert an schlauen Detektiven Gefallen (vgl. Schuster 1985). Sherlock Holmes und damit alle Spurenleser, die an ihn anknüpfen, sind somit Teil und Fortsetzung eines symbolischen Feldes, das weit in die Menschheitsgeschichte zurückreicht.[7] Ihnen allen geht es um die Lösung von Rätseln, das Entschlüsseln von Geheimen.

Die modernen Detektive seit Holmes wollen die Welt verstehen, ihre Ordnung, aber auch ihre Unordnung sichtbar machen. Insofern sind sie zu typischen Personen geronnene Vorstellungen über die Leistung von Wissenschaft und Technik und repräsentieren unterschiedliche Stadien des Prozesses der Aufklärung. An den mythologischen Figuren wie Holmes und seinen Nachfolgern haben nicht nur die jeweiligen Autoren „gestrickt". Bücher und Geschichten mit diesen Helden werden gekauft, gelesen und weitererzählt, Neues wird oft hinzu erfunden. Die Filmindustrie lebt gut von und mit diesen Detektiven, aber auch in Mode und Reklame sind sie feste Topoi. Gründe genug, den genannten Detektiv als Kollektivsymbol aufzufassen und vorzustellen.

Doch was ist die Bedeutung dieses Kollektivsymbols? Zur Klärung dieser Frage soll vornehmlich das untersucht werden, was der Detektiv uns über seinen Schreiber und Freund Watson erzählt. Natürlich war der wirkliche Autor dieser Geschichten der Arzt A.C. Doyle – das sollte man bei der Analyse dieser Geschichte nie vergessen. Auch Doyle versuchte (ähnlich wie Poe – s. oben) seine geistigen Kräfte an einem wirklichen Fall: Von Februar bis Juli 1903 waren in Wyrley (England) insgesamt 5 Pferde, ein Pony, 3 Kühe und einige Schafe nachts auf der Weide aufgeschlitzt worden. Ein gewisser George Edalji wurde wegen dieser Taten verhaftet und auch verurteilt. In einer umfangreichen Schrift, an der er mehrere Jahre arbeitete, versuchte Doyle, der fest von der Unschuld des Edalji überzeugt war, dies auch anderen plausibel zu machen. Ähnlich wie bei

---

[6] Vgl. für Mallorca: Salvador 1896; für die jüdische, indische, kirgisische Tradition s. Wesselofsky 1886; für die türkische Tradition s. Radloff 1870. Weitere Beispiele und Hinweise für dieses „Indizienparadigma" finden sich in Ginzburg 1985.

[7] Gewiss war Holmes nicht der erste geniale Detektiv der Kriminalliteratur. Holmes tauchte nämlich erstmals 1887 öffentlich auf, Sergeant Cuff (Wilkie Collins) dagegen schon 1868; der Polizist Lecoqu (E. Gabariau) 1866 und der Chevalier Auguste Dupin (E. A. Poe) bereits 1841. Holmes habe ich allein aus dem Grund ausgewählt, weil er von diesen allen wohl der bekannteste ist.

Poe sind die Ausführungen Doyles langatmig, sehr vorsichtig und verschiedene Umstände immer wieder abwägend und nicht immer überzeugend (vgl. Doyle 1989). Die Behörden, denen Doyle seine Schrift einreichte, weigerten sich, seine Lesart auch nur in Erwägung zu ziehen – vielleicht auch aus Ignoranz, da es offensichtlich Misshelligkeiten wegen des Umstandes gab, dass ein gefeierter Autor von Detektivromanen sich in die normale Polizeiarbeit einmischte. Die Methode von Doyle entsprach auch nicht der von Holmes. „Wenn Sherlock Holmes den Fall George Edalji übernommen hätte, wäre er nach der Lektüre der Presseberichte noch am selben Tag zum Tatort gefahren, hätte den Fall in einer brillanten Mischung aus genauer Beobachtung, intelligenter Schlussfolgerung und entschlossener Tat gelöst" (Jones 1989). Wie die Textsammlung von Jones belegt, wagten sich auch Edgar Wallace, John Macdonald, E. St. Gardner, Ellery Queen u. v. a. an die Aufdeckung nichtfiktionaler Fälle.

Denn Sherlock Holmes erzählt gerne und ausgiebig über seine Erfolge – auch dies etwas, was ihn mit den modernen Profilern verbindet,[8] und ähnlich wie diese, trug er sich auch mit dem Gedanken, sein Wissen der Nachwelt in Buchform zu übergeben: „Ich habe die Absicht, meinen Lebensabend dem Abfassen eines Lehrbuches zu widmen, in dem die gesamte Kunst des Detektivs in einem Band konzentriert sein soll" (Doyle 1984, S. 322).

Dies erzählt der langsam alt werdende Detektiv Holmes zumindest seinem Freund, Helfer, Zuhörer, Bewunderer und auch Chronisten Watson, seines Zeichens promovierter Mediziner. Und Holmes kann auf eine Fülle von Erfahrungen zurückgreifen. Sehr oft hat er ausgeholfen, wenn Scotland Yard nicht mehr weiter wusste und sich Hilfe suchend an ihn wandte, sehr oft hat er die kompliziertesten Fälle gelöst und immer wieder Kostproben seiner Beobachtungsgabe und seines Scharfsinnes geliefert.

Die formale Struktur all dieser Schlussfolgerungen ist im Wesentlichen identisch:

(1) genaue Beobachtung eines Tatortes (= Resultat einer Tat),
(2) Heranziehung eines Verhaltens-Gesetzes (= Wissen, über das Holmes verfügt) und
(3) Erklärung des Beobachteten als logische Ableitung des Falles unter ein Verhaltens-Gesetz (ausführlich zu der Logik von Sherlock Holmes s. Reichertz 1990).

Holmes schließt also in Kenntnis von Resultat *und* Regel auf den konkreten Fall (= Täter). Entscheidend für mein Argument ist nun die Frage, wie Holmes an

---

[8] Folgender Dialog, der sich in der nichtfiktiven Autobiografie von Britton findet, ließe sich mit leichten Modifikationen unschwer in einer Reihe von Holmes-Geschichten finden: Ein Polizist ist erstaunt und verwundert ob der Geistesgabe des Gegenüber, doch der Gelobte weist bescheiden auf die Selbstverständlichkeit des Wissens hin. Hier heißt der Polizist Pedder, und der Gelobte Britton. Als er einmal mehr über einen Täter (Stagg) Wesentliches vorausgesagt hat, entspinnt sich folgender Dialog: „Genauso, wie Sie gesagt haben. Erstaunlich", meinte Pedder. „Was sollte daran erstaunlich sein?" konterte ich. „Ich wollte Sie doch nicht beleidigen, Paul. Es war nicht so gemeint, dass ich Ihnen nicht geglaubt hätte. Erstaunlich ist, dass Sie offenbar so viel über Stagg wissen". „Nein. Überhaupt nicht. Ich weiß nur etwas über sexuelle Abnormitäten" (Britton 1998, S. 271).

seine Verhaltens-Gesetze kommt und wie er mit ihnen umgeht: Kennt er sie bereits oder baut er sie sich erst zusammen? Mit welcher Haltung des Zweifels/ Gewissheit behandelt er diese Gesetze?

Ganz außer acht bleibt bei diesem Unterfangen die wichtige Tatsache, dass Holmes eine fiktive Gestalt ist, die nur deshalb die richtigen Schlüsse zustande bringt, weil sie einen direkten Draht zu ihrem Autor hat. Hier möchte ich so tun, als könne man Holmes von „innen" nachzeichnen, als wären die Erzählungen von Doyle „tatsächlich" mehr oder weniger vollständige Berichte von den Taten eines Detektivs namens Sherlock Holmes.[9]

Betrachtet man die oben angegebenen Gesetze/Regeln, die Holmes zur Grundlage seiner Erklärungen macht, genauer, dann gerät deren Gültigkeit in Zweifel: So verblüffte er (um nur eines von sehr vielen und ähnlichen Beispielen anzuführen) in „Im Zeichen der Vier" (Doyle 1985) seinen Freund Watson mit Aussagen über den Besitzer einer untersuchten Uhr, die aus Wissen abgeleitet wurden, die einer näheren Prüfung nicht standhalten: So verkratzen nicht nur Trinker (so die Zuschreibung von Holmes) das Schlüsselloch einer Uhr, sondern auch Nervenkranke, ebenso Kinder, Alte und Menschen mit gering ausgeprägter Feinmotorik. Auch gilt, dass nicht nur sorglose Menschen neben der Uhr noch andere harte Gegenstände in der gleichen Tasche aufbewahren. Alle (so meine Behauptung) von Holmes in die Rechnung einbezogenen Regeln gelten zwar *irgendwie*, jedoch gilt dies auch genauso für eine nicht überschaubare Vielzahl anderer Regeln. Weshalb gerade die eine, von Holmes favorisierte gelten soll, führt Holmes selbst auf eine hohe „Wahrscheinlichkeit" zurück, bleibt aber ansonsten völlig unklar. Ist immer die wahrscheinlichste Lesart die zutreffende und wie kann beurteilt werden, welche die wahrscheinlichste ist? Diese Fragen beantwortet Holmes nicht, so dass ein unvoreingenommener Zuhörer zu der Kunst des Meisterdetektivs nur eins sagen kann: Sie ist Ergebnis eines willkürlichen Ratens. Doch dem widerspricht Holmes heftig: „Nein, nein, aufs Raten lasse ich

---

[9] Fast alle wissenschaftlichen Autoren, die sich mit Holmes beschäftigen, tun so, als wäre eine solche Unterstellung völlig legitim – eine rühmliche Ausnahme stellt Eco dar. Diese Autoren unterstellen implizit (und wider besseren Wissens), Holmes habe tatsächlich irgendeinen Fall dadurch gelöst, dass er mittels genialer Logik von vorgefundenen Spuren auf den Spurenleger schloss. Sie glauben auch oft, diese Logik rekonstruieren zu müssen, mit dem Ziel, sie als Vorbild kriminalistischen Denkens auszustellen. Diese Autoren übersehen meist die nahe liegende und auch offensichtliche Tatsache, dass der Autor (und somit auch der fiktive Detektiv als Erfindung des Autors) die Antwort schon kennt, bevor überhaupt die Frage gestellt wird. Conan Doyle schreibt zu dieser weit verbreiteten Verwechslung in seiner Biografie: „People have often asked me whether I knew the end of Holmes story before I started it. Of course I did. One could not possibly steer a course if one did not know one's destination. The first thing is to get your idea. Having got that key idea one's next task is to conceal it and lay emphasis upon everything which can make for a different explanation. Holmes, however, can see all the follows of the alternatives and arrives more or less dramatically at the true solution by stepps he can describe and justify" (Doyle 1924, S. 116). Was für Doyle gilt, trifft im Übrigen für Poe ebenfalls zu. Als er nicht verstehen konnte, weshalb die Leser seinen Dupin für genial halten, schrieb er in einem Brief an einen Freund Folgendes: „Was ist denn z. B. bei der Entwirrung des Gewebes in 'Murders in the Rue Morgue' genial, wenn man selbst (als Autor) dieses Gewebe gesponnen hat, eben um es dann entwirren zu können" (Poe 1989, S. 249).

mich nie ein. Das ist ein empörende Angelegenheit – verderblich für das logische Denken!" (ebd., S. 15).

Verbrechensaufdeckung hat – so Holmes – nichts mit glücklichem Raten zu tun, sondern mit Logik, sie „ist eine exakte Wissenschaft" (ebd., S. 8). Was man dazu braucht: a) Beobachtung, b) Kenntnisse, c) Kombination (ebd.) – und man muss die *Ordnung des Lebens* kennen. Holmes kennt sie, zumindest hat er (laut Roman) einen Artikel geschrieben mit dem viel sagenden Titel: „Das Buch des Lebens". Essenz dieser Arbeit: „Das Leben ist eine einzige Kette von Ursachen und Wirkungen. An einem einzigen Glied lässt sich das Wesen des Ganzen erkennen" (Doyle 1987, S. 20). Kennt man ein einziges Glied, dann weiß man auch um die Übrigen. So kann man aus dem Wassertropfen auf die Möglichkeit des Niagarafalls schließen und von den Rockärmeln auf den Charakter seines Trägers.

> Der ideale Denker wird, wenn man ihm eine einzige Gegebenheit mit ihrer ganzen Tragweite gezeigt hat, daraus nicht nur die ganze Kette von Ereignissen deduzieren, die zu dieser Tatsache geführt hat, sondern auch alle Ergebnisse, die daraus folgen müssen. Wie Cuvier nach der Betrachtung eines einzigen Knochens ein ganzes Tier zutreffend beschreiben konnte, so sollte auch der Beobachter, der ein Bindeglied in einer Reihe von Ereignissen gründlich begriffen hat, imstande sein, alle anderen, die vorhergehenden wie die nachfolgenden, genau darzustellen.   (Doyle 1984, S. 137)

Holmes nimmt also Dreierlei für sich in Anspruch: Vergleichbar der (scheinbaren) Unfehlbarkeit euklidischer Sätze kann er

(1) das Vergangene rekonstruieren,
(2) das Zukünftige prognostizieren und
(3) die Schlussprozesse vollständig darstellen.

Für Holmes sind die Fakten (Spuren) und auch die Gesetze stets klar. Er kann mit ihnen *rechnen* – in des Wortes zweifacher Bedeutung. Aufgrund der Betrachtung der Vorgehensweise und der Analyse seines Selbstverständnisses lässt sich folgender Befund formulieren: Holmes ist das „letzte, oberste Appellationsgericht für kriminalistische Untersuchungen" (Doyle 1985. S. 7), er kennt Fakten (aufgrund genauer Beobachtung) und Gesetze (aufgrund privater Studien), jedoch nicht den Zweifel. Er schließt in Kenntnis des Resultats *und* der Gültigkeit einer Regel auf den Fall. Er weiß und wusste bereits alles – das ist der Kern der Utopie von Holmes, welcher die Geschichten so anziehend und langweilig zugleich macht.[10]

Allerdings gibt es eine Besonderheit, die Holmes von anderen Detektiven der Kriminalpoesie unterscheidet: Holmes arbeitet – durchaus auf der Höhe seiner Zeit – mit zweierlei: nämlich mit Logik *und* Lupe – moderner: mit Berechnung

---

[10] Auch der Autor blieb von einem Anflug von Überdruss nicht verschont. „If I have sometimes been inclined to weary of him, it is because his character admits of no light or shade. He is a calculating machine, and anything you add to that simply weakens the effect" (Doyle 1924, S. 117).

und Beobachtung. Vor der genialen Schlussfolgerung steht der obligatorische Ortstermin, bei dem er mehr sieht als alle anderen, weil er (allwissend) aus der angetroffenen Mannigfaltigkeit treffsicher die tatrelevanten Spuren herausfindet. Holmes nimmt allerdings den Tatort nicht unstrukturiert wahr, sondern beobachtet ihn mit ordnenden und wissenden Augen. Denn Ordnung ist in der Welt von Holmes, und er kennt sie genau. Weshalb es auch nur konsequent ist, wenn der Detektiv nach gelungener Aufdeckung seinem Freund in die Feder diktiert: „Es ist alles in Ordnung, Watson. Unser Fall ist gelöst" (Doyle 1985, S. 337).

2.3
Zur Geschichte der Aufklärungskraft zwingender Logik in der Kriminalistik

Wenn (wie oben behauptet) die modernen Crime-Profiler sich zur Erläuterung und Überhöhung ihrer Tätigkeit auf ein recht altes Kollektivsymbol beziehen, das unter vielen literarischen Personifikationen auch von Sherlock Holmes repräsentiert wird, so ist dieses Verfahren keineswegs neu, sondern kann insbesondere in der Kriminalistik auf eine sehr lange Tradition zurückblicken. Denn die Botschaft von „Polizeitauglichkeit" des weitreichenden Schlussfolgerns wurde (aus dem Blickwinkel des Historikers) der Kriminalistik nun nicht von der Wissenschaft nahe gelegt. Es war im Gegenteil die schöngeistige (Kriminal-) Literatur und die Reaktion auf sie, welche den größten Teil dieser Aufgabe bewältigten.

Angeregt durch die gedanklichen Meisterleistungen des fiktiven Sherlock Holmes prüften einige führende Praktiker und Theoretiker der Kriminalistik zu Beginn des letzten Jahrhunderts, ob die verblüffenden Fallaufklärungen des Vorbildes nicht auch von jedem einfachen Kriminalisten (nach einer entsprechenden Schulung in wissenschaftlicher Logik) zu erbringen seien. So stellte z. B. der zeitgenössische Kriminologe Anuschat die Frage nach der Macht der Logik und war damit stilbildend:

> Ist der Kriminalist, der logisch geschult zu denken gelernt hat, nicht doch vielfach in der Lage, Lösungen verwickelter und seltsamer Fälle zu finden, auf die der Praktiker mit seinen Erfahrungen und seinem „gesunden Menschenverstand" nicht kommt? Vor allem war es der Franzose Bercher, der hierüber Untersuchungen anstellte [11], und sich dazu entschied, die Frage unbedingt zu bejahen. Zu gleichem Ergebnis kam ich in jahrelangen Forschungen und hatte vor allem die Freude, zu sehen, dass Praktiker, wenn sie die Gesetze der Logik zu durchforschen beginnen, deswegen durchaus nicht auf ihren „gesunden Menschenverstand" zu verzichten brauchen, dass sich bei gutem Willen vielmehr beides in sehr fruchtbarer Weise ergänzt.
>
> (Anuschat 1921, S. 10) [12]

---

[11] Bercher publizierte 1896 einen vielbeachteten Artikel, in dem er zu dem Ergebnis kam, dass die Holmessche Methode durchaus auf die normale Arbeit der Polizei übertragbar sei.

[12] Ähnlich programmatische Aussagen finden sich auch in Schneikert 1921 und Locard 1930.

Die Ansichten von Anuschat (s. auch Schneikert 1921 und Locard 1930) wurden bald schulenbildend. Nach der vorherrschenden Meinung der damals führenden Kriminologen bzw. Kriminalisten ging mit der Aneignung wissenschaftlicher Logik ein Kombinationsvermögen einher, das mit gedanklicher Strenge und Schärfe (wie in den Romanen von C. Doyle, auf die in diesen Einführungen in die kriminalistische Denklehre immer wieder explizit hingewiesen wurde) zwingend zum Täter führt. „Diese Fähigkeit der Kombinationsgabe, vermöge derer auch die unbedeutendsten Spuren auszuwerten und bis in die letzte Konsequenz zu verfolgen sind, ist kennzeichnend für die eigentliche Begabung des Kriminalisten" (Philipp 1927, S. 30). Ganz in dem Sinne, die Kriminalistik auf ein wissenschaftliches Fundament zu stellen, um so eine größere Aufklärungspotenz zu erlangen, entwarf Philipp in den 20er-Jahren auch eine „Kriminalphilosophie", die aus 16 Unterdisziplinen bestand, darunter Fächer wie: Philosophie (Kant, Nietzsche etc.), Logik und Mathematik, Philologie, Aberglaube, Magie etc. (vgl. ebd., S. 138 f.).[13]

In diese Zeit einer Annäherung der Kriminalistik an die Wissenschaft fällt auch die Gründung der Zeitschrift *Kriminalistische Monatshefte*, einer „Zeitschrift für die gesamte kriminalistische Wissenschaft und Praxis". Liest man die ersten Jahrgänge dieser Zeitschrift (1927/28), dann fühlt sich der Leser schnell an heutige Computerfachzeitschriften erinnert. Neben vielen kurzen, sich wissenschaftlich gebenden Artikeln über Verbrechen und deren logikgeleitete Aufklärung (häufige Autoren: Schneikert und Philipp), stehen Anfragen von Praktikern an Praktiker („Kann man Fingerspuren fälschen?" „Wie wird der Gang einer Taschenuhr durch Wasser beeinflusst?"). Aber unverkennbares Hauptziel dieser Zeitschrift war die regelmäßige Unterweisung im kriminalistischen Denken – und auch hier finden sich zahlreiche explizite Verweise auf das Vorbild Sherlock Holmes. In jeder Ausgabe der Zeitschrift wurden kriminalistische Rätsel zur Lösung aufgegeben.[14] Die beste der meist haarsträubenden Lösungskonstruktionen wurde im Folgeheft prämiert und vorgestellt. Ging einmal keine vorbildliche „Lösung" in der Zeitschriftenredaktion ein (was

---

[13] Durchforstet man hingegen die heutigen Ausbildungspläne für angehende Kriminalisten, dann finden sich neben allgemein bildenden Fächern (z.B. Deutsch, Politik und Englisch) vor allem Einführungen in verschiedene Bereiche des Rechts und der Kriminalistik. Zur körperlichen Ertüchtigung dienen die Fächer „Sport" und „Selbstverteidigung". Kurse, die mit dem Ziel der Ausbildung und Schärfung des Kombinationsvermögens in die Systematik wissenschaftlicher (formaler) Logik einführen oder diese ausbilden, werden nicht angeboten.

[14] So lautete die erste Denksportaufgabe: „Aus Paris kommt folgende Meldung: Selbstmord einer Budapester Modistin in Paris. Eine junge Budapester Modistin, welche mit ihrem Chef, dem Inhaber eines bekannten Budapester Konfektionshauses, hier zur Besichtigung von Modellen angekommen und im Hotel T. abgestiegen war, bekam plötzlich hysterische Anfälle, in deren Verlauf sie das Hotel verließ und sich im vierten Stock des Hotels W. ein Zimmer mietete. Dort machte sie Anstalten, sich vom Fenster dieses Zimmers aus in selbstmörderischer Absicht auf die Straße zu stürzen. Straßenpassanten, die ihr Vorhaben bemerkten, alarmierten die Feuerwehr, die auch bald mit einigen Wagen zur Stelle war und das Sprungtuch aufspannte. Endlich stürzte sich das Mädchen hinab. Die Gewalt des Sturzes schien indessen zu groß gewesen zu sein, denn als man das Mädchen aus dem Sprungtuch wickelte, war es tot" (Kriminalistische Monatshefte 1927, H 1, S. 21).

häufiger vorkam), druckte man auch einmal eine Musterlösung von Schnei-kert ab.[15]

In den Diskussionen der letzten 2 Jahrzehnte über die notwendige intellek-tuelle Ausstattung eines guten Kriminalisten finden sich zwar gelegentlich noch Hinweise auf das (v.a. zwischen den beiden Weltkriegen favorisierte) besondere Kombinationsvermögen (z. B. Krüger-Thiemer 1954, Pfister 1980, Magulski 1982, Mergen 1988), aber ansonsten ist der Glaube an die Kraft wissenschaftli-cher Logik scheinbar restlos verschwunden. Kurz: Eine Notwendigkeit für eine besondere logische Schulung wird in den letzten Jahrzehnten weder von der Po-litik, noch der Fachwissenschaft, noch von den Standesvertretern oder von den Praktikern vor Ort gesehen. Einiges deutet sogar darauf hin, dass die analysie-rende Logik in der Praxis der Aufklärung als hinderlich empfunden wird. Stell-vertretend für eine Reihe ähnlicher Äußerungen:

> Frisches Wagen führt auch bei der kriminalistischen Arbeit eher zum Erfolg (oder wenigstens zu Teilerfolgen) als ängstliches Zögern. Es ist erstaunlich, wie sonst gute Kriminalisten mitunter tagelang an einem verdächtigen Ereignis herum studieren, ohne einen Weg zur Aufdeckung zu sehen oder begehen zu wollen, während eine Befragung des Beteiligten oder des Verdächtigen rasch Klarheit gebracht hätte.   (Walder 1956, S. 70)

Es fällt nicht schwer, die Forderung Walders mit Beobachtungen zur Deckung zu bringen, die ich während meines 6-monatigen Feldaufenthalts bei der Kriminal-polizei einer deutschen Großstadt machen konnte (vgl. Reichertz 1991). Die Auswertung meiner Beobachtungen erbrachte nämlich, dass die Ermittler zwar lange und intensiv am Tatort selbst kleinste Spuren erfassen, dass sie jedoch diese Spuren gerade nicht mithilfe eines exzellent schlussfolgernden Verstandes auf der Suche nach Sinnstiftung ausdeuten, sondern dass sie sich stattdessen (im Übrigen mit gutem Erfolg) ins „Tatfeld" begeben und Zeugen- und Aussagen-stafetten produzieren.

Die „polizeiliche Aufklärungsarbeit" wird gerade nicht mit Hilfe einer ausge-arbeiteten Logik betrieben, sondern sie vollzieht sich in einem von der Institu-tion organisierten, kollektiv und arbeitsteilig geleisteten, eher einfachen, all-tagsweltlichen Verfahren der Geheimnisdetektion. Diese Arbeitsverfahren ähneln eher alltagspraktischen Ad-hoc-Erklärungen als einer präzise prozessie-renden formalen Logik.

---

[15] In den heutigen Zeitschriften für Kriminalisten (vor allem der *Kriminalistik*) finden sich keinerlei Bemühungen, das Kombinationsvermögen des Lesers zu entwickeln. Neben Kom-mentaren zu Problemen der Verbandspolitik finden sich vor allem regelmäßig Informatio-nen zu (a) neuen, kriminalpolizeilich relevanten Urteilen, (b) neuen naturwissenschaftli-chen Verfahren, Spuren bzw. DNA zu entdecken und/oder auszuwerten, und (c) neuen Tat- und Tätertypologien.

2.4
Profiling – die Vereinigung von Holmes und Freud mit einem Computer

Erste Versuche, bei speziellen „schweren" Straftaten, die wegen fehlender Opfer-Täter-Beziehung besonders schwer aufzuklären sind, systematisch zentral gespeicherte Datensammlungen anzulegen und dann mit Hilfe spezifischer computergestützter Aggregierungsprogramme Tat- und Täterprofile als Ermittlungshilfe zu konstruieren, wurden vom FBI schon seit den späten 70er-Jahren unternommen (vgl. Icove 1986; Ressler et al. 1988; Holmes 1990; Holmes u. Holmes 1996).

Offizieller Anlass für die FBI-Initiative waren dramatisch gesunkene Aufklärungsquoten bei Mordfällen. So schreibt Ressler zu den Gründen für die Entwicklung neuer Ermittlungsmethoden:

> … in den frühen achtziger Jahren hatte sich in den USA eine bestürzende Entwicklung vollzogen. Bis in die sechziger Jahre hinein hatte man praktisch alle Morde binnen zwölf Monaten klären können. Das war möglich, weil die jährlich etwa zehntausend Bluttaten von Leuten begangen wurden, die das Opfer gut kannten (…). Ein verschwindend geringer Prozentsatz wurde von Fremden verübt und galt daher als unlösbar. In den siebziger Jahren sah das ganz anders aus. Nun wurden in den Vereinigten Staaten jedes Jahr circa zwanzigtausend Morde begangen, und fünftausend blieben ungesühnt.   (Ressler u. Shachtmann 1993, S. 252)

Wohl nicht ganz uneigennützig wurde anfangs die Anzahl der „Stranger-to-stranger"-Morde von den Profilern teils maßlos übertrieben: Ressler vermutete gar, dass bei fast 50% aller Morde in San Diego die Beziehung zwischen Opfer und Täter unbekannt war (somit möglicherweise von Serienmördern begangen), und Mitte der 80er-Jahre wurde in durchaus ernst zu nehmenden Texten behauptet, dass jedes Jahr etwa 5000 Menschen Opfer von Serienmördern werden (vgl. Dern 1999). Die Finanzmittel für die Jäger der „Serial-Killers" wurden kräftig aufgestockt, und der damalige Präsident Ronald Reagan forderte öffentlich die Ergreifung dieser Täter (vgl. Hoffmann 1999). Seriöse Schätzungen kamen allerdings später zu dem Ergebnis, dass ein, höchstens jedoch 2% der Opfer von Tötungsdelikten in den USA von „Serial-Killers" begangen werden (vgl. Dern 1999).[16]

Bekannt geworden ist die für die Ermittlung von „Serial-Killers" verantwortliche (zu einer bestimmten Zeit aus 12 Personen bestehende) „Behavioral Science Unit" (BSU) mit Sitz in Quantico, zu der auch Ressler und Douglas

---

[16] Zu ähnlichen Ergebnissen kommt auch Jenkins, der in seinem lesenswerten Buch plausibel nachzeichnet, dass der „Serien-Mord" (so wie er heute verstanden und behandelt wird) Ergebnis einer gesellschaftlichen Konstruktionstätigkeit in den USA war: „In quantitative terms, serial murder represents an extreme fringe of the American homicide problem, and any estimate that suggests that it involves significant over 1 percent of all murder victims should be greeted with great suspicion" (Jenkins 1994, S. 29). Wie sehr die Faszination an Serienmorden auch Ausdruck der amerikanischen Kultur ist, zeigt Seltzer 1998 sehr überzeugend.

gehörten, unter dem Kriegsnamen „The Dirty Dozen" (vgl. Bourgoin 1995).[17] Diese Einheit war maßgeblich an der Entwicklung des „Violent Crime Apprehension Programm" (ViCAP) beteiligt (vgl. auch Geberth 1996; Seltzer 1998; Hoffmann 1994; Dern 1999).

2.4.1
Der Computer als Hilfsmittel bei der Datensammlung und -auswertung

> ViCAP ist ein computergestütztes Programm, das im Mai 1985 in Washington D.C. eingerichtet wurde, um an zentraler Stelle Daten zu bestimmten Schwerverbrechen zu speichern und auch auszuwerten.

Zur Zeit befinden sich dort teils sehr detaillierte Angaben zu über 8000 geklärten und ungeklärten Mordfällen. Ermittlungsbeamte, welche die Unterstützung von ViCAP erlangen möchten, müssen aufgrund der Untersuchung des Tatortes einen „Crime Analysis Report" ausfüllen. Dieser 15-seitige Fragebogen fragt insgesamt 189 Items zu 12 Themenkomplexen ab: u.a. nach dem Ort des Verbrechens, dem Aussehen des Opfers, dem vermutlichen Tathergang, der Todesursache, der Tatwaffe etc. Die Angaben werden später in den Zentralcomputer eingegeben, und das Programm gleicht alle vorhandenen Daten miteinander ab und „errechnet" dann (falls vorhanden) nichtzufällige Ähnlichkeiten zwischen gespeicherten Taten. Die so ermittelten Daten werden dann den lokalen Polizeibehörden übermittelt (s. hierzu Geberth 1996).

Auf Nachfrage können diese Daten auch um die Erstellung eines psychologischen Profils des möglichen Täters ergänzt werden. Zum einen resultieren solche Profile aus der Verknüpfung der gespeicherten Wissenselemente mit Mitteln der symbolischen künstlichen Intelligenz, zum überwiegenden Teil (glaubt man den Profilern) sind sie jedoch das Ergebnis von Schlussfolgerungen – vorgenommen von darauf spezialisierten Kriminalisten (so z. B. alle Mitglieder der BSU) oder forensisch erfahrenen Psychologen. Dabei gilt allerdings, was John Douglas (neben Robert Ressler mögliches Vorbild für die Figur des Jack Crawford aus „Schweigen der Lämmer" und neben Robert Ressler Mitglied der frühen, schon fast legendären BSU in Quantico) in seinem autobiografischen Report schreibt: *„Wir fangen keine Verbrecher.* Polizeibeamte vor Ort fangen Verbrecher (…). Wir selbst versuchen, den lokalen Behörden dabei zu *helfen,* ihre Ermittlungen auf bestimmte Charaktere zu konzentrieren" (Douglas u. Olshaker 1996, S. 34).

In Kanada wurde 1995 ein weiterführendes System, nämlich das „Violent Crime Linkage Analysis System" (ViCLAS) eingeführt.

---

[17] Bourgoin, selbst stellvertretender Direktor am Centre International de Science Criminelles in Paris, macht auch in seiner Darstellung der Profiler auf die permanente Selbstdeutung in topoi der Film- und Literaturindustrie aufmerksam: So führt er aus, dass sich die Spezialisten der BSU anfangs eher als das „Dreckige Dutzend" verstanden, später in ihrer Arbeit aber mehr an die Vorgehensweisen von Sherlock Holmes oder Nero Wolfe erinnerten (Bourgoin 1995).

Zielsetzung von Expertensystemen (ViCLAS)

(1) Bei aktuell zu klärenden Mordfällen Parallelen zu früheren zurückliegenden zu entdecken, um damit Serientaten als solche überhaupt erst identifizieren zu können.

(2) Hinweise auf das Persönlichkeits- und Handlungsprofil des Täters zu ermitteln, um der Polizei neue Ermittlungsansätze zu liefern.

(3) Überregionale Zusammenarbeit zu erleichtern. Eingesetzt werden diese Systeme in der Regel nur bei Schwerstkriminalität, so z. B. Serienmorden, gravierenden Sexualdelikten und Brandstiftung – also bei Taten, bei denen angenommen wird, dass der Täter aufgrund eines inneren, nicht mehr kontrollierbaren Zwangs handelt.

Der Aufbau von computergestützten Systemen zur Bestimmung von Tat- und Täterprofilen ist in den letzten Jahren in den USA, Kanada, England und Australien stark forciert worden. Im europäischen Raum werden solche Systeme v. a. in Österreich,[18] Frankreich (vgl. Bourgoin 1995) und Holland erprobt bzw. eingesetzt, wobei sich die meisten Länder mittlerweile an dem kanadischen ViCLAS orientieren. In Deutschland rang man lange Zeit um eine Einschätzung der Qualität dieser rechnergestützten Speicher- und Auswertungssysteme.

Vorarbeiten für das systematische Erstellen von Täterprofilen wurden v.a. von der Kriminalistisch-kriminologischen Forschungsgruppe (KKF) des BKA (beispielhaft hierfür: Baurmann 1998; Dern 1996, 1999; Vick 1996), erste Ansätze, das kanadische bzw. das österreichische System zu übernehmen, wurden von der bayrischen Polizei unternommen (vgl. Nagel u. Horn 1998).[19] Allerdings stieß die Einführung eines zentralen Speicher- und Auswertungssystems wegen der föderalen Struktur der deutschen Polizei anfangs auf erhebliche Schwierigkeiten.

 Zu Beginn des Jahres 2000 wurde ViCLAS jedoch auch in Deutschland flächendeckend eingeführt.

Der Streit um die richtige Kunst des Profil-Erstellens war zu diesem Zeitpunkt auch in Deutschland bereits ausgebrochen: Genialisch-dunkel und abenteuerlich sich gebende Gestalten wie der Sozialwissenschaftler Volker Ludwig, der v.a. auf das Eintauchen in die Seele des Mörders setzt, auf der einen Seite und der sperrige Fahnder aus Düsseldorf, Stephan Harbort, der dem „gesunden Menschenverstand und kriminalistischer Akribie" und v.a. den von ihm selbst mit Hilfe der Statistik erstellten „empirischen Täterprofil" (vgl. Harbort 1997) vertraut, auf der anderen. Und an ganz anderer Stelle befinden sich die Ermittler des BKA (z. B. Baurmann, Dern, Vick), die sich im Wesentlichen von dem Einsatz

---

[18] In Österreich werden zzt. von *dem* österreichischen Profiler, Thomas Müller, unter dem Stichwort „Imago 300" Fragebögen zur Erfassung von Schwerverbrechen erprobt, die insgesamt 470 Fragen zu 26 Bereichen erheben (vgl. Müller 1998).

[19] Zum Stand der Diskussion um die Nutzung psychologischer Täterprofile bei deutschen Ermittlungsbehörden s. zudem Dern 1998a; Harbort 1997, 1998; Hoffmann 1994, 1999; Lang 1997; Mathes 1998; Nagel u. Horn 1998; Reichertz 1998; Vick 1998.

wissenschaftlicher Methoden (Hermeneutik und Computer) durchschlagenden Erfolg versprechen und die zugleich (in Abgrenzung von den amerikanischen Kollegen) die zunehmende Mythologisierung der Arbeit der Profiler mit großer Skepsis zur Kenntnis nehmen und sich stattdessen um eine solide Aufklärungs-Arbeit im Stillen bemühen.

Vor allem die beiden zuletzt genannten Ansätze, also die Arbeit mit dem statistisch ermittelten Täterprofil und die Interpretation der Tatspuren, kämpfen z. Z. um die „Vorherrschaft" im deutschen Profiling, wobei hier der sozialwissenschaftliche Streit zwischen quantitativen und qualitativen Methoden auf dem Feld der polizeilichen Ermittlung aufs Neue ausgetragen wird, wenn auch mit bekannten Argumenten: Der bekennende Anti-Hermeneut Harbort aus Düsseldorf hat (in kritischer Auseinandersetzung mit den Arbeiten der amerikanischen Vordenker) auf der Basis der Untersuchung von 61 Serientätern und mit Hilfe der deskriptiven Statistik ein empirisches Täterprofil für Serientäter (= Checkliste) entwickelt, dessen „Bearbeitung" jedem normalen Kriminalisten ermöglichen soll, den Kreis seiner Verdächtigen einzuengen. Von einer „Kunst der Profilerstellung" hält er ausgesprochen wenig (Harbort 1997).[20]

Die Kollegen vom BKA betrachten dagegen weniger die statistische Häufigkeit von Täter- und Tatmerkmalen, sondern richten ihre Aufmerksamkeit auf die „Sinnhaftigkeit" der Tatbegehung. Mit hermeneutischen Verfahren deuten sie die Tatspuren als sichtbare „Überreste" des Täterhandelns, die sowohl Ergebnis als auch Ausdruck seiner Persönlichkeit sind (Dern 1999). Auch deshalb konzentriert sich die Arbeit der BKA-Profiler auf die datensensible, durch die Wissenschaft und die Erfahrung belehrte Kunst des Spurenausdeutens, also auf die Tatortarbeit.

2.4.2
Die Tatortarbeit als Voraussetzung für erfolgreiches Profiling

Die Erstellung von Tat- und Täterprofilen[21] geschieht meist auf die gleiche Weise. Dabei kommt dem Tatort des Verbrechens bzw. dem Fundort des Opfers in der Regel eine Schlüsselstellung zu. Da bei Serienmorden meist keine klassische Opfer-Täter-Beziehung besteht und die Täter oft von weit anreisen, verpufft die routinemäßige Tätersuche im sozialen Umfeld des Opfers. In solchen Fällen ist der Tatort der einzige verfügbare Hinweis auf den Täter. Denn dem Tatort ist (auch wenn er vorgetäuscht oder nachträglich manipuliert wurde) die Spur des Täterhandelns eingeschrieben. Da diese Spur allerdings mit der Zeit unleserlich

---

[20] Eine vergleichbare Abneigung gegen hermeneutische Spureninterpretation („Kaffeesatzlesen") findet sich z. B. auch bei Hansjörg Trum, dem Leiter des Psychologischen Dienstes der bayrischen Polizei (vgl. Willmann 1994).

[21] Leider werden solche Täterprofile meist als Geheimsache behandelt, sodass es kaum möglich ist, sie einzusehen und im Hinblick auf Plausibilität zu prüfen. In der Regel werden in der entsprechenden Literatur zudem nur Bruchstücke solcher Profile vorgestellt und begründet, und stets nur die Teile der Profile, die sich im Nachhinein als zutreffend herausgestellt haben (vgl. Douglas u. Olshaker 1996, 1997; Ressler u. Shachtmann 1993). Ein komplettes Profil eines vermeintlichen Serienmörders (erstellt von dem FBI-Experten Carlos Avila) findet sich bei James Ellroy (1997, S. 365–376).

wird, muss der Tatort (und die Umgebung) so schnell als möglich gefunden und so genau als möglich vermessen und fixiert werden.

Dabei wird die geographische Lage des Tatortes, die am Opfer erkennbare Art und Weise, die Tat vorzubereiten, durchzuführen und zu vertuschen, der Zustand des Opfers und vieles andere mehr begriffen als Ergebnis und Ausdruck von bewussten *und* unbewussten Entscheidungen des Täters.

> Die Spezifik seiner Entscheidungen (so die Unterstellung) ist zwar auch, aber nicht nur durch die Erfordernisse der effektiven Tatbegehung, deren Vertuschung und der Flucht vom Tatort bedingt: sondern auch und nicht unwesentlich durch die *Persönlichkeit* des Täters. Ob willentlich oder nicht, der Täter hinterlässt immer eine spezifische, wenn auch sehr komplexe und nicht einfach zu entschlüsselnde Spur. Und so paradox es klingt: Je mehr Mühe sich der Täter gibt, seine Spur zu verfälschen oder zu tilgen, desto mehr verrät er über sich (vgl. hierzu auch Oevermann 1984; Oevermann u. Simm 1985).

„Solange man einen Täter sucht und noch nicht kennt, müssen extensiv alle Partikel des vorliegenden, immer lückenhaften Tathergangprotokolls zur Konstruktion immer neuer Lesarten benutzt werden, die mit dem Protokoll kompatibel sind und Wege zum Täter-Typ sein könnten. Dies ist die Phase des abduktiven Schließens in der Ermittlung" (Oevermann u. Simm 1985, S. 221).

Weil dies so ist, kommt der sorgfältigen Tatortuntersuchung vor Ort eine kaum zu überschätzende Bedeutung zu. Selbst kleinste Fehler, die dort passieren, können später nicht mehr korrigiert werden und ziehen teils gravierende Fehleinschätzungen nach sich.

2.4.3
Der psychologisch informierte Blick in die Seele des Mörders

Der dritte Teil des Fundaments für die Konstruktion von Täterprofilen ergibt sich aus den *Erzählungen* der Täter. Da die „normalen" Ermittler bei Serientätern nicht in der Lage sind, sich aufgrund von Erfahrung und Introspektion in deren Perspektive zu versetzen, greifen sie zu einem (scheinbar) probaten Mittel: Sie befragen die einsitzenden Täter nach der Motivierung der Bluttaten.[22]

Im Laufe der letzten 3 Jahrzehnte haben viele Polizeibeamte oder die sie unterstützenden (forensischen) Psychologen mehrfach lange Interviews mit ergriffenen und einsitzenden Tätern geführt (Beispiele hierzu finden sich in Bourgoin 1995), um Informationen über die Formen, Motive und Auswirkungen be-

---

[22] Diese für das Genre typische Argumentation findet sich in besonders reiner Form auch bei Britton. So belehrt er eine Polizistin, die nicht zu glauben vermag, dass „es solche Menschen gibt" mit folgenden Worten: „Das, was sich in seinem Inneren abspielt, können Sie sich nicht vorstellen, weil Sie einem solchen Menschen noch nie begegnet sind" (Britton 1998, S. 234).

gangener Verbrechen zu erhalten.[23] Aus diesen Berichten werden dann mittels Clusterbildung und mit Behutsamkeit und Vorsicht typische *Täter*typen und typische *Tatablauf*typen rekonstruiert. Diese Typenbildungen sollen es dann erlauben, bei noch aufzuklärenden Fällen auf der Basis des Vergangenen Möglichkeiten für das Zukünftige (das Verhalten, den Aufenthaltsort etc.) zu entwerfen und zu überprüfen (klassisch hierfür Ressler et al. 1988).

Laut Paul Britton, dem weiter oben schon mehrfach erwähnten Psychologen, der (wie er schreibt) eher zufällig zum Profiling kam, wächst mit jedem Interview mit dieser Art von Straftätern das Wissen über ihre Motive und damit auch die Chance, zukünftige Taten entweder zu verhindern oder schneller aufzuklären. In solchen „klinischen Gesprächen" wird ausführlich die gesamte Lebensgeschichte erhoben und analysiert: „Kindheit, Schulbildung, Berufstätigkeit, Wohnverhältnisse, Hobbys, Sexualität, Beziehungen und wiederkehrende anstoßerregende Verhaltensweisen werden immer und immer wieder sondiert" (Britton 1998, S. 126).

Solche Interviews zielen nun (und das gilt für wissenschaftliche Interviews genauso wie für klinische Gespräche) in der Regel und dem Anspruch nach darauf, die erinnerte (!) Chronologie zurückliegender Ereignisse zu ermitteln, um dann nach (erinnerten und heutigen) Bewertungen, Einstellungen, Emotionen und Begründungen zu fragen. Was die Interviewer aufgrund ihrer Bemühungen jedoch erhalten, ist (falls sie gut fragen und zuhören können) lediglich eine *Geschichte* – im wahrsten Sinne des Wortes. Ermittelt wird nämlich nur der Einzelfall aus einer Erzählperspektive bzw. eine Konstruktion *einer* Welt- und Selbstdeutung als *einer* der möglichen Sinnwelten.

Auf den Punkt gebracht: Interviews fangen also (zumindest auf der Ebene des Erzählten) entgegen tiefsitzender Missverständnisse *nicht* die „wahren" Gründe für menschliches Handeln ein (also die Gründe, die *vor* der Handlung lagen, mehr oder weniger bewusst waren und das Handeln motivierten). Solche handlungsauslösenden Motive sind für immer verloren. Interviews liefern nicht die ursprünglichen Um-zu-Motive, sondern allein interessierte Ex-post-Deutungen des eigenen Handelns *und* dessen Bewertung unter In-Rechnung-Stellung der *aktuellen* Situation, der antizipierten Zuhörererwartungen und dem Wunsch, sich und sein Leben in der eigenen Deutung vorzustellen und plausibel zu machen.

Deshalb offenbaren Interviews *auf keinen Fall* die „wirklichen" Gründe für ein Handeln (plus Bewertung), sondern allein sinnstiftende Deutungen zu dem Thema, was ein (zur Situation, zur eigenen Identität, zur Hörererwartung) *passender Grund* für eine Handlung (und eine Bewertung) gewesen sein könnte.

---

[23] So erklärte der amerikanische Kriminalpsychologe Richard Walter auf einer Tagung im September 1997 in London („Crime Scene Analysis and Investigation"), er habe bereits mit 20000 Straftätern ausführliche Gespräche geführt (vgl. auch Ressler u. Shachtmann 1993; Douglas u. Olshaker 1996, 1997).

Das wissen ohne Zweifel auch die meisten Profiler.[24] Deshalb beschreibt z. B. Britton seine Vorgehensweise so:

> Natürlich lügen diese Menschen, und zwar nicht nur gegenüber dem Kliniker; sie belügen auch sich selbst. Da gibt es nichts, was man unbesehen glauben kann; die Tatsachen müssen von nachträglich verstandesmäßigen Rechtfertigungen getrennt werden.   (Britton 1998, S. 126)

Deshalb werden die Erzählungen der Serientäter anhand anderer Informationsquellen (Berichte von Verwandten, Akten, medizinischen Unterlagen etc.) penibel überprüft – was allerdings nicht vor gravierenden Irrtümern schützt. Ergebnis dieses Rekonstruktions-Prozesses ist sowohl die Ermittlung eines Tätertypus als auch eine daraus abgeleitete Typik, eine Tat zu begehen. Bestimmte Formen der *Tatvorbereitung*, der *Tatbegehung* und *Tatvertuschung* gelten dann als typischer (also nicht zufälliger) Ausdruck eines bestimmten und bestimmbaren Tätertypus. Und aufgrund der Kenntnis dieses Tätertypus kann man auch auf einige Merkmale des noch gesuchten *spezifischen* Täters schließen – so die Theorie.

Weil Profiler die Gültigkeit dieser „Theorie" unterstellen, rekonstruieren sie im Laufe ihrer Ermittlungen zuerst das Typische der Tat, um dann auf die Typik des Täters zu schließen. Die Profiler entwerfen also aufgrund ihres Wissens um frühere Täter, ihre Motive und Verhaltensweisen Hypothesen zur sozialen Herkunft, der Ausbildung, dem Familienstand, der Persönlichkeit, dem Alter, der Wohnregion (vgl. Canter u. Gregory 1994) noch unbekannter Täter.[25] Ziel ist die Bereitstellung einer Reihe neuer Ermittlungsansätze, die zwar nicht besonders genau sind, jedoch sinnvolles Handeln erlauben, somit die Wahrscheinlichkeit vergrößern, den Täter zu identifizieren und festzusetzen.

---

[24] Allerdings nicht alle: So schätzt Douglas, wider jede Theorie und Erfahrung, die Validität seiner Interviews ausgesprochen hoch ein: „Und die Leute, die ich interviewe, die bösen Jungs – grundsätzlich mochten sie mich und ich musste nur ein wenig schauspielern, damit sie mir vertrauten. Aber wenn sie sich mir gegenüber öffneten, schaute ich nach gemeinsamen Nennern und Mustern in ihren Verbrechen, in ihrem Verhalten, da ich glaube, dass wenn ich diese gemeinsamen Nenner einmal gesehen habe, ich in der Lage bin, sie in laufenden Fällen in diesem Land und im Ausland anzuwenden" (Douglas 1999, S. 2).

[25] „Wenn ich genau weiß, aus welchen Motiven heraus er eine Frau umgebracht hat, dann kann ich ein präzises Modell für die Funktionsweise seiner Persönlichkeit entwickeln. Danach vermag ich mich vom Delikt her rückwärts durch sein Leben zu arbeiten und mir ein Bild von seiner Familie, seinen Freunden, seinen Beziehungen und seinem Werdegang zu machen" (Britton 1998, S. 72).

2.5
Bedenkenswertes

2.5.1
Spuren sprechen nicht

Die Erstellung eines detaillierten Spurensicherungsberichtes ist unverzichtbarer Bestandteil jeder Mordermittlung. Das heißt, dieses (vergleicht man es mit Ermittlungen z.B. im Bereich „einfacher Diebstahl") Exklusivmodell der Ermittlung, das einer erhöhten strategischen Täuschungskompetenz begegnen soll, wird unterschiedslos in leichten und schweren Fällen eingesetzt. Im Übrigen auch dann, wenn jemand (metaphorisch gesprochen) „auf der Leiche sitzt" und den Ermittlern erzählt, er sei der Täter. Ob er wirklich der Täter ist, muss sich nämlich erst erweisen.

Hier wird nun nicht mit Kanonen auf Spatzen geschossen, sondern die Verhaltensanweisung und -routine sind Ergebnis einer durch Fallerfahrung gewachsenen Klugheit polizeilicher Ermittlungspraxis, die weiß, dass man den Fällen anfangs nicht ansieht, wie sie sich entwickeln werden. Also unterstellt man vorsichtshalber stets eine besonders schwierige Variante.[26] Der vorgeschriebene Spurensicherungsbericht hindert also den einzelnen Polizisten im Alltag der Ermittlungen an der schnellen Schließung von Sinn, und zwar gleich auf doppelte Weise: Einmal ganz handgreiflich, indem die verbindliche Erstellung eines umfangreichen Spurensicherungsberichtes *das weite Öffnen der Augen* vor *das Schließen der Akten* setzt; zum anderen sehr viel subtiler und nachhaltiger, indem durch die notwendigen Vorarbeiten zur Anfertigung der geforderten Berichte die Möglichkeit geschaffen wird, dass der von der Kriminalpolizei institutionell vorgehaltene prinzipielle Zweifel am ersten Anschein *im* einzelnen Fahnder vor Ort „lebendig" wird und handlungsauslösend wirkt.

Will der Spurenmann einer Mordkommission seinen Bericht anfertigen, dann muss er vorher alle Wahrnehmungen einzeln daraufhin abprüfen, ob sie zu Spuren „erdacht" werden können. Er muss dabei stets mit der Möglichkeit rechnen.[27] dass alles, was er wahrnimmt, entweder durch die Tat bewirkt sein könnte oder aufgrund eines weitsichtigen Plans zu Trugzwecken hergerichtet wurde. Jede Wahrnehmung muss also unter zumindest zwei Perspektiven geprüft werden:

(a) Geht die Spurenlage auf die Eigendynamik des Tatgeschehens zurück und
(b) ist in der Spurenlage schon der polizeiliche Blick qua Antizipation und planvoller Täuschung enthalten?

Dadurch wird der Spurensicherungsbeamte strukturell immer wieder in die Selbstreflexion und die Reflexion bestehender Ermittlungspraxis getrieben.

---

[26] Der Spurensicherungsbericht hat in dieser Form noch eine Reihe anderer Aufgaben und Auswirkungen. So soll er ein späteres Beweisverfahren ermöglichen. Da es mir hier jedoch vor allem um die Frage geht, wie die Ermittlungsbeamten Lesarten finden, lasse ich diese Aspekte außen vor.

[27] Und dies muss man im Prinzip bei jedem Fall unterstellen. Bei einigen Fällen ist jedoch die Wahrscheinlichkeit, dass die Unterstellung zutrifft, höher als bei anderen.

Der Spurensicherungsbericht erweist sich so als *Institution* (im Sinne von Berger/Luckmann, also als gewachsene „schlaue" Verhaltensgewohnheit), welche die „gegenwärtige Wirklichkeit" u. a. auch daraufhin abprüft, ob und wie sie auf vergangene Praxis reagiert hat, ob sie also Neues zum Ausblühen gebracht hat. Und auch ein anderer Sachverhalt dürfte jetzt klar sein:

Spuren werden entgegen tiefsitzender (auf die poetische Kriminalliteratur zurückgehende) Missverständnisse *nicht einfach gelesen,* sondern sie werden *konstruiert.* Es ist der Spurensicherungsmann, der am Tatort alle wahrnehmbaren Phänomene mustert und nur mithilfe einer ausgeprägten Vorstellungskraft verzaubert er dann einige dieser Phänomene in Spuren. Die oft auftauchende Metapher,[28] nach der Spuren eine Geheimbotschaft in sich bergen, welche mithilfe des richtigen Schlüssels entziffert werden könnten, führt grundsätzlich in die *Irre.*

Stellvertretend für viele andere solcher (Selbst)Missverständnisse sollen hier zwei angeführt werden. Das erste Beispiel ist den Arbeitshilfen für die polizeiliche Praxis entnommen:

Die Spur spricht ihre eigene Sprache. Die vorerst unverstandene Sprache zu entschlüsseln, ist eine allgemeine kriminalistische Aufgabe.
(Kriminalpolizei des Kantons Zürich 1979, S. 1)

Das zweite ist der Selbstbeschreibung des prominenten Profilers Britton entnommen:

Es ist wie bei der Besichtigung eines altägyptischen Grabraumes: Man sieht, dass die Wände voller Hieroglyphen sind. Wenn man die Sprache, die Syntax und die Grammatik kennt, vermag man die Botschaften zu lesen und mehr über die Menschen zu erfahren, die das Grab erbaut haben. Doch wer die Schrift nicht zu Lesen vermag, für den sind die Reliefs einfach bloß schöne Bilder an der Wand und ohne jede Bedeutung; oder, schlimmer noch, er wird sie falsch deuten und zu völlig unsinnigen Schlüssen kommen.
(Britton 1998, S. 127)

---

[28] Logisch gesehen handelt es sich bei Metaphern um Analogieschlüsse. Ausgehend von der (nicht zur Diskussion gestellten) Behauptung, zwei Dinge oder Vorgänge seien sich *in ihrer Struktur* in gewisser Hinsicht gleich (und in anderer Hinsicht ungleich), wird nämlich die Folgerung gezogen (bzw. nahe gelegt), diese Dinge oder Vorgänge seien sich auch *in Bezug auf bestimmte Handlungsprobleme* gleich. Metaphern sind Medien des Denkens, die vor allem (also nicht nur) dann Verwendung finden, wenn angesichts neuer Entwicklungen und Phänomenen die geltende Ordnung in alter Form nicht mehr gilt, in gewisser Weise sogar problematisch geworden ist, da (noch) unbekannt ist, welche Handlungsfolgen das Neue mit sich bringt. Metaphern, verstanden als sprachlich materialisierte Teile der Kultur einer Gesellschaft, fassen das Unbekannte in die Begriffe des Vertrauten, werden also verwandt, wenn gedanklich eine (bestimmte) Ordnung (wieder)hergestellt werden soll und muss, damit „sinnvoll" weitergehandelt werden kann, weshalb Metaphern zugleich auch *Medien des Handelns* sind. Deswegen wundert es nicht, dass es im Gefolge der neuen Entwicklungen immer wieder zum Aufblühen einer Vielzahl von Metaphern kam und natürlich immer noch kommt, um eben dieses Neue zu benennen, und damit einzuordnen.

Spuren werden – so mein widersprechender Befund – grundsätzlich nie gelesen, sondern man trägt konstruierte Lesarten an die Wahrnehmung heran. Durch diesen Konstruktionsvorgang werden vorher bedeutungslose „Dinge" zu möglicherweise bedeutungsvollen Spuren, denen man nachgehen kann und die zu Personen führen, die sich verdächtig machen. Von der Metapher der sprechenden Spuren abgeleitet ist die ebenfalls häufig anzutreffende Ansicht, Spuren (und insbesondere die objektiven) würden nicht lügen; sie würden lediglich manchmal von fehlbaren Menschen falsch interpretiert. Es stimmt zwar, dass Spuren nicht lügen, doch das liegt nicht an einer besonderen Aufrichtigkeit von Spuren, sondern schlicht daran, dass sie nichts sagen. *Spuren sind stumm. Allein die menschliche Vorstellungskraft ist beredt.*

2.5.2
Sind Handschriften „perseverant"?

Nun besagen die oben wiedergegebenen meist nicht ganz selbstlosen, weltweit verbreiteten und vermarkteten Erfolgsmeldungen über „Profiler" und von „Profilern" allerdings bei näherer Betrachtung erst einmal sehr wenig. Sie besagen v.a. so wenig, weil die Meldungen in der Regel sehr ungenau recherchiert sind (von Berichterstattern, die über Profiler schreiben) und weil sie stets *ex post* erfolgen, was bedeutet, dass nur (scheinbar) erfolgreiche Profilings öffentlich vorgestellt werden. Als „erfolgreich" gilt dabei, wenn das erstellte Täterprofil zu den Persönlichkeitsmerkmalen des später gefassten Täters *passt*. Da aber solche Täterprofile oft sehr allgemein gehalten sind (Täter ist weiß, männlich, zwischen 20 und 35 Jahren etc.) und zudem nicht das gesamte Gutachten veröffentlicht werden, sondern nur die passenden Teile, hängen die Erfolgskriterien ziemlich tief.

Nachdenklich stimmt auch, dass die Profiler eine von der Kriminalistik und Kriminologie seit langem zu den Akten gelegte These nicht nur revitalisiert, sondern sie sogar zum Schlussstein des Profilings erklärt haben – es ist die These von der *doppelten Perseveranz*: Serienmörder bleiben demnach sowohl ihrem Delikttyp als auch ihrer Art der Tatbegehung in einem beachtlichen Maß „treu" (BKA 1984; Oevermann u. Simm 1985; kritisch hierzu Reichertz 1991, 1998).

Das Perseveranzkonzept liefert das theoretische Fundament für die Arbeit und die reklamierte Effektivität von Täterprofilen. Allerdings muss man m.E. sehr deutlich zwischen zwei Gründen für perseverantes Verhalten unterscheiden. Ein Perseveranzmodell (es wird z.B. bei Wohnungseinbrechern verwendet) unterstellt, dass Perseveranz Ergebnis *rationalen und intelligenten Verhaltens* ist. Denn aufgrund von Erfahrung und Lernen weiß dieser perseverante Tätertyp, dass ein Delikttyp und oder eine bestimmte Art der Tatbegehung im Hinblick auf Durchführung, Flucht und Vertuschung hoch effektiv ist. Weil Delikt und Modus operandi sich in der Vergangenheit bewährt haben, ist es nur rational, weiter so zu verfahren. Ein solcher Täter handelt also wie ein Fußballtrainer, der nach der Maxime: „Never change a winning team" so lange die gleiche Mannschaft spielen lässt, wie diese erfolgreich ist. Weshalb sollte also ein rational handelnder Täter von seiner „winning strategy" ablassen?

Paradoxerweise wird dieser Tätertyp meist gerade deshalb gefasst, weil er das Erfolgreiche einfach nur repetiert und weil deshalb sein Handeln vorhersehbar wird. Er handelt nämlich nur *einstufig* rational – er reflektiert nicht, dass auch seine Umwelt, also auch die Gegenspieler, von ihm und über ihn lernen. „*Reflexive Täter*" wissen allerdings um diesen Umstand, wissen also, dass nur die deutliche Abwandlung früheren rationalen Verhaltens noch „rationaler" ist. Deshalb werden sie versuchen, jegliche Art von Perseveranz zu vermeiden.

Das zweite Perseveranzmodell, das vornehmlich bei Serienverbrechern verwendet wird, unterstellt, dass dieser Tätertyp einem inneren meist psychischen *Zwang* folgen muss. Diese Täter (so die Annahme) sind in ihrer Kindheit so stark traumatisiert worden, dass sie später zwanghaft auf spezifische Weise ihre Fantasien wiederholen müssen. Die Tat ist nicht oder nur begrenzt Ausdruck einer im Hinblick auf die Tatbegehung und -vertuschung effektive Strategie, sondern sie resultiert zum überwiegenden Teil aus den Zwangsvorstellungen des triebrationalen Täters. Allerdings muss auch und gerade bei dieser Tätergruppe davon ausgegangen werden, dass sie sich über polizeiliche Strategien informiert und deshalb zunehmend reflexiv handelt. In fast jeder Fachveröffentlichung zu den Serientätern wird ausdrücklich darauf hingewiesen, dass sie sehr genau die Ermittlungsarbeiten der Polizei verfolgen und auch darauf reagieren (besonders eindringlich wird dies in Douglas u. Olshaker 1996 geschildert).

Die allgemeine Unterstellung einfacher oder doppelter Perseveranz ist (auch wenn es immer noch viele perseverante Täter gibt) ein oft folgenschwerer Kurzschluss und sie befindet sich nicht in Augenhöhe mit der augenblicklichen Kriminalitätsentwicklung. Sie berücksichtigt nicht oder zu wenig, dass angesichts von tiefgreifenden (sich auch auf die Verbrechensbegehung auswirkenden) Globalisierungs- und Modernisierungsprozessen weder die These von der doppelten noch der einfachen Perseveranz (v.a. in Großstädten und bei geistig beweglichen Tätern) nicht mehr bzw. nicht mehr lange haltbar ist: Täter begehen immer seltener die gleiche Tat auf die gleiche Weise und am gleichen Ort oder im gleichen Land, sie blieben weder dem Delikt noch der Vorgehensweise „treu" – jede Tat soll einzigartig sein. Deshalb wechseln sie zunehmend den Delikttyp und variieren die Weisen der Tatbegehung – teilweise erheblich.

Da die Profiler auch von der Schwäche des Perseveranzkonzeptes gehört haben, bringen sie in ihre Argumentation eine andere (und nur vermeintlich neue) Kategorie ins Spiel: die *Täterhandschrift*.[29] Von ihr wird behauptet, sie sei recht stabil und wenig veränderbar, da sie Ausdruck einer zwanghaften Täterpersön-

---

[29] Das Wissen um eine spezifische „Täterhandschrift" ist keineswegs so neu, wie insbesondere Douglas (der implizit beansprucht, diesen Begriff eingeführt zu haben – Douglas u. Olshaker 1996) glauben lassen will. In der normalen Polizeiarbeit gehört nämlich das durch Erfahrung erworbene Wissen, dass alle Täter nicht nur eine bestimmte „Tat-Rationalität" (= Modus operandi) entwickelt haben, sondern diese „Tat-Rationalität" von täterspezifischen Besonderheiten „umspielt" wird, zum kleinen Ein-mal-Eins der Fallbearbeitung. So öffnen manche Einbrecher nicht nur Schubladen, sondern schließen sie auch wieder, andere halten sich längere Zeit am Tatort auf, andere bedienen sich aus dem Kühlschrank und wieder andere beschmutzen Wände und Teppiche. Es sind diese täterspezifischen Besonderheiten, an denen die Fahnder ihre „Kunden" erkennen (vgl. Reichertz 1992). Allerdings wurden diese Besonderheiten lange Zeit unter den Begriff „Modus operandi" gefasst.

lichkeit sei. Doch diese individuelle Täterhandschrift lässt sich nicht oder nur sehr schwer aufgrund einzelner isolierter Tatmerkmale erkennen, sondern nur aufgrund der hermeneutischen Auslegung des Spurentextes von Tat und Tatvertuschung.

Am entschiedensten trägt Douglas diese Argumentation vor. Er unterscheidet zwischen Modus operandi und Handschrift.

> Der *Modus operandi* – MO – entspringt angelerntem Verhalten. Es ist das, was der Täter tut, während er die Tat begeht. Es ist dynamisch, was heißt, es kann sich ändern. Die *Handschrift*, ein Terminus, den ich geprägt habe, ist im Gegensatz zum MO das, *was der Täter tun muss, um sich zu verwirklichen*. Es ist statisch, es ändert sich nicht.
>
> (Douglas u. Olshaker 1996, S. 294 f.)[30]

Selbst wenn die Täter wollten, könnten sie ihr Verhalten bei zukünftigen Verbrechen nicht ändern (ebd., S. 298).

Die individuelle Täterhandschrift darf nun (so übereinstimmend die Profiler) auf keinen Fall einfach mit der am Tatort vorgefundenen Spurenlage in eins gesetzt werden. Denn das am Tatort gleich Sichtbare, das scheinbar Offenliegende kann vielfach gedeutet werden. Nicht immer und noch nicht einmal meistens steht z. B. hinter der „Übertötung" eines Opfers das gleiche Motiv oder die gleiche Entscheidung. Nicht die Summe der einzelnen Tatmerkmale ergibt die Handschrift, sondern die sinnstiftende Ausdeutung in der Gesamtheit des Spurenbildes (ebd.). Die Handschrift ist zwar in den materialisierten Spuren aufbewahrt und präsent, wird aber erst durch eine gedankliche Operation sichtbar und damit auch kodier- und fixierbar. Die entscheidende Arbeit leistet also der Ermittler vor Ort. Arbeitet er schlecht, dann wird auch sein Täterprofiling keine guten Ergebnisse bringen.

Dennoch: Auch das beste und vorsichtigste Profiling geht entweder ausdrücklich oder indirekt von der Perseveranz der Handschrift eines Täters aus und unterstellt damit, dass die ansonsten immer als besonders intelligent dargestellten Serientäter nicht lernfähig sind! Auch ohne kritische Würdigung der aktuellen Forschungsliteratur zur Perseveranz von Serientätern macht es Sinn, zumindest immer mit in Rechnung zu stellen, dass auch und gerade solche Täter sowohl ihre Vorgehensweise als auch ihre Handschrift (bewusst oder intuitiv) entwickeln und teils massiv verändern. Ansonsten geraten die Fahnder

---

[30] An anderer Stelle präzisieren die Autoren ihre Unterscheidung zwischen Modus operandi und Handschrift auf folgende Weise: „Als Vorgehensweise (MO) bezeichnet man das, was der Mörder tut, um sein Verbrechen ausführen zu können; die Handschrift ist in gewisser Weise der Grund, warum er es tut – nämlich das, was ihn emotional befriedigt. (...) Ich habe über Jahre festgestellt, dass die Handschrift viel mehr über das Verhalten eines Serientäters verrät als die Vorgehensweise. Das liegt daran, dass die Handschrift immer gleich bleibt, während sich die Vorgehensweise ändert. Sie entwickelt sich im Laufe einer Verbrecherkarriere, da der Täter aus seinen Erfahrungen lernt. Wenn ihm eine bessere Methode einfällt, ein Opfer in seine Gewalt zu bringen oder eine Leiche abzutransportieren und zu beseitigen, wird er sie anwenden. Doch sein emotionales Motiv, das ihn veranlasst, das Verbrechen überhaupt zu begehen, ist festgelegt" (Douglas u. Olshaker 1997, S. 42).

leicht in die Situation des bedauernswerten Menschen, der sich mit alten Land-karten in einer neuen Welt zurechtfinden will. Was die alten Karten dann liefern, ist lediglich das gute (und leider trügerische) Gefühl zu wissen, wo etwas zu fin-den ist und wie man dorthin gelangt. Neue Wege und neue Orte wird man auf diese Weise jedoch nur durch Zufall finden.

2.6
Was leistet Täterprofiling bei der kriminalistischen Ermittlung?

Die Untersuchung der allgemeinen kriminalistischen Praxis zeigt, dass es unter dem Strich bei der Ermittlung zwei Modelle gibt: das Normal- und das Exklusiv-modell (vgl. Reichertz 1991). Bei dem zumeist vorliegenden *Normalmodell* gleicht die vorgefundene Spurenlage den Spuren, die man aus früheren Fällen kennt, die typisch für diese Art von Verbrechen sind. Und weil der Täter sich ent-sprechend der Erfahrungen (mit dem Täter bzw. Tätertyp) und Erwartungen (an den Täter bzw. Tätertyp) der Ermittler gehalten hat, wird er gefasst, da die Fahnder das tun, was sich früher bewährt hat.

Bei dem seltenen *Exklusivmodell* passen die vorgefundenen Spuren entweder nicht zu einem bestimmten Tat- oder Tätertyp (sind also in dieser Form neu) bzw. sie sind zwar in dieser Form bekannt, aber die Zuordnung zu konkreten Verdächtigen führt zu nichts, da der Täter wegen fehlender Täter-Opfer-Bezie-hung nicht im polizeilichen Ermittlungsnetz ist.

Wenn letzteres der Fall ist, und bei Serientätern ist dieser Fall in der Regel ge-geben, dann greifen die üblichen Suchroutinen der Ermittler nicht mehr. Es müssen neue Lesarten der Spuren und d. h. neue Typen von Tätern und Taten, neue Regeln gebildet werden. Hier können Profiler helfen, weil sie sich systema-tisch mit Tätern eines neuen Typs beschäftigt haben. Belehrt durch Erfahrung und die Erzählungen von gefassten und einsitzenden Serientätern haben sie eine Vorstellungskraft entwickelt, neuen oder vereinzelt vorkommenden Taten auch neue oder selten vorkommende Motive und Motivationen zuzuordnen. Eine sehr genaue Untersuchung des Tatortes und die systematische Beachtung selbst kleinster Details sind unhintergehbare Bedingungen für eine vorsichtige Hypothesenbildung zu dem Handlungsmuster, der Motivation und der Persön-lichkeitsstruktur des Täters.

Wegen der sehr prominenten Bedeutung der Spuren sollten Profiler bei ihren Schlussfolgerungen dann besonders vorsichtig sein, wenn die Spurenlage nicht richtig eingeschätzt werden kann. Das ist z. B. dann der Fall, wenn Profiler bei *Ein-zeltaten* aushelfen sollen. Wegen der Einmaligkeit der Tat kann das Spurenmuster (und damit die es verursachende Handschrift) durch eine Fülle zufälliger Einwir-kungen entscheidend verfälscht sein, während bei Serientaten (wenn man sie als solche erkannt hat) sich das Typische deutlich vom Zufälligen abheben lässt.

Vorsicht ist auch dann angeraten, wenn Profiler dem Tatort *abwesend* bleiben und sich mit Fotos, Videos und Polizeiberichten der Ermittler vor Ort begnügen müssen. Denn der Selektivität des normalen polizeilichen Blicks entgeht (wegen der Besonderheit der Serientaten!) manches – hier und da auch ein Detail, das für die Rekonstruktion der Täterhandschrift von großer Bedeutung ist.

Eine weitere Gefahr besteht darin, dass manche Profiler (in völliger Verkennung ihres Expertenstatus) implizit von einer ihnen bereits vollkommen bekannten Welt ausgehen – das Unbekannte ist der „Rand" ihrer Welt. Sie liefern – im Falle eines neuen Delikts oder eines neuen Tätertyps – alte Lösungen und machen so glauben, das Problem wäre „in the long run" mit den bekannten Antworten zu lösen und führen dann manchmal auf die „very old road to nowhere".

> Kurz: Die Erstellung von Täterprofilen ist *eine* neue Chance, die Suche nach Serientätern zu unterstützen, aber es ist nicht die einzige – oft ist sie allerdings die einzige verbleibende. Die Arbeit von Profilern ist dann gefragt und oft auch *notwendig* (und wird dann auch von den Ermittlern vor Ort nachgefragt), wenn die normalen Suchroutinen der Fahnder keine Ermittlungsansätze mehr erbringen. Dann können Profiler dabei *helfen*, neue Ermittlungsansätze zu finden. Profiler sind also keine Super-Polizisten, die „kommen, sehen und siegen".

Manchmal (oder oft?) gilt auch anderes: Die Schlussfolgerungen der Profiler sind durchaus nicht immer zutreffend (wie selbst die meisten Profiler einräumen – allerdings nur, wenn es um die Leistungen anderer Profiler geht). Und wenn Profiler irren, dann kann die gesamte Ermittlung einen falschen Weg einschlagen, währenddessen der Täter weitere Verbrechen begeht. So räumt Britton diesbezüglich ein (bei der Einschätzung der Qualität der Profilings seines Konkurrenten David Canter), dass die Fahndung nach einem Täter „ernstlich behindert oder in eine falsche Richtung geführt worden [wäre], wenn das Team nach Maßgabe des Täterprofils vorgegangen wäre" (Britton 1998, S. 137).

Profiler sollten sich deshalb der Waghalsigkeit ihrer Prämissen und Schlussfolgerungen immer bewusst sein – und auf keinen Fall dem Mythos verfallen, an dem sie oft selbst mitgeschrieben haben. Kurz: Sie sollten sich weniger an dem Kollektivsymbol für treffende logische Deduktion, also an Sherlock Holmes, sondern sehr viel mehr an dem Symbol für Skepsis und Selbstzweifel, also an *Sam Spade* orientieren.

2.7
Sam Spade als neues Kollektivsymbol der „guten" Profiler

Gern stellen sich Profiler in die Traditionslinie des fiktiven Detektivs Sherlock Holmes. Die gesuchte Nähe zu diesem Kollektivsymbol für zwingende Logik und genaue Beobachtung soll sowohl Rechtfertigung wie Überhöhung bringen. Was allerdings dabei leicht (also nicht notwendigerweise) verloren geht, ist der für jede Aufklärungsarbeit notwendige Zweifel – an sich selbst und an den Spuren. Als Korrektiv sollten sich Profiler daher m. E. nicht nur auf Sherlock Holmes berufen, sondern sehr viel deutlicher und entschiedener auf Sam Spade, den fiktiven Detektiv von Dashiell Hammett.

Sam Spade, Privatdetektiv („Private Eye") im Vorkriegs-Amerika, schaut im Falle eines Auftrages sich erst einmal die ungewöhnlichen und für ihn schwer zu verstehenden Ereignisse sehr genau an. Dann spricht er mit den Leuten, wirbelt

Staub auf, und macht sich so in Ausübung seiner Arbeit v. a. mit Hilfe immer neuer Geschichten seinen Reim auf die Ereignisse, wohl wissend, dass die zuletzt passende auch nur eine Geschichte ist. Zwar werden zum Schluss der Romanhandlung in der Regel auch Schuldige präsentiert, aber meist ist diese Präsentation auch in eine recht komplizierte Geschichte gepackt, die irgendwie vieles erklärt, doch dem Leser bleibt der Eindruck, dass alles auch anders gewesen sein könnte.

Wahrheit und Fiktion verlieren im Gewirr der Geschichten ihre Konturen. Im Dickicht der Texte sind Wirklichkeit und Schein nicht (mehr) zu unterscheiden und somit verborgen. Ergebnis seiner Suche nach Erklärung ist die folgende ungeschriebene Regel: „Es gibt keine wahre Erkenntnis – auch nicht die Erkenntnis von der Allmacht des Zufalls, es gibt nur Umstände, auf die man sich immer neu einstellen muss. Wechseln die Umstände, ändert sich das Verhalten".

Spades „Erkenntnis" (wenn man sie überhaupt so nennen darf) ist eine durch die Erfahrung geläuterte Einsicht in die Zufälligkeit des Lebens. Aber auch der Zufall „drückt einmal ein Auge zu" und lässt der Ordnung eine Chance. Es gibt nicht *eine* Regel, sondern laufend andere, neue und alte – je nach den Umständen. Man muss sich auf verändernde Regeln einstellen und stets bereit sein, seine Überzeugungen zu überprüfen. Die „Helden" Dashiell Hammetts (ähnliches gilt für Philip Marlowe von Raymond Chandler, Inspektor Morse von Collin Dexter, Polizeichef Morio Balzic von K. C. Constantin und die vielen Eintagshelden von Georges Simenon) werden mit anscheinend undurchschaubaren Ereignisfolgen konfrontiert, auf die sie sich mit Hilfe von (manchmal abenteuerlichen) Regelkonstruktionen einen Reim zu machen versuchen, um so glauben zu können, dass sie wissen, was in ihrem konkreten Fall nun der Fall ist – was eine Antwort auf die Frage: „What to do next?" erlaubt. Manchmal stimmen diese Regelkonstruktionen, manchmal nicht. Dass weder der Leser noch der Held die Böcke von den Schafen zu trennen vermag, (gibt es doch kein Merkmal, sie auseinander zu halten) macht die Lektüre solcher Romane so spannend.

Den Glauben, dass man aus Spuren etwas mit einer *großen Sicherheit* herauslesen kann, haben die Detektive von Hammett, Chandler und ihren Nachfolgern längst verloren bzw. nie gehabt. Philipp Marlowe folgert nicht geistreich und hat im Gegensatz zu Sherlock Holmes wenig Interesse an abgebrannten Streichhölzern: „Ich nahm Murdocks Streichholz aus dem Aschenbecher und schaute es an. Die Aufschrift auf diesem lautete: *Top Row W. D. Wright '86*. Ich warf es in den Aschenbecher und fragte mich, was daran wichtig sein könnte" (Chandler 1975, S. 36).[31]

Sam Spade, Philipp Marlowe und ihre Kinder und Enkel verlassen sich nicht auf eine mehr oder weniger stabile Normalität. Sie haben schon viel gesehen und wissen, dass die schnelle und eindeutige Zuordnung zu Typen und typischem Verhalten manchmal greift, manchmal jedoch nicht. Die „Bösen" in diesem Romangenre (und nicht nur sie) handeln selten vernünftig (wenn auch nicht ohne Vernunft) und noch seltener nach einem ausgeklügeltem Plan. Alles ist möglich, mal das wahrscheinlichste, mal das Nichtvorhersehbare – das Neue.

---

[31] Chandler ironisiert hier intertextuell. Ziel der Spitze ist wohl die Geschichte vom gestohlenen Rennpferd (Silber Blaze – Doyle 1982), in der ein im Schlamm verborgenes, halb abgebranntes Streichholz für Sherlock Holmes zum entscheidenden „Clue" wird.

Fasst man das hier Festgestellte zusammen, ergibt sich für Sam Spade und seine Nachfolger folgendes typische Handlungsmuster: Sie geraten – meist in Ausübung Ihres Broterwerbs – in Situationen, Geschichten, die sie nicht verstehen. Sie versuchen zu rekonstruieren, weshalb etwas so geworden ist, wie sie es vorgefunden haben. Sie entwickeln nicht vorab eine Hypothese, welche sie überprüfen, sondern sie fragen, hören und erzählen Geschichten, gehen Spuren nach, mischen sich vehement in die Ereignisse ein, in der Hoffnung, dass sich irgendwann eine Hypothese einstellt. Das Besondere an ihrem Tun ist ihre *Haltung* gegenüber ihren erhobenen Daten. Jede Aussage kann wissentlich oder unwissentlich falsch sein, jede Spur immer vieles zugleich bedeuten, und selbst die beste wissenschaftliche Methode zur Auswertung „objektiver" Spuren kann gelegentlich irren. Die Grundhaltung dieser Art der Detektionsarbeit ist der *Zweifel* – der Zweifel, dass man selbst die Ordnung der Dinge (das Typische, die Regeln) kennt, möglicherweise sogar der Zweifel, ob es überhaupt eine Ordnung der Dinge gibt.

Die berufliche Erfahrung hat dieser Art von Privatdetektiven nicht gelehrt, wie sie den nächsten Fall lösen können, sondern nur, dass beim nächsten Fall wieder alles anders sein kann. Bei manchen dieser Helden geht diese Erweiterung der Vorstellungskraft einher mit einem Verfall der Gewissheit, der manchmal ironisch, manchmal larmoyant und manchmal zynisch zelebriert wird. Sam Spade, Philipp Marlowe und Co. müssen bei ihrer Arbeit immer wieder Regeln entwerfen, diese revidieren, Spuren als Hinweise auf dieses oder etwas ganz anderes ansehen, sie müssen die Gültigkeit ihres gesamten Wissens immer wieder in Frage stellen und doch aus alten Elementen Neues erstellen, kurz – die fiktiven Detektive sind gut dafür ausgerüstet, neue Taten von neuen Typen von Tätern auch in Zukunft aufzuklären. Nicht die vermeintliche Gewissheit ist der Schlüssel, sondern der Zweifel – auch für erfolgreiche Profiler.

Literatur

Anuschat E (1921) Die Gedankenarbeit des Kriminalisten. Berlin
Baurmann M (1998) Ein Kriminalfall enthält im ersten Angriff umfangreiche Informationslücken. In: Bundeskriminalamt (Hrsg) Methoden der Fallanalyse. Bundeskriminalamt, Wiesbaden, S 17–72
Beck U (1997) Was ist Globalisierung? Suhrkamp, Frankfurt/M
Böker U (1981) Englische Juristen entdecken Poes Detektivgeschichten. Arcadia 16: 49–55
Bourgoin St (1995) Serienmörder. Rowohlt, Reinbek bei Hamburg
Britton P (1998) Das Profil der Mörder. Econ, Düsseldorf
Brown P (1999) An inside look at the life of an investigative criminal profiler. An interview. www.serialkillers.net/interviews/patb.html
Bundeskriminalamt (Hrsg) (1984) Symposium: Perseveranz und Kriminalpolizeilicher Meldedienst. Sonderband der BKA-Forschungsreihe. Bundeskriminalamt, Wiesbaden
Bundeskriminalamt (Hrsg) (1995) Aktuelle Methoden der Kriminaltechnik und Kriminalistik. Bundeskriminalamt, Wiesbaden
Bundeskriminalamt (Hrsg) (1997) Organisierte Kriminalität. Bundeskriminalamt, Wiesbaden
Bundeskriminalamt (Hrsg) (1998) Methoden der Fallanalyse. Bundeskriminalamt, Wiesbaden
Canter DV, Gregory A (1994) Identifying the residential location of rapists. Journal of the Forensic Science Society 34: 169–175

Chandler R (1975) Das hohe Fenster. Diogenes, Zürich

Dern H (1996) Erfahrungen mit der objektiven Hermeneutik innerhalb der Anwendung qualifizierter kriminalistischer Auswertungsverfahren. In: Reichertz J, Schröer N (Hrsg) Qualitäten polizeilichen Handelns. Westdeutscher Verlag, Opladen, S 263–297

Dern H (1998a) Objektive Hermeneutik, kriminalistisches Handlungsfeld und der Gang der Hypothesenbildung. In: Bundeskriminalamt (Hrsg) Methoden der Fallanalyse. Bundeskriminalamt, Wiesbaden, S 73–106

Dern H (1998b) Gestaltähnlichkeiten bei sexueller Gewalt. Manuskript, Wiesbaden

Dern H (1999) Operative Fallanalyse bei schwerwiegenden sexuellen Gewaltdelikten. In: Polizei-Führungsakademie (Hrsg) Abschlussbericht zum Seminar „Sexuelle Gewalt". Münster

Doyle AC (1924) Memories and adventures. Boston

Doyle AC (1982) Sherlock Holmes. Weltbild, Berlin (DDR)

Doyle AC (1984) Die Abenteuer des Sherlock Holmes. Diogenes, Zürich

Doyle AC (1985) Im Zeichen der Vier. Ullstein, Frankfurt/M

Doyle AC (1987) Studie in Scharlachrot. Haffmanns, Bern

Doyle AC (1989) Der Fall des Mr. George Edalji. In: Jones RG (Hrsg) Aufgeklärt! Berühmte Schriftsteller über die erregendsten Mordfälle der Kriminalgeschichte. Bastei Lübbe, Bergisch Gladbeck, S 21–80

Douglas J, Olshaker M (1996) Die Seele des Mörders. Spiegel Buchverlag, Hamburg

Douglas J, Olshaker M (1997) Jäger in der Finsternis. Spiegel Buchverlag, Hamburg

Douglas J, Olshaker M (1998) Mörder aus Besessenheit. Spiegel Buchverlag, Hamburg

Douglas J (1999) Interview mit John Douglas. www.stud.uni-giessen.de/~s4778/interview.htm

Drieschner F (1998) Der Profiler. DIE ZEIT 14: 61

Ellroy J (1997) Die Rothaarige. Hoffmann & Campe, Hamburg

Geberth V (1996) Practical homicide investigation. CRC, New York

Ginzburg C (1985) Morelli, Freud und Sherlock Holmes. In: Eco U, Sebeok Th (Hrsg) Der Zirkel oder Im Zeichen der Drei. Wilhelm Fink, München, S 125–179

Gulik R (1987) Halskette und Kalebasse. Suhrkamp, Frankfurt/M

Haberland J (1998) Serienmörder im Europa des 20. Jahrhunderts. Eisbär, Berlin

Haeberer P-M (1991) Expertensysteme. Neue Techniken zum Nutzen bei Entscheidungsprozessen in der Polizei. Kriminalistik 11: 733–736

Harbort St (1997) Empirische Täterprofile. Kriminalistik 8/9: 569–572

Harbort St (1999) Kriminologie des Serienmörders, Teil 1 und 2. Kriminalistik 10: 642–650; 11: 713–721

Harbort St (2000) Fallanalytische Verfahren im Bereich der Sexual- und Tötungsdelinquenz. Manuskript, Düsseldorf

Hauff W (1986) Sämtliche Märchen. München

Hoffmann J (1994) Profiling. Die Psycho-Fahndung nach Serienkillern. Psychologie Heute 12: 70–75

Hoffmann J (1999) Profiling: Psychogramm des Täters. Psychologie Heute 1: 66–70

Holmes R (1990) Profiling violent crimes. Newbury Park

Holmes R, Holmes St (1996) Profiling violent crimes, 2nd edn. London

Icove D (1986) Automated crime profiling. FBI Law Enforcement Bulletin 55(12): 27–30

Jenkins Ph (1994) Using murder. The sozial construction of serial homicide. De Gruyter, New York

Jones RG (Hrsg) (1989) Aufgeklärt! Berühmte Schriftsteller über die erregendsten Mordfälle der Kriminalgeschichte. Bastei Lübbe, Bergisch Gladbach

Kriminalpolizei Zürich (1979) Die Spur. Kriminalistik-Verlag, Heidelberg

Krueger-Thiemer OF (1954) Das Kombinationsvermögen der Kriminalisten. Kriminalistik 3: 63–67

Lang U (1997) Psychologische Täterprofile. Kriminalistik 11: 724–726

Liebl F (1999) Der Serienmord als Instrument des wertorientierten Managments. www.uni-wh.de/ccsm/moerder.htm

Locard E (1930) Die Kriminaluntersuchung und ihre wissenschaftlichen Methoden. Kameradschaft-Verl. Ges., Berlin

Löwe M, Wilhelm R (1988) Risiken polizeilicher Datenverarbeitung. In: Kitzing et al. (Hrsg) Schöne neue Computerwelt. Berlin, S 216–252

Magulski R (1982) Fallbeurteilung, Fallbearbeitung und kriminalistisches Denken. Kriminalistik-Verlag, Heidelberg

Mathes W (1998) Nachwort. In: Paul Britton. Das Profil der Mörder. Econ, Düsseldorf, S 456–460

Mergen A (1988) Tod in Genf. Kriminalistik-Verlag, Heidelberg

Müller Th (1998) Imago 300. Forschungsansätze – Definitionen – Ergebnisse. In: Bundeskriminalamt (Hrsg) Methoden der Fallanalyse. Bundeskriminalamt, Wiesbaden, S 229–270

Nagel U, Horn A (1998) ViCLAS – Ein Expertensystem als Ermittlungshilfe. Kriminalistik 1: 54–58

Oevermann U (1984) Kriminalistische Ermittlungspraxis als naturwüchsige Form der hermeneutischen Sinnauslegung von Spurentexten. In: Bundeskriminalamt (Hrsg) Perseveranz und kriminalpolizeilicher Meldedienst. Bundeskriminalamt, Wiesbaden, S 135–163

Oevermann U, Simm A (1985) Zum Problem der Perseveranz in Delikttyp und Modus operandi. In: Oevermann U, Schuster L, Simm A (Hrsg) Zum Problem der Perseveranz in Delikttyp und Modus operandi. Bundeskriminalamt, Wiesbaden, S 133–437

Oevermann U, Leidinger E, Tykwer J (1996) Ein methodologisches Modell der Versprachlichung von Spurentexten. In: Reichertz J, Schröer N (Hrsg) Qualitäten polizeilichen Handelns. Westdeutscher Verlag, Opladen, S 298–324

Paulus Ch (2000) Serienmörder: Ursachen und Entwicklung extremer Gewalt. www. uni-saarland. de/fak5/ezw/-abteil/motiv/paper/murder. htm

Pfister W (1980) Sammeln, ordnen, kritisch sichten… . Zum kriminalistischen Denkprozess. Kriminalistik 9/10: 385 ff u. 437 ff

Philipp L (1927) Einführung in die kriminalistische Denklehre. Wolter, Berlin

Poe EA (1989) Die Detektiv-Geschichten. Diogenes, Zürich

Radloff W (1870) Die Sprachen der türkischen Stämme Süd-Sibiriens und der ungarischen Steppe. Eggers, St. Petersburg

Reichertz J (1990) Folgern Sherlock Holmes und Mr. Dupin abduktiv? Zur Fehlbestimmung der Abduktion in der semiotischen Analyse von Kriminalpoesie. Kodikas/Code, Vol 13, No 3/4: 307–324

Reichertz J (1991) Aufklärungsarbeit. Kriminalpolizisten und Feldforscher bei der Arbeit. Enke, Stuttgart

Reichertz J (1994) Polizeiliche Expertensysteme: Illusion oder Verheißung? In: Hitzler R, Honer A, Maeder Ch (Hrsg) Expertenwissen. Westdeutscher Verlag, Opladen, S 193–213

Reichertz J (1996) Spurenlese oder Konstruktion? – Über die Lesbarkeit von Tatspuren. In: Reichertz J, Schröer N (Hrsg) Qualitäten polizeilichen Handelns. Westdeutscher Verlag, Opladen, S 12–34

Reichertz J (1998) Expertensysteme in der Kriminalistik. Kriminalistik 1: 47–53

Ressler R, Burgess A, Douglas J (1988) Sexual homicide. Patterns and motives. Lexington Books, New York

Ressler R, Shachtmann T (1993) Ich jagte Hannibal Lecter. Heyne, München

Salvador L (1896) Märchen aus Mallorca. Leipzig

Schneickert H (1921) Praktisches Lehrbuch der Kriminalpolizei. Hayn, Potsdam

Schuster I (Hrsg) (1985) Japanische Kriminalgeschichten. Reclam, Stuttgart

Seltzer M (1998) Serial killers. Routledge, New York

Soeffner H-G (1989) Auslegung des Alltags – Der Alltag der Auslegung. Suhrkamp, Frankfurt/M

Tykwer J, Oevermann U (1996) Sinnrekonstruktive Auswertung von Spurentexten. In: Reichertz J, Schröer N (Hrsg) Qualitäten polizeilichen Handelns. Westdeutscher Verlag, Opladen, S 236–262

Vick J (1996) Kriminalistisch-kriminologische Fallanalyse. In: Reichertz J, Schröer N (Hrsg) Qualitäten polizeilichen Handelns. Westdeutscher Verlag, Opladen, S 325–338

Vick J (1998) Methoden des Forschungsprojekts ‚KKF' im BKA Wiesbaden. In: Bundeskriminalamt (Hrsg) Methoden der Fallanalyse. Bundeskriminalamt, Wiesbaden, S 271–282

Voltaire (1920) Die Romane und Erklärungen, Bd 1. Potsdam
Walder H (1956) Kriminalistisches Denken. Hamburg
Wesselofsky A (1886) Die Märchengruppe. Archiv für slawische Philosophie Berlin 9: 308–309
Willmann U (1994) Das Schweigen der Täterprofile. DIE ZEIT, 12. August 1994: 25
Wimsatt W (1941) Poe and the mystery of Mary Rogers. In: Publications of the modern language association of America, vol LVI
Worthen SC (1948) Poe and the beautiful cigar girl. American Literature 20: 305–312

Mythos und Mythode **3**

Zur sozialen Symbolik von Serienkillern und Profilern[1]

S. SCHEERER

Eines steht fest. Der Mythos des Serienkillers ist *made in Hollywood* – und Fachleute finden das nicht gerade amüsant. Wo auch immer sie auftauchen, vor welchem Publikum auch immer sie vortragen: die Hälfte der Zeit, die man ihnen eingeräumt hat, oder auch mehr, müssen sie auf den Kampf gegen die Illusionen verwenden, von denen sie inzwischen sehr gut wissen, dass sie auch in den Köpfen der Gebildeten nisten. Fast scheint es, als bestehe ihre Arbeit hauptsächlich aus dem (aussichtslosen) Kampf gegen den Mythos. Hollywood ist stärker. Auch wenn sie neue Methoden erklären und die vertracktesten Fälle aufklären: immer wird man sie an den Maßstäben messen, die der Geniekult um die Film-Profiler gesetzt hat. Und dann fehlt den wirklichen Ermittlern noch diese Mischung aus Jugendlichkeit, Schwächen, Emotionen, Ehrgeiz und Wagemut zur Grenzüberschreitung, wie man sie von Clarice Sterling (Jodie Foster) aus dem „Schweigen der Lämmer" kennt. Leicht haben es die realen Ermittler in ihrem Beruf sowieso nicht. Aber seit dem „Schweigen der Lämmer" leiden sie noch zusätzlich unter den Alltags-Mythen, die sich um Taten, Täter und Verfolger ranken. Wo Hannibal das Publikum scharenweise anzieht, gehen sie in den Film nur widerwillig und können von dem Gedanken nicht lassen, mit wie vielen Nachahmungstaten sie es wohl zu tun bekommen werden angesichts der 2, 3 oder 4 Millionen Menschen, die diesen Film sehen und auf jeweils unterschiedliche Art verarbeiten.

Wer wie Sisyphos gegen einen so übermächtigen Gegner zu kämpfen hat, verdient Unterstützung. Dass eine solche Unterstützung auch durch diesen Beitrag intendiert ist, wird nicht ohne weiteres einleuchten. Denn dieser Text verlässt die übliche Vorstellung, nach der die Realität das Gute und der Mythos die Fälschung und damit das Schlechte und Schädliche repräsentiert. Hier geht es zwar auch um Aufklärung, aber diese Aufklärung soll nicht über die Destruktion von Mythen, sondern mit deren Hilfe gewonnen werden. Dieser Beitrag versucht zu zeigen, dass auch der Mythos als Erkenntnisquelle – vielleicht sogar als einzigartiges Potenzial – genutzt werden kann. Er thematisiert Grauzonen und Überschneidungen, Schnittstellen und Randbezirke. Der Mythos wird jedenfalls nicht von vornherein als Feind der Wahrheit betrachtet, sondern als Hilfsmittel zu deren Findung, Etablierung oder Konstruktion. Diese verständnisvolle Annäherung an Mythen soll helfen, die Konturen der drei Thesen dieses Beitrags herauszuarbeiten, nämlich dass:

---

[1] Mit besonderem Dank an Michael Fischer für seine Kritik des Manuskripts.

1. das *Motiv des Serienkillers* einen (wenngleich prekären) historischen Fortschritt in der Selbsterkenntnis des Menschen darstellt,
2. der *Erfolg* des *Serienkiller-Motivs* auf der Eignung der Täterfigur beruht, die
   Selbstbeschreibung postmoderner Gegenwartsgesellschaften symbolisch zu
   verdichten, und
3. die *Popularität des Profilings* auf der Eignung des Themas beruht, das moderne
   „männliche" Vernunftverständnis durch die Demonstration der Überlegenheit
   „postmodern-weiblicher" (um mythisch-intuitive Dimensionen angereicher-
   ter) Erkenntnis in Frage zu stellen (der Schlüssel zum Erfolg liegt nicht in der
   schulmäßigen Anwendung der *M*ethoden, sondern in der gekonnten Mischung
   aus Mythos, Zufall und Intuition – also eher in einer Art „*My*thode").

3.1
Archäologie des Serienkillers

> *Wir Untiere wissen es längst, und wir wissen es alle. ... dass wir*
> *ein Ende machen müssen mit uns und unseresgleichen, so bald*
> *und so gründlich wie möglich – ohne Pardon, ohne Skrupel und*
> *ohne Überlebende.*
>
> (Ulrich Horstmann, Das Untier, S. 7)

Serienkiller ist ein neuer und aus den USA stammender Begriff, von dem nicht
wenige annehmen, dass er auch ein völlig neues Phänomen bezeichnet, das es
womöglich nur in den USA (oder dort zumindest häufiger als sonst wo) gebe
(vgl. Duclos 1997). Dass der Schein der Geschichtslosigkeit trügt, zeigt sich zwar
schnell. Paradoxerweise ist er aber ein konstanter Begleiter des Phänomens.
Auch die Verbrechen Fritz Haarmanns – er hatte Dutzenden von jungen Männern den Kehlkopf zerquetscht, bevor er ihre Leiber genoss, zerstückelte und
teilweise aufbewahrte, vielleicht auch an seinen Metzger verkaufte – galten seinen Zeitgenossen als noch nie Dagewesen. Verfolgte man die öffentliche Diskussion um entsprechende Taten an anderen Orten und zu anderen Zeiten –
etwa im Frankreich des frühen 19. Jahrhunderts (vgl. Foucault 1988) – stieße
man wahrscheinlich immer wieder auf denselben Glauben: dass es so etwas
noch nie gegeben habe.

Dabei gab es womöglich immer schon Serienkiller *avant la lettre*. Vieles
spricht für die Aufforderung Theodor Lessings, nicht in den Gerichtsarchiven
der Vergangenheit zu suchen, um die historischen Ursprünge von Taten wie denen des Fritz Haarmann ausfindig zu machen, sondern in den „uralten germa-
nischen Mythen von dem in Wolfsgestalt menschgewordenen ‘Urbösen'", also in
den Sagen vom Werwolf, der „verflucht ist, Kindern die Kehle durchbeißen und
sie zerfleischen zu müssen", im Volksglauben an den „geilen Blutschink, der
noch heute haust im Paznauertal, allnächtlich dem See entsteigend und nach
Opfern suchend, denen er das Blut aussaugt", und schließlich in der antiken Figur des Lykanthropen (Lessing 1925, S. 81 f.). Hier ist noch viel zu tun. Vor allem
die Analyse der zahlreichen Zerstückelungs- und Zerteilungs-Volksmärchen
nicht nur in Europa, sondern auch anderswo, steht bislang noch aus.

Frühe Kulturen mit mythologischen Sinnkonstruktionen pflegten aus den verschiedensten Gründen alle bedrohlichen Gefühle, alle Ängste und Vorstellungen zu externalisieren. Dadurch wurden namenlose Schrecken benennbar, kommunizierbar und subjektiv sogar beeinflussbar (Opfergaben). Der Ort des „Bösen" lag für sie (beruhigenderweise) nicht im Menschen, sondern außerhalb: in Göttern, Dämonen, Bestien und Monstern (vgl. Cohen 1996). Dass ein Mensch für die schreckliche und motivlose Zerstückelung eines anderen Menschen verantwortlich sein kann, ist uns heute geläufig. Dem mythischen Denken lag derlei fern. Weder traf man ja die Täter bei den Leichen an – noch war man in der Lage, komplexe Ermittlungen anzustellen. Der Verdacht dürfte in erster Linie auf Tiere gefallen sein – oder auf Wesen aus dem Zwischenreich. Man hatte also gar nicht erst den Eindruck, mit einem Verbrechen konfrontiert zu sein. Man verfügte ja auch nicht über Täter und Opfer, sondern war mit dem Furcht erregenden Ergebnis unerklärlicher Geschehnisse allein.

Erst die *Entzauberung der Welt* (Max Weber) durch den okzidentalen Rationalismus versperrte diesen Weg und nötigte zur (demütigenden) Anerkennung menschlicher Urheberschaft. Allerdings erlaubten die ersten Erklärungsversuche noch eine Art Kompromiss. Aus der Atavismus-Lehre des Darwinismus schloss die sog. Positive Schule der (italienischen) Kriminalanthropologie, dass es sich bei den „geborenen Verbrechern" (Enrico Ferri) um vereinzelte Rückfälle der Evolution auf den Stand früh-menschlicher oder spät-tierischer Individuen handeln müsse. Man ging in die Gefängnisse und fand, dass die Mörder sich körperlich – bis in die weitaus ausgeprägtere Körperbehaarung – vom Normaltypus des *homo sapiens sapiens* unterschieden. So ließ sich immer noch ein klarer Trennungsstrich zwischen „uns" und „den Verbrechern" ziehen (Ethnologen werden darin eine frühe Form des „*Othering*", Kriminologen – nach David Garland – eine „*criminology of the other*" im Gegensatz zur heutigen „*criminology of the self*" erkennen). Statt „*Das Andere*" verantwortlich zu machen, machte man „*Die Anderen*" verantwortlich. So konnte das Selbstbild trotz der bedrohlicher werdenden Nähe des Bösen zum Menschen noch intakt bleiben.

Die Gefahr wuchs, als die idealistische Anthropologie den Menschen als Synthese aus dem Widerspruch zwischen Wille und Trieb zu definieren begann (vgl. Schetsche 2001). 1885 berichtet das Grimmsche Wörterbuch über „ein erst neuerdings aufgekommenes wort", das den „mord aus wollust, nach vollbrachter notzucht" bezeichne: „Lustmord". Später wurde aus der Wollust die abnorme geschlechtliche Begierde und zur Rede vom Lustmörder gesellte sich die vom Frauenmörder und Triebtäter (vgl. Pfäfflin 1982). Galt für all diese Figuren eine gewisse Vermutung der Unzurechnungsfähigkeit, so stellte die Figur des Serienkillers immerhin ein Motiv dar, in dem das radikal Böse erstmals im Innern des Menschen – und nicht nur eines evolutionären Rückschlags – vorstellbar geworden war.

So wird denn eine Linie deutlich, in der sich der Mensch *nolens volens* mit einer sein Selbstbild beleidigenden Menschen-Möglichkeit konfrontiert, diese Erkenntnis zugleich wieder abzuspalten sucht (Atavismus), dann im unbeherrschten Sexualtrieb – und schließlich hinter der Maske der Normalität eines Jedermanns. Damit ist zugleich angedeutet, wie sich in der heutigen Figur des Serienkillers immerhin auch die schmerzvolle und immer noch umkämpfte Erkenntnis ausdrückt, dass das radikal Böse (nicht anders als das Gute) zur *conditio humana* gehört und damit zu dem, was es – auch – bedeuten kann, Mensch zu sein.

3.2
Zur sozialen Symbolik des Serienkillers

Wie ist der verblüffende Aufstieg des Serienkillers in den Olymp der populären Kultur zu erklären? Nur eines dürfte sicher sein: an der Macht der Medien allein kann es nicht liegen. Denn die Kulturindustrie lanciert vieles, aber Weniges fährt solche Ernte ein. Gewiss gibt es originär mediale Qualitäten des Motivs: den günstigeren Spannungsbogen im Vergleich zur einfachen Mordgeschichte, die semiotische Aufladung und Affinität des Serienmords zur fotogenen Welt der Zeichen, der Formen und der Ästhetik; auch die Grandiosität der Verbrechen, durch welche die kleine Welt des Alltags mit all ihren Sorgen für eine Zeit wohl tuend unwichtig wird. Doch damit steht das Motiv des Serienkillers in der Medienwelt nicht allein.

Mehr verrät ein Blick auf das Medienschicksal der kulturindustriellen Vorgänger des Serienkiller-Motivs, auf die Zeit zwischen der Verbreitung der Fotografie (und der Tatort-Fotos) einerseits und dem Ende der ideologisch homogenen Ordnungsvorstellungen andererseits. Da gab es die Massenpresse und die ersten spektakulär bebilderten wissenschaftlichen Werke über den Sexualmord. Eine gewisse Nähe zum heutigen Motiv des Serienkillers wird erreicht, als Künstler wie George Grosz und Otto Dix die Fotos von Lustmorden als eigenes Sujet entdecken und in die Malerei übertragen. In der Zeit des Ersten Weltkriegs gedieh diese Art der Provokation. Irgendwie schienen die Maler Gefallen am Lust- und Frauenmord zu finden; mehr kamen hinzu und malten den Mörder unter dem Bett der ahnungslosen Nackten, den Mörder mit dem Messer und/oder die zerstückelte, noch von Blut triefende Leiche. Es war die Zeit der Männerfantasien und der Erkundung der Triebe, es war aber auch die Zeit erster massenhafter Erfahrung zerfetzter Körper und abgetrennter Gliedmaßen im Kriege (vgl. Hoffmann-Curtius 2001).

Wenn die Figur des Lustmörders gleichwohl nicht zu annähernd derselben Prominenz gelangte, dann lag das nicht am unterschiedlichen Entwicklungsstand der Kulturindustrie. Entscheidend war die ungebrochene ideologische Dominanz der intakten Moderne. Es herrschte immer noch die Regel über die Ausnahme. „Populär" konnte das Thema, das die Bereitschaft zum Spiel mit dem Tabubruch in der Hauptkultur voraussetzte, deshalb nicht werden. Der Mensch – als Ansammlung von Gliedmaßen und Körperteilen betrachtet, die man zum Ergötzen des allgemeinen Publikums auf- oder abschneiden, zerlegen und aushöhlen, zerquetschen und aufessen kann? Nicht denkbar. Selbst die höchst realen und massenhaften Kriegsverstümmelungen waren offiziell kein Thema. Pazifisten veröffentlichten entsprechende Fotos – doch was sie in kleiner Auflage zur Abschreckung vor dem Militarismus publizierten, verbot die Justiz sofort zwecks Abschreckung vor dem Pazifismus. Grosz, Dix und andere lebten nicht von der Popularität, sondern von der Anstößigkeit ihrer Bilder und der daraus resultierenden Beliebtheit bei einer kleinen avantgardistischen Minderheit. Später brauchte das NS-Regime schon deshalb keine „Serienkiller", weil es sich selbst unter Vermeidung offensiver Öffentlichkeit in der kalten Grausamkeit industrieller Massentötung übte. Die Versuchung, privat agierende Serienmörder propagandistisch auszuschlachten, konkurrierte zudem mit allerlei gegenläufigen ideologischen Interessen, so dass entsprechende Vorhaben nicht realisiert wurden (vgl. Regener 2001). Noch in der frühen Bundesrepublik lag es jenseits jeder Imagination, dass Lustmörder eines Tages als negative Helden und affirmative Elemente der Kulturindustrie zum Dreh- und Angelpunkt einer ganzen Sparte der gesellschaftlichen Vergnügungskultur werden könnten. Noch regierte die Moral der Anständigen, nicht der Ästhetizismus der Postmoderne.

Heute ist das Erzählmuster der Moderne – von der Störung der heilen Welt durch ein Verbrechen über die Aufklärung zur Wiederherstellung der moralisch-juristischen Ordnung – nicht mehr so gut zu gebrauchen. Dafür kohabitieren zu viele Moralen. Zur All-Inklusion eignet sich nicht mehr die Moral, sondern allenfalls die Welt der Markenartikel. Nicht jeder kann sich Coca-Cola leisten, aber die Ideologie des Konsumismus lässt niemanden ausgeschlossen. Zumindest der Wunsch nach Coca-Cola ist global. Ob in Bombay oder Kiel: jedes Kind weiß, dass es schön wäre, Turnschuhe von Nike zu besitzen (oder einen Mercedes-Benz). Die Vokabeln der Warenwelt als des Universums der Postmoderne sind ästhetisch, nicht ethisch. Es fiele sehr unangenehm auf (und wird wohl auch durch entsprechende Filter vermieden), würde in einer Quizsendung nach fünf Serienkillern gefragt und der Kandidat verböte sich die Frage, weil er fände, so etwas gehöre sich nicht. Der Serienkiller gehört schon längst zur Allgemeinbildung und damit gewissermaßen zur Haupt-, wenn nicht gar Leitkultur. Im Zuge der ästhetisierenden *Entübelung der Negativwerte* (Bolz 1995) erweckt das radikal Böse gerade mal ein etwas überdurchschnittliches „*excitement*", gefolgt von „*pleasure*", und damit „*entertainment*" auf dem Kinosessel. So wird das Gefühl zum *Gefühlchen* (Nietzsche). Im Vordergrund steht das Erlebnis: der Schreck, den man schon im Augenblick des Erschreckens kokett als Kinoangst genießt – und doch auch als Grenzerweiterung, von der man unbedingt den Freunden erzählen muss („So was hast du noch nie gesehen"). Der Überbietungslogik der Vermarktung des Schreckens entspricht die Statuslogik im Habitus der Konsumenten. Über den üblichen Subtexten des Genres (Identifizierungsmöglichkeiten mit den an ihrer Aufgabe wachsenden Profilern und Profilerinnen etc.) liegt das Besondere: die Figur des radikalen Egoisten, der seine Wunschfantasien zugleich bewundernswert kunstvoll und atemberaubend frei von jeder ängstlichen Antizipation innerer oder äußerer Widerstände in Szene setzt (vgl. Kramer 2001). [2]

Wer zählt die Filme („Psycho", „Drei am Fleischerhaken", „Texas Chain Saw Massacre", „Henry – Portrait of a Serial Killer", „Das Schweigen der Lämmer", „Sieben", „Hannibal"...), die Bücher (die zahllosen „True-Crime-Storys"...), die

---

[2] Vielleicht aber ist der Serienkiller auch nur das letzte Thema moralischen Konsenses: wo alles geht, geht so etwas denn doch nicht. Wenn man sich schon auf sonst nichts einigen kann, dann doch darauf: Serienkiller zumindest sind absolut böse.

Musikstücke („Tom Dooley", „Psycho-Killer", „Maxwell's Silver Hammer", „Nebraska", „Murder by the Number", „Look at Your Game", „Girl"… bis zu den Hits von „Marilyn Manson"), die Theaterstücke („Jürgen Bartsch", „The Law of the Remains"…), die Opern und Operetten („The Manson Family: An Opera", „Charly"…), die Fanclubs und Web-Seiten, die sich ausschließlich der Sammlung, Erklärung und Verehrung von Serienkillern widmen? Jede Hoffnung auf Vollständigkeit bleibt Illusion. Dadurch aber wird zugleich eines evident: „Der Serienmord ist zu einem zentralen Faktor in der Produktion kultureller Güter geworden" (Liebl 1998, S. 3).

Das Serienkiller-Motiv lässt sich vielfältig verwenden. Philip Jenkins (1994) hat einmal zusammengetragen, in welchen Argumentationen es schon eine Rolle gespielt hatte:

- *Kritik des Materialismus* („Serienkiller entlarven den Materialismus dieser Gesellschaft. Man verfügt über bessere Datenbanken und Fahndungsmethoden für gestohlene Wertsachen als für verschwundene Personen").
- *Kritik des Individualismus* („In dieser Gesellschaft kann jeder kommen und gehen, wie er will; wenn man jemanden verdächtig findet, traut man sich ja kaum noch, ihn zu fragen, was er hier will. Wir leben in einer Wegschau-Gesellschaft, in der den Menschen das Schicksal der anderen völlig gleichgültig geworden ist").
- *Kritik des Hedonismus* („Wenn Kinder nicht mehr richtig erzogen werden, ist es kein Wunder, dass manche eben auch zu Serienkillern werden"; „In einer Gesellschaft, in der Abtreibungen als normal gelten, muss man sich über Serienkiller nicht wundern").
- *Kritik staatlicher Autorität* („Die Polizei traut sich ja nicht mehr, Leute, die verdächtig aussehen, in Gewahrsam zu nehmen"; „Das haben wir von der Reform des Strafvollzugs: man lässt die Leute wieder raus – und schon…").
- *Kritik der Klassengesellschaft* („Die Opfer von Serienkillern sind immer dieselben: Prostituierte, Obdachlose, Arme… – immer die Menschen, die in dieser Gesellschaft nichts wert sind und nach denen kein Hahn kräht; die Serienkiller können sich darauf verlassen, dass man das nicht so ernst nimmt – und dass sie im Grunde nur das ausführen, was die Gesellschaft ihnen implizit als Botschaft auf den Weg gegeben hat").
- *Kritik des Patriarchats* („Serienkiller töten Frauen. Sie sind nur der extreme Fall sexueller Gewalt, die von Männern millionenfach an Frauen ausgeübt wird. An ihnen zeigt sich besonders deutlich, worauf das sexuelle Gewaltverhältnis hinausläuft: auf die Demütigung, die Verdinglichung, die physische Vernichtung der Frauen").
- *Kritik der Minderheitenrechte* („Wenn man bedenkt, wie viele Homosexuelle unter den Serienkillern sind… vielleicht haben wir doch etwas falsch gemacht, als wir erklärten, dass Lesben, Schwule, Ausländer und überhaupt alle Minderheiten machen könnten, was sie wollten…").

Die Tatsache, dass einem einmal etablierten Thema von allen möglichen Gruppen spezielle Bedeutungen zugeschrieben werden können, ist jedoch von der Frage danach zu unterscheiden, worin das Erfolgsgeheimnis des Themas wohl gelegen haben mag, das es überhaupt erst zu dieser Prominenz führte.

3.3
Wahlverwandtschaften

Jede Epoche hat ihr eigenes Verbrecher-Bild und immer besteht zwischen diesem und der politisch-sozialen Beschaffenheit der Epoche eine strukturelle
Ähnlichkeit, eine Korrespondenz oder „Wahlverwandtschaft" (Max Weber). Um
dies zu verdeutlichen, ist es erforderlich, das Serienkiller-Bild nach neuen Gesichtspunkten in den Kontext seiner Vorläufer zu stellen.

Als Ausgangspunkt könnte man das Werk „Überwachen und Strafen" von Michel Foucault (1976) wählen. Danach war die frühe Neuzeit durch die Etablierung
des modernen Staates und die besonderen Probleme gekennzeichnet, die sich der
Durchsetzung des staatlichen Machtanspruchs in den Weg stellten. Gemäß dem
für sie beherrschenden Thema nannte Foucault diesen Typus die „Gesellschaften
der Souveränität". Alles kreiste um die Sicherung der Macht des Herrschers. In
dem Maße, in dem man die Herrscherfigur zu diesem Zweck ideologisch überhöhte, musste logischerweise der ideelle oder gar physische Angriff auf den Souverän (Majestätsbeleidigung, Königsmord) mit Abstand das schlimmste Verbrechen sein. Dementsprechend wurden die Gesellschaften der Souveränität vom
Motiv des Königsmörders beherrscht und der soziale Sinn der fürchterlichen
Strafe, die einen solchen Täter erwartete („Vierteilung"), bestand in der Sinnfälligmachung der absoluten Autorität der Herrschaft. Abgelöst wurde diese Epoche
durch die der „Disziplinargesellschaften". Diese waren nicht mehr mit der Etablierung der physischen Macht, sondern mit der Dressur der Untertanen zu disziplinierten Arbeitskräften befasst. Der Wert der Arbeitstugenden spiegelte sich in
der Aufmerksamkeit, die man denjenigen widmete, die nicht arbeitswillig waren,
und welche man mittels der Strafen an Tretmühlen und Schläge, an einen geregelten Arbeitstag und mechanischen Gehorsam gewöhnte. Das Theater des
Schreckens wurde durch die stille Disziplin der Gefängnishaft abgelöst. Auch
stand nicht mehr der Königsmörder im Mittelpunkt, sondern das gefährliche
und sozialschädliche Individuum. Wer gebessert werden konnte, sollte gebessert
werden; wer abgeschreckt werden konnte, sollte abgeschreckt werden; wer aber
unverbesserlicher Gewohnheitsverbrecher war, der musste auf die eine (Todesstrafe, langjährige Freiheitsstrafe) oder andere (Irrenanstalt) Art unschädlich gemacht werden. Im Kontrast zu ihren sozialschädlichen und gefährlichen Individuen entwickelte die bürgerliche Gesellschaft ihre Kategorien von Normalität
und Wahnsinn, von der Gesellschaft und ihren Feinden.

Auf die Disziplinargesellschaften folgte der therapeutisch-resozialisierende
Wohlfahrtsstaat, der über genügend Ressourcen verfügte, um Konflikte weitgehend präventiv zu vermeiden oder reaktiv zu entschärfen. Wahlverwandt mit
dem Staat der Umverteilung, der seinen Daseinszweck in der Sozialintegration
mittels Verbesserung der Lebensverhältnisse benachteiligter Gruppen sieht, ist
die Figur, die etwa in den 60er-Jahren im Mittelpunkt der Debatten stand: der
dissoziale Jugendliche, dessen Delinquenz nicht seiner angeborenen „Bosheit",
sondern den ökonomischen und sozialen Mängellagen seiner Kindheit angelastet wird; diese Figur gab es in verschiedenen Varianten: als entwicklungsgestörten Ladendieb, als Drogenabhängigen oder auf die falsche Bahn geratenen
Landfriedensbrecher bei politischen Demonstrationen. Das zentrale Modell der

sozialen Reaktion hieß einerseits „Milde" und andererseits „Therapie statt Strafe", und wenn auch die Alltagspraxis von diesem Idealtypus erheblich abwich, so war das doch der ideelle Bezugspunkt jener Zeit. Da schon die Straftäter eigentlich als Opfer ihrer Lebensbedingungen galten, wurden die Opfer der Straftaten ausgeblendet.

> So gesehen kann man den Aufstieg des Serienkillers zur Ikone der 1990er-Jahre als Ausdruck eines grundlegend gewandelten gesellschaftlichen Selbstverständnisses interpretieren. Dem Bedeutungsverlust des Staates in der Postmoderne entspricht sein Verschwinden aus der populären Mythologie. Der Staat als fürsorgliche Instanz des Allgemeinwohls ist aus der Mythenwelt der Medienlandschaft verschwunden. Die symbolische Konfrontation ist nicht mehr vertikal, sondern horizontal.

Gewiss ist Clarice Sterling irgendwie Staatsangestellte und will auch in einer staatlichen Behörde (dem FBI) Karriere machen. Medial repräsentiert sie aber nicht die staatliche Autorität, sondern sich selbst: ihre Karrierewünsche, ihre Schwächen, ihre Stärken, ihren Ehrgeiz und ihre emotionale Reifung. Es ist das Muster des Bildungs- und Entwicklungsromans, das uns hier begegnet, nicht das Muster des Krimis vergangener Epochen, in denen die Entdeckung des Mörders zugleich die Herrschaft des Rechts und die Ordnung der bürgerlichen Gesellschaft wiederherstellt (Theweleit 1994; Müller 2001). In der Literatur, die jene neue Gesellschaft meist als „Postmoderne" bezeichnet, ist viel vom „Tod des Sozialen" die Rede. Nicht die solidarischen Bindungen der Gesellschaftsmitglieder untereinander seien entscheidend, sondern die Fähigkeit von Individuen, Ehepaaren, Familien und Interessengruppen, ihre Lebensbedingungen aus eigenen Kräften so gut wie möglich zu gestalten. Nicht die Förderung der Schwachen steht auf der Tagesordnung der postmodernen Gesellschaft, sondern die formlose Einladung des „Turbokapitalismus" an alle, sich doch auch am Geschehen zu beteiligen. Die Frage ist nicht, wie man den Menschen in der Obdachlosensiedlung helfen kann, sondern, warum diese Leute nicht ökonomisch aktiv werden und sich aus ihrer schlimmen Lage befreien. Es ist die Welt der sorglosen Yuppies und der „gentrification" heruntergekommener Stadtviertel, der Vermehrung der Single-Haushalte und einer gewissen „coolness", mit der die Gesellschaft die neuen und tieferen Gräben zwischen den Gewinnern und den Verlierern sich öffnen sieht. Für unsere Zwecke ist es gar nicht so wichtig zu wissen, ob dies nur die Selbstwahrnehmung der Gegenwartsgesellschaften oder aber deren materielle Realität ist. Auf jeden Fall sehen wir zwischen dem Bild der Gesellschaft von sich selbst und dem Bild, das sie sich von „ihrem" meistdiskutierten Verbrechertypus macht, ganz ähnliche Verwandtschaften wie zwischen den oben skizzierten Epochen der Vergangenheit und „ihren" Verbrechern (vgl. Stratton 1996).

Tod des Sozialen. Zur modernen Idee der Gesellschaft als einer umfangreichen sozialen Gruppe, die durch menschliche Beziehungen und gemeinsame Interessen geeint ist, gehörte als Negativfolie der „soziale Mord": das Beziehungsdelikt aus Eifersucht oder Rache, der Raubmord an einer bestimmten Person nach Kriterien der Zugänglichkeit und des zu erwartenden Gewinns, der Mord zur Verdeckung einer anderen Tat usw. Der Serienkiller hingegen agiert nicht mehr innerhalb und zum Schaden von präexistenten Beziehungen, sondern a-sozial. Es ist nicht die soziale Beziehung, die ihn zu deren Zerstörung treibt (das lässt sich immerhin noch als Transgression innerhalb des Bezugsrahmens der Modernität sehen und mit Hegel als Handeln des Täters gegen sein wohlverstandenes eigenes Interesse als Mitglied der Gesellschaft rügen), sondern die Uferlosigkeit seiner beziehungslosen Existenz. Während in der Normalitätsmatrix der Moderne ein solcher Fall *per se* die Psychiatrie und die Annahme der Unzurechnungsfähigkeit auf den Plan rief („Wie soll ein normaler Mensch so etwas tun?" – die Frage nach der Zurechnungsfähigkeit der Person im Kampf zwischen Wille und Trieb beschäftigte die Öffentlichkeit und die Wissenschaft bei Serienkillern avant la lettre bis zu Jürgen Bartsch), ist die Gegenwart durch die zunehmende Weigerung gekennzeichnet, derlei Verhalten von vornherein als verrückt einzuschätzen. Die Vorstellung eines völlig integrierten, normalen, intelligent-kalkulierenden Serienkillers, der nur eben andere subjektive Wertpräferenzen befolgt, gewinnt rapide an Plausibilität. Nach dem Tod des Sozialen ist es für das Individuum nicht mehr zwingend, ein rationales Motiv für seine Taten zu haben. Dass jemand seinen persönlichen Kick aus dem Umbringen anderer bezieht, ist zwar nicht gesellschaftsfähig, aber ohne die Notwendigkeit, in ganz andere Welten einzutauchen, vorstellbar.

Reduzierter Staat. In der Tradition der Moderne verletzt der Mord nicht nur die Person, die ihm zum Opfer fällt, sondern in erster Linie den Staat als Inbegriff des Gemeinwohls. In der Postmoderne hat der Staat diesen Eigenwert verloren. Allenfalls kann er sich als Vertreter der aktuellen und potenziellen Opfer legitimieren. Serienkiller verletzen unschuldige Individuen. Der Staat steht auf der Seite der Opfer. Insofern kennt er keine Parteien mehr. Es geht nicht mehr um die Vertretung der sozialen Interessen bestimmter Gruppen, sondern um den Schutz der Opfer vor den Tätern als Zweck jeder Politik. Allerdings geht von der Ergreifung des Täters nicht die alte Beruhigung aus. Es ist nicht die Ordnung wiederhergestellt, sondern ein Risiko unter unzähligen gebannt. Den Geschichten der Postmoderne „fehlt" – aus traditioneller Sicht – der klare Anfang ebenso wie das klare Ende. Bei Filmen wird man vom Abspann überrascht.

Vom Motiv zur Wahrscheinlichkeit. Zur Moderne gehörte die durch einen motiviert begangenen Mord gestörte und nach der Aufklärung des Falles wiederhergestellte Ordnung. Die Suche nach dem Motiv gehörte zum Zentrum der Detektivgeschichten. Die Welt des Serienkillers ist die Risikogesellschaft. Das Böse ist motivlos geworden. Um umzukommen, bedarf es keiner bösen Absicht, nur eines Zufalls. In den konkreten Opfern realisiert sich nur das motivlose Risiko. Dass der Täter gefasst wird, gehört nicht mehr unbedingt zu einer kompletten Geschichte („Schweigen der Lämmer"). Ein traditionelles Happyend erschiene verfehlt. Wo die Geschichte nicht mit einer heilen Welt anfängt, kann am Ende auch keine wiederhergestellt werden. Es wird nicht alles wieder gut.

Gesellschaft des Spektakels. Die Hoffnung der Moderne auf eine Einheit von Rationalität und Moralität ist an der Realität des 20. Jahrhunderts gescheitert. Der Serienkiller repräsentiert die verselbständigte Rationalität des nur mit sich und seinen Fantasien befassten Individuums. In der Gesellschaft des Spektakels, das die Bilder über die Realität stellt und die ästhetischen Kriterien der Vermarktung über die moralischen des Inhalts, hat er zudem bessere Chancen auf soziale Unterstützung in seiner heroischen Identität als Serienkiller, als wenn er in die Rolle eines moralischen Helden alter Art investierte.

3.4
Profiling als Mythode

> *Das Leben ist offenbar sehr viel komplizierter, als unser Verstand mit seiner Ausstattung und ganz sicher mit seinem gegenwärtigen Informationsstand zu begreifen vermag.*
>
> (J. Craig Venter 2001, S. 51)

So wie sich die soziale Bedeutung des Serienkillers erst aus der Gegenüberstellung ergibt, so gewinnt auch der Mythos des Profilers seine Konturen erst im Vergleich zum herkömmlichen Fahnder, also v. a. zum Medienbild des Detektivs im 19. und 20. Jahrhundert.

Die Arbeit des Detektivs wird noch betrieben. Aber Schwerpunkt und Methoden haben sich verändert. Nicht die Motivsuche in sozialen Beziehungen des Opfers steht am Anfang, sondern die Abstraktion. Heute werden statistische Zeitreihen auf Unebenheiten und Ausreißer untersucht. Hinter ihnen kann sich ein Serienkiller verbergen. Bei der Tatortanalyse bedarf es einer anderen als der modernen Wahrnehmung. Die Suche nach den „üblichen Verdächtigen" geht ganz anders vor sich. Eine neue Ebene wird relevant. Man beginnt mit der gesamten Bevölkerung. Zunächst einmal sind alle verdächtig. Der Verdacht wird dann genetisch widerlegt („genetischer Fingerabdruck"). Wer übrig bleibt, ist der Täter. Die Frage, wer wohl ein Motiv gehabt haben könnte, steht nicht mehr am Anfang, sondern ganz am Ende der Ermittlung: „Den Täter haben wir schon; das Motiv werden wir auch noch finden".

Woher stammen aber diese Vorannahmen, von denen die neue Fahndung gesteuert wird? Hier treffen wir auf eine methodische Besonderheit. Denn einerseits werden mitten im Computer-Zeitalter längst veraltet und geradezu skurril erscheinende Methoden vom Stile eines *Sherlock Holmes* reaktiviert – und andererseits werden die Computer ja auch gebraucht. Hier haben wir es mit einer Schnittstelle zu tun, die man – je nach Gesichtspunkt – als Kreuzung von Mythos und Rationalität, als Synthese oder Kollision von zwei Rationalitätsverständnissen ansehen kann. Werfen wir also einen Blick darauf.

Seit der Aufklärung (oder länger) besteht die Aufgabe der Vernunft in der Bekämpfung und Zerstörung von Mythen. Irrationaler Mythos und wissenschaftliche Methode gelten als antagonistische Gegensätze. Die neuen Methoden der Tatortanalyse und des Profilings scheinen sich gegenwärtig aber allem Anschein nach allmählich durchzusetzen, obwohl sie diesem alten Denkschema nicht in jeder Hinsicht folgen. Diesem Umstand ist bisher zu wenig Aufmerksamkeit gewidmet worden. Schon die „objektive Hermeneutik" hatte sich an die Ränder des methodologischen Mainstreams begeben, als sie mitten im Prozess der polizeilichen Computerisierung eine Lanze für die eher als etwas obskur gehandelte Methode der logischen Abduktion und dann auch noch für die Entwicklung kombinatorischer Fähigkeiten der Fahnder vom Stile eines Sherlock Holmes brach. Nach herkömmlichen Standards hatte sie damit die Arena rationaler Wissenschaft verlassen und die Züge einer Kunstlehre angenommen, die jedenfalls das entscheidende Kriterium der Wissenschaft – die prinzipielle Falsifizierbarkeit ihrer Aussagen – nicht mehr erfüllte.

Derselben Kritik sah sich bekanntlich – und wohl mit einem gewissen Recht – auch die literarische Kunstfigur des Sherlock Holmes ausgesetzt, jene, wie der gestrenge Christopher Isherwood (1969: 106) notierte, „… klassische Karikatur des Amateurdetektivs, in dessen Person die ganze Kunst der Detektivarbeit lächerlich gemacht wird. " Während Sherlock Holmes' Schöpfer (Sir Arthur Conan Doyle) seine Figur immer wieder behaupten ließ, ihre Vorgehensweise sei absolut logisch, absolut induktiv oder absolut deduktiv, dürfen wir durchaus jenen Stimmen Recht geben, die sie als in Wirklichkeit intuitiv und unlogisch oder gar als eine Art intellektueller Falschmünzerei verurteilten.[3] Wer nun Sherlock Holmes (oder das Profiling) gegen solcherlei kritische Stimmen verteidigt, indem er nachzuweisen sucht, dass er (oder es) keinen Millimeter von den Kriterien wissenschaftlicher Rationalität im traditionellen Sinne abweiche, verfolgt zweifellos eine lobenswerte Absicht. Es könnte aber sein, dass ein solches Unterfangen den springenden Punkt verfehlt. Dann nämlich, wenn das Erfolgsgeheimnis des Profilings und der Tatortanalyse gerade nicht in der Übereinstimmung mit, sondern in der Abweichung von herkömmlichen Standards liegt.

In dem Fall würde sich der Erfolg der Methode nicht trotz, sondern wegen ihrer Abweichungen von herkömmlichen Kriterien der Rationalität einstellen, und ihre allmähliche Durchsetzung erfolgte auch nicht trotz, sondern gerade aufgrund dieser Abweichungen. Wenn aber eine vom „mainstream" abweichende Methode bessere Ergebnisse erzielt als eine traditionelle, dann wäre eine solche Konstellation geeignet, die herrschende Vorstellung von der Überlegenheit des modernen Verständnisses von Rationalität über alle anderen Formen der Erkenntnisgewinnung von Grund auf in Frage zu stellen.

Der Vorwurf, den man den Vertretern dieser neuen Methoden machen könnte, wäre dann weniger einer der Falschmünzerei. Er müsste vielmehr lauten, dass sie eine wahrhaftige Revolution durch die Vortäuschung von Konformität vertuscht hätten.

Es sind nicht wenige Indizien, die für die Annahme sprechen, dass es sich weniger um eine neue Methode als vielmehr um eine transgressive Kombinatorik aus Mythos und Methode handelt, für die man durchaus das von Michael Shepherd (1986, S. 55) im Zusammenhang mit der Psychoanalyse geprägte Wort von der *Mythode* benutzen könnte. Wie die Psychoanalyse, so

---

[3] „Es ist nur dann Deduktion, wenn man den Leser dazu bringt, dies zu glauben, indem er sein kritisches Denkvermögen beiseite schiebt" (R. Pearsall 1977, Conan Doyle – A Biographical Solution. Weidenfeld & Nicolson, London, zitiert nach Shepherd 1986, S. 56).

bedient sich auch die neue Fahndung gerne der Denkweise der *retrospektiven Prophezeiung* – eines Vorgehens, das auch als *Zadigs Methode* bekannt ist.[4] Diese Methode ist überall dort von Nutzen, wo auf imaginative Weise Ereignisse zu rekonstruieren sind, die unwiederbringlich vorüber sind. Man rekonstruiert in solchen Fällen die unbeobachtbaren und unwiederholbaren Abläufe aus ihren Folgen.

Die objektive Hermeneutik leugnet nicht ihre Wertschätzung des abduktiven Schließens – einer anderen Mythode, deren wahre Bedeutung man unterschlagen würde, wenn man behauptete, dass sie eine bloße Fortschreibung moderner Rationalität darstelle – handelt es sich doch eher um das Produkt eines listigen Rückgriffs auf mythopoetische Seitenzweige der Philosophie und damit ebenfalls um ein Werkzeug aus dem Arsenal der *Mythodenlehre*.[5] Wenn es aber bei

---

[4] Zadig – so heißt der Held einer Voltaireschen Fabel, der es (Winnetou und anderen späteren Helden eines Karl May nicht unähnlich) vermochte, aus Hufeisenabdrücken, herabgefallenen Blättern und zerkratzten Steinen eine detaillierte Beschreibung eines Pferdes und seines Zaumzeugs („es muss aus dreiundzwanzigkarätigem Gold sein") zu geben, das er nie gesehen hatte. Voltaire selbst hatte die Geschichte aus einer Erzählsammlung des 16. Jahrhunderts (die u. a. auch Horace Walpole zur Erfindung des Ausdrucks *serendipity* veranlasst hatte), und seine Geschichte wiederum veranlasste auf Umwegen eine detaillierte Auseinandersetzung T. H. Huxleys mit der Methode der „retrospektiven Prophezeiung" (vgl. Shepherd 1986, S. 25 ff).

[5] Konventionelle Logik erkennt nur die Existenz(berechtigung) von Deduktion und Induktion an (Carnap). Relative Außenseiter, die erst in der Postmoderne zu hohem Ansehen gelangten, wie etwa der amerikanische Philosoph und Logiker im 19. Jahrhundert, Charles S. Peirce, revoltierten hingegen mit einigem Erfolg gegen die reflexionshemmenden Grenzen der herrschenden Lehre. Zunächst verteidigte Peirce gegen die Deduktion, welche die Wirkung aus der Ursache, das Prädikat aus dem Subjekt, den Teil aus dem Ganzen erschließt, die (von ihm zunächst als Hypothese bezeichnete) *Abduktion* als das „reasoning from consequent to antecedent" (welche ansonsten allerdings auch schon bekannt war, aber als Form des induktiven Schließens angesehen galt; Peirce lehnte die Ansicht mit der Begründung ab, dass die Induktion, funktional gesehen, der Klassifizierung diene, die Hypothese/Abduktion hingegen der Erklärung). In seinem späteren Werk spricht Peirce statt von Hypothese zunächst von Retroduktion (als Übersetzung der aristotelischen Apagoge), um sodann jede Wissenschaft durch die Anwendung eines methodischen Dreischritts zu definieren, deren erster in der Abduktion als dem einzig wirklich schöpferischen Akt bestehe: „Deduction proves that something *must* be; Induction shows that something *actually* is operative; Abduction merely suggests that something *may be*. " Weder lassen sich Peirce's frühes und spätes Verständnis der Abduktion ohne weiteres vereinbaren, noch besteht in der Peirce-Rezeption Einigkeit über den Status und die Bedeutung einzelner Kategorien und Veränderungen innerhalb der frühen und späten Phase. Häufig wurde vorgeschlagen, das frühe und das späte Verständnis als zwei Formen eines konjekturalen Verfahrens zu verstehen, wie es von Historikern und Ärzten angewandt wird (man versucht, sowohl Gesetzmäßigkeiten als auch einzelne Ursachen von bestimmten Ereignissen zu bestimmen). Vielleicht ist es aber am wichtigsten in unserem Zusammenhang, dass es bei diesem Verfahren nicht um logischen Zwang geht, sondern um die Erfindung und Abschichtung verschiedener Grade von Plausibilitäten. So lässt sich denn das späte Abduktionsverständnis etwa so darstellen: (1) Eine überraschende Tatsache wird wahrgenommen. (2) Wenn allerdings X wahr wäre, dann wäre die Tatsache nicht mehr überraschend, sondern normalerweise zu erwarten. (3) Wenn X die ökonomischste der uns einfallenden Annahmen zur Erklärung der Tatsache ist (also am wenigsten komplexe Vorannahmen macht), dann (4) ist es plausibler, dass X stimmt, als dass eine der anderen Möglichkeiten stimmt (vgl. zu allem Schulz 1994).

der hier generierten Art des Wissens um etwas geht, das sich nicht in Theorie- und Praxiswissen erschöpft, sondern eher das meint, was wir bezeichnen wollen, wenn wir sagen, dass wir einen guten Freund „kennen" (was immer einen gehörigen Schuss begründeter Vorstellungskraft impliziert), dann könnte es sich auch in den neuen Fahndungsmethoden um ein durchaus nützliches Wissen handeln, das gleichwohl nicht in das Prokrustesbett der Kriterien moderner Wissenschaftslehre zu zwängen ist.

Die Postmoderne entfaltet einen erneuerten und erweiterten Begriff der Vernunft überall dort, wo die Grenzen des modernen Vernunftbegriffs den Test der Infragestellung ihrer Fundamente und Resultate durch die „zweite Moderne", die ihre Reflexivität auch auf ihre eigenen Grundlagen anwendet, nicht aushalten. Paradoxerweise trifft sie auf dem Neuland, das sie dann zu betreten glaubt, immer wieder auf die Spuren von Menschen, die schon vor ihr da gewesen waren. Häufig stammen diese Spuren von einem italienischen Philosophen namens Giambatista Vico (1668–1744) – und so auch hier. Ihn hätte die Behauptung, dass sich Erkenntnis in bestimmten Bereichen auch und gerade mittels einer *Mythode* erzielen ließe, nicht in Erstaunen versetzt (vgl. Berlin 1982). Allenfalls hätte er darauf hingewiesen, wie wichtig deren kundiger Gebrauch sei, und wie unverzichtbar dafür wiederum eine ganze Reihe von Qualifikationen wären, unter denen eine aber besonders herausrage. Für diese Qualifikation hatte Vico eine schlichte Bezeichnung: *fantasia*.

Auch wenn im Hollywood-Mythos des *Profilings* ein Kern Wahrheit stecken sollte – über die genaue Beschaffenheit und Bedeutung informiert er uns ebenso wenig wie die treuherzige Versicherung auf der anderen Seite, hier ginge alles nach den Lehrbuchregeln der Moderne zu.

! Was sich in der Mythode des Profilings zeigt, ist etwas ganz anderes. Es ist der plötzliche Aufschwung einst abschätzig betrachteter Randideen modernen Denkens.

Auch die vom Biologen Paul Kammerer nach dem Ersten Weltkrieg vorgeschlagenen Methoden der Erkenntnisgewinnung über „Das Gesetz der Serie" (1919) dürften von einer solchen Renaissance bald profitieren. Kammerer hatte damals ohne Erfolg eine neue Kombinatorik von intentionaler Willensanspannung einerseits und der Nutzung des Zufalls andererseits vorgeschlagen, bei der die Mehrheit der Methodologen wohl auch heute noch wie im Reflex die Hände über dem Kopf zusammenschlagen würde. Das Problem mag aber letztlich weniger bei Kammerer als bei der Enge des heutigen Methodenverständnisses zu verorten sein. Für Kammerer bildete das Phänomen der Serialität eine unschätzbare Hilfe für die Transformation scheinbar nur störender Zufälle in wichtige Instrumente der Erkenntnis. Ähnlich wie zwanzig Jahre zuvor die „Traumdeutung" Sigmund Freuds, stieß auch „Das Gesetz der Serie" in unbekanntes Gelände vor. Anstatt die Realität vorschnell formen zu wollen, so in etwa der Gedanke des Autors, solle man zunächst einmal sehr gründlich von der Zufälligkeit der Ereignisse Notiz nehmen und sie aufmerksam protokollieren. Man werde dann z.B. bemerken, dass sich ausgerechnet Entdeckungen – das „Erstmalige" in Reinkultur – in bestimmten Zeiten zu häufen pflegen, und dass das

Gesetz der Serie irgendwann auch zu einem anderen Phänomen führe, nämlich der „Wiederkehr der Gesamtsituation" bezeichnete. Anstatt nun das Ziel der Erkenntnis durch eine immer höhere Willensanspannung gleichsam herbeizuzwingen, schlug Kammerer (ähnlich wie Freud mit der Technik des freien Assoziierens) eine bewusste Lockerung der Willensanspannung vor. Serialität, so meinte er, könne dem aufmerksamen Beobachter gerade dann, wenn er möglichst passiv und entspannt bleibe, nahezu von selbst – vermittelt durch ein „passives Ordnungsstreben der Dinge" – vieles erhellen. Modernisten werden sich von dieser Vorstellung, die sie für reinsten Mystizismus halten müssen, entsetzt abwenden. Und dennoch: wie Vico und wie Freud ging es Kammerer darum, sich die Suche nach Erkenntnis nicht durch den *numerus clausus* erlaubter Erkenntnismethoden beschränken zu lassen. Und genau wie Vico und Freud sah er das größte unangetastete Reservoir der Erkenntnis im Bereich des Verstehens und der methodisch generierten Intuition. Diesem Ziel diente sein „nachträgliches Verfahren gedächtnismäßiger Ermittlung", bei dem die Reflexionsleistung wie in der Psychoanalyse (und eben nur scheinbar paradoxerweise) auf ein niedrigeres Niveau abgesenkt wurde, um eben dadurch die Assoziationsketten zu stärken und den Gedächtnisfundus kreativ werden zu lassen.

Damals war die Zeit für Kammerers Methode noch nicht reif, forderte er doch genau das, was die offizielle Wissenschaft nicht anders denn als Rückfall in den vorwissenschaftlichen Mythos verstehen konnte: die systematische Entwicklung der Fähigkeit zum intuitiven Verstehen auf der Grundlage umfassenden Wissens und zugleich verminderter Anspannung. Man kann das nennen, wie man will, Fantasie, Mythos oder Intuition. In den Grundlagen der Tatortanaslyse und des Profilings sowie in deren kundiger Anwendung steckt womöglich der Kern einer weit über die Kriminalistik hinausgehenden Neudefinition unserer Erkenntnisquellen. Vor allem hierfür steht das Wort *Mythode* …

Literatur

Berlin I (1986) Die Trennung der Natur- und Geisteswissenschaften. In: Berlin I (Hrsg) Wider das Geläufige. Aufsätze zur Ideengeschichte. Europ Verlagsanstalt, Frankfurt/M

Bolz N (1995) Der Megatrend zum Bösen. In: Becker U (Hrsg) TopTrends: Die wichtigsten Trends für die nächsten Jahre. Metropolitan, Düsseldorf

Cohen JJ (1996) Monster culture (Seven theses) In: Cohen JJ (ed) Monster theory: reading culture. University of Minnesota, Minneapolis, pp 3–25

Duclos D (1997) Pourquoi tant de 'tueurs en série' aux Etats-Unis? In: Le Monde diplomatique. Hors-Série. Manière de voire. Culture, Idéologie et Société

Foucault M (1976) Überwachen und Strafen. Die Geburt des Gefängnisses. Suhrkamp, Frankfurt/M

Foucault M (1988) The dangerous individual. In: Kritzman L (ed) Michel Foucault: Politics, Philosophy, Culture; Interviews and other writings 1977–1984. Routledge, London

Grimal P (Hrsg) (1967) Mythen der Völker, 3 Bände. Fischer, Frankfurt/M

Hoffmann-Curtius K (2001) Frauenmord als künstlerisches Thema der Moderne In: Kemper et al. (Hrsg) Serienmord. Zur kriminologischen und kulturwissenschaftlichen Thematisierung eines ungeheuren Phänomens. Belleville, München (im Druck)

Horstmann U (1985) Das Untier. Konturen einer Philosophie der Menschenflucht. Suhrkamp, Frankfurt/M

Isherwood Ch (1969) 'The Speckled Band' by Arthur Conan Doyle. In: Isherwood Ch (ed) Exhumations. Penguin, Harmondsworth

Jenkins Ph (1994) Using murder. The social construction of serial homicide. De Gruyter, New York

Kammerer P (1919) Das Gesetz der Serie. Eine Lehre von den Wiederholungen im Lebens- und im Weltgeschehen. DVA, Stuttgart

Kemper W-R, Robertz F, Scheerer S, Thomas A (Hrsg) (2001) Serienmord. Zur kriminologischen und kulturwissenschaftlichen Thematisierung eines ungeheuren Phänomens. Belleville, München

Kramer B (2001) Serienmörder als autonome Einzige. In: Kemper W-R, Robertz F, Scheerer S, Thomas A (Hrsg) Serienmord. Zur kriminologischen und kulturwissenschaftlichen Thematisierung eines ungeheuren Phänomens. Belleville, München (im Druck)

Lessing Th (1925) Haarmann. Geschichte eines Werwolfs, 2. Aufl. dtv, München 1996 (Orig. 1925)

Liebl F (1998) Sterben und Sterben Lassen. Serienmord als Managementinstrument. gdi/impuls 1: 3–11

Müller J (2001) Le chien américain ist ein Falter. Seien Sie doch surrealistisch: „Das Schweigen der Lämmer" hat seine Bildquellen in den dreißiger Jahren. Frankfurter Allgemeine Zeitung, 7. März 2001, S 61

Pfäfflin F (1982) Zur Lust am Lustmord. Nervenarzt 53: 547–550

Regener S (2001) „Eine Bestie in Menschengestalt". Serienmörder zwischen Wissenschaft und populären Medien: Der Fall Bruno Lüdke. Kriminologisches Journal 33: 7–27

Schetsche M (2001) Der Widerspruch zwischen Wille und Trieb. In: Kemper W-R, Robertz F, Scheerer S, Thomas A (Hrsg) Serienmord. Zur kriminologischen und kulturwissenschaftlichen Thematisierung eines ungeheuren Phänomens. Belleville, München (im Druck)

Schulz L (1994) Verdacht und Abduktion. Ein Beitrag zur Definition eines strafprozessualen Grundbegriffs. In: Koch HJ, Neumann U (Hrsg) Praktische Vernunft und Rechtsanwendung. Franz Steiner, Stuttgart, S 193–204 (Archiv für Rechts- und Sozialphilosophie, Beiheft 53)

Shepherd M (1986) Sherlock Holmes und der Fall Sigmund Freud. Daedalus, Rheda-Wiedenbrück

Stratton J (1996) Serial killing and the transformation of the social. Theory, Culture & Society 13: 77–98

Theweleit K (1994) Sirenenschweigen, Polizistengesänge. Zu Jonathan Demmes „Das Schweigen der Lämmer" In: Fischer R, Sloterdijk P, Theweleit K (1994) Bilder der Gewalt. Mit einer Kontroverse zwischen Hans Günther Pflaum und Klaus Schreyer. Herausgegeben und eingeleitet von Andreas Rost. Landeshauptstadt München/Verlag der Autoren, Frankfurt/M, S 35–68

Venter JC (2001) Wir erleben eine Fusion zwischen Börse und Bio-Illusion. Frankfurter Allgemeine Zeitung, 21. Februar 2001, S 51

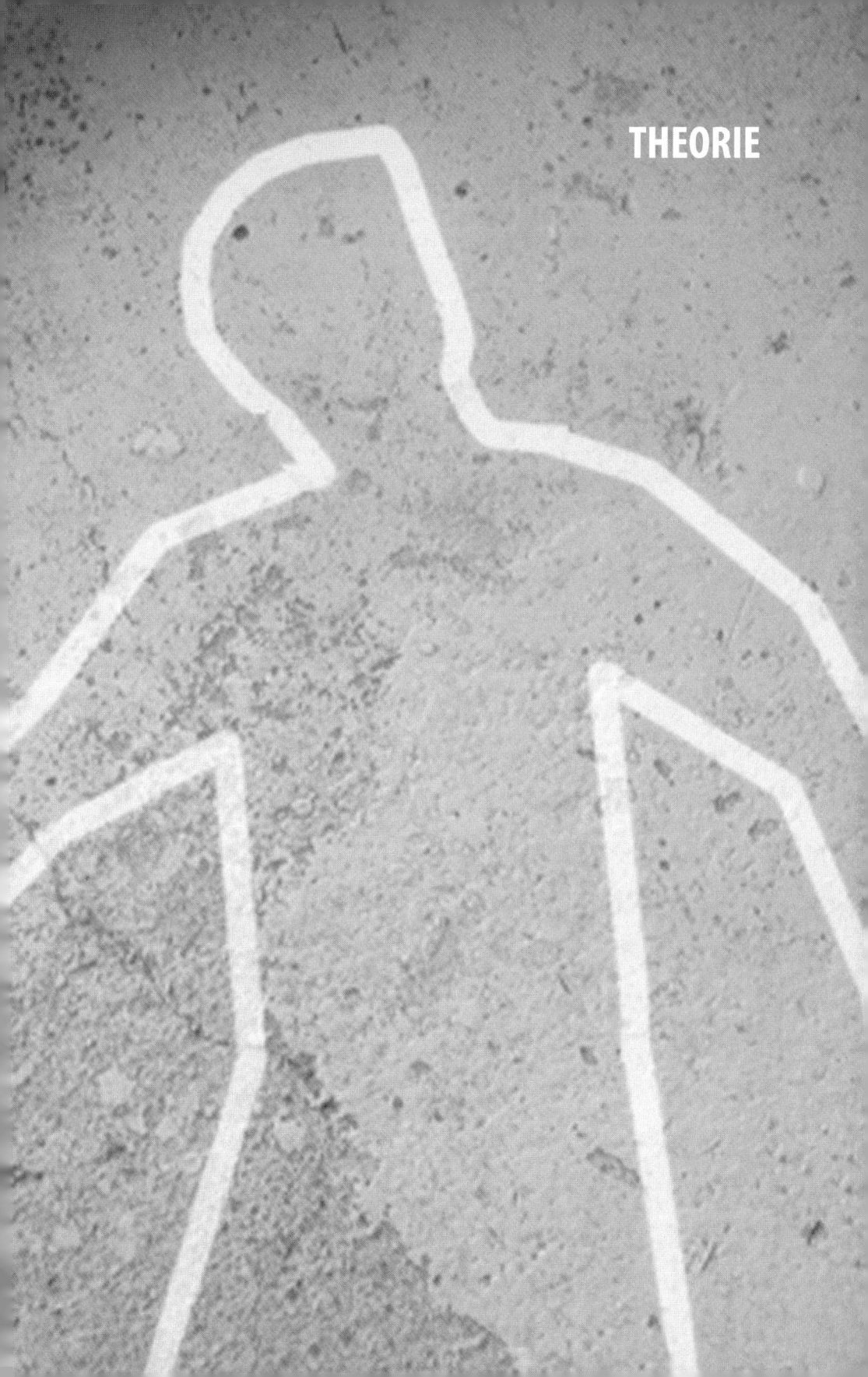

Theorien des Profilings

J. Hoffmann

> *Viele jener Erfindungen über Serienmörder, die anstelle von gesi-*
> *cherten Erkenntnissen kursieren, entspringen den vielzitierten,*
> *aber schlecht recherchierten Schriften der Verhaltenswissen-*
> *schaftlichen Arbeitseinheit des Federal Bureau of Investigation*
> *(FBI). Die Faszination, die Hollywood für das FBI hegt, weist den*
> *Betrachtungen der FBI-Ermittler eine Bedeutung zu, die in ei-*
> *nem krassen Missverhältnis zu ihrer Gültigkeit steht (…). In je-*
> *dem anderen Kontext wären die Ergebnisse derart schlecht*
> *durchgeführter Studien nicht veröffentlicht worden.*
> (David Canter, Psychologie-Professor
> und Profiling-Forscher in Liverpool, 2001, S. 7 ff.)

> *Ich schätze die akademische Annäherung an praktische Pro-*
> *bleme wirklich sehr. Es ist immer wieder das gleiche was wir se-*
> *hen bei Leuten, die keine Erfahrungen besitzen mit der Untersu-*
> *chung von Tatorten, Opfern, Kriminellen und so weiter bei der*
> *praktischen Ermittlungsarbeit (…). Auf dem Gebiet der Psycho-*
> *logie und Psychiatrie gibt es heiß geführte Debatten über die*
> *Richtigkeit der verschiedenen Techniken, die existieren. Es wer-*
> *den Argumente vorgetragen, die in der realen Welt ohne Ant-*
> *worten bleiben.*
> (Richard Ault, FBI-Profiler,
> zit. nach Poythress et al. 1993, S. 9)[1]

Von den frühen Versuchen Einzelner, aufgrund eigener praktischer Erfahrungen eine Art psychologisches Profil zu erstellen bis hin zu einer seriösen,
international anerkannten Fachdisziplin war ein Weg, der auf langen Strecken
nahezu unbemerkt von der Öffentlichkeit vonstatten ging. Erschwert von
Auseinandersetzungen verschiedener „Profiling-Schulen", einer übermächtigen Mythologisierung in den Medien und polizeitaktischer Geheimhaltung,
kristallisierte sich dennoch schon nach wenigen Jahren theoretischer Arbeit
und Forschungstätigkeit ein regelrechter Kanon an Wissen, Methoden und Modellen heraus, über den im folgenden Kapitel eine Übersicht gegeben werden
soll.

---

[1] Übersetzungen englischsprachiger Zitate in diesem Kapitel stammen vom Autor.

4.1
Eine kleine Forschungsgeschichte des Profilings

Die ersten Forschungsprojekte der *Behavioral Science Unit (BSU)* des *Federal Bureau of Investigation (FBI)* Ende der 70er-Jahre markierten einen entscheidenden Einschnitt, in dem sich das Profiling von individuellen Einschätzungen einzelner Experten hin zu einer eigenständigen Fachdisziplin zu wandeln begann. In Folge dieser Pionierleistung in den USA setzten Jahre später auch in Europa verstärkt Bemühungen ein, kriminelles Verhalten zu studieren mit dem Ziel Erkenntnisse zu generieren, die potenziell zur Aufklärung von Straftaten beitragen können. Damit einher ging jedoch ein unangenehmes Begleitmoment in der Kommunikation zwischen verschiedenen Expertengruppen. Immer wieder behinderten stellenweise Differenzen über den grundsätzlichen Zugang zum Profiling oder der Fallanalyse, wie das Feld von der deutschen Polizei genannt wird, eine produktive Fachdiskussion.

4.1.1
Über Positionen und Schulen

Die möglichen Frontlinien, die quer durch die Community von Forschern und Praktikern verlaufen, sind vielfältig. Gegenüber stehen sich beispielsweise Befürworter einer sehr individuell ausgerichteten Fallanalyse und Anhänger statistischer Methoden, die beim Profiling alleine empirisch ermittelte Zusammenhänge gelten lassen möchten. Einige Statistiker werfen ihrer Gegenseite Unwissenschaftlichkeit und Subjektivismus vor, von dort wiederum wird Reduktionismus und Oberflächlichkeit bei einem rein empirischen Vorgehen bemängelt. Die unter dem Stichpunkt *induktives versus deduktives Profiling* geführte Debatte[2] bringt jedoch z. T. fachlich und methodisch durchaus anregende Argumente hervor. Belastet wird der Diskurs gelegentlich durch Vorfälle ausufernder Polemik. So stehen sich beispielsweise in Großbritannien der Psychologieprofessor David Canter, Vertreter einer streng am positivistischen Wissenschaftsideal orientierten Zugangsweise (Alison u. Canter 1999), und der Kriminalpsychologe Paul Britton, der für einen klinischen Ansatz steht (Britton 2000), unversöhnlich gegenüber. Ihr öffentlich ausgetragener Disput trug durch seinen lautstarken Stil sicherlich nicht dazu bei, die Täterprofilerstellung als seriöse Disziplin in der allgemeinen Wahrnehmung weiter zu etablieren. Auch in Deutschland gab es schon Auseinandersetzungen, die in die Massenmedien getragen wurden, wenngleich bei weitem nicht in einem vergleichbaren Ausmaß wie in England.

Ein weiteres Spannungsfeld zwischen unterschiedlichen Gruppen ist stärker strukturell bedingt. Immer wieder klagen – mal mehr, mal weniger laut – Polizeiexperten und an Universitäten beheimatete Forscher übereinander. Die einen konstatieren, dass im fernen Elfenbeinturm der Wissenschaft zwar ambitionierte Theorien geschmiedet würden, diese jedoch für die Anforderungen der

---

[2] Nähere Ausführungen zu dieser Diskussion gibt Musolff in Kap. 1, in diesem Band.

praktischen Ermittlungstätigkeit oftmals wenig Relevanz besäßen. Demgegenüber glaubt man an den Hochschulen bei der Polizei manchmal eine gewisse In-
differenz im methodischen und konzeptionellen Vorgehen beobachten zu können. Bei genauerem Hinsehen findet sich in den Argumentationslinien beider
Seiten meist ein gutes Stück Wahrheit. Gemeinsame Forschungsprojekte haben
allerdings immer wieder gezeigt, dass bei grundsätzlicher Bereitschaft von der
Position des anderen zu lernen, sich eine produktive Zusammenarbeit relativ
problemlos gestalten lässt und der vermeintliche Gegensatz zwischen Praktikern und Theoretikern zumindest teilweise überwunden werden kann.

Ein zusätzliches Hindernis für eine fruchtbare Fachdiskussion stellen gele-
gentliche Versuche dar, die alleinige Deutungshoheit im Bereich des Profilings
erringen zu wollen. Ein Grund hierfür besteht sicherlich darin, dass die Arbeit
auf diesem Gebiet manchmal auch von fachfremden Faktoren wie etwa dem Gewinn an Sozialprestige, dem Zuwachs von Macht und Einfluss oder handfesten
materiellen Interessen geprägt ist. Deshalb entstehen bisweilen Motivgemenge,
die als vorrangiges Ziel nicht mehr nur die wissenschaftliche Auseinandersetzung und Weiterentwicklung anstreben. Ein weiterer Aspekt in der Frage, wer
oder was die entscheidende Instanz für die Beurteilung des „state of the art" des
Profilings bildet, ist eher polizeitaktischer Natur. Das berechtigte Interesse der
Polizei, sich beim Austausch fachlicher Informationen stellenweise zurückhal-
tend zu zeigen und eine damit einhergehende Tendenz zur Abschottung, sollten
nicht dazu führen einer offenen Diskussion grundsätzlich auszuweichen. Aufgrund der Aufgabenstellung fallen viele der fallanalytischen Tätigkeiten (wenngleich auch nicht alle) innerhalb von Polizeibehörden an, dennoch ist das Feld
seinem Wesen nach interdisziplinär strukturiert und seit den frühen Tagen haben neben der Kriminalistik Fächer wie Medizin, Psychiatrie oder Psychologie
Wesentliches zu den Konzepten des Profilings beigetragen.

4.1.2
Mythos und Theorie

Spätestens seit dem Erfolg des Filmes bzw. Romans „Das Schweigen der Lämmer" muss sich das „wirkliche" Profiling in öffentlichen Darstellungen immer
wieder in Distanz und damit in Bezug zu fiktionalen Erzählungen definieren.
Dies hat – zumindest unter kulturwissenschaftlichen Aspekten – zu interessanten Phänomenen der Spiegelung zwischen Fiktion und Realität geführt. So erschien beispielsweise ein populär-wissenschaftlicher, anekdotischer Report einer empirischen Studie über deutsche Serienmörder unter dem Titel „Das Hannibal-Syndrom" (Harbort 2001). Überdenkt man diesen Namen genauer, wird
plötzlich deutlich, dass hier ein verschlungener Pfad von wirklichen Personen
hin zu einer literarischen Figur und wieder zurück in die Realität führt. Denn
der Serienmörder Hannibal Lecter als Protagonist in „Das Schweigen der Lämmer" war teilweise aus biografischen Versatzstücken tatsächlich existenter Täter
konstruiert worden. Nun wurde dieser fiktive Charakter in Kombination mit einem Fachbegriff aus der Medizin gebracht („Syndrom"), um das Verhalten
wirklicher Mörder als pathologisches Muster zu beschreiben. Auch in einem anderen Fall wurde der äußerst populäre Serienkiller aus dem Roman von Thomas

Harris als dramatisierendes Element für die Darstellung realer Ereignisse verwendet. Das stark autobiografisch eingefärbte Buch des US-amerikanischen Profiling-Veteranen Robert K. Ressler[3] erschien schon im Original mit „Whoever Fights Monsters" unter einem recht plakativen Titel, in der deutschen Übersetzung wurde das Werk noch mit dem Namen „Ich jagte Hannibal Lecter" (Ressler u. Shachtman 1997) versehen. Bei derartigen Verwebungen von Mythos und Theorie, die in dem Bereich des Profilings öfter anzutreffen sind, ist es essenziell bei der konzeptionellen Arbeit sehr konzentriert und präzise vorzugehen, damit sich nicht unbemerkt Stereotypen und Fehlannahmen einschleichen. Auch im Selbstverständnis hat es für Profiler größte Bedeutung, über realistische Konzepte über die Psyche von Gewalttätern zu verfügen. Verstehen sich die Ermittler als Gegenspieler geradezu dämonischer Serienkiller, so kann dies zu interpretatorischen Verzerrungen bei der Analyse des Tatgeschehens führen. Die Spezialeinheit der Operativen Fallanalyse (OFA) im Bundeskriminalamt ist sich des Problems sehr wohl bewusst und versucht sowohl in der Ausbildung als auch in der öffentlichen Außenwirkung den Nimbus des omnipräsenten Serienmörders zu entkräften.[4] (Dern 2000).

Auch hinter der Annahme der Unfehlbarkeit bestimmter Gruppen von Profiling-Experten verbirgt sich eine Mythologisierung. Beflügelt durch die Pionierleistungen des FBI sowie durch die offensive öffentliche Darstellung einiger prominenter Profiler aus dieser Gedankenschule, hat sich an manchen Orten eine Einstellung entwickelt, die sachliche Kritik an FBI-Modellen fast schon als eine Art Sakrileg betrachtet. Dies führt im Extremfall zu einer Immunisierung gegenüber Neuerungen oder Veränderungsvorschlägen, eine Einstellung, die den normalen theoretischen Fortschritt einer Disziplin hemmen kann. Wie weiter unten näher erläutert wird, haben mehrere Studien gezeigt, dass einige Konzepte des FBI der Modifikation bedürfen, da sie in ihrer ursprünglichen Form nicht haltbar sind.

Aber auch explizit wissenschaftliche Positionen können von Mythen beeinflusst sein. So propagiert beispielsweise die britische Forschungsgruppe um Professor Canter eine streng empirische Form der Täterprofilerstellung. Diese Herangehensweise an sich ist unproblematisch, schwierig ist der Absolutheitsanspruch, der gelegentlich für die eigene Methodik in Anspruch genommen wird und mitunter in einer prinzipiellen Nichtakzeptanz anderer Ansätze mündet. Aus wissenschaftstheoretischer Perspektive ist durchaus nicht einsichtig, weshalb ein positivistisch ausgerichteter Zugang im Kontext der Täterprofilerstellung alleine legitimiert sein soll, Realität angemessen zu erschließen und abzubilden.

---

[3] Der FBI-Experte Ressler nahm sogar für sich in Anspruch, den Begriff des Serienmörders erfunden zu haben. Allerdings trat der Ausdruck schon mindestens ein halbes Jahrhundert zuvor auf, beispielsweise bei der Fahndung nach dem „Phantom von Düsseldorf" Peter Kürten (Landeskriminalpolizeiamt Berlin 1930).

[4] Dies soll aber nicht bedeuten, dass der Serienmord kein relevantes und bedrohliches Phänomen darstellt, dessen empirische Erforschung aus kriminologischer und kriminalistischer Sicht wertvoll ist.

4.1.3
Wie viel Öffentlichkeit vertragen die Theorien des Profilings?

Immer wieder wird die Frage gestellt, inwiefern es sinnvoll ist oder vielleicht sogar gefährlich sein mag, die Methoden und Erkenntnisse des Profilings Personen außerhalb der Ermittlungsbehörden zugänglich zu machen. Für eine Strategie der Publikation spricht, dass eine gewisse Fachöffentlichkeit die Diskussion und damit auch die Weiterentwicklung solcher Ansätze begünstigt. Auch gibt es einen demokratischen Konsens, eine weitest mögliche Transparenz bei behördlichen Ermittlungstätigkeiten anzustreben und polizeiliches „Geheimwissen" auf das unbedingt Notwendige zu minimieren.

Demgegenüber steht die Befürchtung, Straftätern Wissen über Ermittlungsstrategien zur Verfügung zu stellen, welches ihnen hilft, ihre Identifizierung effektiver zu vermeiden. Dass diese Sorge nicht unbegründet ist, zeigt nicht nur der Blick in die USA, in der sich ein Serienmörder wie Ted Bundy in der Todeszelle geradezu als Spezialist für die Forschungsergebnisse der „Behavioural Science Unit" des FBI entpuppte. Auch in Deutschland gab es Beispiele für einen solchen Wissensdurst von Straftätern: Nach der Festnahme des Sexualmörders Rolf Diesterweg im Januar 1997 fand sich in dessen Besitz neben allerlei forensischer Fachliteratur mit dem Buch „Die Seele des Mörders" auch ein Erfahrungsbericht des ehemaligen FBI-Profilers John Douglas (Douglas u. Olshaker 1996).

Inzwischen besteht weitgehend Konsens darüber, dass es auf dem Gebiet der Sexualdelikte vertretbar ist, zumindest in Teilbereichen Einblicke in die Methodik des Profilings zu gewähren. Denn als einer der Hauptpunkte wird hier Täterverhalten analysiert, welches die eigentliche Motivation für den Überfall ausmacht (die so genannte „Handschrift" des Täters), z. B. der Wunsch nach einem bedingungslosen Machterleben. Zudem sind aber auch die Reaktionen des Täters auf situative Einflüsse für fallanalytische Interpretationen aufschlussreich, wie etwa sein Umgang mit einer Gegenwehr des Opfers. Beides sind Handlungskomplexe, die vom Täter nur sehr eingeschränkt zu kontrollieren sind und es somit für ihn schwierig sein dürfte sein Verhalten entsprechend zu manipulieren, um die Polizei zu täuschen.

Anders liegt die Sache bei Delikten wie Entführungen und Erpressungen. Die Fallanalytiker des Bundeskriminalamtes (BKA) haben in dem Bereich spezielle Maßstäbe entwickelt, um sozusagen die Güte eines Tatversuchs einzuschätzen und damit Rückschlüsse beispielsweise auf das Persönlichkeitsprofil und die Ressourcen des unbekannten Straftäters zu ziehen. In diesem Rahmen wurde auch der Ablauf einer aus Tätersicht idealen Entführung bzw. Erpressung konstruiert. Eine Veröffentlichung verbietet sich hier von selbst, da sie fast schon eine Anleitung für das perfekte Verbrechen darstellen würde.

4.2
Studien des Verbrechens

In der Anfangsphase einer systematischen Entwicklung von Profiling-Methoden stehen häufig empirische Studien, etwa um aus reinem Erfahrungswissen gewonnene vorläufige Vorstellungen und Vorgehensweisen zu überprüfen und weiterzuentwickeln oder aber um einen Bereich, in dem man fallanalytisch tätig werden möchte, überhaupt erst zu erschließen. Grundsätzlich lassen sich auf das Profiling ausgerichtete Untersuchungen in zwei große Aufgabenkomplexe unterteilen (Vick 1998). Dies beinhaltet erstens künstliches Erfahrungswissen in einem bestimmten Deliktsfeld zu produzieren und zweitens, darauf aufbauend, das Wissen in die Praxis zu überführen. Drei klassische Studien aus der Forschungsgeschichte der Fallanalyse, durchgeführt vom FBI und vom BKA, sollen nun näher vorgestellt werden.

4.2.1
Die FBI-Studie über Sexual- und Serienmörder

Inzwischen bereits Legende ist das *„Criminal Personality Research Project"* des FBI (Ressler et al. 1988). In den Jahren von 1979 bis 1983 untersuchte die „Behavioral Science Unit" (BSU*)* der amerikanischen Bundespolizei das Verhalten sowie die Persönlichkeit und Biografie von 36 Sexualmördern, 29 von ihnen waren Mehrfach- und Serienmörder. Mit den Tätern wurden, einem eigens entwickelten Fragebogen folgend, halbstrukturierte Interviews durchgeführt. Als weitere Datenquellen zogen die FBI-Forscher Polizei- und Gerichtsakten, psychiatrische und psychologische Gutachten und Ähnliches heran. Insgesamt erfassten sie die Daten von 118 Opfern. In der Studie wurden per Definition ausschließlich Morde berücksichtigt „… die durch Indizien oder Beobachtungen anzeigten, dass sie sexueller Natur waren. Dazu zählten: fehlende Bekleidung des Opfers, Entblößung von Geschlechtsteilen des Opfers, Positionierung des Opfers in sexuellen Körperhaltungen, Einführung von Gegenständen in Körperöffnungen des Opfers, Indizien für Geschlechtsverkehr (oral, anal, vaginal) und Indizien für sexuelle Ersatzhandlungen, Interessen oder sadistische Fantasien." (Ressler et al. 1988, S. XIII).

Ziel des Projektes war es, empirisch herauszuarbeiten, welche Zusammenhänge bestehen zwischen dem Täterverhalten, wie es sich in den Spuren am Tatort niederschlägt, und den individuellen Charakteristika der Mörder. Damit sollten Merkmalskategorien entwickelt werden, die es ermöglichen, aus der spezifischen Situation am Ort des Verbrechens einen psychologischen Verhaltensabdruck des Täters herauszulesen, um ein Profil für die Fahndung zu erstellen (Ressler u. Burgess 1985). Eine der grundlegenden Ideen, Interviews mit Mördern zur hauptsächlichen Basis der Studie zu machen, war die Annahme, dass die Täter die eigentlichen Experten sind, die es zu befragen gilt, um den Verlauf derartiger Taten verstehend nachvollziehen zu können.

Bereits vor Beginn der offiziellen Studie hatten FBI-Agenten deshalb Gewaltverbrecher in Gefängnissen aufgesucht, um mit ihnen über ihre Überfälle zu sprechen. Aus diesen informellen, unsystematischen Interviews heraus entwickelten die Ermittler für Profiling-Zwecke eine Unterscheidung zwischen „*organized*" und „*disorganized*" Mördern. Der „organized" oder planende Täter wird demnach eher als ein soziopathischer Persönlichkeitstypus beschrieben. Er soll über soziale Kompetenz verfügen, häufig berufstätig und beziehungserfahren sein und seine Tat gut vorbereiten. Der „disorganized" oder nicht planende Täter gilt als geistig einfach strukturiert oder verwirrt, gelegentlich auch als schizophren. Er soll zurückgezogen und alleine bzw. bei seinen Eltern räumlich nahe am Tatort leben und seine Taten eher impulsiv begehen.

Bei dem „Criminal Personality Research Project" ging es auch darum, die angenommenen Unterschiede in den Verhaltens- und Persönlichkeitsmerkmalen (s. Tabelle 4.1 und 4.2) der beiden Tätertypen in Zahlen zu bestimmen. 24 der Mörder mit insgesamt 97 Opfern waren der „organized" Kategorie zugerechnet worden und 12 Täter mit 21 Opfern wurden in die „disorganized" Gruppe eingestuft. Anschließend wurden statistisch eine Vielzahl von Häufigkeiten mitein-

Tabelle 4.1. Tatortvariablen der Sexualmörder-Studie des FBI in Auszügen. (Nach Ressler et al. 1986)

Verhaltensweise	Auftretenshäufigkeit bei „organized" Tätern	Auftretenshäufigkeit bei „disorganized" Tätern
Planung der Tat	86%	44%
Verwendung von Fesseln o. Ä.	49%	10%
Sexuelle Handlungen am lebenden Opfer	64%	24%
Opfer soll Angst zeigen	39%	6%
Alkoholgebrauch vor/bei Tat	56%	19%
Sadistische Handlungen	32%	43%
Waffe am Tatort zurückgelassen	18%	57%
Positionierung von Leiche	22%	55%
Sexuelle Handlungen am Leichnam	34%	74%
Postmortale Verstümmelungen	27%	76%

Tabelle 4.2. Persönlichkeitsvariablen der Sexualmörder-Studie des FBI in Auszügen. (Nach Ressler et al. 1986)

Persönliche Charakteristika	Auftretenshäufigkeit bei „organized" Tätern	Auftretenshäufigkeit bei „disorganized" Tätern
Qualifizierter Beruf	50%	0%
Wohnortwechsel nach Tat	11%	0%
Arbeitsplatzwechsel nach Tat	8%	0%
Verfolgen Ermittlungen in Medien	51%	24%
Auftreten von Sexualstörungen	51%	24%
Opfer ist Täter bekannt	14%	47%

ander verglichen und Korrelationsrechnungen durchgeführt. Die Ergebnisse belegten der Interpretation der FBI-Forscher zufolge empirisch die Validität des Konstruktes des planenden und des nicht planenden Täters. Es zeigten sich zwar deutliche Unterschiede bezüglich der Tatortfaktoren und der Persönlichkeitscharakteristika zwischen den beiden Gruppen, allerdings war die Trennschärfe der einzelnen Variablen nicht immer sehr stark ausgeprägt, so dass statistische Ableitungen für den Einzelfall in der Ermittlungspraxis methodisch nicht unbedenklich sind. Weitere fundamentale Schwierigkeiten, die bei der Differenzierung in „organized" und „disorganized" Mörder entstehen, werden unten in einem gesonderten Abschnitt über die Bedeutung von Typologien für die Erstellung von Täterprofilen ausführlich behandelt.

Als ein weiteres Ergebnis ihrer Untersuchung erstellten die FBI-Agenten ein Phasenmodell des Ablaufs von Sexualmorden.[5] Hier wurden die pragmatisch anfallenden Entscheidungen bei einem Tötungsdelikt, beispielsweise bei der Frage, ob und wie die Leiche beseitigt werden soll, in eine prototypische Handlungsstruktur gefasst. Damit sollte ein Bezugsrahmen entstehen, welcher eine Einordnung der individuellen Täterentscheidungen erlaubt und somit Rückschlüsse auf die Persönlichkeit des Mörders erleichtert.

Ein grundlegendes Problem bei den aus der FBI-Studie gezogenen Schlüssen für das Profiling ist die hoch selektive Stichprobe, auf der die Auswertungen beruhen. Ein Großteil der untersuchten Population besteht aus Serienmördern. Da aber die meisten Fallanalysen und Täterprofile schon alleine aufgrund der Auftretenshäufigkeit nicht bei Verbrechen durchgeführt werden, die von dieser recht seltenen Täter-Gruppe verübt werden, stellt sich dringlich die Frage nach der Übertragbarkeit der Erkenntnisse.[6] Den Erfahrungen vieler fallanalytischer Praktiker nach, wird in Folge der FBI-Studie bei Mordfällen die Relevanz der Handlungsbeeinflussung durch pathologische Fantasiebildung stark überschätzt.

Plausibel ist, wie es die FBI-Konzeptionen vermuten lassen, dass bei den repetiven Tathandlungen von Serienmördern kognitiv zuvor durchgespielte Fantasien in einer Art Drehbuch stark verhaltensstrukturierend wirken. Bei „normalen" Morden, die ja die Mehrzahl der Fälle bilden, mit denen es Profiler üblicherweise zu tun haben, spielen dagegen stärker situative Einflüsse eine Rolle, etwa dass die Tötung des Opfers nicht aus einer pathologischen Neigung heraus geschieht, sondern beispielsweise als Verdeckungsmord um eine Identifizierung des Täters zu verhindern. Nichtsdestotrotz ist die Bedeutung des „Criminal Personality Research Project" für das moderne Profiling nicht zu unterschätzen. Nicht nur weil sich die dort gewonnen Erkenntnisse zumindest in Teilen als hilfreich bei der Täterprofilerstellung erwiesen haben, in seinem grundsätzlichen Design bildete das Projekt v. a. eine Art Blaupause für später folgende fallanalytische Studien.

---

[5] Mehr zu dem FBI-Phasenmodell von Sexualmorden findet sich bei Hoffmann, Kap. 11, in diesem Band.

[6] In einer Replikationsstudie anhand von 169 sexuell motivierten Tötungsdelikten in Österreich (Müller 1998) fand der Kriminalpsychologische Dienst in Wien dennoch große Übereinstimmungen mit den Ergebnissen des FBI.

4.2.2
Die FBI-Studie über Serienvergewaltiger

Von 1984 bis 1986 führte das in der amerikanischen Bundespolizei neu gegründete *„National Center for the Analysis of Violent Crime" (NCAVC)* die zweite große, speziell für das Profiling angelegte Studie des FBI durch (Hazelwood u. Burgess 1987). Das Sample bestand aus 41 Serienvergewaltigern, die insgesamt 837 abgeschlossene und über 400 versuchte sexuelle Überfälle begangen hatten. Jeder einzelne der Täter war nachweislich für mindestens 10 Vergewaltigungen verantwortlich. Wie schon bei der Untersuchung über Sexualmörder nahmen die FBI-Agenten Interviews mit den Tätern und behördliche Akten über deren Straftaten zur Datengrundlage. Dabei hatte es sich das NCAVC schwerpunktmäßig zur Aufgabe gemacht, herauszufinden, welche Verhaltensweisen des Täters aus dem verbalen, physischen und sexuellen Bereich am aufschlussreichsten für die polizeiliche Aufklärungsarbeit sein könnten.

Folgende für Fallanalysen und die Täterprofilerstellung signifikante Handlungskategorien (Hazelwood u. Burgess 1995) konnten u.a. herausgearbeitet werden.

Die Art der Annäherung an das Opfer. Das FBI differenziert hier grundsätzlich zwischen drei Vorgehensweisen.

- Bei dem *Betrügerischen Überfall („Con Approach")* nähert sich der Täter dem Opfer unter einem Vorwand, beispielsweise indem er nach dem Weg fragt. In der Regel gibt sich der Vergewaltiger zunächst sehr freundlich, hat er aber die Kontrolle über sein Opfer gewonnen, kann sein Auftreten sehr rasch umschlagen. Eine solche Art der Annäherung weist oft auf einen sozial kompetenten und im Umgang mit Frauen nicht unerfahrenen Täter hin.
- Im Fall des *Blitzartigen Überfalls („Blitz Approach")* überwältigt der Angreifer sein Opfer sofort und ohne Vorwarnung, z.B. indem er es niederschlägt. Im alltäglichen Umgang mit Frauen verhalten sich solche Täter den FBI-Erkenntnissen zufolge häufig sehr selbstsüchtig und egozentrisch, was in einer Geschichte von ebenso kurzen wie zahlreichen Beziehungen Ausdruck findet.
- Der so genannte *Hinterhältige Überfall („Surprise Attack")* ist dadurch gekennzeichnet, dass der Täter dem Opfer auflauert oder es im Schlaf überrascht. Diese Taktik kann u.a. zum Ausdruck bringen, dass der Vergewaltiger sein Opfer speziell ausgewählt und ausspioniert hat oder dass er nicht genug Zutrauen besaß, das Opfer mit physischer Kraft oder mit Hilfe einer Täuschung in seine Gewalt zu bringen.

Die Art der Kontrollgewinnung und -aufrechterhaltung. Hier lässt sich zwischen der reinen körperlichen Präsenz des Vergewaltigers, verbalen Drohungen, dem Vorzeigen einer Waffe und physischer Gewaltanwendung unterscheiden. Der Aspekt der Kontrollgewinnung vermag evtl. Rückschlüsse auf die Motivation des Täters zuzulassen, beispielsweise hinsichtlich seinem Streben nach Machterleben, sadistischen Handlungen usw.

Die Art und Abfolge der sexuellen Handlungen. Das während einer Vergewaltigung gezeigte sexuelle Verhalten verrät häufig viel über die tieferliegenden Bedürfnisse und die Persönlichkeit des Täters. Beim Ausleben einer Fantasie sind nach Ansicht des FBI oftmals Handlungen wie Küssen, Streicheln, Cunnilingus und zugleich verbale Äußerungen wie Entschuldigungen und Komplimente zu beobachten. Die Identifizierung solcher Verhaltenselemente vermag hilfreich zu sein, beispielsweise um ein spezifisches Fantasie-Muster – die so genannte Handschrift[7] eines Täters – auszumachen und mit diesem Wissen verschiedene Einzeltaten zu einer Serie zusammenführen zu können. Experimentelles Verhalten äußert sich meist in vulgären und abfälligen Verbalisierungen und in einer Variation und evtl. auch häufigen Wiederholung von Sexual-Akten, wobei oftmals der sexuelle Gebrauch von Gegenständen beinhaltet ist. Handlungen der Bestrafung oder Erniedrigung gehen mit ausufernden physischen und verbalen Gewalttätigkeiten einher und sind außerdem vielfach dadurch gekennzeichnet, dass der Täter das Opfer nach einer analen Vergewaltigung zusätzlich zu Oralverkehr zwingt, um es zu demütigen. Für einen ehemaligen Gefängnisinsassen als Täter spricht den FBI-Ergebnissen zufolge das Auftreten von Analverkehr in Verbindung mit der Opfer-Beschreibung eines muskulösen Oberkörpers des Angreifers und dem Bestreben des Täters Spuren zu vermeiden.

Die Art und das Ausmaß des Tarnungsverhalten. In einer ersten groben Einteilung unterscheidet das FBI hier zwischen Anfängern und erfahrenen bzw. vorbestraften Tätern. Anfänger versuchen zwar evtl. durch das Tragen einer Gesichtsmaske oder von Handschuhen ihre Identität zu verbergen, modernere medizinische und polizeiliche Möglichkeiten, etwa die Identifizierung von Faserspuren, ziehen sie jedoch kaum in Betracht. Dagegen verweisen Handlungen wie die Aufforderung an das Opfer, sich nach der Vergewaltigung zu waschen oder auch die Bettwäsche, auf der sich Samenspuren befinden könnten, zu reinigen, auf einen durch Gerichtsverhandlungen und Gefängnisaufenthalte in forensischer Ermittlungsarbeit „geschulten" Täter hin.

Eine weitere Fragestellung der FBI-Studie richtete sich darauf, inwiefern sich spezielle Vorhersagefaktoren über die zukünftige Gefährlichkeit bzw. Gewaltanwendung von Serienvergewaltigern identifizieren lassen. Dabei fanden die Forscher in ihrer Stichprobe zwei Gruppen von Vergewaltigern, die sie als Increaser[8] bzw. Nonincreaser bezeichneten (Hazelwood et al. 1989, Warren et al. 1991). Bei ihrem ersten Überfall zeigte sich bei den 41 Serientätern interessanterweise kein statistisch signifikanter Unterschied im Ausmaß der Gewalt. Im Vergleich der ersten mit der letzten Vergewaltigung ließ sich allerdings bei einer Untergruppe von 10 Tätern, den so genannten Increasern, eine merkliche Steigerung der Brutalität erkennen. Die anderen Täter, also die Nonincreaser, blieben dagegen im Verlauf der Tatserie konstant auf einem relativ niedrigen Niveau physischer Gewaltausübung. Dennoch fand sich bereits bei dem ersten Überfall ein prägnantes Verhaltensmuster, welches die spätere Zunahme der Gewaltanwen-

---

[7] Mehr zum Konzept der Handschrift s. Hoffmann, Kap. 11, in diesem Band.
[8] Das englische Verb „to increase" bedeutet übersetzt „sich verstärken" oder „zunehmen".

dung vorhersagen konnte. Sich von den Nonincreasern deutlich abhebend, transportierten Increaser schon zu Beginn ihrer Serie öfter ihre Opfer an einen anderen Ort, fesselten sie häufiger und bemühten sich seltener, die Opfer zu beruhigen.[9] Der Interpretation der FBI-Forscher zufolge, weist dies auf größere Planung seitens der Increaser, weniger Impulsivität und eine emotional „kalte" Interaktion zwischen Täter und Opfer hin, Charakteristika, die dem sadistischen Tätertypus zugesprochen werden. Diese Annahme unterstützend, traten in den letzten Vergewaltigungen der Increaser auch deutlich mehr sadistische Handlungen auf als in der Vergleichsgruppe der Nonincreaser. Insgesamt wurde der Befund eines in seiner Verhaltensstruktur abgrenzbaren sadistischen Täters als Beleg für die Gültigkeit der beim FBI-Profiling eingesetzten Vergewaltiger-Typologie gewertet. Auf dieses Modell wird weiter unten genauer eingegangen werden.

In ihrer Studie bestimmten die FBI-Agenten zudem das Auftreten allgemeiner Merkmale von Serienvergewaltigern (Hazelwood u. Warren 1989). Hinsichtlich demographischer Angaben bezeichnete die Mehrzahl der Täter dabei ihre Arbeitsgeschichte als stabil (54%), eine weitere große Gruppe schätzte sie als wechselhaft ein (38%) und nur eine Minderheit gab an, chronisch arbeitslos zu sein (8%). Nur wenige der Vergewaltiger lebten alleine (22%), ein Großteil war zumindest einmal verheiratet gewesen (71%), ein Ergebnis welches deutlich das Klischee von der Vergewaltigung als Kompensation für einen Mangel an Sexualität zurückweist. Die absolute Mehrheit in dem FBI-Sample von Serientätern (88%) erzielte durchschnittliche oder sogar überdurchschnittliche Werte bei Intelligenztests. Bis auf eine Ausnahme waren alle Vergewaltiger vorbestraft, die meisten von ihnen wegen Sexualdelikten. Im Tatverhalten zeigte sich bei der Opferauswahl Überraschendes: Die situative „Verwundbarkeit" der Opfer erwies sich für den Täter als deutlich entscheidungsrelevanter als der Typus oder das Aussehen der Opfer. So nannten fast alle Serienvergewaltiger den Faktor Verfügbarkeit als handlungsleitendes Kriterium, Aspekte wie physische Charakteristika (39%) oder Kleidungsstil (15%) hatten dagegen vergleichsweise wenig Einfluss bei der Suche nach Opfern. Auch die Kenntnis solch eher globaler Auswertungen vermag natürlich das grundlegende Verständnis für die Struktur von Deliktsarten zu vertiefen und so zu verbesserten Falleinschätzungen im Rahmen des Profilings beizutragen.

4.2.3
Die BKA-Studie über Erpresser und Entführer

Als erste große fallanalytische Studie in Deutschland begann das BKA 1993 damit, Fälle von Erpressung und erpresserischem Menschenraub zu untersuchen. Mit dem Forschungsprojekt wurden mehrere Ziele verfolgt: Zum Einen war an-

---

[9] In einer vom FBI durchgeführten Replikationsstudie an 108 Serienvergewaltigern unterscheiden sich die Increaser bei ihrer ersten Tat u. a. durch folgende Verhaltensweisen: sie missbrauchten ihre Oper über längere Zeit, sie degradierten und beschimpften ihre Opfer verbal, sie versuchten Gegenstände in den Körper ihrer Opfer einzuführen (Warren et al. 1999). Obgleich diese Muster z. T. von den früheren Studien differierten, weisen sie nach Meinung der FBI-Forscher doch auf ebenso von sexuellen Gewaltfantasien motivierte Täter hin.

gestrebt für die deutsche Polizei den noch ungewohnten Ansatz des Profilings beispielhaft zu erarbeiten, des Weiteren sollte mit dem Feld der Entführung und Erpressung ein auch in der internationalen Forschung fallanalytisch neues Terrain erschlossen werden. Zusätzlich bot die Entscheidung, diese Art von Verbrechen zu studieren, die Möglichkeit einen Informationspool in einem Deliktsbereich einzurichten, in dem die Wissensbestände zuvor nur sehr isoliert und versprengt vorlagen. Fundierte psychologische Fachliteratur zum Thema Entführung und Erpressung war und ist selten, durch die relativ geringe Auftretenshäufigkeit dieser Delikte in Verbindung mit dem jeweils auf einzelne Bundesländer beschränkten Zuständigkeitsbereich der Polizeibehörden gab es relativ wenig Experten, die über einen breiten Erfahrungs- und Erkenntnishorizont für derartige Taten verfügen (Vick 1998).

Eine der Grundannahmen der Konzeption des Projektes war, dass in der praktischen Arbeit eine bedeutende Schwierigkeit in einem tiefgreifenden Informationsmangel besteht (Baurmann 1998). Die Polizei sieht sich demnach häufig einer relativ unstrukturierten Situation gegenüber, in der schnell zumeist folgenreiche Entscheidungen getroffen werden müssen. Die Aufgabe eines den Fallverlauf begleitenden Profilings, wie es bei Erpressungen und erpresserischem Menschenraub die Regel darstellt, besteht nach dieser Prämisse darin Informationslücken zu schließen und damit zur Entscheidungsfindung der Polizeiführung beizutragen. Bei realen Einsatzlagen herrscht dabei v. a. Mangel an Wissen über die Täterpersönlichkeit, das zukünftige Täterverhalten und die Angemessenheit polizeilicher Maßnahmen (Vick 1998).

Im Forschungsansatz wurde die so genannte retrograde Fallanalyse, sprich eine äußerst differenzierte Auswertung bereits abgeschlossener Fälle, favorisiert. Zunächst versuchte die eigens für das Projekt beim BKA gegründete *Kriminalistisch-Kriminologische Forschungsgruppe (KKF)* für den Deliktsbereich „typische" Fälle aufzuarbeiten, um eine Art Bewertungsstandard zu entwickeln. Dieser sollte als Messinstrument in der Lage sein, Abweichungen und Variationen der „normalen" Fallstruktur zu erfassen und somit eine individuelle Einschätzung der Tat möglich zu machen. Dahinter stand die Vorstellung, dass eine Straftat in ihrem Verlauf sich zwangsweise innerhalb eines klar umgrenzten und gut beschreibbaren sozialen Settings bewegt (Vick 1996), welches sich in einer systemischen Betrachtungsweise durch eine begrenzte Anzahl von Merkmalen und Merkmalsrelationen beschreiben lässt. Kennt man sozusagen die prototypischen Strukturen, sind Rückschlüsse auf den zu analysierenden Einzelfall möglich. So ist dann auch bei Entführungen und Erpressungen davon auszugehen, dass sich alle Beteiligten, also auch die Täter, bestimmten deliktspezifischen Rahmenanforderungen unterwerfen müssen: Beispielsweise ist es für eine in diesem Bereich kriminell tätig werdende Person notwendig, ein Drohpotenzial aufzubauen, eine Forderung zu übermitteln und ein Übergabeszenario zu entwerfen. Methodisch konzipierte das BKA eine sehr anspruchsvolle Untersuchung im Bereich des Profilings, in der hoch spezifische Verfahren wie die Subsumationstechnik oder die „Principle Component Analysis" Anwendung fanden (Vick 1996). Als Stichprobe bereiteten die BKA-Forscher detailliert 35 gelöste Fälle auf. Die Datenbasis bildeten Ermittlungs-, Kriminal- und Gerichtsakten sowie Gutachten. Insgesamt unterteilte sich das

Untersuchungsdesign in vier große Abschnitte (Vick 1998; Hoffmann u. Musolff 2000).

Vertextung. In der ersten Phase ging es darum, die relativ ungeordnete Informationsfülle jeder einzelnen Tat in eine Struktur zu gießen. Die Fälle wurden deshalb streng chronologisch verschriftet, wobei viel Wert darauf gelegt wurde, sowohl die Daten prinzipiell vergleichbar zu machen als auch die individuelle Struktur des Einzelverbrechens abzubilden. Die Vertextungs-Protokolle umfassten schließlich jeweils 30 bis 50 Seiten und beinhalteten verschiedenste Perspektiven auf die Tat, etwa die Sicht der Täter, der Opfer und der Polizei.

Kategorisierung. In dieser Sequenz entwickelten die BKA-Forscher zunächst ein System von 85 Kategorien, mit dessen Hilfe sich die unterschiedlichen Handlungseinheiten von Entführungen und Erpressungen voneinander unterscheiden lassen sollten. Dabei wurden in einer Art Lexikon genaue Kategoriebestimmungen festgelegt.[10] So war beispielsweise der Begriff *„Glaubwürdigkeitsbeweis"* definiert als: „Gegenstände, Informationen oder Zeichen, die der Täter Angehörigen bzw. Erpressungsopfern zukommen lässt, um zu belegen, dass er das Entführungsopfer wirklich in seiner Hand hat." Die Begriff *„Schnitzeljagd"* war bestimmt als: „Sachverhalte und Interaktionen, die der Phase zugeordnet werden können, in denen der Täter einen Geldüberbringer zu verschiedenen Orten führt, an denen Nachrichten liegen. Diese Sequenz endet mit dem Zugriff oder der Geldübergabe." Nach dem Erstellen der Kategorien wurde jede Zeile eines vertexteten Falles analysiert und mit einem bestimmten Merkmal etikettiert. Ein Auszug aus dem Vertextungs-Protokoll eines Entführungsfalls soll die Vorgehensweise verdeutlichen.

Beispiel	
„Am 21.11.88, 21.55 Uhr: T1 ruft bei A2	(*Telefonkontakt*)
an und bemerkt sinngemaess: „Gestern	(*Telefonkontakt*)
war eine Panne, damit Sie uns glauben	(*Telefonkontakt*)
haben wir einen Ring der Mutter	(*Glaubwürdigkeitsbeweis*)
dazugetan. Vom	(*Schnitzeljagd*)
Ortsausgangsschild 1,8 km, rechte	(*Schnitzeljagd*)
Seite Meilenstein. Da sind Anweisungen	(*Briefkontakt*)
Beeilen Sie sich"	(*Schnitzeljagd*)

Erst dieses sehr aufwendige Verfahren ermöglichte es methodisch, in einem weiteren Untersuchungsschritt subtile Zusammenhänge und Strukturen innerhalb und zwischen den einzelnen Taten herauszuarbeiten und damit die Grundlage für spätere fallanalytische Anwendungen zu erstellen.

---

[10] Die folgenden Kategoriendefinitionen und der Auszug aus dem BKA-Vertextungsprotokoll sind zitiert nach Hoffmann u. Musolff 2000, S. 202–203.

Modellierung. Hier wurde eine repräsentative und überschaubare Darstellung der Verlaufsstruktur von Erpressungs- und Entführungstaten angestrebt. Zu diesem Zwecke wurde ein sechsstufiges prototypisches Ablaufmuster entwickelt, welches – ähnlich wie das entsprechende FBI-Modell für Sexualmörder – es erlaubt, die potenziellen Handlungs- und Verlaufsalternativen einer Tat aus dem Deliktsbereich zu beschreiben und nachzuvollziehen.

- So erfasst die *Vorbereitungsphase* den Abschnitt vom Fassen des Tatentschlusses über konkrete Vorbereitungen bis hin zum eigentlichen Beginn des Verbrechens.
- In der *Tatverwirklichungsphase* baut der Täter sein Drohpotenzial auf, beispielsweise durch eine Entführungshandlung.
- Die *Kontaktphase* erfasst die Kommunikation zwischen der Täter- und der Opferseite bzw. mit der Polizei oder den Vermittlern, in der Regel geht es dabei um Forderungen und deren Umsetzung.
- Die *Ergebnisphase* spiegelt den Moment der Entscheidung über den Tatausgang wieder, in dem entweder die Erfüllung der Forderungen oder die Festnahme des Täters stattfindet oder aber bei einem Entführungsfall im Allgemeinen das Schicksal der Geisel geklärt wird.
- Die *Nachbereitungsphase* beinhaltet z. B. die Fahndung nach einem entkommenen Täter und den organisatorischen Abschluss des Falls auf Seiten der Polizei.
- In die *Strafverfolgungsphase* fällt die Zeit nach der Verhaftung des Täters, dies beinhaltet sein weiteres Schicksal vor Gericht und im Strafvollzug.

Schematisierung. In diesem letzten Abschnitt des BKA-Forschungsprojektes ging es schließlich um die praxisbezogene Auswertung und Umsetzung der Daten in praktikable Konzepte der Fallanalyse und Täterprofilerstellung. Mit komplexen statistischen Methoden wurden über die Taten hinweg allgemein gültige Verlaufswege und Strukturen identifiziert, die einmal Zusammenhänge zwischen dem individuellen Hintergrund des Täters und seinem Tatverhalten offen legten, etwa hinsichtlich seiner Professionalität und Motive. Zudem ließen sich kritische Phasen herausarbeiten, die schon zu einem frühen Zeitpunkt in dem Verbrechen valide Vorhersagen über zukünftige Geschehnisse erlaubten.

Durch die konzeptionell gut durchdachte Rekonstruktion und Auswertung der 35 Fälle gelang es der Kriminalistisch-Kriminologischen Forschungsgruppe ein ganzes Set von fallanalytischen Instrumenten für Entführungen und Erpressungen zu kreieren.[11] Als methodisches Neuland, welches durch die Studie betreten wurde, ist die Kombination qualitativer und quantitativer Forschungsmethoden zu nennen, die sich als viel versprechend erwies. Allgemein hat das Projekt verdeutlicht, und ist unter diesem Aspekt vielleicht vergleichbar mit den Forschungsarbeiten der britischen Canter-Gruppe, welch großes Potenzial in der bereits vorhandenen, ausgefeilten sozialwissenschaftlichen Methodik steckt, um aus empirisch erfassten Falldaten praxisrelevante Informationen für das Profiling zu extrahieren.

---

[11] Zu den konkret entwickelten Anwendungsmethoden in dem Bereich s. Hoffmann, Kap. 11, in diesem Band.

4.2.4
Die Bedeutung empirischer Studien für die Zukunft des Profilings

Mittlerweile haben sich empirische Untersuchungen als effektives Mittel zur Generierung und Überprüfung von fallanalytischen Methoden und Theorien fest etabliert. International werden oder wurden an so unterschiedlichen Orten wie beispielsweise dem britischen „Home Office", der ebenfalls in England angesiedelten „National Crime Faculty", dem nationalen wissenschaftlichen Institut für Polizeiforschung in Tokio, Japan und der „Criminal Profiling Research Unit" in Australien regelmäßig Studien zu diesem Anwendungsbereich durchgeführt.

Einen umfassenderen Überblick über die von verhaltensorientierten Paradigmen ausgehenden Forschungsaktivitäten erhält man, wenn man die Disziplin definitorisch aus einem erweiterten Blickwinkel betrachtet.

Dies bedeutet Profiling nicht alleine auf die Vorhersage der Eigenschaften eines unbekannten Täters zu beziehen. Eher allgemein gefasst lässt sich das Feld als Rekonstruktion und Interpretation von Verhalten in einem delinquenten Kontext bezeichnen. Dies geschieht mit dem Ziel, Aussagen abzuleiten über spezifische Charakteristika einer Person wie etwa deren zukünftige Gefährlichkeit, ermittlungsrelevante Schwachpunkte oder dem Wohnort.

Bezeichnend für diesen Trend zu einem weitgehenderem Verständnis sind die Forschungsprojekte jüngeren Datums des *National Center for the Analysis of Violent Crime" (NCAVC)* im FBI. Wurde hier in den 80er-Jahren mit einem großen Schwerpunkt auf der Täterprofilerstellung bei Gewaltverbrechen wissenschaftlich gearbeitet, so gab es mittlerweile deutliche thematische Verschiebungen. Beispielsweise stand unlängst eine große Studie über so genannte „*School Shootings"*, also Amokläufe in Schulen, auf dem Programm des NCAVC. Offenbar war dies eine Reaktion auf gesellschaftliche Entwicklungen und Besorgnisse in den USA, wie sie in Deutschland nur wenig Bedeutung besitzen. Insgesamt untersuchten die FBI-Experten 18 Vorfälle dieser Art aus einer verhaltenswissenschaftlichen Perspektive. Zusätzlich wurden 1999 in einem Symposium Lehrer und andere Angehörige der betroffenen Schulen aus der Stichprobe und Experten aus den Gebieten der Gefährdungsanalyse, forensischen Psychiatrie, Psychologie und anderen relevanten Disziplinen eingeladen. Als Ergebnis seiner Bemühungen veröffentlichte das FBI eine Monographie in der zentrale Indikatoren für Bedrohungsanalysen und wesentliche Faktoren aus dem biografischen und sozialen Feld sowie dem Verhaltenskontext von jugendlichen „School Shootern" zusammengefasst wurden („Critical Incident Response Group" 2000).

Stalking

Als einen weiteren Bereich delinquenten Handelns, der in den letzten Jahren verstärkt in den Mittelpunkt wissenschaftlichen Interesses kam, ist das „*Stalking"* zu nennen (Hoffmann 2000, 2001). Der Begriff stammt ursprünglich aus der Jagdsprache und bedeutet übersetzt so viel wie „sich anpirschen" oder „sich anschleichen".

> **!** Aus kriminalpsychologischer Sicht bezeichnet Stalking ein Verhaltensmuster, bei dem eine Person wiederholt versucht mit einer anderen Person gegen deren Willen in Kontakt zu treten oder sogar sie zu verfolgen, etwa durch obsessives Briefeschreiben, Telefonieren oder persönliches Aufsuchen bis in Extremfällen hin zu gewalttätigen Attacken.

Ausgelöst u. a. durch die Ermordung einer US-amerikanischen Schauspielerin durch einen Stalker gründete sich 1990 in der Filmmetropole Los Angeles weltweit erstmals eine Spezialeinheit für derartige Fälle. Die aus Polizeibeamten und Sozialwissenschaftlern zusammengesetzte *„Threat Management Unit"* beschränkte sich jedoch nicht nur auf die kriminalistische Bearbeitung einzelner Vorfälle, sondern führte auch eigene Studien durch, um die Persönlichkeitsstrukturen derartiger Täter und mögliche Interventionsmöglichkeiten zu explorieren (Zona et al. 1993). In den 90er-Jahren folgten im gesamten angloamerikanischen Raum zahlreiche Untersuchungen zum Thema Stalking, bei denen viele der Projekte auch Gefährlichkeitsdiagnosen und Ansätze der Prävention zum Inhalt hatten (Meloy 1997).

4.3
Die Struktur des Profilings

Schon lange währt die Diskussion, ob es sich beim Profiling um eine Kunst (*„art"*) oder um eine Wissenschaft (*„science"*) handelt. Wie bei allen angewandten Disziplinen hängt die Wirkung der Bemühungen maßgeblich auch von den Fähigkeiten und der Persönlichkeit der handelnden Individuen ab. Ein nicht unbeträchtlicher Teil dieser Tätigkeit lässt sich dennoch auf Handwerk zurückführen. Die verschiedenen von Theorie geprägten Vorgehensweisen des Profilings gruppieren sich um drei Grundpfeiler: *Hintergrundwissen, theoretische Modelle* und *Analyseverfahren* (Hoffmann u. Musolff 2000).

4.3.1
Hintergrundwissen

Hintergrundwissen bezeichnet zunächst einmal persönliches und berufliches Erfahrungswissen, welches für die Praxis handlungsrelevant ist und fachübergreifend sein kann. So verfügt beispielsweise ein erfahrener Mordermittler neben der Kriminalistik auch über Grundkenntnisse der Rechtsmedizin. Bei der deutschen Polizei wird aus diesem Grund viel Wert darauf gelegt, dass künftige Fallanalytiker bereits vor ihrer Ausbildung über relevantes Hintergrundwissen verfügen. Da der Arbeitsschwerpunkt der OFA-Einheiten bislang auf Gewalt- und Sexualstraftaten liegt, werden – dem Konzept des FBI folgend – Profiler fast ausschließlich aus der Gruppe der entsprechenden Ermittler rekrutiert.

Hintergrundwissen kann alleine durch persönliche Erfahrung entstanden sein und ist häufig unsystematisch. Wie in vielen anderen Disziplinen gibt es auch auf dem Gebiet des Profilings Anstrengungen, durch empirische Studien sozusagen einen künstlichen Erfahrungshintergrund zu schaffen. Wissenschaftliche Untersuchungen sollen hier Blickwinkel erweitern und das Verständnis von Gegenstandsbereichen vertiefen, da jeder Ermittler in seiner Berufspraxis nur über eine begrenzte Anzahl von Erfahrungen verfügen kann. Beispielsweise haben Studien so unterschiedliche Hinweise gegeben, wie, dass ein und derselbe Serienvergewaltiger selten sowohl innerhalb als auch außerhalb von Wohnungen aktiv wird oder dass es, wenn bei dem Verschwinden eines Kindes der Verdacht eines Verbrechens vorliegt, sinnvoll für das Überleben des Opfers sein kann, möglichst dem letzten feststellbaren Aufenthaltsort nahe liegende Wohnungen zu durchsuchen.

4.3.2
Theoretische Modelle

Theoretische Modelle und Hintergrundwissen sind oftmals nicht klar voneinander zu trennen bzw. gehen ineinander über. Beide stellen mitunter lediglich einen unterschiedlichen Abstraktionsgrad der Erkenntnis über ein und denselben Gegenstandsbereich dar. Theoretische Modelle besitzen dabei meist ein höheres konzeptionelleres Niveau, denn sie „… ordnen Informationen, stellen Verbindungen zwischen verschiedenen Phänomenen her und interpretieren Erfahrungen." (Hoffmann u. Musolff 2000, S. 23).

Es ermöglicht häufiger ein tieferes Verständnis und damit einen Gewinn für die fallanalytische Arbeit empirisch vorgefundene Zusammenhänge durch theoretische Modelle erklären zu können. Zwei Beispiele sollen dies erläutern. In Studien, etwa denen des FBI, finden sich immer wieder Hinweise, dass den Überfällen sexuell motivierter Gewalttäter öfter eine Krise in deren persönlichem Leben vorausgeht, beispielsweise die Trennung von einem Beziehungspartner. Mit dem sozialpsychologischen Modell der Frustrations-Aggressions-Hypothese und dessen theoretischen Weiterentwicklungen lassen sich derartige Prozesse bei gewissen Gruppen von Tätern eingehender nachvollziehen. Ein weiteres Exempel stellt die Erfahrung dar, dass sich im Besitz von Sexualmördern regelmäßig im größeren Umfang verschiedenste Darstellungen der Verbrechen berühmter Gewalttäter finden. Alleine diese Information kann als Hintergrundwissen wertvoll sein, um z. B. bei der Durchsuchung der Wohnung eines Beschuldigten beim Fund derartiger Dinge Verdacht zu schöpfen. Hat man als Modellvorstellung zusätzlich die Hypothese, dass die Idealisierung und Identifizierung mit solchen Tätern das Selbstwertgefühl und die Identität bestimmter Persönlichkeiten steigern und damit einen wichtigen psychologischen Schritt hin zur Umsetzung einer Tat darstellen können, vermag dies evtl. zusätzlich die Vernehmungsstrategie für einen mutmaßlichen Täter zu optimieren.

Wie bereits mehrfach deutlich wurde, handelt es sich beim Profiling um eine ihrem Wesen nach eklektizistische Disziplin, in der prinzipiell alles Verwendung finden kann, was der Aufklärung von Straftaten dienlich ist. So wird auf Theorien aus den unterschiedlichsten Bereichen zurückgegriffen, beispielsweise beim so genannten Geo-Profiling[12] u. a. auf Konzepte aus der Geografie, Krimi-

---

[12] Ausführlicheres zu den Konzepten des Geo-Profilings findet sich bei Hoffmann, Kap. 11 und Mokros, Kap. 7, in diesem Band.

nologie, Statistik, Soziologie und der ökologischen Psychologie. Andere für die Fallanalyse häufig genutzte Felder sind die Psychiatrie und die klinische Psychologie. Etwa wird der antisozialen und der narzisstischen Persönlichkeitsstörung erhebliche Bedeutung für delinquentes Verhalten zugeschrieben und das Gebiet der Paraphilien, also sexuellen Abweichungen, ist aufschlussreich für das Verständnis sexuell motivierter Gewaltdelikte.

Selbstverständlich gibt es auch theoretische Modelle, die speziell für die Fallanalyse entwickelt wurden. Hier sind etwa die Ablaufmodelle des FBI für Sexualmorde oder die des BKA für Entführungen und Erpressungen zu nennen, sowie die Strukturmodelle der Canter-Gruppe für das Verhalten von Vergewaltigern. Weitere Konzeptionen sollen nun vorgestellt werden.

Verhaltenssyndrome des Verbrechens

Ursprünglich aus der Medizin stammend, bezeichnet der Begriff Syndrom eine Gruppe von Merkmalen, deren gemeinsames Auftreten auf einen bestimmten Zusammenhang oder Zustand hinweist. Im Kontext des Profilings sind hier bei der Tat identifizierbare Handlungs-Cluster gemeint, die Rückschlüsse auf den Täter erlauben. Selbstverständlich kann nur von Wahrscheinlichkeiten des Zusammenhangs die Rede sein. Es werden quasi als Heuristik, also als ideengebendes Element, Schemata angeboten, die über den chaotischen Tatort gelegt, evtl. neue Erkenntnisse über den Urheber der Tat zulassen. Vor allem das FBI hat sich bei der Konzeption und Beschreibung von Verhaltenssyndromen verdient gemacht, dies mögen folgende Beispiele verdeutlichen (Douglas et al. 1992; Müller 1998; Hoffmann u. Musolff 2000).

Emotionale Wiedergutmachung („Undoing"). Das Modell der emotionalen Wiedergutmachung geht davon aus, dass ein Täter nach einem Mord aus einem Gefühl der Reue heraus sein Verbrechen symbolisch ungeschehen machen möchte. Dieses Motiv findet in der Auffindesituation seinen Ausdruck, assoziierte Verhaltensweisen sind beispielsweise ein Zudecken des Leichnams, die Platzierung in eine schlafende Position, ein Sauberwaschen des blutverschmierten Körpers, das Schließen der Augen des toten Opfers und das Falten der Hände. Anzeichen von Undoing sprechen den Vermutungen des FBI zufolge stark für eine vordeliktische Beziehung zwischen Täter und Opfer. In einer Untersuchung an einer Stichprobe von 234 deutschen Sexualmördern fand Harbort (1999a), dass in etwas mehr als zwei Drittel der auftretenden Fälle von emotionaler Wiedergutmachung sich Täter und Opfer zuvor kannten. Diese Zahl mag vielleicht auf den ersten Blick nicht sehr eindrucksvoll klingen, für einen sozialwissenschaftlichen Zusammenhang ist sie jedoch durchaus beachtlich. Der Abgleich mit der Gesamtspurenlage kann zudem als weitere Spezifikation zu einer Bekräftigung oder dem Verwerfen dieser Vermutung führen.

Übertöten („Overkill"). Das FBI definiert dieses Phänomen als „… exzessive Traumata oder Verletzungen, die die Notwendigkeit für eine Tötung des Opfers überschreiten." (Douglas et al. 1992, S. 354). So sollen mehr als zehn schwere Schläge oder Stichverletzungen, die sich speziell gegen den Kopf- oder den Gesichtsbereich richten, deutlich für ein Übertöten sprechen (Müller 1998). Rechtsmediziner warnen allerdings davor, eine solche fallanalytische Diagnose alleine aufgrund der reinen Anzahl der Verletzungen zu stellen.[13] Das Übertöten als Ausdruck von Wut und Aggression kann wie die emotionale Wiedergutmachung auf eine Vorbeziehung zwischen Täter und Opfer hinweisen, aber auch auf ein aus dem Ruder gelaufenes Bereicherungsdelikt, begangen von einem jungen Täter, der möglicherweise alkohol- oder drogenabhängig ist.

Depersonalisierung („Depersonalization"). Von Depersonalisierung wird dann gesprochen, wenn der Täter seinem Opfer die physische Individualität zu rauben versucht, sei es durch offensiv zerstörerisches Verhalten wie brutale Schläge oder Verletzungen im Gesichtsbereich oder durch subtilere Handlungen wie die Positionierung des Opfers in eine Bauchlage oder das Verdecken des Gesichtes mit einem Tuch. Depersonalisierung kann zum einen dafür sprechen, dass das Opfer für den Täter symbolisch eine Person seiner Biografie repräsentiert, die ihm aus seiner Sicht Stress oder Leiden bereitet hat, zum anderen dass hier ein Täter durch eine Entindividualisierung versucht hat, das Opfer zu einer Projektionsfläche für zuvor ausgearbeitete Fantasien zu machen.

Inszenierung („Staging"). Ein willentlich veränderter Tatort wird dann als Beispiel für eine Inszenierung eingestuft, wenn der Verdacht weg von einer unmittelbar verdächtigen Person geleitet werden soll oder Freunde bzw. Verwandte versuchen, die Würde des Opfers oder die der Familie zu schützen. Ein Beispiel für den ersteren Fall wäre ein Ehemann, der die Tötung seiner Frau bei einem Streit durch die Lageveränderung der Leiche als ein von einem Fremden begangenen Sexualmord tarnen möchte. Typisch für den zweiten Fall wäre ein tödlicher Unfall bei autoerotischen Handlungen – etwa bei einer gezielten Eigenstrangulation, die außer Kontrolle geriet –, wobei nahe stehende Personen das Opfer in dieser Position finden und das Geschehen dann als sexuell motiviertes Tötungsdelikt kaschieren wollen. Bei dem Auftreten von Staging haben Mordermittler jedoch einen entscheidenden Vorteil. In diesen Dingen in der Regel unerfahren, wissen die meisten Menschen nicht genau, wie der Tatort eines Sexualverbrechens im Detail aussieht und begehen deshalb oft verräterische Situationsfehler, die der erfahrene Beamte aufzudecken vermag.

Typologien des Verbrechens

Im Bereich des Profilings werden Typologien als Ordnungssysteme eingesetzt, die zwischen verschiedenen Gruppen von Tätern unterscheiden sollen, wobei den einzelnen Kategorien jeweils bestimmte Tatort- und Persönlichkeitscharakteristika zugeschrieben werden. Bei der Erstellung eines psychologischen Profils soll die Analyse des Tatortes dann eine Zuordnung zu einem Tätertyp ermöglichen, aus dem wiederum werden schließlich Ableitungen über biografische und persönliche Merkmale des unbekannten Täters gezogen. In der Realität aber funktioniert das typologiegestützte Profi-

---

[13] Näheres hierzu ist bei Püschel und Schröer, Kap. 8, in diesem Band, nachzulesen.

ling nicht als streng lineare Verknüpfung zwischen Tatort- und Täthercharakteristika, sondern es wird eher als heuristisches Prinzip eingesetzt, wobei je nach Spurenlage des Einzelfalls einige Rückschlüsse gezogen, andere jedoch ignoriert werden (Hoffmann u. Musolff 2000).

In der Geschichte des Profilings hat zunächst das FBI begonnen, Typologien für die Verbrechensanalyse einzusetzen. Noch immer haben diese Modelle trotz z. Tl. methodischer und theoretischer Mängel auch auf internationaler Ebene eine Vormachtsstellung, wenngleich inzwischen Neu- bzw. Weiterentwicklungen der Taxonomiesysteme in der konkreten Arbeitspraxis an Bedeutung gewinnen. Neben den Deliktsbereichen der Brandstiftung (Sapp et al. 1995; Jäkel 1999) und des Kindesmissbrauchs (Lanning 1995) sind v. a. die Tatfelder Sexualmord und Vergewaltigung theoretisch aufbereitet worden. Diese beiden typologisch wohl einflussreichsten Gruppen sollen nun vorgestellt werden.[14]

Im Bereich der *Vergewaltigung* kann auf dem Gebiet der Täterprofilerstellung die klassische empirische Arbeit von Groth, Burgess und Holmstrom (1977) als äußerst einflussreiche Grundlage betrachtet werden. Aufbauend auf andere Typologie-Systeme gingen die Wissenschaftler als Grundhypothese davon aus, dass eine Vergewaltigung niemals nur sexuelle Bedürfnisse befriedigt, sondern immer auch nicht-sexuelle Motive eine fundamentale Rolle spielen. Hierbei wurden die Faktoren Macht und Aggression als primärer Antrieb eines jeden sexuellen Überfalls betrachtet.

Die Vergewaltiger-Typologie des FBI

Die Motivstrukturen aus dieser Untersuchung aufgreifend, führte das *FBI* ein viergeteiltes prototypisch angelegtes Kategoriensystem in das Profiling ein. Dabei differenzierten die Forscher zunächst in einer Grobunterscheidung zwischen machtmotivierten und wutmotivierten Vergewaltigern, die sich wiederum jeweils in zwei Untergruppen aufteilten (Hazelwood u. Burgess 1995; Hoffmann u. Musolff 2000).

Der machtmotivierte, selbstunsichere Vergewaltiger (Typ Machtbestätigung: „Power Reassurance" oder „Compensatory Rapist"). Er versucht durch die Tat Selbstsicherheit zu gewinnen und sich seiner Männlichkeit zu vergewissern. Im Tatverhalten zeigt er wenig physische Gewalt, häufig lauert er seinem Opfer auf und nimmt manchmal auch persönliche Gegenstände aus dessen Besitz wie beispielsweise Wäschestücke als Souvenir mit. In seiner Persönlichkeit gilt der Tätertypus v. a. im Umgang mit Frauen als sozial wenig kompetent. Oftmals weist dieser Vergewaltiger Paraphilien wie Fetischismus oder Voyeurismus auf.

Der machtmotivierte, selbstsichere Vergewaltiger (Typ Machtbehauptung: „Power Assertive" oder „Exploitative Rapist"). Er begeht seine Taten, um seine Potenz und männliche Dominanz unter Beweis zu stellen. Im Tatverhalten bringt er häufig unter einem Vorwand das Opfer in seine Gewalt und zwingt es an-

---

[14] Mehr dazu bei Hoffmann, Kap. 11, in diesem Band.

schließend zu mehrfachen sexuellen Handlungen. Die Vergewaltigung findet an abgelegenen Orten statt. Der Täter orientiert sich an einem „machohaften", auf männliche Stereotypen fixierten Selbstbild. Seine Beziehungen zu Frauen sind in der Regel kurzlebig und konflikträchtig. Ausbildung und Beruf des Täters sind meist wenig zufrieden stellend, zudem weist er oft seit seiner Jugend Verhaltensauffälligkeiten und in diesem Zusammenhang auch delinquente Handlungen auf.

Der wutmotivierte, rachsüchtige Vergewaltiger (Typ Vergeltung aus Zorn: „Anger Retaliatory" oder „Anger Rapist"). Er versucht mit der Tat seine unspezifische Aggression gegen Frauen zu befriedigen. Er setzt gewaltsam aufgezwungenen Sex als Instrument ein, um seine Opfer zu bestrafen und zu erniedrigen. Die Vergewaltigungen sind oft impulsiv und ungeplant sowie von physisch extrem brutaler Natur. Das Opfer symbolisiert für den Täter häufig eine Person aus seiner Biografie und ist in der Regel genauso alt wie er selbst.

Der wutmotivierte, sadistische Vergewaltiger (Typ Sadismus: „Anger Excitation" oder „Sadistic Rapist"). Er bezieht sexuelle Erregung aus der Angst und dem Schmerz der Opfer. Er bereitet sich ausführlich auf die Tat vor und bringt sein Opfer meist unter einem Vorwand unter seine Kontrolle. Häufig transportiert er es an einen abgelegenen Ort, wo er es dann Stunden oder Tage in seiner Gewalt hält. In der Lebensgeschichte dieses Tätertyps finden sich vermutlich seit der Jugend Verhaltensauffälligkeiten, er gilt als durchschnittlich bis überdurchschnittlich intelligent.

Neben der Erstellung von Persönlichkeitsprofilen für die Ermittlungsarbeit nutzt das FBI die Vergewaltiger-Typologie auch als Basis für Vernehmungsstrategien. Dabei bildet die aufgrund des gezeigten Tatverhaltens getroffene Zuordnung zu einem Tätertyp die Grundlage für die Vorgehensweise bei der Befragung (Merrill 1995; Hazelwood et al. 1992). So soll es bei der Diagnose einer machtmotivierten, selbstunsicheren Täterschaft sinnvoll sein, zu versuchen bei dem Verdächtigen die Schuld der Verantwortung zu minimieren, um ein Geständnis zu erreichen. Dies kann beispielsweise dadurch geschehen, dass die moralische Schwere der Tat herabgespielt oder aber wohl wollend betont wird, dass der Täter nur wenig physische Gewalt angewendet habe. Bei machtmovierten, selbstsicheren Vergewaltigern, die über eine extrem ausgeprägte „machohafte" Attitüde verfügen, kann es demnach u. a. hilfreich sein, dem Verdächtigen zu schmeicheln und ihn zu Prahlereien anzuregen. Sowohl bei dem wutmotivierten, rachsüchtigen als auch bei dem sadistischen Täter wird empfohlen eine ruhige, überlegene Position einzunehmen. In ausdauernden Interviews geht es darum, den Vergewaltiger schrittweise zu Teilgeständnissen zu bewegen.

In verschiedenen empirischen Überprüfungen fand die vom FBI eingesetzte Vergewaltiger-Typologie allerdings nur eingeschränkt Bestätigung (Knight u. Prentky 1987; Musolff u. Hoffmann 1996). Manche Kategorien zeigten sich zu undifferenziert, wie die des machtmotivierten, selbstunsicheren Vergewaltigers, andere Handlungsmuster, wie das des sadistischen Täters, konnten zumindest in Teilen empirisch untermauert werden.

Insgesamt gilt die FBI-Typologie heute aber als veraltet, neuere Konzepte scheinen den Deliktsbereich der Vergewaltigung angemessener beschreiben und differenzieren zu können.

Die Vergewaltiger-Typologie von Knight und Prentky

In jahrzehntelangen empirischen Forschungen und durch Meta-Analysen entwickelten die beiden US-amerikanischen Wissenschaftler Knight und Prentky eine Reihe von Klassifikationssystemen für Sexualstraftäter. Großen Einfluss, auch im Bereich der Fallanalyse, gewann ihre in dritter Fassung vorliegende Typologie für Vergewaltiger (Prentky 1992; Kraus u. Berner 2000). Das Modell wird zunächst durch vier unterschiedliche Basismotivationen strukturiert, umfasst insgesamt aber neun Täterklassen. Diese Klassen werden neben anderen spezifischen Faktoren durch folgende Dimensionen operationalisiert: Die soziale Kompetenz des Täters, der eine Schlüsselrolle zugesprochen wird, expressive Aggression, antisoziales Verhalten im Jugend- und Erwachsenenalter, eine ungerichtete, durchdringende Wut, Sadismus, sexualisierte Gedanken und Handlungen und die Planung der Tat (Abb. 4.1).

Täter aus Gelegenheit („Opportunity"). Die Vergewaltigung geschieht hier typischerweise ungeplant und aus der Situation heraus. Sie ist nicht auf eine ausgeprägte sexuelle Fantasietätigkeit zurückzuführen, sondern eher als Ausdruck einer geringen Impulskontrolle zu verstehen, die sich als antisoziales Verhalten

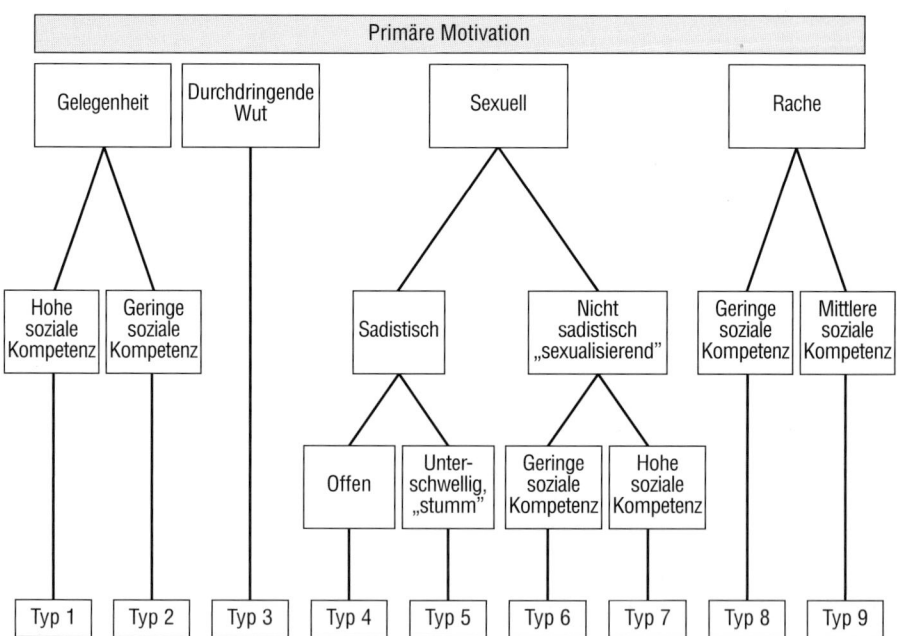

Abb. 4.1. Das Klassifikationssystem für Vergewaltiger von Knight und Prentky. (Nach Prentky 1992)

auch in anderen Teilen der Biografie niederschlägt. Die Täter zeigen keine oder nur sehr wenig Empathie mit dem Opfer, in der Regel kommt es aber nicht zu erheblicher physischer Gewaltanwendung.

Der durch eine durchdringende Wut angetriebene Täter („Pervasive Anger"). Die Vergewaltigung spiegelt eine unspezifische allgemeine Aggression wider, die nicht sexualisiert ist. So kommt es häufig auch zu gewalttätigen Angriffen gegen Männer. Diese Täter fügen ihren Opfern oft erhebliche Verletzungen zu und zeigen auch in anderen Verhaltensbereichen einen Mangel an Impulskontrolle.

Der primär von sexuellen Motiven beeinflusste Täter („Sexualization"). Diese Vergewaltiger sind mit exzessiven sexuellen Fantasien beschäftigt. Sie weisen oft eine Mehrzahl von Paraphilien auf, ihre Überfälle erscheinen häufig als eine gut vorbereitete Ausführung bereits zuvor gedanklich gründlich durchgespielter Wünsche und Vorstellungen. Die die Vergewaltigung prägenden Fantasien lassen sich nach sadistischen und nicht-sadistischen Themen unterteilen.

- Bei den *sadistischen Tätern* sind aggressive und sexuelle Bedürfnisse untrennbar miteinander verbunden. In der offenen Ausprägung dieses Typus, die mit geringer sozialer Kompetenz verknüpft zu sein scheint, treten die sadistischen Motive direkt in ausgeprägten physischen Gewalttätigkeiten auf. In der unterschwelligen „stummen" Variante von sozial versierten Tätern werden sadistische Fantasien eher symbolisch umgesetzt, bei ihnen bietet bereits die gezeigte Angst des Opfers genug Potenzial für eine Befriedigung.
- Die *nicht-sadistischen Täter* reflektieren sowohl in ihren Fantasien als auch in ihrem Tatverhalten ein Konglomerat aus verzerrten Vorstellungen über Sexualität, Männlichkeit und Frauen im Allgemeinen und Gefühlen sexueller Unzulänglichkeit und maskuliner Identitätszweifel. Die physische Gewalttätigkeit bei dieser Unterkategorie ist meist sehr gering.

Der von starken Rachegefühlen geprägte Täter („Vindictiveness"). Solche Vergewaltiger empfinden gegenüber Frauen eine ausgeprägte Wut und Aggression. Diese Emotionen spiegeln sich in einem Tatverhalten wider, welches auf die Demütigung und eine tief gehende Verletzung des Opfers ausgerichtet ist und dessen Spannbreite von Beschimpfungen bis hin zum Mord reicht.

> Die Überprüfung der Vergewaltiger-Typologie von Knight und Prentky auch an deutschen Stichproben hat ermutigende Ergebnisse hinsichtlich ihrer Gültigkeit und Praktikabilität erbracht (Rehder 1996; Kraus u. Berner 2000). Es ergaben sich zudem Hinweise, dass die verschiedenen Tätertypen auch in Hinblick auf ermittlungsrelevante Variablen wie beispielsweise das Vorhandensein und die Art von Vorstrafen aussagekräftig sind. Der Versuch dürfte viel versprechend sein, durch weitere Untersuchungen auf der Basis des Modells noch mehr fallanalytisch relevante Zusammenhänge zwischen Täterverhalten und Tätereigenschaften herauszuarbeiten.

Die Sexualmörder-Typologie des FBI

Im Bereich der *Sexualmorde* ist trotz starker fachlicher Kritik die Typologie des *FBI* noch immer am einflussreichsten für das Profiling. Wie bereits dargestellt wird hier zwischen einem *planenden*, dem „*organized*", und einem *nicht planenden*, dem „*disorganized*", Täter unterschieden (Ressler u. Burgess 1985; Ressler et al. 1988). Der planende Sexualmörder begeht demnach gut präpariert seinen Überfall, er bringt etwa eine Waffe zum Tatort, die er auch nach dem Verbrechen wieder mit sich nimmt und bemüht sich allgemein keine Spuren zu hinterlassen. Er sucht das Opfer gezielt aus und bringt es unter einem Vorwand in seine Gewalt. In seiner Persönlichkeit gilt er als durchschnittlich bis überdurchschnittlich intelligent, bleibt aber als Minderleister beruflich in der Regel weit unter seinen Möglichkeiten. Er lebt gewöhnlich in einer Partnerschaft, wobei vor der Tat häufig Stressfaktoren aus seinem persönlichen Umfeld auftreten. Der nicht planende Sexualmörder hingegen hinterlässt einen chaotischen Tatort. Er überwältigt oder ermordet sein Opfer direkt nach dem ersten Kontakt und vollzieht erst am Leichnam seine sexuellen und rituellen Obsessionen. Häufig kommt es deshalb zu Verstümmelungen am Körper des Opfers. Dieser Tätertypus ist eher unterdurchschnittlich intelligent und lebt in sozialer Isolation alleine oder bei Personen mit Elternstatus.

Den Vorstellungen des FBI nach, lassen sich nicht alle Sexualmorde in das Schema von „organized" versus „disorganized" einordnen. Als eine Zwischenkategorie wurde deshalb unter dem Begriff des „*Mixed Sexual Homicide*" ein Liste von möglichen Gründen erstellt, weshalb an einem Tatort sowohl Spuren geplanter als auch nicht geplanter Elemente auftreten können (Douglas et al. 1992). Dies soll etwa auf mehrere Täter hinweisen oder auf eine Eskalation im Verhalten eines Vergewaltigers oder eines planenden Mörders, nachdem die Tatsituation zu entgleiten drohte beispielsweise durch eine vehemente Gegenwehr des Opfers. Weiterhin können Einflussgrößen wie Stress, Jugendlichkeit des Täters oder Alkohol- bzw. Drogenkonsum eine Rolle spielen.

Neben die Zweiteilung in einen planenden und einen nicht planenden Täter entwickelte das FBI noch das Konzept des sadistischen Sexualmörders. In mehreren empirischen Studien gelang es den von der Bundespolizei beauftragten Forschern für diese Delinquentengruppe spezifische Merkmalscluster sowohl hinsichtlich ihres Tatverhaltens als auch bezüglich der Persönlichkeitscharakteristika zu isolieren (Dietz et al. 1990; Hazelwood et al. 1992; Warren et al. 1996). Diesen Ergebnissen zufolge geht ein solcher Täter äußerst organisiert vor. Er verwendet oftmals ein spezielles Instrumentarium zum Quälen, bringt sein Opfer meist an einen zuvor ausgesuchten Ort, an dem er es länger als 24 Stunden in seiner Gewalt hält und tötet es in mehr als der Hälfte der Fälle durch Strangulation bzw. Erdrosselung. Eine große Mehrheit dieser Mörder berichtete über ausgeprägte Gewaltfantasien, viele von ihnen fertigten zudem Aufzeichnungen ihrer Gewalttaten etwa in Form von Ton- oder Filmdokumenten an. Ungefähr jeder zweite der Täter hatte Kinder und war zum Zeitpunkt des Verbrechens verheiratet. Das FBI sah inhaltlich eine deutliche Verwandtschaft zwischen dem sadistischen und dem planend vorgehenden Täter, eine theoretische Integration in das vorhandene Sexualmörder-Modell wurde allerdings nicht vollzogen.

In der Fachwelt herrscht weitgehend Einigkeit darüber, dass das dichotome Modell des planenden bzw. nicht planenden Täters eine unzulässige Vereinfachung darstellt und in seiner bisherigen Form nicht haltbar ist. So kamen etwa in einer Untersuchung anhand der Daten von 107 US-amerikanischen Serienmördern Canter und seine Kollegen (2001) zu dem Ergebnis, dass sich hinter dem Konzept des nicht planenden Sexualmörders möglicherweise drei verschiedene Tätertypen verbergen. Andere Autoren schlugen vor zu untersuchen, ob es sich bei dem planenden und nicht planenden Täter um tatsächlich existente Kategorien handelt, die aber noch durch weitere andere Gruppen ergänzt werden müssen (Hoffmann u. Musolff 2000). Relativ eindeutig scheint zu sein, dass es aus empirischer Sicht mehr als problematisch ist, auf Grundlage der FBI-Typologie von der Tatortsituation auf eine ganze Palette von Tätereigenschaften zu extrapolieren (Canter et al. 2001; Harbort 1999b). Die vom FBI postulierten Zusammenhänge sollten stattdessen in der Praxis höchstens nur sehr vorsichtig als Vorschläge genutzt werden, die es am Tatbild weiter zu überprüfen gilt.

Die Sexualmörder-Typologie von Keppel und Walter

Einer der jüngsten typologischen Entwürfe speziell für das Profiling stammt von dem US-amerikanischen Kriminologen und Serienmörder-Experten *Robert Keppel* und dem Kriminalpsychologen *Richard Walter*. Die beiden modifizierten die vierstufige Motivstruktur des bereits vorgestellten FBI-Klassifikationssystem für Vergewaltiger, um darauf aufbauend eine Typologie für Sexualmörder zu entwickeln, die ebenfalls vier Täterkategorien umfasst (Keppel u. Walter 1999).

Typus Machtbestätigung („Power-Reassurance Rape-Murderer"). Bei diesem Typ ist die Ermordung des Opfers im Stil des Übertötens die ungeplante Folge einer Vergewaltigung. Eigentlich suchte der Täter mit dem Überfall seine Fantasien von Verführung und männlich-sexueller Identität zu verwirklichen. Doch in der konkreten Tat scheitert die Umsetzung dieser Vorstellung, etwa dadurch, dass das Opfer in einem Zustand der Angst ihm nicht genug Bestätigung vermittelt. Ein solches Scheitern bedroht seinen Selbstwert, was wiederum zu einem Gewaltausbruch führt. Oftmals setzt der Täter nach der Tötung am Leichnam mit ritualistisch anmutenden Akten wie etwa Verstümmelungen seine sexuelle Neugierde um. Dieser Tätertypus führt seine Attacken bevorzugt bei Nacht durch, das in der Regel deutlich jüngere Opfer hat er häufig zuvor bereits ausgespäht. Geprägt von seiner exzessiven Neigung zur Fantasietätigkeit lebt er sozial isoliert und wurde evtl. bereits durch Voyeurismus oder fetischistische Handlungen wie Wäschediebstahl auffällig.

Typus Machtbehauptung („Power-Assertive Rape-Murderer"). Auch hier ist der Mord zunächst nicht geplant, er ist vielmehr das Ergebnis einer sich dynamisch steigernden Aggression als Ausdruck von Kontrolle und Dominanz. Der Täter hat das meist zufällig ausgewählte Opfer vor dessen Tod häufig mehrfach vergewaltigt, um sein übersteigertes Macho-Selbstbild zu befriedigen. Das Bedürfnis nach Geltung und Anerkennung bringt ihn gelegentlich auch dazu, in seinem persönlichen Umfeld mit seiner Tat zu prahlen. Der Täter ist oft Anfang 20 und wirkt emotional flach. Sein maskulines Selbstbild spiegelt sich evtl. in einer Vorliebe für Bodybuilding, Kampfsportarten und herausstaffierte Autos wider.

Typus Vergeltung aus Zorn („Anger-Retaliatory Rape-Murderer"). Für diesen Typ stellt die Tat eine symbolische Rache an einer weiblichen Person dar. Dem Mord geht oft ein Konflikt mit einer Frau aus dem persönlichen Umfeld wie der Partnerin oder Mutter voraus. Das Opfer erinnert den Mörder an diese für ihn bedeutsame Figur und es wird aus diesem Grund ausgewählt, meist war es dem Täter im Rahmen seiner alltäglichen Routine begegnet. Der Tatort wirkt chaotisch, bei der Ermordung finden sich typischerweise Anzeichen für ein Übertöten. In seiner Umgebung gilt dieser Tätertypus als impulsiv, unbeherrscht und egozentrisch. Möglicherweise ist er bereits wegen Gewalttätigkeiten in Beziehungen mit Frauen vorbestraft. Er ist häufig Mitte bis Ende 20 Jahre alt und etwas jünger als seine Opfer.

Typus Sadismus („Anger-Excitation Rape-Murderer"). Dieser Täter entspricht weitgehend den Modellvorstellungen des FBI über sadistische Sexualmörder. Er zieht seine Befriedigung aus der Angst und dem Leiden der Opfer. Als Umsetzung seiner hochspezialisierten und gut ausgearbeiteten Fantasien quält er methodisch und ritualistisch, seine Opfer wählt er meist entweder nach einem bestimmten optischen Schema wie lange blonde Haare oder nach einer symbolischen Rolle wie der der Prostituierten oder der der Krankenschwester aus. Sozial relativ gut angepasst, gelingt es ihm im bürgerlichen Leben seinen devianten Fantasien unentdeckt nachzugehen, beispielsweise in Form des verborgenen Konsums thematisch entsprechender Pornografie oder der Einrichtung regelrechter Geheimräume voller sadistischer Accessoires, etwa im Keller seines Hauses.

Ausgearbeitet von zwei international angesehenen Experten bietet diese Typologie zunächst einmal neue Erklärungsmuster für Täterverhalten und damit potenziell Heuristiken für das Profiling. Nach eigener Erklärung wurde das taxonomische System anhand von fast 2500 überführten Sexualmördern auf Häufigkeitsverteilungen und seine empirische Relevanz hin überprüft. Allerdings gaben die Autoren keine Erklärung, wie sie die Struktur ihrer Klassifikation entwickelt, noch wie sie die Zuordnung zu einem Mördertypus en detail operationalisiert haben. Für eine weitere Fachdiskussion des Modells wäre eine Offenlegung der zugrunde liegenden Konstruktionsstruktur sicherlich vorteilhaft, nicht zuletzt um die Typologie wissenschaftlich aber auch in ihrer Bedeutung für die Praxis weiter voranzubringen.

Zusammenfassend lässt sich feststellen, dass der Einsatz von Typologien für das Profiling zum einen generell, insbesondere aber auf bestimmte einzelne Modelle bezogen, immer wieder kritisiert wird.[15] Kritik in diesem Bereich ist richtig und wichtig, bringt sie doch die Diskussion und Forschung voran, was im Optimalfall schrittweise zu qualitativ immer hochwertigeren Syste-

---

[15] Eine ausführliche Diskussion über den Einsatz von Typologien für das Profiling findet sich bei Hoffmann u. Musolff (2000).

men führen kann, wie z. B. die jahrzehntelange Weiterentwicklung der Vergewaltiger-Typologien im Ergebnis eindrucksvoll zeigt. Denn die Gefahr, die von intuitiv oder alleine kasuistisch entworfenen Taxonomien ausgeht, ist nicht zu unterschätzen, da in der Analyse eines Kapitaldeliktes durch Scheinzusammenhänge Fehlschlüsse produziert werden können. Empirische Überprüfungen sollten deshalb der Verwendung von Typologien in der Praxis stets vorausgehen.

Sozusagen konstruktionsbedingt durch ihre Verdichtung von Einzelphänomenen reduzieren Typologien zwangsläufig immer Realität. Die Systeme sind häufig prototypisch angelegt, Abweichungen des konkreten Einzelfalls vom idealisierten Modell stellen in unterschiedlichem Umfang deshalb eher die Regel als die Ausnahme dar. Dennoch: Typologien haben sich für das Profiling bewährt, fassen sie doch für die Praxis greifbar oft eine Vielzahl von wissenschaftlichen Erkenntnissen und Einzeldaten zusammen. Auch besteht die z. Tl. durch Untersuchungsergebnisse aus verschiedenen Quellen begründete Annahme, dass einzelne Typen tatsächlich in der Realität vorhandene, gut abgrenzbare Verhaltens- und Eigenschaftsstrukturen abbilden, der sadistische Täter etwa scheint dies zu belegen. Es kommt also entscheidend darauf an, wie Typologien vom Nutzer verwendet werden.

Ein Fallanalytiker des BKA bemerkte einmal zu dieser Frage, dass solche Modelle als erste Orientierungshilfe hilfreich sein können, um Ansatzpunkte für die Analyse zu finden, vorausgesetzt man ist später in der Fallbearbeitung auch in der Lage, sich von der starren typologischen Struktur wieder zu lösen.

4.3.3
Analyseverfahren

Analyseverfahren können als Kernstück der institutionalisierten Fallanalyse gelten, machen sie doch die Disziplin zu einem objektiven Werkzeug und damit auch grundsätzlich vermittelbar (Hoffmann u. Musolff 2000). Solche Ansätze tragen essenziell dazu bei, das durch die Massenmedien häufig verklärte Bild des Profilings zu entmystifizieren. Nicht mehr der tief in die Abgründe der Seele blickende „Seher" ist somit das Leitbild, sondern der gut ausgebildete Experte, der in einer strukturierten Analysesequenz ein Verbrechen systematisch aufbereitet. Allerdings muss einschränkend noch einmal darauf hingewiesen werden, dass schwierig konzeptionell fassbare Faktoren wie etwa Intuition oder Empathiefähigkeit auch in dem methodisch abgesicherten Terrain der Tatrekonstruktion und -interpretation eine nicht unerhebliche Rolle spielen. Gerade der letzte Schritt zum Täterprofil, abgesehen von den rein empirischen Ableitungen, beinhaltet oft eine nur schwer auflösbare Mischung aus Fachwissen, „Common Sense", gründlicher Fallbearbeitung, psychologisch geschulter Menschenkenntnis und Erfahrung.

Die Ausgestaltung des eingesetzten Analyseverfahrens hängt natürlich maßgeblich vom theoretischen Hintergrund und der Ausbildung des jeweiligen Profilerstellers ab, zugleich haben aber auch pragmatische Aspekte des Deliktstyps einen nicht unerheblichen Einfluss. So unterscheiden sich die Anforderungen einer fallbegleitenden, ständig von neuen Informationen, Zeitdruck und abzugebenden Entscheidungshilfen geprägten Analyse, wie etwa bei Erpressungen und Entführungen, deutlich vom Profiling bereits einige Zeit zurückliegender Morde. Auch die Menge und Qualität der der Analyse grundsätzlich zur Verfügung stehenden Informationen ist stark geprägt von der Art des Verbrechens. Müssen beispielsweise bei einem Sexualmord die Handlungen des Täters aufgrund der Spurenlage zunächst rekonstruiert werden und ist sein verbales Verhalten oft überhaupt nicht erschließbar, so ist die Informationsgrundlage bei einer Vergewaltigung, von deren Hergang das Opfer berichten kann, eine grundsätzlich andere.

Im Folgenden sollen einige wichtige und zentrale Analyseverfahren des Profilings kurz vorgestellt werden.

Psychoanalyse

Obgleich die Psychoanalyse im modernen Methodenkanon keine eigenständige Gedankenschule mehr darstellt, lassen sich die Anfänge des Profilings doch maßgeblich auch auf diesen Ansatz zurückführen. Bis heute in fast allen größeren Publikationen zum Thema zitiert ist der Fall des New Yorker „Mad Bombers", in dem der Psychiater Dr. James Brussel in den 50er-Jahren ein psychoanalytisches Täterprofil erstellte. Zwar führte letztlich ein glücklicher Zufall zur Identifizierung des Bombenlegers, doch angeblich bestätigten sich Brussels Vorhersagen selbst bis in obskure Details hinein. So hieß es in seiner Empfehlung an die Polizei: „Wenn sie ihn verhaften, trägt er bestimmt einen zweireihigen Anzug… Und das Jackett ist zugeknöpft!" (Brussel 1971, S. 46). Und tatsächlich, als der Täter festgenommen wurde, soll er in der von Brussel beschriebenen Weise gekleidet gewesen sein.

Doch wäre es ein Fehler, die von der Psychoanalyse her ansetzenden Profiling-Versuche auf kuriose Anekdoten zu reduzieren.[16]

Dieser Analyseansatz geht im Prinzip von einem ähnlichen Ausgangspunkt wie der psychoanalytische therapeutische Prozess aus. Das im Verbrechen gezeigte Verhalten ist demzufolge zu einem Gutteil ein chiffrierter Ausdruck der Persönlichkeit, der Biografie und der Psychopathologien des Täters, in der Faktoren wie beispielsweise Abwehrmechanismen, Regressionen oder Symbolhandlungen wirksam sind. Die Geschehnisse der Tat psychoanalytisch kundig zu entschlüsseln bedeutet hiernach der Tiefenstruktur des Verursachers näher zu kommen. Von der wiederum lassen sich Motive, Gefährlichkeitsprognosen, Persönlichkeitscharakteristika und ähnliche Aussagen für ein Profil ableiten.

Nur in Ausnahmen, etwa in Frankreich oder in Südafrika, vertraten einzelne Profiler in jüngster Zeit explizit psychoanalytische Ansätze. Dennoch ist der Einfluss dieser Theorien auf Modelle der Täterprofilerstellung unterschiedlichster Schulmeinungen nicht zu unterschätzen, wenn er auch selten offen zu Tage tritt. So ist beispielsweise das bereits vorgestellte FBI-Konzept der „Emotionalen Wiedergutmachung" erkennbar von psychoanalytischen Gedanken inspiriert, versucht doch ein Mörder hier mit seinem Verhalten die Tat symbolisch ungeschehen zu machen.

---

[16] Eine ausführliche Darstellung der Bedeutung der Psychoanalyse für das Profiling ist bei Hoffmann u. Musolff (2000) zu finden.

Versionsbildung

Die Versionsbildung ist eine zunächst in der DDR für die Ermittlungspraxis entwickelte Methode, die durch die systematische Aufstellung und Überprüfung von Hypothesen, so genannten Versionen, schrittweise das Tatgeschehen zu rekonstruieren und damit meist auch ein Bild vom unbekannten Täter zu gewinnen sucht. In Ostdeutschland wird diese Vorangehensweise noch immer von vielen Kriminalisten angewendet. In Verbindung mit dem an der Berliner Humboldt-Universität ausgearbeiteten Feld der Ermittlungspsychologie können mit Hilfe der Versionsbildung Täterprofile und andere fallanalytische Aussagen gewonnen werden.[17]

Hermeneutik

Die Hermeneutik hielt mit den Arbeiten des BKA Einzug in das Profiling. Sie findet v. a. bei der Auswertung schriftlicher Quellen wie Droh- und Erpresserbriefe oder Gesprächsprotokolle Verwendung. Bei dieser Methodik wird äußerst detailliert und gründlich die individuelle Struktur eines Verbrechens rekonstruiert und analysiert. Aus in nur sehr begrenztem Umfang vorliegenden Informationen können so sehr weitreichende Hypothesen über die Täterpersönlichkeit gezogen werden. Allerdings ist die v. a. eingesetzte Variante der objektiven Hermeneutik ein extrem anspruchsvolles Verfahren, welches sich nur sehr zeitaufwendig und arbeitsintensiv vermitteln lässt.[18]

Empirische Täterprofile

Die Verfahren dieser Variante des Profilings stellen in ihrer statistischen Normierung den vielleicht am weitesten entfernten Gegenpol zu individualistischen Ansätzen wie etwa den der Hermeneutik dar. Bei der empirischen Täterprofilerstellung werden Vorhersagen durch den Abgleich mit Daten möglichst ähnlicher Tätergruppen wie in dem zu untersuchenden Verbrechen erstellt. Beispielsweise ergab eine britische Studie (Canter 1994), dass Serienvergewaltiger, die ihre Opfer außerhalb von Gebäuden attackieren, häufiger wegen sexueller Delikte vorbestraft sind, innerhalb von Gebäuden vorgehende Serientäter dagegen öfter wegen Einbruchs- und Eigentumsdelikten. Möchte man nun dem empirischen Paradigma folgend eine Aussage zur mutmaßlichen Vorstrafe eines unbekannten britischen Serienvergewaltigers treffen, würde man ihn zunächst einer der beiden bereits erforschten Tätergruppen zuordnen und daraus dann die entsprechende Ableitung ziehen. Hier werden bereits einige Schwierigkeiten des empirischen Profilings deutlich. Es ist dringend notwendig, möglichst differenzierte Populationen von Straftätern zur Verfügung zu haben. Hätte man in dem Beispiel der Serienvergewaltiger nicht den Angriffsort als weiteren Parameter hinzugenommen, wären frühere Straftaten wegen mangelnder Differenzie-

---

[17] Eine ausführlichere Darstellung dieser Ansätze findet sich bei Belitz, Kap. 5 und Lack, Kap. 14, in diesem Band.
[18] Eine detaillierte Einführung in die objektive Hermeneutik liefert Musolff, Kap. 6, in diesem Band.

rungsmöglichkeiten vielleicht nur schwer oder sogar überhaupt nicht prognostizierbar gewesen. An dieser Stelle zeichnet sich ein weiteres Problem ab. Vielleicht spielen bei den Serientätern für die Bestimmung früherer Delikte noch andere Faktoren wie etwa das Alter der Opfer eine moderierende Rolle? Dies alleine mit empirischen Mitteln herauszufinden würde wahrscheinlich eine nicht endend wollende Arbeit darstellen, da immer neue mögliche Einflussgrößen überprüft werden müssten. Für eine sinnvolle Eingrenzung wäre deshalb zusätzlich die Heranziehung theoretischer Konzeptionen hilfreich. Auch ein Abgleich mit der Spurenlage des konkreten Einzelfalls erwiese sich möglicherweise als nützlich. So könnte bei einer Vergewaltigung innerhalb eines Gebäudes die empirisch gewonnene Hypothese, dass der unbekannte Täter wegen Einbruchsdelikten vorbestraft ist, zusätzlich Unterstützung durch die Tatsache erfahren, dass der Vergewaltiger mit einem Glasschneider in die Wohnung eingedrungen ist. Es ist also nicht einsichtig, weshalb bei der Täterprofilerstellung ausschließlich auf empirische Daten als Informationsquelle zurückgegriffen werden sollte.

Hervorzuheben ist aber in jedem Fall, dass die Erschließung empirischer Zusammenhänge für die Täterprofilerstellung unerlässlich ist, macht dies es doch möglich Stereotypen und Scheinzusammenhänge zu überwinden und neue relevante Verknüpfungen aufzuzeigen.

Für deutsche Verhältnisse als Novum schlug Harbort (1997) den Einsatz empirischer Täterprofile vor. Auf der Auswertung von 22 sexuell motivierten Serienmördern der deutschen Nachkriegszeit gründend, entwickelte er ein Merkmalsraster zur Unterstützung der Ermittlungen bei einem noch ungeklärten Verbrechen aus diesem Deliktsbereich. Sein empirisches Täterprofil umfasst 18 täter- und tatspezifische Indikatoren, deren Grad der Übereinstimmung mit den Merkmalen potenziell verdächtiger Personen eine Priorisierung der polizeilichen Arbeit ermöglichen soll. Obgleich die Indikatoren prinzipiell empirisch valide erscheinen, ist ihre Konzeptionalisierung nicht immer praktikabel für eine Massenüberprüfung. So dürfte es nicht einfach sein, Faktoren wie „Person muss als introvertierter und bindungsschwacher Einzelgänger gelten" oder „Person zeigt auffälliges Sexualverhalten oder leidet unter psychischen Störungen" ohne größeren Aufwand zu recherchieren. Auch stellt es sich als schwierig dar, immer mit ausreichender Sicherheit annehmen zu können, ob es sich bei der vorliegenden Tat tatsächlich nicht um das Delikt eines Einzel-, sondern um das eines Serienmörders handelt, was ja Voraussetzung für den Einsatz dieses speziellen Merkmalsrasters darstellt. Trotz der genannten Einschränkungen konnte Harbort aufzeigen, dass empirische Täterprofile prinzipiell geeignet sind, Verdächtige in eine nützliche Reihenfolge für Überprüfungen zu bringen. Diese analytische Annäherung an ein derartiges Delikt sollte nicht notwendigerweise als Widerspruch zu einer fallanalytisch detaillierten Rekonstruktion und Auswertung der Tat begriffen werden, dies vermag das Konzept nicht zu leisten. Nichtsdestotrotz können solche empirisch gewonnenen Zusammenhänge ein weiteres Instrument für die Ermittlungsarbeit bilden.[19]

---

[19] Welche Arten von Daten und wissenschaftlichen Studien für empirische Täterprofile prinzipiell geeignet sind, zeigen Ullrich u. Marneros in Kap. 9, eine ausführlichere Diskussion des empirischen Profilings findet sich außerdem bei Mokros, Kap. 7, in diesem Band.

Tathergangsanalyse („Crime Scene Analysis")

Das ursprünglich vom FBI entwickelte Verfahren für Morde und sexuell motivierte Gewaltdelikte stellt ein Ablaufschema zur Verfügung, die zunächst unstrukturiert vorliegenden Informationen eines Falls schrittweise einzuordnen, zu bewerten und schließlich in eine Analyse des unidentifizierten Täters münden zu lassen, etwa in Form eines psychologischen Profils.[20] Die Tathergangsanalyse kommt mittlerweile in zahlreichen Ländern als eine fallanalytische Basismethode zum Einsatz. Dabei erfuhr das Modell z. Tl. leichte Veränderungen. In Deutschland beispielsweise modifizierte das BKA einige der Kategorien und baute die Analyse grundsätzlich zu einem Gruppenverfahren aus. Insgesamt gliedert sich die Tathergangsanalyse des FBI in sechs Teilschritte auf (Ressler et al. 1988; Hoffmann u. Musolff 2000).

Profiling-Eingabedaten

Bei der Zusammenstellung der Profiling-Eingabedaten wird die Grundlage für den Analyseprozess gelegt. Die zur Verfügung stehenden Fallinformationen müssen dabei ein Mindestmaß an Quantität und Qualität aufweisen, ansonsten ist keine ausreichende Rekonstruktion des Verbrechens möglich. Zunächst ist es notwendig, alle tatrelevanten *Örtlichkeiten* und deren Umgebung umfangreich zu dokumentieren, damit in einem späteren Schritt die Entscheidungen des Täters nachvollzogen werden können. Besonders wichtig sind zudem erschöpfende Informationen über das *Opfer*, einmal die *forensischen Daten* wie der *Obduktionsbefund* und *Laborberichte*, aber auch detaillierte Angaben zur *Biografie*. Das BKA erstellt bei Mordfällen meist sogar ein eigenes *Opferprofil*. Dort soll durch die Befragung von Angehörigen und Freunden erschlossen werden, wie das Opfer in der Tatsituation reagiert haben könnte, um daraus wiederum auf das Verhalten des Angreifers folgern zu können. Auch *Umgebungsfaktoren* wie etwa die Wetterbedingungen zur Tatzeit oder das soziale Umfeld werden erfasst, da sie sich potenziell auf Täterverhalten auswirken können. Schließlich sind visuelle Dokumente sehr wichtig, wie *Fotografien* des Tatortes, Luftaufnahmen oder ausführliches Kartenmaterial der Umgebung. Ausdrücklich nicht erwünscht sind Angaben über mögliche Verdächtige, denn sie könnten auf sehr subtile Weise die angestrebte objektive Analyse beeinflussen (Abb. 4.2).

Entscheidungsprozess

Im Entscheidungsprozess wird damit begonnen, die Profiling-Eingabedaten zu sinnvollen Mustern zu strukturieren. In der *Mordklassifikation* wird die Tat zunächst grob dahingehend eingeordnet, ob es sich um einen Einfach-, Doppel-, Dreifach-, Massen- oder Serienmord handelt oder um einen Amoklauf. Bei der Frage nach dem *primären Motiv* unterscheidet das FBI zwischen Beziehungs-, Bereicherungs- und Sexualdelikten sowie zwischen gruppendynamischen Taten. Bei der Einschätzung des *Opfer-* und *Täterrisikos*, einem der zentralsten

---

[20] Ein in seiner sequenziellen Struktur vergleichbares Schema für die Deliktsbereiche Erpressung und erpresserischen Menschenraub entwickelte das BKA. Mehr dazu findet sich bei Hoffmann, Kap. 11, in diesem Band.

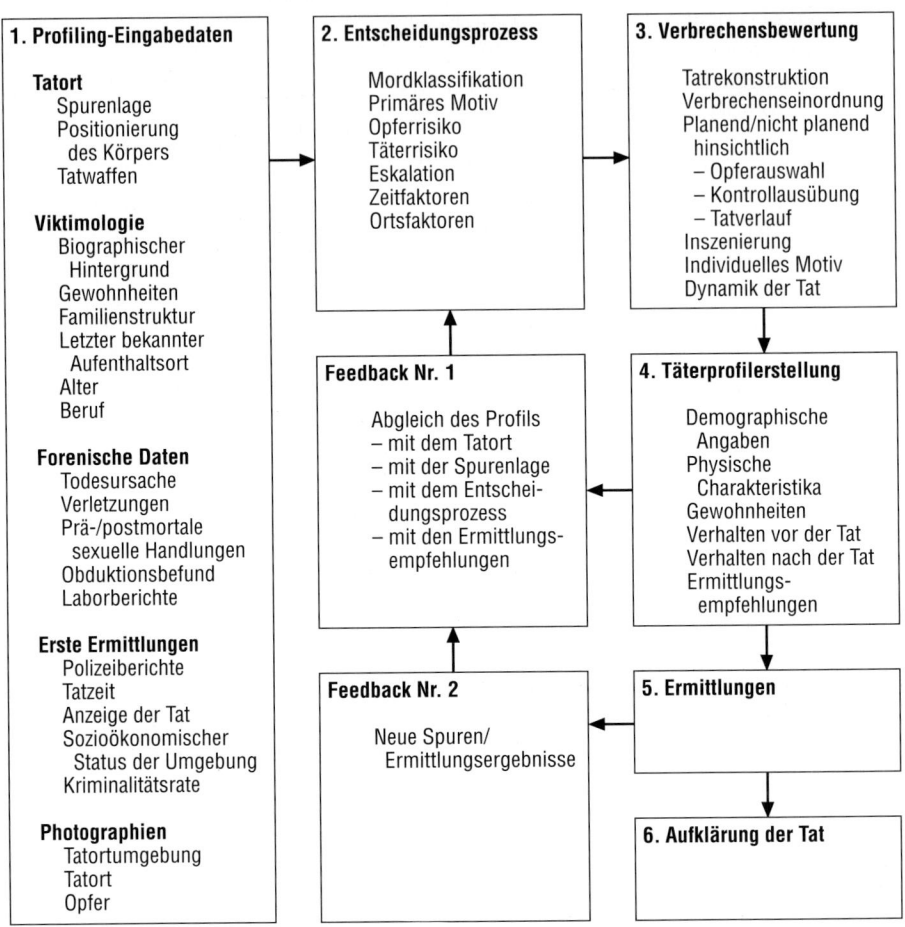

Abb. 4.2. Ablaufschema der Tathergangsanalyse („Crime Scene Analysis") des FBI. (Nach Ressler, Burgess u. Douglas 1988)

Konzepte überhaupt, geht es einmal um Faktoren wie Alter, Beruf oder die Lebenssituation des Opfers, zum anderen um Kontexteinflüsse wie die Tageszeit des Verbrechens oder die Belebtheit der Umgebung des Tatortes. In der Regel stehen Opfer- und Täterrisiko in einem komplementären Verhältnis zueinander. Ein Beispiel soll dies erläutern: Der Beruf einer auf der Straße arbeitenden Prostituierten stellt einen hohen Risikofaktor für das Opfer dar. Für den Täter dagegen macht diese Tatsache die Gefahr, die er beim Erstkontakt eingehen muss, kalkulierbarer. Er weiß, wo er sein Opfer findet und kann es, ohne auffällig zu werden, in seine Kontrolle bringen, z. B. indem er sich als Freier ausgibt und die Frau in sein Auto bittet. Bei der Betrachtung der *Eskalation* werden die einzelnen Handlungssequenzen der Tat auf ihre Dynamik hin untersucht, und zwar hinsichtlich des Aspekts ob sich die Expressivität und Gewalttätigkeit des Verhaltens innerhalb eines oder bei einem Serientäter über mehrere Verbrechen hinweg steigert. Eine der wesentlichsten *Zeitfaktoren* ist die Dauer, mit der sich der Täter am Tatort aufhält, etwa indem er sein Opfer missbraucht, es ermordet, den toten Körper manipuliert oder die Leiche verbirgt. Hier können etwa Kriterien wie die subjektive Tatortberechtigung bedeutsam sein, also das Gefühl des Täters sich am Tatort sicher zu fühlen, was evtl. auf eine räumliche Nähe zu seinem alltäglichen Umfeld hinweist. *Ortsfaktoren* beschreiben die Anzahl, Lage und Charakteristika der verschiedenen in einem Fall auftretenden Tatorte, wie dem des Überfalls, der Tötung, der Ablage der Leiche usw.

Als Daumenregel gibt das FBI hier an, dass mit zunehmender Zahl der Tatorte der Mörder um so intelligenter bzw. planender ist.

Verbrechensbewertung

In dieser Phase geht es v. a. um eine äußerst genaue *Rekonstruktion* der Tat, die die einzelnen Handlungselemente von Täter und Opfer und deren Interaktionen beschreibt und bewertet. Die Verbrechensrekonstruktion bildet sozusagen das Rückgrat der Tathergangsanalyse und ist Voraussetzung für die Erstellung eines Täterprofils (Dern 2000). Strenge Anhänger des FBI-Ansatzes ordnen an dieser Stelle die Tat auch in eine Kategorie des FBI-Übersichtswerkes „Crime Classification Manual"[21] (Douglas et al. 1992) ein. Die Einstufung unterschiedlicher Sequenzen und Handlungsbereiche des Tatverlaufs in *geplante und nicht geplante Anteile* vermag viel von der Tiefenstruktur des Geschehens offen zu legen und damit auch einiges über die Täterpersönlichkeit auszusagen, etwa hinsichtlich der Impulsivität, der Affekte, der Vorbereitung usw. Anhand des bereits vorgestellten Konzeptes der *Inszenierung* wird untersucht, ob bei dem Fall bewusst Spuren manipuliert wurden, um eine andere Motivation als die eigentlich handlungsrelevante vorzutäuschen. Die Bestimmung des *individuellen Motivs* für das Verbrechen gilt als nicht leicht, da hier häufig tiefliegende psychische Strukturen des Täters eine große Rolle spielen, die nur schwer zu erschließen sind. Allerdings wird davor gewarnt prinzipiell allein von einem Motiv auszugehen. Beispielsweise können bei einem Raubmord auch sexuelle Bedürfnisse wirksam sein, ein Sexualmord mag motivational aufgeteilt sein in ein Streben nach Dominanz bei der Vergewaltigungshandlung und in eine Vermeidung von Entdeckung bei der Tötungshandlung. Die Interpretation der spezifischen *Dynamik*

---

[21] Das nach fast 10-jähriger Forschungsarbeit im „National Center for the Analysis of Violent Crime" des FBI entstandene „Crime Classification Manual" orientierte sich in seiner Konzeption an dem so genannten DSM, dem diagnostischen Klassifikationsmanual der „American Psychiatric Association". Für die Bereiche Brandstiftung, Mord und Vergewaltigung bzw. sexuelle Nötigung entwickelte das FBI Gruppen und Untergruppen von Verbrechenstypen, die sich in der Regel anhand der Tatmotivation strukturieren. Die Definitionskriterien für die Zuordnung zu einer Gruppe beinhalten Faktoren wie Viktimologie, markante Tatortcharakteristika oder forensische Spuren. In jeder Kategorie werden zusätzlich typische Verlaufsformen der Tat und Ermittlungshinweise angegeben. Anders als das psychiatrische System wird das „Crime Classification Manual" jedoch nicht regelmäßig an den aktuellen Stand der Forschung und Theoriebildung angepasst, auch sind die einzelnen Kategorien häufig nicht so detailliert und aussagekräftig. Dennoch bietet das Manual einen hilfreichen Überblick über mögliche Motive und signifikante Merkmalscluster in verschiedenen Deliktsbereichen.

des Verbrechens erfordert es, das Zusammenwirken der einzelnen Tatelemente im Gesamtkontext zu betrachten. Ein Beispiel aus dem Erfahrungsfundus der FBI-Profiler soll dies verdeutlichen (Ressler et al. 1988, S. 146 ff.):

Beispiel

Bei einem von bizarren Verhaltensweisen gekennzeichneten Sexualmord fand sich neben dem verstümmelten Leichnam offenbar vom Täter stammender Kot, der mit einem Kleidungsstück bedeckt war. Die Untersuchung der Dynamik ergab, dass dieses Verhalten vermutlich nicht Teil des Rituals des Mörders war, um etwa das Opfer symbolisch zu degradieren, sondern auf den langen Aufenthalt des Täters am Tatort hinwies, während dem er, sich sicher und ungestört fühlend, den Körper postmortal manipulierte.

Täterprofilerstellung

Die Erstellung eines Profils fußt als empirische Basis auf der vorangegangen Rekonstruktion des Verbrechens und der Interpretation des Täterverhaltens. Ausmaß und Qualität der dort erarbeiteten Informationen bestimmen und begrenzen über welche Aspekte der Täterpersönlichkeit in einem konkreten Fall Aussagen getroffen werden können. Nach den Vorstellungen internationaler Experten können sinnvollerweise über folgende Merkmale ggf. Prognosen abgegeben werden:[22] Alter, Geschlecht und physische Eigenschaften des Täters, Persönlichkeitscharakteristika wie Intelligenz, Emotionalität oder soziale Fertigkeiten, Familienstand, Beruf und Ausbildung, Gewohnheiten, Mobilität, Wohnort und Lebenssituation sowie das Verhalten vor und nach der Tat, wobei bei dem letzten Punkt Faktoren wie übermäßiger Alkoholkonsum oder das mehrtägige Fortbleiben vom Arbeitsplatz besonders hilfreich für die Bewertung potenziell verdächtiger Personen sein können. In den seltensten Fällen wird die gesamte Liste des Profils abgearbeitet werden. Oftmals wird auf die komplette Erstellung des seinem Wesen nach hypothetischen Psychogramms verzichtet und es werden nur spezifische Ermittlungshinweise entwickelt, die für die konkrete polizeiliche Fragestellung relevant sind.[23] Nach Abschluss der Täteranalyse in Form eines Profils bzw. von Ermittlungshinweisen werden die Ergebnisse in einer Feedback-Schleife noch einmal mit der Spurenlage und dem Entscheidungsprozess abgeglichen und ggf. überarbeitet.

Ermittlungen

Für die Ermittlungen wird ein schriftlicher Bericht der Tathergangsanalyse und des Profils erstellt und der anfragenden Polizeibehörde zugestellt. Die Beamten sind angehalten, eigenverantwortlich mit der Analyse umzugehen und diese nach den eigenen Vorstellungen für ihre Arbeit zu nutzen. Ergeben die Ermittlungen neue Ergebnisse oder begeht der gesuchte Täter ein weiteres Verbrechen, sollte idealerweise in einer erneuten Rückkopplungsschleife das Schema noch

---

[22] Eine detaillierte Darstellung des Aufbaus eines Täterprofils und auf welche Weise von der Tatrekonstruktion auf einzelne Tätermerkmale geschlussfolgert werden kann, bieten Hoffmann u. Musolff (2000).

[23] Zur Erstellung von Ermittlungshinweisen s. auch Kap. 11, in diesem Band.

einmal durchlaufen und die getroffenen Aussagen evtl. validiert oder modifiziert werden. Entgegen einer weit verbreiteten Annahme ist ein Täterprofil kein statisches Gebilde, sondern Teil eines analytischen Prozesses, der bis zur Aufklärung des Falls oder der Einstellung der Ermittlungen andauern kann.

Aufklärung der Tat

Kommt es zur Aufklärung der Tat, sollten die Tathergangsanalyse und das Profil unbedingt mit dem tatsächlichen Geschehen und der Person des Täters genau abgeglichen werden. Im Sinne einer unmittelbaren Qualitätskontrolle erlaubt dies, die konkrete Analyse und ihre Umsetzung bei der Ermittlungsarbeit auf Schwächen und Stärken hin zu überprüfen, in einer generelleren Sichtweise könnte ein vielfacher Vergleich von aufgeklärten Taten mit den Analyseverfahren helfen, die Methodik des Profilings kontinuierlich weiterzuentwickeln.

4.4
Fazit

Das weite Feld der Theorienbildung im Bereich des Profilings und der Fallanalyse, die Vielfalt und konzeptionelle Ausdifferenzierung lassen die Zuversicht aufkommen, dass sich hier eine eigenständige Disziplin formiert hat, die auch langfristig Bestand haben wird. Das Gebiet zeigt sich fachlich äußerst prägnant strukturiert, es ist als Herausforderung stark interdisziplinär geprägt und besitzt eine hohe Handlungsrelevanz. Auf der anderen Seite ist das Profiling für den Forscher aber nicht frei von Belastungen, einmal natürlich durch das zu behandelnde Sujet von Gewalttaten und ihren Opfern, zusätzlich jedoch durch den Druck möglicherweise fehlerhafte Entscheidungshilfen zu erstellen, die die Ermittlungen negativ beeinflussen. Für die Zukunft der Disziplin wird sich als maßgeblich erweisen, ob ein vitaler Austausch zwischen Polizeipraktikern, dort angesiedelten Experten und Wissenschaftlern, externen Fachleuten und Universitäten stattfindet – ein Prozess der durch die Sensibilität des Gegenstandsbereiches nicht gerade erleichtert wird. Bleiben theoretische Konzepte jedoch ohne Anwendung in der Praxis, in der sie ihr Potenzial beweisen oder berechtigterweise verworfen werden, repitieren Polizeipraktiker immer wieder gleiche, von einst führenden Experten entworfene Schemata ohne an eine Weiterentwicklung zu denken, dann wird das Profiling zu einer blutleeren Disziplin werden und unter zunehmender Bedeutungslosigkeit leiden. Doch ist dies eine pessimistische Vision, für die zumindest für die nächste Zeit wenig spricht.

Literatur

Alison L, Canter D (1999) Professional, legal and ethical issues in offender profiling. In: Canter D, Alison L (eds) Offender profiling series, vol II: Profiling in policy and practice. Ashgate, Aldershot
Baurmann M (1998) Ein Kriminalfall enthält im ersten Angriff umfangreiche Informationslücken. In: Bundeskriminalamt (Hrsg) Methoden der Fallanalyse. BKA-Forschungsreihe, Wiesbaden

Britton P (2000) Picking up the pieces. Bantam, London

Brussel J (1971) Das ungezähmte Böse. Scherz, Bern, München

Canter D (1994) Criminal shadows. HarperCollins, London

Canter D (2001) Vorwort. In: Harbort S (2001) Das Hannibal-Syndrom. Militzke, Leipzig

Canter D, Alison E, Alison L (2001) An empirical test of the organised/disorganised typology of serial killers. In: The Centre For Investigative Psychology (ed) Sixth International Investigative Psychology Conference 8–10 January 2001, Conference Guide. University of Liverpool

Critical Incident Response Group (ed) (2000) The school shooter. A threat assessment perspective. National Center for the Analysis of Violent Crime, FBI Academy, Quantico Virginia

Dern H (2000) Operative Fallanalyse bei Tötungsdelikten. Kriminalistik 54(8): 533–540

Dietz P, Hazelwood R, Warren J (1990) The sexually sadistic criminal and his offences. Bulletin of the American Academy of Psychiatry and the Law 18(2): 163–178

Douglas J, Burgess A W, Burgess AG, Ressler R (eds) (1992) Crime classification manual. Lexington Books, New York

Douglas J, Olshaker M (1997) Die Seele des Mörders. Spiegel-Buchverlag, Hamburg

Groth N, Burgess A W, Holmstrom L (1977) Rape: Power, anger and sexuality. Amercan Journal of Psychiatry 134(11): 1239–1243

Harbort S (1997) Empirische Täterprofile. Kriminalistik 51(8): 569–572

Harbort S (1999a) Profiling – operative Fallanalyse. Pressemitteilung anlässlich einer Podiumsdiskussion an der FHöV Köln am 04.10.1999

Harbort S (1999b) Kriminologie des Serienmörders – Teil 1. Kriminalistik 53(10): 642–650

Harbort S (2001) Das Hannibal-Syndrom. Militzke, Leipzig

Hazelwood R, Burgess AW (1987) An introduction to the serial rapist. FBI Law Enforcement Bulletin 56(9): 16–24

Hazelwood R, Warren J (1989) The serial rapist (Part I & II). FBI Law Enforcement Bulletin 58(1): 10–17, 58(2): 18–25

Hazelwood R, Reboussin R, Warren J (1989) Serial rape: Correlates of increased aggression and the relationship of offender pleasure to victim resistance. Journal of Interpersonal Violence 4(1): 65–78

Hazelwood R, Dietz P, Warren J (1992) The criminal sexual sadist. FBI Law Enforcement Bulletin 61(2): 12–20

Hazelwood R, Burgess AW (eds) (1995) Practical aspects of rape investigation: A multidisciplinary approach, 2nd edn. CRC, Boca Raton

Hoffmann J (2000) Begegnungen der unheimlichen Art. Psychologie Heute 27(8): 30–34

Hoffmann J (2001) Stalking – Forschung und Krisenmanagement. Kriminalistik 55(1): 34–37

Hoffmann J, Musolff C (2000) Fallanalyse und Täterprofil: Geschichte, Methoden und Erkenntnisse einer jungen Disziplin. BKA-Forschungsreihe, Wiesbaden

Jäkel H (1999) Täterprofiling bei vorsätzlichen Brandstiftungen. Kriminalpolizei 3 (September): 155–159

Keppel R, Walter R (1999) Profiling killers: A revised classification model for understanding sexual murder. International Journal of Offender Therapy and Comparative Criminology 43(3): 417–437

Knight R, Prentky R (1987) The developmental antecedents and adult adaptions of rapist subtypes. Criminal Justice Behaviour 14(4): 403–426

Kraus C, Berner W (2000) Die Klassifikation von Straftätern nach Knight und Prentky. Monatszeitschrift für Kriminologie und Strafrechtsreform 83(6): 395–406

Landeskriminalpolizeiamt Berlin (Hrsg) (1930) Die Düsseldorfer Sexualverbrechen von 1929. Preußische Sonderausgabe des Deutschen Kriminalpolizeiblattes vom 8. April

Lanning K (1995) Child molestation – Law enforcement typology. In: Hazelwood R, Burgess AW (eds) Practical aspects of rape investigation: A multidisciplinary Approach, 2nd edn. CRC, Boca Raton

Meloy J (1997) The clinical risk management of Stalking: „Someone is watching over me…". American Journal of Psychotherapy 51(2): 174–184

Merrill W (1995) The art of interrogating rapists. FBI Law Enforcement Bulletin 64(1): 8 – 12

Müller T (1998) IMAGO 300. Forschungsansätze – Definitionen – Ergebnisse. In: Bundeskriminalamt (Hrsg) Methoden der Fallanalyse. BKA-Forschungsreihe, Wiesbaden

Musolff C, Hoffmann J (1996) Psychologische Täterprofile von Serienmördern und Serienvergewaltigern für polizeiliche Ermittlungsarbeit. Diplom-Arbeit, TU Darmstadt

Poythress N, Otto RK, Darkes J, Starr L (1993) APA's expert panel in the congressional review of the USS Iowa incident. American Psychologist 48: 8 – 15

Prentky R (1992) Progress in classifying rapists (Part I & II). Violence Update 2(6): 6 – 10, 3(2): 7 – 11

Rehder U (1996) Klassifizierung inhaftierter Sexualdelinquenten – 1. Teil: Wegen Vergewaltigung und sexueller Nötigung Erwachsener Verurteilte. Monatszeitschrift für Kriminologie und Strafrechtsreform 79(5): 291 – 304

Ressler R, Burgess AW (1985) Violent crime. FBI Law Enforcement Bulletin 54(8): 2 – 31

Ressler R, Burgess AW, Douglas J, Hartman C, D'Agostino R (1986) Sexual killers and their victims: Identifying patterns trough crime scene analysis. Journal of Interpersonal Violence 1(3): 288 – 308

Ressler R, Burgess A, Douglas J (1988) Sexual homicide. Lexington Books, Massachusetts

Ressler R, Shachtman T (1997) Ich jagte Hannibal Lecter. Heyne, München

Sapp A, Huff T, Gary G, Icove D (1995) A motive-based offender analysis of serial arsonists. In: The Investigation and Prosecution of Arson. California District Attorneys Assocation, Ca

Vick J (1996) Kriminalistisch-kriminologische Fallanalyse (KKF). In: Reichertz J, Schröer N (Hrsg) Qualitäten polizeilichen Handelns. Westdeutscher Verlag, Opladen

Vick J (1998) Methoden des Forschungsprojekts „Kriminalistisch-kriminologische Fallanalyse" im Bundeskriminalamt Wiesbaden. In: Bundeskriminalamt (Hrsg) Methoden der Fallanalyse. BKA-Forschungsreihe, Wiesbaden

Warren J, Reboussin R, Hazelwood R, Wright J (1991) Prediction of rapist type and violence from verbal, physical, and sexual scales. Journal of Interpersonal Violence 6(1): 55 – 67

Warren J, Hazelwood R, Dietz P (1996) The sexually sadistic serial killer. Journal of Forensic Sciences 41(6): 970 – 974

Warren J, Reboussin R, Hazelwood R, Gibbs N, Trumbetta S, Cummings A (1999) Crime scene analysis and the escalation of violence in serial rape. Forensic Sciences International 100(1 – 2): 37 – 56

Zona M, Sharma K, Lane J (1993) A comparative study of erotomanic and obsessional subjects in a forensic sample. Journal of Forensic Sciences 38(4): 894 – 903

Theorien und Methoden der Ermittlungspsychologie

L. Belitz

Dieses Kapitel soll in ermittlungspsychologische und kriminalistische Ansätze Einblick gewähren, die ursprünglich v. a. in Ostdeutschland entwickelt wurden, im Rahmen der Fallanalyse und des so genannten Profilings nun aber auch aus einer anderen Richtung auf großes Interesse stoßen. Zunächst wird auf die Rolle und Bedeutung der Ermittlungspsychologie und der Versionsbildung eingegangen, es folgt ein psychologisches Modell für die besondere Gruppe aggressionssexueller Gewalttaten, welches auch anhand von Fallbeispielen erläutert wird. Ein kurzer historischer Abriss der Genese der akademischen Ermittlungspsychologie führt zur methodischen Vorgehensweise dieser Disziplin, die am Beispiel der Vernehmungsstrategien näher dargestellt wird.[1]

5.1
Aufgaben der Ermittlungspsychologie

Der Begriff der Ermittlungspsychologie, wie er hier Verwendung findet, wurde in den 70er Jahren von Kriminalwissenschaftlern in der DDR geprägt. Dort gab es die Wissenschaftsdisziplin „Kriminalistik" als eine interdisziplinär angelegte Forschungs- und Studienrichtung an der Humboldt-Universität. Das Psychologieangebot ging alsbald über den anfangs engeren Rahmen der klassischen Forensischen Psychologie hinaus, um die Belange der Kriminalistik besser zu berücksichtigen. Im Zentrum dieser Disziplin steht der handelnde Kriminalist, dessen Tätigkeit psychologisch fundiert werden soll. Das ermittlungspsychologische Feld – strukturiert von den Anforderungen des *wissenschaftlichen Gegenstandes* der Kriminalistik: Aufklärung, Aufdeckung, Verhütung und Vorbeugung von Straftaten und Rechtsverletzungen – ist den kriminalistischen Aufgaben der Praxis entsprechend umfangreich. Es beinhaltet die psychologischen Momente beispielsweise bei der Anzeigenaufnahme und -prüfung, der Tathergangsanalyse, Hypothesenbildung bzw. Versionsbildung im Rahmen der Untersuchungsplanung und Täterermittlung, aber auch für die Auswahl und Gestaltung von Maßnahmen und Operationen sowie für den Umgang mit Zeugen und

---

[1] Diese Abhandlung wurde von mir zunächst im November 2000 mündlich vorgetragen und anschließend noch einmal schriftlich überarbeitet und erweitert. Mein Dank geht an Jens Hoffmann und Cornelia Musolff, die die ursprünglichen Ausführungen dokumentierten und redigierten.

Verdächtigten und der Gewinnung, Bewertung und Protokollierung von Aussagen. Des Weiteren geht es aber auch um die dafür erforderlichen psychischen Regulationsmechanismen beim Untersuchenden selbst, die bei einer professionell-optimalen Gestaltung der kriminalistischen Tätigkeit eine Rolle spielen. Mit dem psychologischen Kompetenzbegriff (Fachkompetenz, Selbstkompetenz und soziale Kompetenz) als Konstrukt personaler Leistungsvoraussetzungen für diese Art von Tätigkeit, versucht die Ermittlungspsychologie diesen Problembereich begrifflich zu fassen und so führungsrelevant für Eignung, Auswahl, Aus-, Fortbildung und Einsatz zu nutzen.

Die Ermittlungspsychologie ist eine angewandte Psychologie, die einerseits von den Erkenntnissen vieler anderer Psychologiezweige profitiert: Grundlagendisziplinen wie Persönlichkeits- und Sozialpsychologie, Entwicklungspsychologie, Wahrnehmungspsychologie, Klinische Psychologie, Kreativitätsforschung und Kommunikationspsychologie gehören beispielsweise genauso dazu wie Soziologie, Organisationspsychologie oder verwandte Teildisziplinen – wie etwa Kriminologie, Forensische oder Rechtspsychologie oder integrierte Gebiete wie Kriminalpsychologie, Aussagepsychologie und Vernehmungspsychologie. Andererseits kommen aus der kriminalistischen Praxis immer wieder die entscheidenden Anstöße, auch ermittlungspsychologisch originären Fragestellungen nachzugehen. Sie lassen den Bedarf an wissenschaftlichen Vorlaufpotenzialen erkennen. Fragen nach Beschaffenheit der Persönlichkeit eines noch unbekannten Täters oder nach effizienten Vernehmungsansätzen stehen als Beispiel dafür.

Kriminalpsychologie, häufig nicht ganz richtig mit Ermittlungspsychologie gleichgesetzt, ist im Wesentlichen Täterpsychologie. Wenngleich sie etwa Bereiche wie Viktimologie (Täter-Opfer-Beziehungen) beinhaltet, bleibt sie im Kern doch auf den Täter bezogen. Sie beschäftigt sich oftmals mit dessen Persönlichkeit und deren Einflussfaktoren auf das Tatverhalten. Ein gewisser Hang zu solch – für den pathogenen Sonderfall sogar zutreffenden – linearen Denk-Modellen hat manchmal auch mit einem recht unkritisch reflektierten, medizinisch aber auch kriminaljustiziell geprägten Menschenbild über die Kausalität von Verhalten zu tun: Ein richterlicher Schuldspruch soll die in der Person des Angeklagten begründeten Ursachen des sozial-destruktiven Verhaltens benennen, um ihn damit abschreckend und Sühne mahnend zu Recht bestrafen bzw. stigmatisieren zu können. Schuld, Grad der Schuld, bis hin zur Nichtschuld als das zu klärende Wichtigste bestimmt hier das Maß der Vorstellung – Punktum! Und präferiert damit mehr oder weniger rigoros ein person- bzw. täterorientiertes Bild für das Zustandekommen einer Straftat.

Kriminalistisches Denken und Handeln muss sich aber weit offener und tiefergehend, viel komplexer mit den möglichen Determinanten und Ursachen einer Straftat befassen, um letztlich etwas zu beweisen. „Jagdmentalität" und Rigorosiotät sind – wie sich zeigt – wegen ihrer affektgebundenen Art („Tunnel-Wahrnehmung") dabei eher hinderlich. Ein Kriminalist – persönliche Werte unbenommen – sollte sich in dieser Hinsicht eher unemotional – meint wut- und vorurteilslos – an der Wahrheitsfindung als einem Problemlösungsprozess orientieren. Wenn schon Leidenschaft dabei sein sollte, dann also die eines professionellen Wahrheits-Forschers, der seine Instrumentarien problembewusst und zielsicher einsetzt, handhabt und kritisch überprüft.

Monokausale Auffassungen in der Ermittlungsführung können denkmethodisch systemisch oder anders gesagt dialektisch durch Anwenden so genannter Mehrfaktorenmodelle überwunden werden. Das sind z. B. solche, die auch mit dem Verhältnis zwischen Persönlichkeit und Situation operieren – also zusätzlich Situationseinflüsse für die Erklärung eines bestimmten Verhaltens oder Handelns zulassen und berücksichtigt. (Eine Alltagserfahrung, die eigentlich jeder beliebig bei sich selbst nachvollziehen kann, man denke nur an die eigenen Wutfantasien, die auftreten können, wenn man sich im Straßenverkehr durch das absichtliche oder unabsichtliche gefährdende Verhalten eines anderen einschneidend behindert fühlt). Ob ausschließlich Persönlichkeit oder das Zusammenspiel von Persönlichkeit und Situation und/oder Umwelt im Mittelpunkt der Analyse steht, hängt u. a. davon ab, wie die „innere Landkarte" des Betrachtenden konzipiert ist. Als problematisch erweisen sich bei den täterorientierten Vertretern meist auch die relativ einseitig mit Abschreckungswirkung rationalisierten Auffassungen und ihre unerbittlich ansteigenden Lösungsempfehlungen: „Drachentöter-Mythen", die durch das Ausklammern sozialpräventiver Strategien – abstrahiert betrachtet – kriminellen Nachschub nur begünstigen statt, wie lautstark propagiert, zu verhindern.

5.1.1
Kriminalpsychologische Analyse und Versionsbildung

Üblicherweise bilden Situation, Umwelt und Persönlichkeit in einer Dreierkonstellation die Grundlage für das Verständnis eines Falls. Die Kunst der kriminalpsychologischen Analyse eines Falles besteht nun darin, aus der Handlungsfolge auf die Dynamik und damit auf das Tatgeschehen zurückzuschließen, und anschließend hieraus die Gewichtung dieser drei Anteile zu bestimmen, um das Tatgeschehen und die dahinterliegenden Motive zu verstehen. Dies ist im polizeilichen, auch kriminal-polizeilichen Alltag nicht immer ohne Schwierigkeit, da ein problemgerichtetes Denken in diesen Zusammenhängen häufig mit bestimmten Handlungsschemata oder Reglementierungen kollidiert. Überhaupt findet sich im algorithmisch konstruierten Ablauf einer hierarchischen Organisation dafür wohl eher selten ein definierter Freiraum – außer in Spezialgruppen und als Anforderung im höheren Führungsfeld. Diese Art zu denken ist daher strukturbedingt als personales Kompetenzmerkmal an der kriminalistischen Schnittfläche zur Wirklichkeit häufig nicht sicher einsetzbar bzw. zugriffsfähig. Erschwerend kommt dann ein konträr wirkendes Bedürfnis hinzu: der Wahrscheinlichkeitscharakter einer solchen Fallrekonstruktion nimmt ständig zu, je höher der Situationseinfluss ist, soll heißen die Rekonstruktion wird variantenreicher, vielleicht auch widersprüchlich, dadurch immer „spekulativer" und schwerer handhabbar. Bei so viel Ungewissheit entsteht nicht selten ein starker Drang nach ordnender Systematik, dem sich schließlich das Denken fügt.

Der Analytiker muss sich Gedanken machen, was passiert ist und warum es passiert ist.

Eines der kriminalistischen Grundprobleme liegt darin, die Frage nach Relevanz und Irrelevanz möglicher Beweismittel einzuschätzen, auch oder gerade besonders hinsichtlich von Spuren. An dieser Stelle vermag Versionsbildung, also die gezielte Aufstellung von Hypothesen, hilfreich zu sein. Wichtig ist, bei der Interpretation von Spuren, Erkenntnissen und Hinweisen nicht in der Phänomenologie stehen zu bleiben. Vielmehr müssen Fragen gestellt werden wie

- „Was kann diese Folgen verursacht haben?",
- „Was hätte noch alles passiert sein können?", oder
- „Welche Motivationen sind es, die eine Rolle spielen könnten?"

Hieraus lassen sich dann Versionen mit unterschiedlichem Wahrscheinlichkeitscharakter ableiten. Und nach diesem Wahrscheinlichkeitscharakter kann die Untersuchungsrichtung bestimmt, der Ablauf geplant, Entscheidungen über Maßnahmen getroffen werden bis hin zu organisatorischen Fragen, z. B. wie die polizeilichen Kräfte und Mittel einzusetzen sind. Das entspricht im Wesentlichen den gleichen Grundsätzen und Anforderungen für Hypothesenbildung und -prüfung wie im wissenschaftlichen Forschungsprozess. Die Fähigkeit zu solch einem qualitativem Denken gilt es für den Aufklärungsprozess wieder zu beleben. Diese Art von kriminalistischer Denk- und Betrachtungsweise macht auch Operative Fallanalyse aus.

Kriminalistisches Denken wurde ursprünglich bereits von dem österreichischen Kriminalisten und Strafrechtslehrer Hanns Groß und dem deutschen Juristen Franz von Liszt seit Ende des 19. Jahrhunderts als Qualifizierungserfordernis für die Ausbildung zum Untersuchungsrichter formuliert. Mit dem Begriff der Versionsbildung fand diese Methodik über die sowjetische Kriminalistik, den Gedanken für die „Planung der Verbrechensuntersuchung" bewahrend, Zugang zur Kriminalistik in der DDR, wo sie eine systematische Weiterentwicklung erfuhr.

Unter kriminalistischen Versionen versteht man Hypothesen für das besondere Gebiet der Straftatenaufklärung (Ackermann, Clages und Roll 2000, Schurich 1984). Es handelt sich lediglich um anwendungsorientierte Unterschiede, kriminalistische Versionen sind einfacher und praktischer zugeschnitten und haben nicht immer den hohen Anspruch wissenschaftlicher Hypothesenbildung. Denn in der Wissenschaft muss eine Hypothese, um sie experimentell verifizieren oder falsifizieren zu können, in einem streng definierten Rahmen methodisch-statistisch prüfbarer Kriterien gehalten werden. Das wird in der auf die Praxis ausgerichteten Kriminalistik, wo nicht alle Ausgangsbedingungen der Straftatenuntersuchung absolut kontrollierbar sein können, wo aus ethischen Gründen, Zeitdruck und anderen Hemmnissen Ermittlungen (beispielsweise bestimmte Rekonstruktionen oder wiederholte Opferbefragungen) nicht immer vollständig und in erforderlichem Umfang ablaufen, nicht möglich sein.

Dennoch sollten die Studenten seinerzeit in der kriminalistischen Ausbildung an der Humboldt-Universität zu Berlin lernen, wissenschaftlich methodisch zu arbeiten. Sie mussten deshalb Statistik, Informatik, Allgemeine Theorie und Methodologie und andere Fächer belegen, um diesen originären Prozess zu kennen und das nötige Problembewusstsein zu entwickeln. Bei der Hauptprüfung z. B. war es anhand eines vorgegebenen Falles fast immer üblich mit der Ableitung von Versionen zu beginnen, um dann die anhängigen Probleme – auch methodischer Art – in der Kriminaltaktik, Kriminaltechnik, Speziellen Kriminalistik, Kriminalistischen Medizin, Vernehmungslehre, Kriminologie, Psychologie, im Straf- und Strafprozessrecht usw. zu besprechen.

Versionen lassen sich in verschiedene Gruppen einteilen, die sich an praktischen Zweck- und Zielbestimmungen orientieren. Die kriminalistische Analyse beginnt oft mit dem Abgleich einer Tatortsituation mit der Frage nach der strafrechtlichen oder kriminalistischen Relevanz. Aus der Klärung einer solchen allgemeinen Einordnung („allgemeine Version") ergeben sich beispielsweise bestimmte notwendige Handlungsschritte.

Darüber hinaus wird der Untersucher nach typischen Merkmalen eine erste orientierende Einordnung vornehmen, in diesem Sinne fallbezogene Analogien suchen und dadurch so genannte Standardversionen bilden. Eine Standardversion ist eine aus Erfahrungen gewonnene, empirisch unterlegte Hypothese, so wie sich ein bestimmter Sachverhalt häufig darstellt. Ein Beispiel wäre die Ausgangssituation, wenn die unbekleidete Leiche einer jungen Frau im Wald entdeckt wird, der Körper mit Zweigen bedeckt ist. Die Frage nach Unfall, Selbsttötung oder Straftat wäre hier mit der letzten Variante relativ sicher zu beantworten und würde deshalb die bevorzugte Standardversion darstellen.

Ermittlungsbezogen – als eine so genannte „spezielle Version", die über einen programmartig zu beantwortenden Standard differenzierend hinausgeht – lässt diese Auffindesituation, vielleicht in Verbindung mit Spuren, die auf einen Kampf oder dergleichen hinweisen, als Deutungsvariante eine passagere Verbindung zwischen Täter und Opfer vermuten. Grundlage könnte vermutlich ein sexuell determinierter Kontakt gewesen sein ohne tiefergehende langfristige Beziehung, bei dem die Tötung vermutlich aus Verdeckungsgründen erfolgte. Die Erfahrungshäufigkeit favorisiert diese Version als ranghöhere Variante.

Weiterhin denkbar, von der Auftretenshäufigkeit her jedoch seltener, könnte die Ablagesituation auch inszeniert sein. Das würde auf eine Beziehungstat, d. h. ein Delikt als Ausdruck eines Konfliktgeschehens zwischen dem Täter und seiner Ehefrau oder Freundin, hindeuten. In einem solchen Fall wäre versucht worden, mit einer gestalteten Leichenablage gezielt ein Sexualdelikt vorzutäuschen, um so den Verdacht von sich abzulenken. Versionsstützend wäre dabei das Vorhandensein von Anhaltspunkten im Sinne so genannter Situationsfehler, beispielsweise in Form von Spurenarmut oder gezielt angebrachten offenen oder versteckten „Hinweisen" auf einen „Täter".

Widersprüche dieser oder anderer Art in der Spurenlage wären auch bei Handlungen durch Auffindezeugen – als eine seltenere weitere Version – denkbar: Etwa wenn das Opfer eines Serientäters vom Täter zunächst offen abgelegt wird, in degradierender Position, dann von einer anderen Person entdeckt und aus für sie wichtigen Erwägungen heraus verändert und mit Zweigen bedeckt wird.

> **!** Wichtig – um nicht Blüten der Fantasie zu treiben – ist stets darauf zu achten, ob wirklich Hinweise in der Ausgangslage vorhanden sind, die eine Version begründen können. Ein Positiv- oder Negativbefund oder sonst wie geäußerte Vermutungen sind deshalb nach ihrem Begründungszusammenhang zu belegen bzw. prüforientiert zu hinterfragen.

Mit diesen Differenzierungen deutet sich bereits an, dass man mit solchen speziellen Versionen versuchen kann, äußeres und inneres Verhalten möglicher Täter bzw. anderer Beteiligter sowohl retrospektiv, aktuell aber auch prognostisch zu kalkulieren. Sie erfassen also über kriminalistische Fragestellungen hinausgehend u. U. einen recht breiten Rahmen polizeilichen Handelns.

Die bisher existierenden Einteilungsformen mit einer Vielzahl von Möglichkeiten für Ermittlungsversionen, Täter- und Fahndungsversionen vermitteln einen guten systematischen Überblick. Für kreative Problemlösungen sind sie als Wissen allein aber noch nicht ausreichend handlungsrelevant. In gewisser Weise möchte ich davor warnen mit einer für Orientierungszwecke gedachten bzw. als Kontrollinstrument verwendbaren Systematik sich voreilig in die Gefahr zu begeben, diese dann wie eine Vorgabe abzuarbeiten.

Aus Erfahrung empfehle ich zunächst die Wahrung eines freien Zugangs zum Problemlösen für diese Art schlecht definierter Probleme in sozial-kooperativer Teamarbeit. Zur Aneignung und für das ständige Wachhalten dieses methodisch wichtigen Problembewusstseins kann ein sozialpsychologisches Kreativitäts- und Kommunikationstraining hilfreich sein. Eine Fall- oder Handlungsanalyse sollte also stets wie ein Denkexperiment angelegt sein.

Auch die überzeugendste Systematisierung wird eine praktisch anfallende Fallanalyse nicht zu einem gut definierten Problem mit dem Charakter der uns bekannten Aufgaben aus Intelligenztests umwandeln können. Der Hang zur Bürokratisierung, das Arbeiten nach einem solchen Schema besitzt – v. a. in Organisationen – erfahrungsgemäß jedoch hohe Anziehungskraft. Auch unsere schulpädagogisch geprägte „Landkarte" verführt uns, methodenzentriert zu denken: mit der Methode (Handlungsschema) wird dann versucht den Gegenstand zu erfassen und Leistung wird am Diktat der Methode gemessen.

Das Verhalten einer Person spezifisch aus deren Handlungsdeterminanten heraus zu verstehen und als Einzelfall zu analysieren, erfordert jedoch, die Methode gegenstandsgemäß auszuwählen, abzuleiten oder zu entwickeln – letztlich also frei zu bestimmen. Den so ausgewählten Ansatz gilt es dann in der praktischen Erprobung (Ermittlungshandlung, Überprüfung) zu kontrollieren und die Leistung am Effekt zu messen – hier die Aufklärung und Aufdeckung der Wahrheit. Vorhandene Kategorialsysteme dabei orientierungshalber zu verwenden, kann in vieler Hinsicht anregend und nützlich sein. Über ein solches Problembewusstsein beim Versionsbildungsprozess handlungsrelevant verfügen zu können, halte ich für überaus wichtig. Gutes Marketing – um ein Gleichnis aus der Wirtschaft anzuführen – ist immer kundenorientiert oder anders ausgedrückt gegenstandsgemäß und funktioniert vom Analyseansatz nur so – oder gar nicht.

Typologie von Persönlichkeit und Straftat

Anhand des Schemas von Minkowski (Luther 1971; Belitz 1993) soll die Herangehensweise mit Standardversionen exemplarisch näher beleuchtet werden. Minkowski, ein forensischer Psychologe aus der Sowjetunion, hat eine Typologie – ursprünglich gedacht für die Sozialtherapie krimineller Jugendlicher – vorgeschlagen, die das Verhältnis von Persönlichkeit und Straftat, auch unter dem Entwicklungsaspekt, in vier Varianten beschreibt: kollidierend, labil, teilweise entsprechend und voll übereinstimmend. Er unterscheidet folgende Varianten:

1. Die Tat widerspricht der allgemeinen Gerichtetheit der Persönlichkeit. Ich bezeichne eine solche Straftat als *persönlichkeitsfremdes Verhalten.*
2. Die Straftat ist Ausdruck der allgemeinen Labilität der Täterpersönlichkeit und der Spezifität situativer Anlässe und Einwirkungen. Ich nenne eine solche Straftat *sozial-situativ abhängiges Verhalten.*
3. Die Tat ist Folge einer allgemein sozial-destruktiven Orientierung, die die Auswahl des Milieus, der Freizeitgestaltung und der unmittelbaren Handlungsvariante unter begünstigenden Bedingungen und bei Anstiftungen durch negative Beispiele bedingt. Eine solche Straftat bezeichne ich als *persönlichkeitsabhängige Verhaltenstendenz.*
4. Die Straftat ist Ergebnis der sozial-destruktiven Einstellung der Persönlichkeit, welches neben einem relativ verfestigtem System antisozialer Grundeinstellungen das aktive Suchen und das Organisieren von Anlässen und Situationen für die Straftatenbegehung einschließt. Hier handelt es sich um *persönlichkeitstypisches Verhalten.*
5. Als Sonderfall füge ich noch die Straftat als Ausdruck einer psychischen Erkrankung hinzu.

Die von mir etwas modifizierte Typologie von Minkowski bietet persönlichkeitsanalytisch also fünf große Standardversionen. Sie werden als Denkmodell über die Tätereigenart zunächst einmal an die Tat herangetragen und können in ihren verschiedenen Variationsmöglichkeiten anhand der Plausibilität hinsichtlich der vorgefundenen Situation – die ebenfalls analysiert wird – gedanklich durchgespielt werden. Dies bedeutet, dass unter Berücksichtigung der Versionen die vorhandenen Spuren am Tatort und die erkennbaren Handlungsfolgen – auf Grundlage einer Tathergangsanalyse – bewertet werden. Zudem kann aber auch das Potenzial von Verdächtigen dahingehend beurteilt werden, ob einzelne Aspekte den situationsanalytischen Schlussfolgerungen entsprechen oder nicht, und sich deshalb das Verdachtsmoment erhöht oder verringert. Solche Schlussfolgerungen haben natürlich Auswirkungen auf die Richtung und Fokussierung der Ermittlungsarbeit, bis hin zur damit bereits vorbestimmten Auswahl und Anwendung einer Vernehmungsstrategie bei Verdächtigen.

Als Spezialfall bei der analytischen Betrachtung von Straftaten unter Situations-, Umwelt- und Persönlichkeitsaspekten können solche Taten gelten, in denen Personifizierung, sprich eine von der Persönlichkeit geprägte Verhaltensumsetzung, auftritt, wie etwa bei aggressions-sexuell motivierten Serientätern, denn hier wird der Situationseinfluss stark zurückgedrängt. Der Grund ist, dass die Täter versuchen, sich aktiv ein Umfeld zu organisieren, das die im Bereich ihrer Persönlichkeit liegenden Bedürfnisse umzusetzen erlaubt. Deshalb scheint in den Handlungsfolgen, sprich Spurenlage am Tatort, u. U. der Aspekt der Persönlichkeit sehr deutlich durch.

Die Unterscheidung zwischen Persönlichkeit, Umwelt und Situation findet sich auch in den Konzepten des FBI wieder, etwa in der Unterscheidung zwischen Personifizierung und Modus Operandi[2]. Die Personifizierung bildet dabei die Persönlichkeitsvariable, das eigentliche Motiv für den Mord. Beispiele hierfür stellen von aggressions-sexuellen Fantasmen geprägte Gewaltdelikte dar, wie sie u. a. beim sadistischen Mörder auftreten. An ihnen lässt sich besonders deutlich der Persönlichkeitsfaktor herausstellen.

5.2
Ein kriminalpsychologisches Modell für aggressions-sexuell motivierte Sexualmorde

Zunächst einmal ist festzuhalten, dass nicht alle sexuell motivierten Tötungsverbrechen als aggressions-sexuell einzustufen sind. Hier wäre beispielsweise an Beziehungsmorde mit einem Konfliktgeschehen und an so genannte Verdeckungstötungen zu denken. Aggressions-sexuell motivierte Morde bilden vielmehr einen Sonderfall und gehen in ihrer Vorgeschichte weit zurück in die Biografie des Täters.

5.2.1
Die Genese aggressions-sexueller Fantasien

Bei der Entstehung aggressions-sexueller Fantasien bilden sich in der frühen Entwicklungsgeschichte des Individuums zunächst aggressive Impulse als Kompensation für erlittene Zurückweisung und wahrgenommene Minderwertigkeit heraus. Assoziativ gebunden an bestimmte Auslösereize etabliert sich solch ein Kompensationsmechanismus als konkret-anschauliche Vorstellung mit Symbol- oder Fetischfunktion zunehmend im Einstellungs- und Wertsystem. Anders als beim konfrontationsreichen rebellierenden Verhalten verschiebt sich angstgeleitet der Handlungsbereich zum inneren Verhalten hin. Die aggressiven Fantasien übernehmen nunmehr die Funktion, durch imaginierte Überlegenheit ein positives Gefühl zu erlangen und konditionieren sich höchst erfolgreich selbst. Der subjektiv erlebte Vorteil liegt auf der Hand: sie sind als Innenweltprodukt dem „erzieherischen" Zugriff und der Moral entzogen, bedarfsweise jederzeit verfügbar und gestalterisch modifizierbar. Das erhöht das Vergnügen, in verbotenen oder unmoralischen Fantasien unertappt schwelgen zu können. Während der prä- und peripuberalen Entwicklung gewinnt die Gefühlsgebun-

---

[2] Der Modus Operandi bezeichnet die für den unmittelbaren Taterfolg sinnhaften Handlungen, die Personifizierung, die auch als Handschrift bezeichnet wird, zielt dagegen auf die im Verhalten sichtbaren Bedürfnisse und Fantasien des Täters ab, die seine eigentliche Motivation ausmachen. Näheres zu dieser Unterscheidung findet sich auch bei Hoffmann, Kap. 11, in diesem Band.

denheit dieser aggressiven Gedanken in qualitativerer Hinsicht eine immense Bereicherung: sie führen u. U. sogar zu einer Ejakulation und erreichen damit einen neuen Höhepunkt – sie erlangen orgasmische Qualität. Die Kopplung der aggressiven Machtfantasien mit diesem orgastischen Erleben ergibt jenen besonderen Erlebnis-Effekt, den das Individuum zunehmend wiederholt, manchmal suchtartig anzustreben sucht. In der psychosexuellen Entwicklung beginnen sich diese aggressions-sexuellen Fantasien immer mehr zu verselbstständigen und zu isolieren.

Die Ursprünge aggressions-sexueller Fantasien sind vermutlich meist in nicht aufgefangenen Folgewirkungen einer übertrieben anpassungs-zentrierten Sozialisation zu finden. Dies meint eine direktiv-normorientierte Erziehung, vorwiegend geprägt von einem autoritären Charakter und einer von Deprivationen gekennzeichneten Behandlung. Das natürliche Bedürfnis nach sozialem Kontakt, nach Zuwendung, Beachtung und Anerkennung wird instrumentalisiert für erbrachte Leistung, die man als Sollwert abfordert – angefangen von übertriebener Reinlichkeitserziehung, über bestimmte Rituale des Einschlafens, Wachwerdens und Essens bis hin zu Leistungen im Vorschul- und Schulbereich, einschließlich gute Noten usw. Ein liebenswertes Kind zu sein bedeutet hier diesen Forderungen gerecht zu werden, dagegen erhält das Kind die Rückmeldung nicht liebenswert oder unartig zu sein, wenn es die Vorgaben nicht erfüllt. Das fördert auf Dauer die Herausbildung eines attribuierten Wertgefühls – verbunden mit Angstgefühlen vor „Wert"-Verlust. Im „pädagogischen" Plan steht dabei ausdrücklich nicht die Herausbildung und Wahrung eines eo ipso in sich ruhenden Selbst-Wert-Gefühls mit einem von Geburt an bestehenden Akzeptanzanspruch bei der Erziehung zu Leistung. Als eine Reaktion auf diese Angst instrumentalisierende Erziehung mit Strafe als Zuwendungs- und Wertentzug kann sich – wenn das Kind fantasiebegabt bzw. zu ängstlich für konfrontative Handlungsformen ist – dann möglicherweise eine Flucht in einen Entlastung schaffend sollenden Fantasiebereich vollziehen. Dies gilt besonders für stark beziehungsabhängige, harmoniebedürftige Kinder. Solche Fantasien erfahren auch durch ihre Wiederholung, v. a. nach Entwertungs-Situationen, eine immer weiter gehende Ausgestaltung und Vertiefung. Das wird als die These von der erzieherischen Hintergrundfunktion bezeichnet. Eine solche Entwicklung ist natürlich nicht nur durch die Mütter bedingt, sondern dies kann auch durch andere Bezugspersonen wie Väter oder Großeltern geschehen. Wahrscheinlich spielen Mütter deshalb eine größere Rolle, weil sie als Hort unserer Herkunft in der Regel die erste Instanz für das „Stillen" von Stress und für die Bedürfnisbefriedigung nach sozialem Kontakt darstellen. Ein Fallbeispiel soll den möglichen Weg einer aggressions-sexuellen Fehlentwicklung illustrieren.

5.2.2
Fallbeispiel einer aggressions-sexuellen Täterentwicklung

Fallbeispiel

Erwin Hagedorn hatte zwischen 1969 und 1971 in Eberswalde drei Jungen ermordet. Er war ein sadistisch motivierter Täter, den der Anblick gestochener, ausblutender Jungen zum sexuellen Höhepunkt brachte. Der damals 19 Jahre alte Hagedorn wurde 1972 in der DDR zum Tode verurteilt und auch hingerich-tet. Als Kind war Hagedorn wesentlich von seinen Großeltern großgezogen wor-den. Sie verwöhnten ihn und überschütteten ihn emotional und materiell. Dies bildete bei dem Kind ein sehr hohes Anspruchsniveau in seinen psycho-sozialen Bedürfnissen. Die Eltern setzten den Jungen dagegen unter einen straffen Leis-tungsdruck. Das Kind kam mit der Überforderungssituation, in der Zuwendung von Leistung abhängig gemacht wurde, nicht zurecht. Möglicherweise haben sich bereits hier erste aggressive Gedanken und Fantasien gebildet. Hagedorn begann durch Raufereien und Händel gegenüber anderen, körperlich schwäche-ren Kindern Überlegenheitsgefühle zu entwickeln. Aus der im Elternhaus emp-fundenen Verlierer-Situation versuchte er sich damit eine Ersatz-Aufwertung zu verschaffen. Zugleich fing er an Tiere zu quälen, vermutlich ein Ausleben seiner aggressiven Gedanken. Sexuell neugierig versuchte er auch einmal eine Bezie-hung zu einem Mädchen aufzubauen, wurde jedoch harsch mit demütigenden Ohrfeigen zurückgewiesen. Er orientierte sich daraufhin verstärkt auf kleine Jungs, trat zunehmend als Raufbold und mit Quälereien in Erscheinung, um sich für seine Ablehnung zu rächen. Das machte ihn natürlich noch verhasster. Be-zeichnend sind seine Fixierungen im rechtsradikalen Herrschaftsdenken: eine seiner Fantasien war, Aufseher in einem Kinder-KZ zu sein. Stacheldraht und Beton lösten bei ihm besonders starke Assoziationen aus. Sein dabei empfunde-nes Überlegenheitsgefühl formte sich immer mehr zu sexuellen und erotischen Machtfantasien aus, die er später dann in seinen sadistischen Taten an den Jun-gen umsetzte.

Damals habe ich den Fall Hagedorn nur mittelbar erlebt. Es war das erste Mal, dass ich im Rahmen von Ermittlungsarbeit mit einem Mord in Kontakt kam. Ein Psychiatrieprofessor in Eberswalde war der Meinung, dass der unbekannte Täter schon vor den Morden mehrere Kinder angesprochen haben könnte. Die Überle-gung war, dass mehrfache Kontaktversuche notwendig gewesen sein mussten, da nicht immer eine Annäherung sofort gelingt. Deshalb wurde versucht, sich bei Kindern aus dem Umfeld der Taten zu erkundigen, ob sie schon einmal ange-sprochen worden waren. Gesprächspsychologisch geschulte Personen befragten daraufhin systematisch in nach Alterskriterien ausgewählten Schulklassen die Jungen nach ungewöhnlichen Erlebnissen und schließlich erzählte ein Schüler, dass einer seiner Freunde schon einmal angesprochen worden war und sogar wusste, wo derjenige Mann wohnt. Die Polizei suchte die Wohnung auf, in der der Verdächtige lebte und begann mit einer Alibi-Überprüfung. Hagedorn war schnell geständig. Er gab an, froh zu sein, dass die Polizei gekommen sei, da könne er alles erzählen. Er habe das Gefühl auf einem Karussell zu sitzen, das sich immer schneller drehe und dass die Dinge ihn überrannten.

5.2.3
Aggressions-sexuelle Fantasien – ihre Bedeutung für das Fallverständnis und die Entwicklung von Vernehmungsstrategien

Fantasiertes Handeln, das lange nicht verbalisiert wird, ist typisch für aggres-sions-sexuelle Täter. Das mag vielleicht sogar gerade ihr eigentliches Problem sein, da sie in der Regel keine Möglichkeit sehen, darüber zu sprechen und es auch nicht wollen. Sie sind auf eine gewisse Art Opfer ihrer eigenen Fantasie, was einen Teil ihres Zwanges ausmacht. In bestimmten Situationen reden sie jedoch gelegentlich von ihren Vorstellungen. Ihre Gesprächsbereitschaft hängt dann zum einen davon ab, wer mit ihnen spricht, zum anderen, ob sie selbst unter den Folgen ihres Handelns leiden. Dieses doppelte Leben zu ertragen, das sie führen, ist für manche ein Lustgewinn, weil sie sich mit dem Kick aufwerten, für andere ist es ausschließlich eine Qual. Ein weiteres Fallbeispiel eines aggressions-sexuellen Tötungsdeliktes soll dieses Moment näher beleuchten.

Fallbeispiel

In einem Mehrfamilienhaus in einer Großstadt hatte ein junger Mann eine Nachbarin getötet und anschließend den Leichnam für seine Zwecke missbraucht. Er hatte der Frau aufgelauert, als sie am Abend von einer Feier zurückkam. Im Eingangsbereich des Hauses schlug der Täter ihr mit einem Fäustel auf den Kopf, so dass sie sofort zusammenbrach. Er schleppte sie in den hinteren Bereich des Hausflurs. Als er merkte, dass sie noch röchelte, brachte er sie zu Tode, indem er ihr eine Latte quer über den Hals legte und sich darauf stellte. Anschließend versteckte er den Leichnam unter Baumaterialien, holte aus seiner Wohnung Putzutensilien und wischte die entstandenen Blutspuren auf. In der Nacht, als es ruhig war, wickelte er den Körper seines Opfers in einen Teppich und brachte ihn in seine Wohnung. Am nächsten Tag begann er Manipulationen an der Toten durchzuführen. Er hatte geplant, nach einiger Zeit die Leiche in einem Nachbarhof im Müllcontainer zu entsorgen.

Der Ehemann des Opfers hatte rasch eine Vermisstenanzeige aufgegeben. Im Treppenhaus fand die Polizei Reste von Blutspuren, so dass schnell deutlich wurde, dass hier vermutlich ein Verbrechen geschehen war. Die Beamten erfuhren, dass es in der Wohnung des Ehepaars ein halbes Jahr zuvor einen Einbruch gegeben hatte, wobei größere Mengen Kleidung und Schuhe aus dem Besitz des Opfers verschwunden waren. Beim erneuten Durchsehen der damaligen Polizeiakten fiel auf, dass ein Ermittlungsfehler aufgetreten war. Die Menge an Diebesgut hätte von dem unbekannten Einbrecher, der den Eindruck erweckt hatte durchs Dach eingestiegen zu sein, nicht bewältigt werden können. Das legte den Schluss nahe, dass es sich um eine inszenierte Spur handelte, die davon weg weisen sollte, dass der Täter eigentlich aus dem Haus stammte. Darauf begann die Polizei die Bewohner des Hauses noch einmal zu befragen, nur eine Wohnung blieb verschlossen und wurde nicht geöffnet. Die Beamten öffneten schließlich die Tür gewaltsam. Sie fanden im Wohnzimmer die Leiche der vermissten Frau vor, auf einem Sessel sitzend, angezogen mit anderen Kleidern als sie sie am Abend ihres Verschwindens trug. Wie sich später herausstellte, stammte die Kleidung aus dem Bestand des Diebstahls. Der Täter lag auf der Couch und war gerade im Begriff sich den sechsten Messerstich ins Herz beizubringen. Er war noch bei Bewusstsein und wurde in ein Krankenhaus abtransportiert. Beim Durchsuchen der Wohnung fand die Polizei neben einer Unmenge von Frauenschuhen auch Videos mit ungewöhnlichem Inhalt.

An dieser Stelle kam die Frage nach einer kriminalpsychologischen Expertise auf. Im Auftrag der Mordkommission analysierte ich das Geschehen und sichtete die Videos, um von der Vorstellungs- und Fantasiewelt des Täters her den Tatverlauf und die Tatmotivation zu verstehen und um die Vernehmung zu planen. Auf einem der Videobänder waren Filmsequenzen aus den Spätprogrammen zusammengeschnitten und zwar ausschließlich solche Szenen, in denen Frauen in verschiedenen Situation umgebracht wurden – ein Hinweis auf ausgeprägte aggressions-sexuelle Fantasien. Offenbar reichten dem Täter ab einem bestimmten Punkt die Befriedigungsmomente beim Betrachten der Fernsehausschnitte jedoch nicht mehr aus. Um seine Fantasien weiter auszugestalten, inszenierte er selbst Situationen und zeichnete diese mit der eigenen Kamera auf. Auf einem selbstfabrizierten anderen Video war der Täter zu sehen, wie er fingiert mit einem Messer auf sich einstach und dabei Tomaten-Ketchup über einen Damenunterrock fließen ließ, den er angezogen hat. In einer weiteren Szene betrachtete er von oben seine mit Damenstrumpfhosen und hochhackigen Sandaletten bekleideten Beine und Füße. Ein anderer Abschnitt zeigte aus der Fußbodenperspektive Schrittbewegungen in Nahaufnahme und wie er mit spielerisch-minutiöser Geduld ausschließlich durch überbelastende Fehlbewegungen der Füße – quasi als ungewollte Nebenhandlung – anschließend die Damenschuhe zerstörte.

All dies und Informationen über die Biografie des Täters ermöglichten aus kriminalpsychologischer Sicht ein tieferes Verständnis der Tat: Die Tatbegehung an sich zeigte sich als reines Mittel zum Zweck, um die Frau unter Kontrolle zu bringen und an ihrem Körper internal vorweggenommene Manipulationen durchzuführen. Der Täter hatte der ermordeten Nachbarin zuvor Schuhe und Wäsche gestohlen und versuchte nun seine schuhfetischistischen Zerstörungs-Fantasien direkt am Objekt umzusetzen. Die Gegenstände besaßen für ihn vermutlich aggressions-sexuelle Bedeutung, vielleicht in Form einer Projektion auf die Schuhe, die ursprünglich mal seine Mutter zum abendlichen Vergnügen davontrugen. Beziehungsabhängig und verlustängstlich konnte der Sohn die Abwesenheit nicht ertragen. Seine Mutter hatte sich von dem jähzornigen, alkoholabhängigen Vater getrennt, lebte nun allein mit dem Jungen und ging öfters am Abend aus. Die aversiven Affekte des Kindes konzentrierten sich auf das Schuhwerk, das schließlich als Fetisch rangierte. Die Schuhe zu zerstören, die die Mutter immer wegtrugen, das war die versteckte, symbolhafte Aggression. Dahinter stand das Bedürfnis, die Mutter behalten zu wollen. Als er schließlich verbotenerweise solche Frauenschuhe zum ersten Mal zerstörte, erlebte er spontan eine Ejakulation – und dieses orgasmische Phänomen war für ihn ein beglückendbefreiendes Erlebnis. Dieses immer wieder zu reproduzieren, führte dazu, dass er auf dem Video mit seinen eigenen Füßen einen Todeskampf nachstellte, um dadurch seine aggressions-sexuellen Fantasien weiter voranzutreiben. Eine weitere perfektionistische Variante war vielleicht die Vorstellung, mit den gestohlenen Schuhen und Bekleidungsstücken an dem Objekt zu manipulieren (für den Täter bildete die Ermordete lediglich ein originäres Vehikel für seine Fantasien), wo sie herstammten. Dies mag das Motiv gewesen sein, weshalb er die Nachbarin aus seinem Wahrnehmbarkeitsbereich als Opfer aussuchte.

In der Vernehmungssituation habe ich versucht, die Erkenntnisse aus der kriminalpsychologischen Rekonstruktion der aggressions-sexuellen Fantasien mit einfließen zu lassen. Vor diesem empathischen Hintergrund konnte ich auch dem Täter den Gedanken nahe bringen, dass er seinen Selbstmordversuch überlebt habe, sei vielleicht ein Fingerzeig gewesen, einen Neuanfang zu wagen und die Gedanken und Gefühle, die ihn zu seiner Tat geführt hatten endlich aufzuarbeiten und darüber zu reden. Eine Entscheidung, die er auch getroffen hat und von daher seine Aussagebereitschaft begründete. Wenn das nicht der Fall gewesen wäre, hätte er sich aus psychologischer Sicht vermutlich verschlossen. Es ist durch die Geständnisbereitschaft schnell zu einem Prozess gekommen – der Täter wurde zu 11 Jahren Maßregelvollzug verurteilt.

5.2.4
Situative Einflüsse und der Durchbruch aggressions-sexueller Fantasien

Die Frage stellt sich, an welchem biografischen Punkt aggressions-sexuelle Fantasien nach außen drängen bzw. sich in einer Tat verwirklichen. Dies geschieht in der Regel dann, wenn der Bedürfnisdruck vorhanden ist, aus Sicht des Täters die Situation günstig erscheint und er nicht stark abgelenkt ist durch andere Einflüsse. Unterscheidet man zwischen den drei Stufen der Prävention,

- primär: der Familie,
- sekundär: situativen Einflüssen und
- tertiär: gesellschaftlichen Sanktionen,
  dann sind für den Ausbruch der Fantasien die im sekundären Bereich liegenden begünstigenden Umweltbedingungen von großer Bedeutung.

Besitzt beispielsweise ein junger Mann, wie im oben vorgestellten Fall, eine Neigung zur Bildung aggressions-sexueller Fantasien und ist er vielleicht zusätzlich arbeitslos, dann vermag er den ganzen Tag darüber nachsinnen, wie er sich befriedigende Entlastung verschaffen könnte. Er ist durch nichts abgelenkt und bietet sich ihm eine Situation, wie eine Nachbarin, die alltäglich das Haus verlässt und betritt, rangiert sie rasch in seiner Fantasie als Bedürfnisobjekt. Er mag schließlich anfangen – zunächst nur spielerisch – zu überlegen, wie er sie unter seine Kontrolle bringen könnte. Er gewöhnt sich mit der Zeit an diesen Gedanken, löst dabei auftretende Probleme und perfektioniert nach und nach den Plan. Und wenn er sie dazu töten müsste, beschäftigt er sich – Risiko und Sicherungen kalkulierend und sich zugleich daran wieder gewöhnend – vielleicht sogar mit diesem Gedanken näher, so dass sich auch der Hemmschwellenwert alsbald verringert, da er sich nun vor Entdeckung relativ sicher wähnt. An einem günstig erscheinenden Zeitpunkt setzt er dies alles dann lediglich in Handlung um.

Fallbeispiel

Wie bereits ausgeführt liegt der Ursprung für solche Fantasien meist in der frühen Lebensgeschichte. Im Fall des Sexualmörders Gerd Wenzinger, einem Arzt, war es offenbar bereits in seiner Kindheit das erklärte Ziel seiner Eltern, dass er diesen karriereträchtigen Beruf erlernen sollte, so dass an ihm offenbar ein Anspruchsdenken herangetragen wurde im Sinne von „Du wirst Arzt und wehe es klappt nicht." Wenzinger dürfte bereits damals in eine internale Erlebniswelt geflüchtet sein, um sich Fantasien als Entlastung für den erlebten Sozialisationsdruck zu schaffen. Nach einem Aufenthalt in einem Internat studierte er schließlich Medizin und ließ sich 1978 als Arzt in Stuttgart nieder.

Wenzingers Entwicklung zum sadistischen Mörder lässt sich nur in biografischen Einzelschritten verstehen. Bereits als Arzt realisierte er aggressions-sexuelle Fantasien, allerdings auf eine Art und Weise, die nicht lebensgefährlich war. Er filmte heimlich Patientinnen während der medizinischen Untersuchungen und verschaffte sich anschließend durch das Betrachten der Videos Befriedigung. Dies wird 1990 durch einen Hinweis von einer Partnerin Wenzingers öffentlich, die Polizei entdeckt hunderte Patientinnen-Videos in seiner Wohnung, der 47-jährige verliert seine Approbation. Das war der entscheidende Moment der Frustration, der zu seinen aggressions-sexuellen Fantasien hinzukam. Wenzinger hatte nun seine Praxis, sein Leben, wie er später einmal in einem Interview sagen würde, verloren. Er ging nach Berlin und begann vor dem Hintergrund dieser Versagenssituation seine sadistischen Fantasien hedonistisch auszuleben, frei nach dem Motto „Jetzt da alles perdu ist, gönne ich mir mal was Richtiges.“

Den Fall Wenzinger hatte ich 1994 in einer Phase bearbeitet, in der sein Opfer, die 23-jährige Prostituierte Dana F., in 42 Teile zerstückelt aus dem Oder-Havel-Kanal geborgen worden war. Ich bekam den Auftrag zu untersuchen, was bei dem Mord passiert sein könnte. (In Kap. 14 wird ein weiteres Fallbeispiel für ein ermittlungspsychologisches Täterprofil in Ostdeutschland geschildert.) Das Geschehen war auch für mich, der regelmäßig mit Täterhypothesen arbeitet, in seinen enormen Abweichungen ungewöhnlich. Die Tat spielte sich wenige Jahre nach der Wende ab, ein vergleichbarer Fall war zumindest in der DDR-Kriminalität nicht bekannt gewesen. Die Art der Zertrennung des Opfers entsprach keinerlei mir bekannten Beschreibungen. Zerstückelungen orientieren sich in der Regel an den anatomischen Besonderheiten des Körpers, die der unbekannte Täter jedoch komplett ignoriert hatte. Vielmehr hatte er den Körper in absoluter Systematik mit gleich großer Schnittbreite in Stücke zerteilt.

Das einzige, was aus dieser Ordnung herausfiel, war die abgetrennte Brust. Dies zeigte zunächst einmal, dass sie für den Täter mehr als nur ein zertrennungswürdiger Gegenstand war, sondern dass darüber hinaus Bedürfnisse eine Rolle spielten, die möglicherweise für die Tathandlung bedeutsam waren. Außerdem fielen feine Nadeleinstiche um den Warzenhof auf, in der linken Brust war überdies ein tiefer Einschnitt mit gleichzeitig fleisch- und fettgewebsartigen Auswölbungen an dieser Stelle zu erkennen. Aufgrund der Schnittbreite der Schartenspuren ließ sich feststellen, dass die Zerteilung mit einer Kettensäge erfolgt war und dass vermutlich auch die Verletzung im Brustbereich durch die Spitze desselben Werkzeuges verursacht worden war. Die Nadeleinstiche wurden als wahrscheinlich von Injektionsspritzen verursacht erkannt. In dem Körper von Dana F. wurden drei verschiedene Sedativa und Narkotika gefunden, die eigentlich nur im ärztlichen Bereich der Anästhesie verwendet wurden und nicht für jedermann erhältlich waren. Alles deutete darauf hin, dass der Mörder ein medizinisch versierter Mensch gewesen sein muss. Nachdem ich mir den gerichtsmedizinischen Befund und die Fotos angeschaut hatte, fiel mir noch etwas auf. Bei der systematischen Durchtrennung des Leichnams waren Verletzungen überdeckt worden, möglicherweise mit der Absicht Handlungen zu verbergen, die der Täter seinem Opfer angetan hatte. Gab es zuvor Schartenspuren am Körper und am Hals, die auch mit der Kettensäge verursacht worden waren? Genauere Nachsuche vermittelte bestätigende Hinweise.

Ich vermutete, dass mit der Tat der Versuch unternommen worden war, einen besonderen Höhepunkt sadistischer Befriedigung zu gestalten. Der Täter hatte die Prostituierte in seine Gewalt gebracht und ihr dann dosiert Narkotika verabreicht, die sie möglicherweise nur in einen Zustand der Handlungsunfähigkeit, nicht aber der Bewusstlosigkeit brachten. Um das Geschehen dynamisch gestaltet auszukosten, manipulierte er am wehrlosen Opfer vermutlich zunächst mit Nadeleinstichen die Brust, die ja offenbar ein besonderes Bedürfnisobjekt für ihn darstellte. Nach vermutlich verschiedenerlei Drohdemonstrationen mit der Kettensäge fügte er anschließend der Frau, möglicherweise mit der noch nicht eingeschalteten Kettensäge, Risswunden am Hals und am Rumpfbereich zu, führte dann aber mit der laufenden Kettensäge die Verletzungen an der Brustregion herbei – alles natürlich mit dem Wunsch und Gefühl, ihre Angst und damit seine Überlegenheit auskosten zu können, indem sie dies sehr wohl sehen und auch registrieren konnte. Nach Todeseintritt strebte er an weitere Fantasien umzusetzen – z. B. versuchte er die Leiche zu koitieren, schnitt ihr BH-förmig die Brüste ab und hantierte damit in triumphal-degradierender Weise. Am Ende zerteilte er sein Opfer und entsorgte die Leichenteile durch Abwerfen von der den Oder-Havel-Kanal überquerenden Autobahnbrücke.

Das von mir erstellte Täterprofil zielte in die medizinische Richtung, aber ich wagte nicht, so weit zu gehen und zu vermuten, dass der Täter ein approbierter Arzt sein könnte. Mich ließ gedanklich der Verantwortungskomplex im Rahmen des hippokratischen Eides nicht los. Ich ging in meinem Gutachten von einem Täter mit abgebrochenem Medizinstudium oder von jemandem der im Pflegebereich tätig ist aus. Doch weder das Profil noch irgendeine andere Spur führten zunächst zur Ergreifung von Gerd Wenzinger.

Der Fall wurde 1996 letztlich durch die brasilianische Polizei aufgedeckt. Wenzinger hatte sich mittlerweile in dem südamerikanischen Land niedergelassen. Dort führte er sadistische Rollenspiele mit Prostituierten durch, die dabei entstehenden Geräusche und Hilfeschreie der Opfer entrüsteten schließlich die Nachbarn, die den Fall zur Anzeige brachten. Die Beamten fanden in Wenzingers Wohnung Videos, die ihn bei der Misshandlung der Prostituierten zeigten, und nahmen ihn fest. Der Inhaftierte gab einem Freund die Schlüssel für seine Wohnung. Der stieß dort auf ein Videoband, dass Wenzinger u. a. beim versuchten Geschlechtsverkehr mit der Leiche von Dana F. zeigte. Die Berliner Staatsanwaltschaft stellte einen Auslieferungsantrag, doch bevor es zu einer Überstellung kam, wurde Wenzinger im Juni 1997 erhängt in seiner Gefängniszelle aufgefunden.

5.3
Die Entwicklung ermittlungspsychologischer Ansätze in Ostdeutschland

In der DDR hatte forensische Psychologie zunächst nur als Gerichtspsychologie existiert, die sich beispielsweise die Begutachtung der Strafmündigkeit von Jugendlichen oder Kollegialgutachten mit Psychiatern hinsichtlich der Zurechnungs- bzw. Unzurechnungsfähigkeit zur Aufgabe machte. Im Jahr 1971 begann sich die forensische Psychologie schließlich an der Humboldt-Universität zu Berlin in der Sektion Kriminalistik als eigenes Fachgebiet zu etablieren (Leonhardt u. Schurich 1993). Kriminalistik wurde dort als eine eigenständige Wissenschaftsdisziplin behandelt, die im weitesten Sinne die Aufklärung, Aufdeckung, Vorbeugung und Verhütung von Straftaten zum Gegenstand hatte. Nach ihrem Studium sind die Absolventen akademisch graduiert als Diplom-Kriminalisten ausgeschieden. Im Kern war der Studiengang naturwissenschaftlich-technisch, sozialwissenschaftlich-psychologisch und juristisch orientiert, insgesamt herrschte das Leitbild von einer breit gefächerten Ausbildung in Grundlagenwissenschaften, den kriminalistischen Einzeldisziplinen und den forensischen Wissenschaften, um von daher eine so gewollte disponible berufliche Einsetzbarkeit zu ermöglichen.

Die Ermittlungspsychologie nahm ihren Anfang mit Anfragen aus der Praxis. Wir wurden gebeten uns aus psychologischer Sicht um Lösungen für bestimmte Ermittlungsprobleme zu bemühen. Dafür trugen wir zunächst die verwertbare Fachliteratur und alle sinnvollen psychologischen Erkenntnisse zusammen und versuchten dann mit Hilfe des Forschungspotenzials, welches uns an der Universität zur Verfügung stand, neue spezifische Strategien zu entwickeln. Vor allem aus personellen Gründen gelang es zunächst nicht, die Ermittlungspsychologie zufrieden stellend in den Bereich der forensischen Psychologie zu integrieren. 1977 wurden wir jedoch in die Kriminaltaktik eingebunden (es wurde der „Bereich Kriminaltaktik/Vernehmungslehre und Kriminalistische Psychologie" gegründet) und definierten als selbstständige Disziplin den handelnden Kriminalisten als zentralen Gegenstand unseres Feldes. Ziel war es, bezogen auf die Ermittlungsführung das Verständnis für den Verlauf von Straftaten zu verbessern und dabei v.a. Täterverhalten tief gehender rekonstruieren und analysieren zu können. Zu diesem Zwecke wurden die Studierenden im Rahmen ihrer Ausbildung mit einer Reihe von zumeist auf realen Fällen beruhenden Übungsbeispielen konfrontiert, zu denen sie – mit Hilfe motivdiagnostischer Analysen – Versionen mit unterschiedlicher Zielstellung zu erarbeiten hatten, die anschließend gemeinsam diskutiert wurden (Belitz 1993). Im Mittelpunkt stand dabei zunächst weniger das „gute Ergebnis", sondern die kompetenzorientierte Aneignung für eine bestimmte Art des Herangehens, die mit dem Fortschreiten unserer ermittlungspsychologischen Erfahrungen zunehmend als empathisch orientierte Problemanalyse des zu lösenden Falles konzipiert wurde.

5.3.1
Ermittlungspsychologische Vernehmungsstrategien

Wir kennen alle das Gefühl, wenn wir mühsam versuchen uns an etwas zu erinnern, was wir uns unbedingt merken wollten. Eine äußerst schwierige und falls besonders wichtig, sogar Verärgerung auslösende Angelegenheit. Zufriedenheit stellt sich ein, sofern es uns gelingt. Geschafft haben wir das meistens nur, weil wir uns auf bestimmte Umstände in der Ausgangssituation besinnen konnten. Ganz anders verläuft dieser Prozess, wenn unser ungeduldiger Partner dabei auf die Uhr schaut, geräuschvoll ein und -ausatmet, uns unablässig anstarrt, vielleicht mit den Augen rollt, den Fingern trommelt, mit „Nun gib dir mal ein wenig Mühe!" meint motivieren zu müssen oder sogar mit negativen Folgen droht: Dann löst das im geringsten Fall Leistungsdruck, möglicherweise aber auch Stress aus, mit dem wir uns stattdessen beschäftigen. Beides hindert uns nicht nur am störungsfreien Nachdenken, sondern verführt zu anderen inneren „Beschäftigungen": Etwa zu Überlegungen taktischer Art, sieghaft aus dieser Unterlegenheitssituation herauskommen zu wollen, z. B. meinem Gesicht und Körper einen selbstsicheren oder betont nachdenklich-intelligenten Ausdruck zu verleihen; mir eine glaubwürdige Ausrede oder gar einen Schuldvorwurf einfallen zu lassen; eine wichtige Ablenkung zu erfinden und dergleichen mehr. Alles Mögliche wird uns einfallen, nicht aber das, was wir ursprünglich wollten. Wie ist es aber erst, wenn geforderte Gedächtnisleistung in einer Reproduktionssituation geschieht, in der wir uns an etwas erinnern sollen, was wir uns so bewusst eigentlich gar nicht gemerkt haben? Oder wegen befürchteter Nachteile nicht oder nicht wie geschehen erinnern wollen?

Wie dem auch sei: Wir müssten in jedem Falle wohl zunächst entscheiden, aus dem „Sollen" ein „Wollen" wachsen zu lassen, um uns dann erst wirklich besinnen zu können. Spätestens hier wirft sich die entscheidende Frage auf: Nimmt der „Gesprächs-Profi „ der uns gegenübersitzt und etwas Bestimmtes von uns erfahren möchte, das alles (und eigentlich noch mehr) bewusst wahr – und richtet er sein Verhalten auch darauf ein?

Mit der Entwicklung spezifischer Vernehmungsstrategien begann eine studentische Forschungsgruppe unter meiner Leitung Anfang der 80er-Jahre an der Humboldt-Universität (Belitz 1991). Schnell wurde klar, dass für eine gute Vernehmerausbildung Gesprächspsychologie, die Aneignung der Basisvariablen der partnerzentrierten Gesprächsführung Akzeptanz, Empathie, Kongruenz (Rogers 1999), aktives Zuhören und überhaupt soziale Intelligenz unverzichtbares Ausbildungsgut sind. 1990 wurde die Ausbildung im Fach Vernehmungslehre um ein gesprächspsychologisches und motivdiagnostisches Vernehmungstraining erweitert.

Bei Zeugenvernehmungen, die im Allgemeinen nicht durch Aussagewiderstand erschwert werden (was im Einzelfall natürlich zu prüfen wäre), steht das sich an den Wahrnehmungs-, Gedächtnis- und Reproduktionsbesonderheiten orientierende methodische Vorgehen im Vordergrund. Hier liegt der Schwerpunkt auf der Vermittlung und Aneignung von Wissen, von Fähigkeiten und Fertigkeiten sowie ein die Basisvariablen umfassendes Problembewusstsein für soziale und kommunikative Grundeinstellungen, um eine personorientiert-zielbezogene Kommunikationssituation als Vernehmung planen und gestalten zu können.

Bei Beschuldigtenvernehmungen, die gewöhnlich mit Aussagewiderstand (was ebenfalls zu prüfen wäre) verknüpft sind, erscheint es allerdings manchmal notwendig, die Kongruenz zugunsten der Gestaltung einer Situation variabel zu halten – also auch etwas schauspielern zu können. Dies wird in der Regel aus taktischen Gründen geschehen, beispielsweise wenn im Sinne eines szenischen Arrangements mit einem Verdächtigen in einer gewissen Härte gesprochen wird, um eine bestimmte Reaktion zu erreichen. Wie man Vernehmungen durchführt ist aber letztlich nicht eine Abfolge erlernter Techniken, sondern sollte eben adressatenspezifisch bedacht sein. Wer kommuniziert, sollte das Konzept des „Inneren Teams", das Nachrichtenquadrat und seine Möglichkeiten kennen (Schulz von Thun 1998), Körpersprache verstehen und benutzen können, zudem gelernt haben mit der Stimme umzugehen – und in der Vernehmungssituation nicht nur auf den Sachinhalt zu achten (Watzlawick 1990).

Im Bereich der Vernehmung lassen sich beispielsweise oft aus der klinischen Psychologie bekannte Bewältigungsmechanismen wieder finden, wie etwa Verdrängung (ein des Mordes Verdächtigter sagte einmal auf die allgemein gestellte Frage nach aufkommenden Schuldgefühlen, diese könne man nur „wegdenken", sonst würde man damit nicht fertig), Regression, wenn sich ein Täter in der Vernehmungssituation wie ein braver Schüler benimmt und ängstlich auf väterliches Wohlwollen hofft oder Konversion, beispielsweise, dass es einem Täter körperlich schlecht geht, ihm übel wird, er Durchfall oder Kopfschmerzen bekommt und ähnliches.

Das Entscheidende für eine erfolgreiche Vernehmung des Beschuldigten ist zumeist, das Motiv für vorhandenen Aussagewiderstand zu diagnostizieren, um einen Zugang zu ihm zu finden, anstatt, wie es so häufig passiert, einfach nur direktiv vorzugehen. Dafür ist es notwendig sich bereits vor der Vernehmung Gedanken über die Situation des Tatverdächtigen zu machen, sprich auch Versionen zu bilden. Oft begründet weniger die direkte Angst vor dem Gefängnis, sondern eher die Angst vor Demaskierung, dem Bekanntwerden als Straftäter und damit verbundenen sozialen Folgen und Einbußen, etwa in Form von Scham- und Schuldgefühlen oder Status- und Prestigefaktoren, den Widerstand auszusagen.

Dies ist v. a. der Fall, wenn der Beschuldigte eine primär wertattribuierte Sozialisation erfahren hat, die auf eine bestimmte Präsentation ausgerichtet war. Als Beispiel sei eine Person genannt, die sich primär über Geld definiert und darauf psychologisch ihren Status begründet. Kommt dieser Mensch in eine Geschäftskrise, wird er sehr wahrscheinlich depressiv reagieren und sich dabei im schlimmsten Fall umbringen. Aber bevor er so weit geht, wird er vermutlich verzweifelt versuchen zu Geld zu kommen oder zumindest sein soziales Umfeld täuschen und den Eindruck erwecken wollen, dass er über Geld verfügt. In den seltensten Fällen wird er dabei über seine Problematik sprechen. Er wird vielmehr versuchen, die Realität ganz bewusst in eine ihm genehme Richtung umzudeuten. Ähnlich wie bei einem aggressions-sexuellen Serientäter wird er seine eigentliche Angst oft verschließen und deshalb einen beträchtlichen Aussagewiderstand entgegenbringen.

Wie kann man derartige Widerstände durch eine individuell ausgerichtete Vernehmungsstrategie überwinden? Indem man versucht, die motivkonstituierenden Bedingungen für den Aussagewiderstand zu entkräften, lautet die Antwort. Das ist manchmal einfach, häufig nur schwierig und nicht selten auch gar nicht realisierbar – wird als Variante aber immerhin dadurch kalkulierbar.

Die Strategie der sozialen Einflussentschärfung

Das Prinzip soll an einem einfachen Fall verdeutlicht werden, in dem eine Sozialsituation wertrelevant ist und zwar die Beziehung zu einer Ehefrau oder einer Geliebten. Hier ist die Angst, dass die Partnerin sich von dem Verdächtigen abwenden könnte, wenn herauskommt, dass er eine Straftat verübt hat, für den Aussagewiderstand entscheidend. Diese Angst wird in Form von Ungewissheit derart fantasiert und grüblerisch nacherlebt, dass der Betroffene nicht in der Lage ist, sich von diesen Befürchtungen zu lösen und natürlich auch nicht offen darüber zu sprechen. Deswegen wird er alles unternehmen, damit seine Täterschaft nicht offenbart wird. Jede Vernehmung des Beschuldigten würde am Widerstand scheitern. Wenn – wissend um dieses aussagewiderstandsbegründende Motiv – diese Ungewissheit nun beseitigt werden könnte, würde sich die Lage für den Verdächtigen grundlegend verändern. Ich empfehle der Polizei deshalb in einer solchen Situation die Person, die für ihn so wertvoll ist, einfach zu fragen, wie sie sich denn verhalten würde, wenn herauskäme, dass er der Täter ist. Wenn sie antwortet, dies würde die Trennung bedeuten, bitte ich sie, es dem Verdächtigen persönlich zu sagen. Seine Sorge wird dadurch zu einer kalkulierbaren Größe. Wenn sie dagegen angibt, zu ihm zu halten, egal was kommt, bitte ich sie ebenfalls dies dem Beschuldigten mitzuteilen. Dadurch verschwindet seine Ungewissheit und er weiß nun, worauf er sich verlassen kann. Im ersten Fall wird er nach der Unterredung die Beziehung innerlich lockern, die Verbindung wird über kurz oder lang an Wertrelevanz verlieren. Der Täter wird beginnen, sich in eine normale Verteidigungshaltung hineinzubegeben, die logisch nachvollziehbar und damit handhabbar und nicht mehr irrational ist. Auch im zweiten Fall wird der Aussagewiderstand nachlassen und man kann beginnen, in der Vernehmung mit dem Täter zu arbeiten. Diese Vorgehensweise bezeichne ich z. B. als Strategie der sozialen Einflussentschärfung.

5.3.2
Ermittlungspsychologie und kriminalistisches Denken

Was ich beim Training für die ermittlungspsychologische Fallanalyse erst einmal zu vermitteln versuche, ist die Fähigkeit sich selbst zu erkennen. Das eigene Selbstverständnis, die eigenen Denkschemata aufzudecken erhöht die Selbstkompetenz und das Potenzial komplex denken zu können. Komplexes Denken meint hier, sich zugleich die sichtbaren und die verborgenen Eigenschaften eines Gegenstandsbereiches vor Augen zu führen. Dabei sind es oft gerade die verborgenen Aspekte, die offensichtlich sind. Das Merkwürdige ist nun, dass das, was offensichtlich ist, häufig nicht gesehen wird. Um das zu erkennen muss man in der Betrachtung zur Ursprungsebene zurückkehren, soll heißen, die komplexe Wahrnehmung wieder beleben, den Inhalt in der Form sehen und möglichst viele Begleitumstände berücksichtigen.

Würde man menschliches Verhalten mit einem im Wasser schwimmenden Eisberg gleichsetzen, dann würde lediglich ein Achtel als äußerlich sicht- und beobachtbares Verhalten, so genanntes externales Verhalten, über der Wasseroberfläche liegen, das internale Verhalten, das Erleben wäre darunter als ein massiver und weitaus größerer Block verborgen. Hinweise und Informationen aus diesem Bereich erlangen wir selten über die oben befindliche Verbalsprache, eher über deren stimmliche Ausdrucksformen oder in einer verschlüsselten aber beständigen Form – die der Körpersprache.

In diesem Zusammenhang würde etwa Kongruenz die Übereinstimmung zwischen verbaler Sprache und Körpersprache bedeuten. Rationale und emotionale Anteile des Verhalten stehen also in Einklang miteinander, was in der Kommunikation vom Partner als „Echtheit" im Verhaltensausdruck zumeist intuitiv entsprechend gewertet wird. Ein Auseinanderfallen bedeutet Missklang, was auch als Gefühl signalisiert und als Inkongruenz (Unsicherheit) von mir selbst oder der Umwelt häufig auch wahrgenommen wird. Sind wir in der Lage internale Inhalte zu verbalisieren – ein wichtiges Merkmal von sozialer Intelligenz – ermöglicht uns das, diesen unteren Bereich des Eisberges auch für Problemlöseprozesse zu erschließen. Mit etwas Übung für bewusst gelenkte Aufmerksamkeit auf ein bestimmtes Gefühl von Selbstgewissheit, einem Selbst-Bewusstsein also, kann ich sehr wohl aufkommenden Missklang bei Aufgaben erleben, die ich nicht sofort unter Kontrolle nehmen kann. „So ein Quatsch!", „Merkwürdig!",„Nanu?" oder andere spontane Reaktionen in dieser Art sind ein typischer Ausdruck dafür. Besitzen wir hierfür ein feines Gespür, sind wir auch in der Lage, die erste grundlegende Feststellung zu treffen: „Scio ne scio!" – Ich weiß, dass ich nicht weiß – sagte Sokrates und formulierte damit das Bewusstwerden eines Problems. Ein Problembewusstsein also – die elementare Vorstufe jeder Problemlösung. Diese Art konventionsungehemmter Aufdeckung von Widersprüchen und Fragen stellt im Kreativitätstraining aber auch beim praktischen Problemlösen die erste Stufe des Prozesses dar: Ideen sammeln. Drei bis fünf Teilnehmer, die zumeist in maximal so kleinen Gruppen arbeiten, sind z. B. dann für einen anfangs vereinbarten Zeitraum konzentriert-versonnen in Stillarbeit damit beschäftigt, alle ihre internalen Regungen erlebnisgetreu zu objektivieren, wenn sie sich mit den fallrelevanten Informationen beschäftigen und diese „Ideen" visualisierungsgerecht auf Karten zu „verschriften". Diese gesammelten Ideen werden im Anschluss durch die Gruppe zur Kenntnis genommen, diskutiert, bewertet, nach zu entwickelnden Kriterien geordnet, durch ein Ranking zur Struktur zusammengefasst, ermittlungsrelevante Maßnahmen, Prüfungshandlungen und offene Probleme abgeleitet bzw. all das mit bereits vorhandenen anderen Ordnungssystemen verglichen. Daraus werden sich dann weitere Aufgabenstellungen ergeben, die zu bearbeiten wären. Sokrates schätzte und lehrte diese Methode. Er orientierte sich an der Selbstgewissheit und deren Störungen – dem Dämonion; also nicht an vorhandenen Normen, Lehren oder Sitten. Seine Gegner bezichtigten ihn deshalb der Gottlosigkeit und verurteilten ihn zum Tode durch den Schierlingsbecher. Ich hoffe auf den Fortschritt – für mich und meine Trainingsteilnehmer.

Kongruenz bzw. Inkongruenz zwischen externalen und internalen Anteilen in der Kommunikation vermag neben diesem Exkurs ins eigene Problemlöseverhalten auch Analysehilfe bei anonymen Nachrichten zu geben. Ich benutze für eine Bedeutungsanalyse beispielsweise gern das oben angeführte Vier-Aspekte-Modell (Nachrichtenquadrat, Schulz von Thun 1998). Eine solche Vorgehensweise erfordert in einer Nachricht, wie etwa einem Erpresserbrief, nicht nur alleinig den Inhalt zu analysieren, sondern den Text beispielsweise auch auf „verborgene" Selbstkundgaben und Konfliktmerkmale aus der Beziehungsebene hin zu untersuchen. Der Fall eines Bahnerpressers soll dies exemplarisch verdeutlichen.

Fallbeispiel

Es gab mündlichen Kontakt beispielsweise über das Telefon zu dem Unbekannten, er hinterließ aber auch Briefe am Tatort. Darin hieß es, „Wir sind sehr ungehalten, dass Sie unseren Forderungen nicht nachkommen", „Sie werden uns kennen lernen". Diese Formulierungen verwiesen auf die Fähigkeit und die Gewohnheit Gefühle und Gedanken, also internale Momente zu verbalisieren – völlig im Gegensatz zum Sprechverhalten in den Telefonaten bzw. CB-Funk. Hier wiederum operierte der Unbekannte mit Handlungsanweisungen, die external, materialisiert gewissermaßen formuliert wurden, also in die objektive Ebene, sprich die Ebene der Fakten einordenbar waren: „22.00 Uhr ist das Geld da, oder es passiert!"

Zum besseren Verständnis: „Dieser Abschnitt ist unverständlich!" als mögliche Leserwertung wäre als so genannter Ist-Satz der externalen Ebene zuordenbar – er beinhaltet mit der Art der Formulierung den Anspruch objektiv, also ein Fakt zu sein, was jeden Zweifel „natürlich" von vorn herein verbietet. „Das habe ich nicht verstanden!" wäre eine Ich-Botschaft, die internal, also erlebnisgetreu und subjektiv formuliert ist. Für jemanden, der die Äußerung von Gefühlen mit Schwäche gleichsetzt wäre das z. B. eine undenkbare Formulierung. In unserer wie mir scheint oftmals von sollwertpädagogischer Erziehung geprägten Gesellschaft gehört es noch häufig zum Wertverständnis insbesondere männlichen Sozial- und Kommunikationsverhaltens, internale Erlebnisinhalte abzuspalten. Das ist ganz typisch für wertattribuierte Geltungsansprüche, so auch in der kriminellen Devianz. Aus Selbstbehauptungsgründen erscheint es in solchen Gruppen wichtig, einen externalen Kommunikationsstil zu bevorzugen und sich betont in „harten" Fakten und Feststellungen auszudrücken.
    Neben internal strukturierten Sätzen wie „Wir befürchten das Schlimmste" in den Erpresserbriefen, fanden sich in den Telefongesprächen ausschließlich externale Formulierungen wie beispielsweise „Morgen passiert es." Das Gemisch aus Externalem und Internalem bei diesem Erpressungsfall deutete ich als diskreten Hinweis, dass hinter der Tat womöglich noch eine zweite Person, u. U. eine Frau – also ein Pärchen – stehen könnte. In diesem Zusammenhang erschienen auch die auffälligen Intensitätsschwankungen bei der Tatbegehung über längere Zeiträume hinweg in einem anderen Licht. Es zeigte sich keine ansteigende Tatschwere, wie zu erwarten gewesen wäre, sondern sehr unterschiedliche Angriffsarten aber auch Grade der Ernsthaftigkeit wurden sichtbar. Bei-

spielsweise waren einmal die Bahngleise aus ihrem Bett gestemmt und angehoben worden, was zu einer Entgleisung und damit zu einer eventuellen Katastrophe mit Todesopfern hätte führen können. In anderen Fällen wurden Signalkabel über Gleise gezogen, Wurfanker in die Oberleitung gehängt oder lediglich versucht, mit fingierten Bombenattrappen eine Bedrohung aufzubauen. Auch wurden die Zeiträume zwischen den Handlungen nicht zunehmend kürzer, nach langen Pausen gab es plötzlich wieder eine Häufung kleinerer Vorfälle. Es ließ sich also kaum eine Regelhaftigkeit in den Handlungen erkennen. Möglicherweise, so meine Vermutung, waren diese Intensitätsschwankungen im Tatverhalten Anzeichen von Beziehungskrisen, die ein Paar, das sich als Erpresser versuchte, durchmachte. Eine solche Tat, mit der intendierten Wirkung etwas Geheimnisvolles zu tun, schmiedet ein Duo zur Bewältigung einer aktuellen Krise wie ein Kooperationsobjekt gruppendynamisch wieder zusammen. Und wenn einer der Partner aus der Beziehung drängt, vermag ihn der andere mit der Drohung, die Sache auffliegen zu lassen, vielleicht halten.

Der Polizei gelang es schließlich über kriminaltaktische Maßnahmen einen Verdächtigen festzunehmen, auf den bestimmte Merkmale aus meinem Täterprofil zutrafen. Vor diesem Hintergrund stellte sich die Frage nach einer Erfolg versprechenden Vernehmungsstrategie. Das Beweisbild war zu diesem Zeitpunkt relativ dünn, so dass anzunehmen war, dass er auf einfachen Vorhalt mit Aussagewiderstand reagieren würde. Ich schlug deshalb aus ermittlungspsychologischer Sicht vor, in der ersten Vernehmung verstärkt die vermuteten Konflikte in seiner Beziehung als Problemfrage zu verbalisieren. Es könnte für ihn eine Entlastungsmöglichkeit sein, da er sich darüber noch nie Dritten gegenüber hatte äußern dürfen. Sechs Stunden lang bereiteten wir diese Strategie taktisch vor, die auch ein einfühlendes Verstehen in die Situation des Verdächtigen erforderte. Den zwei Beamten, eine Frau und ein Mann, gelang es dann in einer vier Stunden andauernden Vernehmung, dieses Konzept umzusetzen. Die dabei erlangten Informationen ermöglichten eine zielgerichtete Sicherung von Sachbeweisen. Nach dieser Vernehmung hatte der Täter nie wieder etwas zugegeben, doch die Beweise reichten für eine Verurteilung aus.

In diesem Fall hatte die Version zur Tatmotivation bzw. das psychologische Profil nicht direkt zum Täter geführt. Es war die darauf aufbauende Vernehmungsstrategie, die sich als erfolgreich erwies. Die Vorgehensweise hatte genau jenen internalen Erlebnisinhalt des Beschuldigten berührt, der motivational mit dem Tatgeschehen in Verbindung stand. Wären die Hypothesen in meiner Analyse falsch gewesen, wäre die Vernehmungsstrategie ins Leere gelaufen, aber sie hätte in keinem Fall Schaden angerichtet.

Die Art des ermittlungspsychologischen und kriminalistischen Denkens, wie sie hier vorgestellt wurde, ist nicht nur für wenige Spezialisten geeignet. Sie könnte als trainingsgestütztes Lehr- und Lernangebot in einer verhaltensorientierten Aus- und Fortbildung für die Lösung vieler praktischer, kriminalistischer Fragestellungen einen festen Platz einnehmen. Eine Vermittlung solcher Ansätze erfolgte bereits in der kriminalistischen Ausbildung in Ostdeutschland; heute findet bei der deutschen Polizei v. a. im Rahmen der Operativen Fallanalyse eine Rückbesinnung auch auf qualitative Problemlösestrategien statt.

Darüber hinaus dürfte diese Form der Herausbildung und Festigung sozialer Kompetenz und Fachkompetenz für ein nichtanpassungsorientiertes, also ein von „bürokratischen Vorgaben" gelöstes, spezifisches Problemlöseverhalten z. B. für die Qualifizierung von Führungskräften Relevanz besitzen.

Literatur

Ackermann C, Clages H, Roll H (2000) Handbuch der Kriminalistik für Praxis und Ausbildung. Boorberg, Stuttgart

Belitz L (1991) Verteidigungsstrategien und Vernehmungsstrategien aus kriminalistisch-psychologischer Sicht. Wissenschaftliche Zeitschrift der Humboldt-Universität zu Berlin, Reihe Geistes- und Sozialwissenschaften 40 (13): 23–29

Belitz L (1993) Psychologische Probleme der kriminalistischen Versionsbildung. Vortragsmanuskript

Leonhardt R, Schurich F-R (1993) Zur Geschichte der Kriminalistik an der Berliner Universität. Kriminalistik 6: 355–360

Luther H (1971) I. Allunionskonferenz zu Problemen der gerichtlichen Psychologie in Moskau. Neue Justiz 11

Rogers C (1999) Therapeut und Klient, 14. Aufl. Fischer, Frankfurt/M

Schulz von Thun F (1998) Miteinander reden, 3. Aufl. Rowohlt, Reinbek bei Hamburg

Schurich F-R (1984) Zur gedanklichen Arbeit des Kriminalisten bei der Untersuchung von Ereignisorten. Forum der Kriminalistik 6

Watzlawick P, Beavin J, Jackson D (1990) Menschliche Kommunikation, 8. Aufl. Hans Huber, Bern

Hermeneutische Verfahren in der Verbrechensbekämpfung

C. Musolff

Ein zentrales Anliegen der Fallanalyse- und Täterprofilforschung ist das Entdecken und Optimieren geeigneter Analysemethoden zur Täterermittlung bei unaufgeklärten, schwerwiegenden Kriminalfällen. Gegenwärtig sind international eine Reihe von Institutionen damit beschäftigt, wissenschaftliche Methoden zu reflektieren, um ihre Effektivität in der praktischen Anwendung zu erproben. Während sich einige Länder an den Ideen und Vorgehensweisen des FBI orientieren und sie den Bedürfnissen des eigenen Kulturkreises anpassen[1], erarbeiten andere Einrichtungen eigene Konzepte[2] die oftmals aus dem sozialwissenschaftlichen Methoden- und Forschungsrepertoire stammen.

In Deutschland wurde 1993 die Projektgruppe „Kriminalistisch-kriminologische Forschungsgruppe" (KKF) im Bundeskriminalamt (BKA) Wiesbaden ins Leben gerufen, um Methoden der Fallanalyse unter Berücksichtigung der Täterprofilerstellung zu entwickeln.[3] Mit Blick auf die Aktivitäten in anderen Ländern wurde versucht, sowohl die dort erkannten Probleme zu reduzieren, als auch Verfahren zu konstruieren, die den Bedürfnissen der deutschen Polizei entgegenkommen. Während einer mehrjährigen Forschungsphase wurden vielfältige Methoden und Datenbasen entworfen, die anschließend in einer Umsetzungsphase in die Praxis transportiert und angepasst wurden. Mittlerweile kann die Forschergruppe auf einen ganzen Werkzeugkasten sozialwissenschaftlicher Methoden und Modelle zurückgreifen und sie auf unterschiedlichste phänomenologische Anwendungsbereiche erfolgreich übertragen. Im Mittelpunkt der Verfahren des BKA steht eine umfassende, so genannte ganzheitliche Herangehens- und Denkweise[4], anschließend wird eine vergleichende Auswertung zwi-

---

[1] Bspw. Kanada, Österreich, Schweden, Finnland; vgl. Vick 1998.

[2] Bspw. Deutschland, Niederlande, Großbritannien, Dänemark; vgl. Vick 1998.

[3] 1998 mündete das Projekt in die neu gegründete „Operative Fallanalyse (OFA)" im Kriminalistischen Institut des BKA, um die Entwicklung und Etablierung fallanalytischer Verfahren und Computeranwendungen (bspw. das kanadische Datenbanksystem ViCLAS) fortzuführen sowie die Ergebnisse in der Praxis anzuwenden. Sukzessiv wurden bundesweit bis 2000 in allen Ländern OFA-Einheiten eingerichtet (vgl. Nagel u. Horn 1998; Baurmann 1999; Danner 2000; Dern 2000; Hoffmann u. Musolff 2000; Nagel, Kap. 12, in diesem Band).

[4] Ganzheitlich bedeutet hier dreierlei: Die Analyse richtet sich nach der individuellen Ausprägung des Einzelfalls und berücksichtigt dabei umfangreiche Opfer-, Fall- und Täterdaten; es wird bewusst interdisziplinäres Wissen miteinbezogen; der Begriff bezieht sich außerdem auf die umfassende Beratungsleistung der OFA an die sachbearbeitende Dienststelle (Dern 2000).

schen den verschiedenen Fällen angestrebt (Bundeskriminalamt 1998; Hoffmann u. Musolff 2000).

So gehört heutzutage die objektiv-hermeneutische Analyse nach Ulrich Oevermann zu einem viel versprechenden und inzwischen in der Praxis etablierten Verfahren aus der qualitativen Sozialforschung. Ihre praktische Anwendung wurde im kriminalistischen Handlungsfeld wiederholt erprobt und wird beispielsweise in einem Beitrag von Harald Dern im Band „Qualitäten polizeilichen Handelns" (Reichertz u. Schröer 1996) wirkungsvoll an einem Vergewaltigungsfall geschildert und in einem Buch aus der Forschungsreihe des BKA „Fallanalyse und Täterprofil" (Hoffmann u. Musolff 2000) anhand eines Erpressungsversuches dargestellt. Bei einer vergleichenden Analyse der gewonnenen Erkenntnisse aus der objektiv-hermeneutischen Rekonstruktion mit denen aus anderen ganzheitlich fallanalytischen Verfahren zeigte sich, dass sich trotz unterschiedlicher Vorgehensweisen ganz ähnliche ermittlungsrelevante Resultate ergeben.

Wie alle ganzheitlichen Methoden der Fallanalyse und Täterprofilerstellung findet die objektive Hermeneutik in der Regel nur Anwendung bei schwerwiegenden (Gewalt-)Delikten, Serienstraftaten bzw. Taten ohne klassische Täter-Opfer-Beziehung. Der zeitliche und personelle Aufwand sowie der Bedarf an einem gewissen Umfang an Opfer-, Tatort- und Täterdaten begrenzen den Einsatz dieser Vorgehensweise. Eine objektiv-hermeneutische Analyse kann durch einen erfahrenen, routinierten Einzelnen durchgeführt werden, in der Regel ist die Methode jedoch als Kleingruppenverfahren (Team-Ansatz) konzipiert. Auch in weiterführenden Bereichen, wie etwa Vernehmungen, hat die hermeneutische Analyse sowohl des Tatgeschehens als auch des Aussageverhaltens von Vernommenen bisher nützliche Klärungsmöglichkeiten erbringen können. So z. B. bei Fragen zur Motivstruktur des Täters, ob es sich um einen Zeugen oder Tatverdächtigen handelt oder nach der Anzahl der Täter bei einem Delikt. Konkret können hermeneutische Verfahren dabei helfen mögliches manipulatives Verhalten in den Schilderungen des Verdächtigen aufzudecken, die Bereitschaft zu wahrheitsgetreuen Aussagen oder Aussagewiderstände zu ergründen oder in den Darstellungen gewisse Auslassungen zu bemerken, weil der Täter aus einem Schamgefühl über innere Vorgänge und Fantasien (vgl. Dern 2000) oder aus Status- und Prestigegründen (Belitz, Kap. 5, in diesem Band) nichts sagen möchte. Kenntnisse darüber ermöglichen in Vernehmungen den wirksamen Einsatz gezielter Fragen und Strategien, etwa um den Aussagewiderstand eines Verdächtigen zu verringern.

Um die hermeneutische Vorgehensweise oder auch anders formuliert, die Methode des Auslegens oder die Lehre vom Verstehen/Interpretieren in ihren Einzelheiten verständlich darzustellen, möchte ich vorab eine Einführung in das Gebiet der allgemeinen Hermeneutik geben und die grundlegenden Begriffe klären, um später die objektiv hermeneutische Rekonstruktion speziell in der kriminalistischen Anwendung zu schildern und sie anhand einer tatsächlichen polizeilichen Ermittlungsarbeit zu verdeutlichen.

6.1
Hermeneutische Verfahren

Qualitativ empirische Verfahren aus der sozialwissenschaftlichen und soziologischen Forschungspraxis, wie etwa die Hermeneutik, erfahren gegenwärtig eine zunehmende Anwendung in Forschung und Praxis, obwohl sie lange Zeit in der Gegenüberstellung zu den quantitativ-empirisch ausgerichteten, naturwissenschaftlichen Verfahren immer wieder als „unwissenschaftlich" abqualifiziert wurden[5]. Inzwischen gilt die qualitative Sozialforschung in einigen Forscherkreisen sogar als angemessener und fruchtbarer in der empirischen Erfassung der sozialen Realität als die quantitativen Verfahren. So sind ihre Methoden heutzutage zu einem bedeutsamen Bestandteil der Forschungspraxis geworden und werden entsprechend weiterentwickelt. Dahingehend lässt sich das Verhältnis von qualitativer und quantitativer Sozialforschung als Ergänzung in der Untersuchung sozialer Phänomene charakterisieren: Je nach Fragestellung können mit Hilfe qualitativer Verfahren beispielsweise komplexe Einzelfälle beschrieben, Typizitäten herausgearbeitet und Hypothesen generiert werden, während sich mit quantitativ-statistischen Methoden Hypothesen empirisch überprüfen sowie Repräsentativität, allgemeine Muster und Modelle herausarbeiten lassen (Kardorff 1995).

6.1.1
Einführung

Die Hermeneutik steht in einer jahrhundertelangen Tradition der Geisteswissenschaften, dennoch ist dieser zentrale Begriff außerhalb der geisteswissenschaftlichen Disziplin nicht sehr vertraut. Ursprünglich wurde die klassische Hermeneutik in der Theologie, Philosophie, Geschichts- sowie Rechtswissenschaft entwickelt und angewendet, um religiöse, historische und Gesetzestexte auszulegen. Inzwischen gehören ihre Verfahren aber auch in den Literatur-, Sprach- und Sozialwissenschaften zu etablierten Methoden.

Zu den Personen, die im Zentrum der Geschichte der allgemeinen und philosophischen Hermeneutik stehen und viel zum Verständnis und zur modernen Entwicklung der Hermeneutik beigetragen haben, gehören der Theologe und Philosoph Friedrich D.E. Schleiermacher (1768–1834), der Philosoph Wilhelm Dilthey (1833–1911) und gegenwärtig die Philosophen Hans-Georg Gadamer und Jürgen Habermas. Ihr Denken begründete und prägt bis heute die Hermeneutik[6].

---

[5] Ohne an dieser Stelle die jahrzehntelange Wissenschaftsdebatte aufgreifen zu wollen, soll hier auf weiterführende Literatur verwiesen werden: Soeffner 1979; Lamnek 1988; Flick et al. 1995; Bohnsack 1999.

[6] Weiterführende Literatur s. bspw. Dilthey 1957; Schleiermacher 1959, 1990; Gadamer 1975; Habermas 1975, 1988, der dazu beitrug, die hermeneutische Tradition für die sozialwissenschaftliche Methodologie relevant werden zu lassen; Hufnagel 2000.

> Der Terminus „Hermeneutik" ist von einem Umfeld bedeutungsähnlicher
> Wörter umgeben, die vielfach ineinander übergehen und sich nur schwer
> trennen lassen, wie etwa „Verstehen", „Erklären", „Auslegen" und „Interpre-
> tieren"[7]. So ist die (Kunst-)Lehre vom Auslegen bzw. Verstehen oder die
> Methode der Interpretation von Sinn und Bedeutung menschlicher Le-
> bensäußerungen gegenwärtig eine gebräuchliche Definitionen für ihren Ge-
> genstandsbereich.
>
> Entsprechend dieser Begriffsbestimmung befasst sich die Hermeneutik
> heutzutage wie in ihren Ursprüngen mit der Analyse sowohl jeglicher Art
> von Texten als auch mit anderen – verschrifteten, akustischen, visuellen
> oder kombiniert fixierten – menschlichen Ausdrucksweisen bzw. Produk-
> ten, wie mündliche Reden, Musik, Bilder, Architektur, Handlungen oder
> Strukturbildungen einer Institution.

Hermeneutisch orientierte Ansätze besonders in den Sozialwissenschaften haben
ein erweitertes Textverständnis zur Grundlage und es kann „… alles zum Gegenstand von Deutungen und Interpretationen gemacht werden… , was als sinnhaft
postuliert ist und als zeichenhaft repräsentiert angesehen wird." (Soeffner 1982,
S. 19). Durch die Interpretation lassen sich einerseits etwa Motive, Ziele und Sinn-
vorstellungen eines Künstlers, Schreibers, Architekten oder auch Milieus oder
Strukturen sozialen Zusammenlebens mit Blick auf die Historie aber auch aus gegenwärtiger Perspektive analysieren und rekonstruieren. Andererseits ist innerhalb der sozialwissenschaftlichen Hermeneutik auch das Ermitteln von Strukturen und Vergegenständlichungen sozialer Abläufe mit Hilfe umfassender Text-
analysen von entscheidender Bedeutung (Lamnek 1988). In neueren theoretischen Entwicklungen werden ebenso die dem Verstehen zugrunde liegenden
Regeln und Motive selbst zum Inhalt der hermeneutischen Untersuchung.

Hermeneutische Verfahren liefert in dem Sinn keine methodischen Instrumente und Techniken, die beim Prozess des „höheren Verstehens" beachtet werden sollen. Vielmehr unterstützen mehr oder weniger festgelegte Regeln und
Vorgehensweisen als Hilfestellung den Interpretationsprozess von Formen und
Bedeutungen menschlicher Äußerungen. Unverzichtbare Voraussetzungen für
diese wissenschaftliche Auslegung sind neben lebenspraktischen Erfahrungen
und Vorannahmen, theoretische und praktische Kenntnisse historischer und
kultureller Bedingungen, ein Vorverständnis von bestimmten Grundbegriffen
sowie auch das Wissen um die eigene Geschichte und Normalitätserwartungen.
Da es in diesem Rahmen nicht möglich ist, auf die vielen Einzelheiten herme-
neutischer Methoden einzugehen, soll als ein sehr gebräuchliches Verfahren der
hermeneutische Zirkel als Beispiel genannt werden Bei dieser kontrollierten In-
terpretationsform „… handelt es sich um eine wiederkehrende, kreisförmig ver-
laufende Bewegung, eben eine Zirkelbewegung, bei der die Einzelelemente [ei-
nes Textes] nur aus dem Gesamtzusammenhang verständlich sind und sich das
Ganze wiederum nur aus den Teilen ergibt (…)" (Lamnek 1988, Bd. 1, S. 68). Ein
Text lässt sich nur mit einem gewissen Vorverständnis verstehen, welches

---

[7] S. zur etymologischen und begriffsgeschichtlichen Erörterung bspw. Seiffert 1992.

schrittweise in dieser Prozedur erweitert und korrigiert wird. Aber auch ein Textteil oder Begriff wird erst im Textzusammenhang in seiner Bedeutung verständlicher. Durch die hermeneutische Spirale gelingt es, die Differenz zwischen Verstehendem und dem zu verstehenden Text sukzessiv zu überwinden, wobei sich in diesem Prozess Einzelteile und Ganzes, Vorverständnis und das zu Verstehende sowie Theorie und Praxis gegenseitig zur Aktualisierung benötigen. Dies geschieht durch wechselseitiges Aufdecken und nicht durch einfaches Aneinanderreihen. Unverständliches etwa wird erst einmal zurückgestellt und nicht nach seiner Wortbedeutung geklärt, um nach einer weiteren Klärung des Textes sich an das Nichtverstandene erneut heranzuwagen (Lamnek 1988, Bd. 1).

Nachvollziehbar machen lässt sich das hermeneutische Vorgehen recht gut am normalen Alltagshandeln, da der hermeneutische Zirkel hier häufig von Individuen unsystematisch, unwissentlich, d. h. intuitiv angewendet wird. Beispielsweise gibt es zahlreiche Wörter innerhalb einer Sprache, die ebenso wie andere geschrieben und gesprochen werden, aber unterschiedliche Bedeutungen tragen (Homonyme) und sich erst erkennbar durch Genus, Plural, Konjugation von diesen unterscheiden, wie das/der Gehalt, die Banken/Bänke, sieben (Verb), sieben (Zahl). Oder es lassen sich die Bedeutungen von mehrdeutigen Begriffen wie Schloss (Türschloss und Gebäude), Ball (Spielzeug und Tanzveranstaltung), Rad (Rad fahren, Rad wechseln am Auto, Fahrrad, Rad schlagen) erst aus dem Kontext, also durch den Bezug auf andere Wörter bzw. Sätze erschließen. Ähnlich gehen wir beim Verstehen von Fremdsprachen vor: Der Sinn einer Aussage wird erst dann verstanden, wenn etwa die einzelnen Vokabeln bekannt sind und verstanden werden, das schließt aber nicht aus, dass unbekannte Vokabeln in ihrem Sinn durch den Kontext erschlossen werden können (Lamnek 1988, Bd. 1).

6.1.2
Die objektive Hermeneutik

Das Konzept der objektiven Hermeneutik, häufig auch als strukturale Hermeneutik bezeichnet, geht im Wesentlichen auf die Arbeiten des Frankfurter Soziologieprofessors Ulrich Oevermann und seinen Mitarbeitern (1979) zurück. Entstanden aus der empirischen Forschungspraxis bei der Untersuchung des sozialisatorischen Lernens in Familien, grenzt sich dieses Verfahren etwas von der traditionellen Hermeneutik ab. Es geht bei der objektiven Hermeneutik nicht um die Untersuchung von Motiven, Zielen, Intentionen eines Schreibers, Malers oder anderen Akteurs oder um die Beschreibung eines spezifischen Sozialmilieus. Vielmehr ist das Bestreben latente Regeln bzw. verborgene Strukturen eines Individuums zu deuten und zu rekonstruieren, die sich unabhängig von den Intentionen des Handelns unbemerkt im Verhalten niederschlagen und hermeneutisch entschlüsselbar sind.

Das in diesem Zusammenhang verwendete Beiwort „objektiv" soll bedeuten, dass die objektive Hermeneutik „… ihren Gegenstand derart rekonstruktiv zu erschließen sucht, dass objektive – weil unabhängig von subjektiven Intentionen der Beteiligten sich durchsetzende – Strukturen sichtbar werden" (Bohnsack 1999, S. 95–96). Außerdem stellt nach Oevermann das Verfahren der Geltungsüberprüfung in der objektiven Hermeneutik den gleichen Objektivitätsanspruch, wie er im wissenschaftlichen Erkennen in den Naturwissenschaften üblich ist (Leber u. Oevermann 1994). Inzwischen wurde daneben der Begriff der strukturalen Hermeneutik eingeführt, um u. a. die Missverständnisse zu vermeiden, die sich aus dem Begriff „objektiv" ergeben (Bohnsack 1999).

Das Strukturkonzept der Hermeneutik

Zentral bedeutsam für die objektive Hermeneutik ist ihr *Strukturkonzept.* Nach diesem Strukturkonzept lassen sich in allen menschlichen Verhaltensweisen stets mindestens zwei Ebenen unterscheiden (Oevermann et al. 1979): Eine subjektive und eine objektive. Das heißt, Handlungen enthalten generell neben den subjektiven, zielgerichteten absichtsvollen Verhaltensweise („was ich gerade tun will") zugleich *objektive latente Sinnstrukturen,* die außerhalb der Kontrolle des Individuums liegen. Das Wirken dieser unterschwellig handlungsleitenden, als objektiv angenommenen Bedeutungsstrukturen bleibt dem tätigen Subjekt meist verborgen und materialisiert sich ausschließlich im Handeln. So ist das Leben von einer Vielzahl solcher Strukturen bestimmt, die sich nur erkennen lassen, wenn Individuen sich ihrem Handeln reflektierend zuwenden. Diese verborgene Antriebsbasis für das bewusste, absichtsvolle Handeln bildet den primären Untersuchungsgegenstand der objektiven Hermeneutik.

Entsprechend Oevermann werden Strukturen u. a. durch Regeln *universaler* und *historischer* Natur gebildet. Sie sind entlang einer Zeitachse vorstellbar und können sich sowohl reproduzieren, d. h. sich verdoppeln als auch transformieren, d. h. sich zu neuen Gestalten verändern. Zu den biologisch und kulturell *universellen* handlungssteuernden Regeln, deren Aneignung ein Individuum nicht entgehen kann, zählen u. a. Grammatikalität, Logizität, Moralität und Vernünftigkeit. Diese Regeln sind ahistorisch, invariant und reproduzieren sich fortlaufend. Dem zufolge können sie von den Individuen zwar expliziert, aber trotz Reflexion nicht verändert werden. Grammatikalität etwa bezieht sich auf das universale grammatische Sprachbewusstsein bzw. die linguistische Kompetenz eines Menschen im Sinne der modernen Sprachtheorie Noam Chomsky. Logizität bedeutet beispielsweise, die allgemeine Kompetenz einer Person im logischen Schließen (beispielsweise die Anwendung der Regeln der Deduktion). Im Gegensatz dazu werden *historisch-gesellschaftlich* gebundene Normen- und Regelsysteme mit größerer und geringerer Reichweite unterschieden. Sie lassen sich sowohl reproduzieren als auch transformieren. Historische Regeln mit großer Reichweite, wie etwa der Zeitgeist einer Epoche oder große Weltdeutungen, z. B. im Bereich der Astronomie und der Physik, sind relativ stabile Deutungsmuster, die sich jedoch in Zeiten des Umbruchs durch Reflexion verändern lassen. Gruppen- oder subjektspezifische Deutungs- und Interaktionsmuster des sozialisierten Subjekts, wie beispielsweise Wertorientierungen, werden als historische Regeln mit geringer Reichweite beschrieben, sie transformieren sich entsprechend leichter. Gemeinsam ist allen Regeln, dass sie den Handlungsspielraum der Menschen sowohl eröffnen als auch begrenzen (Sutter 1994; Reichertz 1995).

Diesen Überlegungen entsprechend sind Handlungen generell sinnhaft und sie folgen neben der bewussten Intention auch einem universalen sowie einem variablen sozialen, in einer spezifischen Lebensumwelt geprägtem Regelsystem. Da das Wirken der Regeln unabhängig von den Absichten der Akteure bzw. Textproduzenten ist, beeinflussen sie latent und unmerklich ihr Handeln. So werden etwa unzählige Entscheidungen überwiegend nicht bewusst getroffen und sind beeinflusst von unseren Gewohnheiten, gelernten Routinen und übernommenen Normen. Zum Beispiel drücken sich im Rollenverhalten eines höflichen Gastes die Normen der sozio-kulturellen Lebenswelt unmerklich aus oder individualgeschichtliche, stillschweigende Vereinbarungen werden ständig unbewusst realisiert. Untersuchen lassen sich dabei graduelle Abstufungen, wie rigide und starr ein Individuum sich an bestimmten Verhaltensmustern oder Normen ausrichtet und wie eingeschliffen diese in seiner Lebensführung sind, etwa, wie realitätsfremd, unangepasst oder flexibel jemand in entsprechenden Situationen ist. Um die interessierenden latenten sozialen Sinnstrukturen zu rekonstruieren, werden die Handlungsregeln mit Hilfe der objektiven Hermeneutik nachgebildet. Sinnstrukturen werden laut Oevermann nach angebbaren Regeln erzeugt und können also unter Benutzung derselben Regeln von Anderen sichtbar und damit auswertbar gemacht werden. Entsprechend lassen sich mit einer Strukturanalyse Handlungsabläufe sowie generell soziale Abläufe mit Hilfe ihrer verborgenen Sinnstruktur deuten und ermöglichen Rückschlüsse auf das soziale Herkunftsmilieu und die persönlichen Besonderheiten einer Person.

Ähnlich wie die geisteswissenschaftliche Hermeneutik verwendet die objektive Hermeneutik *Texte* als Grundlage ihrer Auslegung. Nach Oevermann kann die Welt vollständig vertextet werden, d.h. in der Ausweitung des Begriffs wird alles was symbolische Bedeutung trägt bzw. Sinnstrukturen konstituiert als Text angesehen und kann zum Gegenstand der hermeneutischen Auslegung und Interpretation werden (Leber u. Oevermann 1994). Sowohl konkrete Lebenssituationen und Handlungsabläufe des Alltags, sprich: die gesamten sozialisatorischen Interaktionen, aber auch andere von Menschen absichtsvoll gefertigte Produkte wie Musik, Gemälde, Bauten und vieles mehr tragen irreversible Bedeutungen bzw. repräsentieren Sinnstrukturen und werden in diesem grundlegendem Verständnis als Texte begriffen.

Mit dem Ausdruck Text korrespondiert ein weiterer wichtiger Begriff in der manchmal etwas komplizierten Ausdrucksweise der objektiven Hermeneutik. Um Ereignisse wissenschaftlich zugänglich und beliebig wiederholt betrachten sowie interpretieren zu können, müssen sie schriftlich fixiert werden. Für derartige textförmig strukturierten, manifestierten Texte wird der Begriff *Protokoll* verwendet. Protokolle konservieren den Text aus der Lebenspraxis und im Wesentlichen die Struktur sozialer Handlungen. Was an späterer Stelle noch deutlicher wird, ist die Forderung, sowohl die Ebene Text als auch die Ebene Protokoll streng auseinander zu halten (Schneider 1989).

In diesem Kontext spielt außerdem der Begriff der *Fallstruktur* eine wichtige Rolle und ist aufzuschlüsseln, bevor das Gerüst später auf die polizeiliche Tätigkeit übertragen werden soll. Wenn man die Auffassung akzeptiert, dass ein Zusammenspiel von genetischen Faktoren und Umwelt die Besonderheit, die Persönlichkeit eines Menschen bedingen, dann spiegelt sich das Besondere erwartungsgemäß auch in den konkreten, individuellen Handlungen sichtbar wider. Die objektive Hermeneutik spricht von der Wiedergabe der *individuellen Fallstruktur* (Oevermann et al. 1985) eines Menschen, die sich aufgrund einer persönlichen Strukturgesetzlichkeit bildet. In ihr ist auch das prägende Allgemeine grundlegend enthalten[8]. Beim Vorliegen eines protokollierten Textes etwa über ein konkretes Tatgeschehen lassen sich mit diesem Wissen über die Wiedergabe der Fallstrukturen und unter Benutzung des Regelsystems die objektiven Bedeutungsstrukturen eines Individuums durch Außenstehende herausarbeiten (Hoffmann u. Musolff 2000).

6.2
Die objektive Hermeneutik im kriminalistischen Handlungsfeld

Die Verbrechensbekämpfung macht sich die objektive Hermeneutik[9] seit Mitte der 80er Jahre zunutze. Ausgangspunkt war ein Forschungsprojekt von Ulrich Oevermann und seinen Mitarbeitern für das Bundeskriminalamt[10]. Sie führten eine Untersuchung zum Thema *Perseveranzverhalten* von Tätern und seine Bedeutung und Wirksamkeit für den bestehenden Kriminalpolizeilichen Meldedienst (KPMD) durch. Hinter diesen Begriffen steht die Vorstellung, dass Straftäter bei Wiederholungstaten durchweg ähnliche Straftaten begehen (*Deliktperseveranz*) und ebenso in ihrer Tatausführung (*Perseveranz in modus operandi*) gleichförmig handeln. Mit dem seit den 70er-Jahren eingeführten bundesweiten KPMD bestand die Hoffnung, durch die Annahme der Gleichförmigkeit von Tat- und Tätermerkmalen gleich gelagerte Fälle v.a. überregional agierender Täter mit Hilfe einer EDV-Recherche zu identifizieren und Serien zusammenzuführen, um die Ermittlungen zu erleichtern und erfolgreicher zu gestalten. Die Idee der doppelten Perseveranz war jahrzehntelang eine tragende Säule in der polizeilichen Ermittlungsarbeit.[11]

Doch nach Überzeugung von Oevermann und anderen Forschern lassen sich die Vorstellungen perseveranten Verhaltens von Tätern in dieser schlichten Charakterisierung empirisch nicht (mehr) halten (Oevermann et al. 1985, 1994; Dern 1994). Die wissenschaftlichen Überlegungen und Analysen von Oevermann und seinen Mitarbeitern sowie die Ergebnisse statistischer Untersuchungen (Steffen 1982; Weschke 1983) zur Gültigkeit der Perseveranzhypothese haben entsprechend weitreichende Auswirkungen. Einerseits sind bestehende oder geplante zentrale Straftäter- und Straftatendatenbanken, die auf diesen Annahmen begründet werden, zu überdenken. Andererseits ist speziell auf der polizeilichen Ermittlungsebene – die nicht selten mit Wiederholungstätern und

---

[8] Neben der individuellen Fallstruktur bilden sich in einem konkreten Fall aber noch andere Fallstrukturen aus dem sozialen Umfeld (Familie, Subgruppen, Milieu, Berufsfeld) ab und auch Handlungszwänge bzw. der situative Kontext beeinflussen das Handeln eines Täters (Brisach 1992).
[9] Vgl. hierzu auch Brisach 1992; Dern 1994; Hoffmann u. Musolff 2000.
[10] Ausführliche Darstellungen sind enthalten in: Oevermann et al. 1985, 1994.
[11] Ausführlich zur Perseveranzhypothese s. Oevermann et al. 1985, 1994; Dern 1994.

Rückfallkriminalität konfrontiert ist – ein Konzept zu erarbeiten und anzuwenden, das diesen überholten Perseveranzgedanken zugunsten einer neueren, effektiveren Sichtweise der Verbrechensbekämpfung überwindet.

Diesen Erkenntnissen zufolge rückte in dem „Oevermann-Projekt" primär die kriminalistische Tätigkeit in den Mittelpunkt der Untersuchung (Oevermann et al. 1985, 1994). Polizeiliche Grundsätze und Handlungsabläufe sollten transparent gemacht und sozialwissenschaftlich analysiert werden, um hieraus theoretische Modelle erfolgreicher kriminalistischer Ermittlungsarbeit zu entwickeln. Mit diesen Kenntnissen lassen sich ebenso effizientere Datenbanken und Meldedienste entwickeln und nutzen.

Mittels der Methode der objektiven Hermeneutik ist es der Forschungsgruppe Oevermann gelungen, den ursprünglichen Begriff der zweifachen Perseveranz zu modifizieren. Übertragungen dieses neuen Verständnis in die Praxis sind viel versprechend.

Das Verfahren der objektiven Hermeneutik – mittlerweile weniger akademisch und mehr den Bedürfnissen der Praxis angepasst – ist heutzutage bei der OFA des BKA ein effektives Instrument im Werkzeugkasten der ganzheitlichen fallanalytischen Methoden.

6.2.1
Grundlegendes Vorgehen

Aufdeckung von Verbrechen bedeutet gleichzeitig Schließen von Informationslücken. Spuren am Tatort des Verbrechens bzw. am Fundort des Opfers, Befragungen des Opfers und/oder Zeugen etc. zeichnen nur ein bruchstückhaftes Bild des Geschehens, welches in vielen Fällen zusätzlich durch Tarnhandlungen des Täters manipuliert wird. Die ermittelnden Beamten sind bemüht, die unvollständigen Hinweise zu vervollständigen und den oder die Täter durch Personen-, Tathergangs-, Tatort- und Tatbeschreibungen bekannt zu machen. Dies geschieht mit Hilfe des polizeilichen Ausbildungswissens, ergänzt durch wissenschaftliches Fachwissen, doch überdies im Wesentlichen durch implizite Alltags- und Berufserfahrung. Was tut der erfahrene Beamte intuitiv, welcher Logik folgen seine komplexen kriminalistischen Ermittlungs- und Schlussprozesse? Oevermann und seine Mitarbeiter (Oevermann et al. 1985, 1994) analysierten in ihrer Untersuchung das unmittelbare, oftmals nicht bewusste Verhalten von Kriminalbeamten bei der Wahrnehmung eines Tatortes und der individuellen Rekonstruktion eines Tathergangs[12].

An die Stelle der traditionellen, nicht mehr zeitgemäßen Vorstellung der doppelten Perseveranz wird im Forschungsprojekt die Tätigkeit des ermittelnden Beamten als eine hermeneutische, fallverstehende Handlung gesetzt. Die Methode der objektiven Hermeneutik ermöglicht die theoretische Rekonstruktion und Darstellung der ablaufenden Denkprozesse: Wie gelingt es dem Beamten mit seinem Hintergrund- und Methodenwissen, Informationen zu sammeln, zu

---

[12] Ähnliche Überlegungen starteten damals Canter et al. in Großbritannien, indem sie versuchten zu rekonstruieren, wie kriminalistische Schlussfolgerungen von Beamten erfolgen (Canter et al. 1991).

strukturieren und zu analysieren, um sie anschließend zu interpretieren und erfolgreich bei der Fahndung einzusetzen? Der Entwurf einer kriminalistischen Handlungslehre von Oevermann und Mitarbeitern soll diese Prozesse entschlüsseln und anschaulich vermitteln.

6.2.2
Methodologie

Da jeder Mensch mit seinen Handlungen zu jeder Zeit einen Text seines Lebens erstellt, kann analog dazu eine Straftat und ihre Begehungsart selbstredend als Ausschnitt aus einem Lebenstext betrachtet werden. In diesem Text – anschaulich durch Oevermann als *Spurentext*[13] (Oevermann et al. 1985, 1994) bezeichnet – spiegeln sich beide oben genannten Ebenen wider:

- einerseits die subjektiv-zielgerichtete Handlungsebene und
- andererseits die Ebene der objektiven, verborgenen und handlungsleitenden Sinnstruktur.

Demzufolge wird eine Tat bzw. ihre Begehungsart als Reproduktion einer individuellen Fallstruktur aufgefasst. Sie ist das Ergebnis und der Ausdruck einer Täterpersönlichkeit. Die objektiven sozialen Bedeutungsstrukturen, die außerhalb der Kontrolle des handelnden Subjekts liegen werden mit entsprechenden Regeln im Spurentext rekonstruiert und analysiert. Mit diesem Wissen lassen sich die Lücken in einem Spurentext schließen und das Bild eines Täters erweitern.

Folgerichtig kommt aus dem oben geschilderten Konzept abgeleitet der sorgfältigen Tatortarbeit bzw. der Sicherung des Fundortes des Opfers eine Schlüsselstellung zu. Das ist im Wesentlichen nichts Neues, doch bekommt diese Tätigkeit eine noch größere Relevanz. Kleinste Fehler ziehen u. U. gravierende Fehleinschätzungen in der Fallanalyse oder im Täterprofil nach sich und können anschließende Ermittlungen in eine falsche Richtung führen[14]. Für den ermittelnden Kriminalbeamten bedeutet dies in jeder Hinsicht ein besonders aufmerksames und detailliertes Protokollieren bzw. „Vertexten" sämtlicher wahrnehmbarer Befunde, Aussagen und Erkenntnisse, die sich im Zusammenhang mit dem Tathergang ergeben. Hierzu gehören alle Spuren an den Tatorten, Laborbefunde, Obduktionsbericht, Zeugen- und Opferaussagen, Fotos und geografische Informationen. Anschließend muss der Spurentext vom Kriminalisten in seine Handlungsabfolgen zerlegt und hermeneutisch rekonstruiert, d. h. auf seine verborgenen Sinnstrukturen hin gedeutet werden.

Fallbeispiel

In einem logisch aufgebauten, stringenten Erpresserbrief, der auf einen rationalen, gut planenden und intelligenten Täter hinweist, verlangt der Schreiber mit-

---

[13] Der hermeneutische Begriff Spurentext umfasst den bereits protokollierten, d. h. schriftlich fixierten Text eines Tatherganges.
[14] Vgl. Reichertz, Kap. 2, in diesem Band.

ten im Brief ein bestimmtes Codewort, welches die Erfüllung seiner Forderungen bestätigen soll, auf der Titelseite einer überregionalen Zeitung abzudrucken. Die Forderung ist in diesem Kontext sachlich unangemessen, denn eine unauffällige Platzierung zwischen den Anzeigen würde den Zweck erfüllen. Vielmehr offenbart der Täter hier Bedürfnisse über das eigentliche Tatziel hinaus. An dieser Stelle spiegelt sich eine narzisstische Komponente des Täters wider, die er – evtl. durch Liebesversagung, Selbstwertkränkung oder andere Verluste – mit bestimmten Größen- und Machtfantasien bzw. mit Aufmerksamkeitserheischung zu kompensieren versucht.

Primäre Strafhandlung und sekundäre Tarnhandlung

Entscheidend für die Rekonstruktion einer Straftat und ihre Begehung ist die von Oevermann (Oevermann et al. 1985, 1994) vorgeschlagene Einteilung des Verlaufes des Täterhandelns in zwei Ebenen:

- die Ebene der *primären Strafhandlung* und
- die Ebene der begleitenden, *sekundären Tarnhandlung*.

Während die *primäre Strafhandlung* die unmittelbare Zielerreichung ausdrückt (beispielsweise Aneignung fremden Eigentums) und der Durchsetzung des kriminellen Zwecks dient, spiegelt die *Tarnhandlung* die Vorsorge und Planung des Täters wider, seine kriminellen Taten zu verwischen (etwa die Benutzung von Handschuhen oder im sorglosen Gegensatz das Hinterlassen von Fingerabdrücken). Im Handlungsgeschehen laufen beide Ebenen gleichzeitig ab und ein Spurentext muss generell auf beide Aspekte hin untersucht werden. Beispielsweise kann auf der Ebene der Strafhandlung das Unrechtsbewusstsein, der „Grad der Vernunft" des Täters analysiert werden, insofern, dass etwa die Zielerreichung selber schon eine Rechtsverletzung darstellt oder die eingesetzten Mittel, ein an sich legales Ziel zu erreichen, einen Verstoß gegen das geltende Recht bedeuten.

> Denn grundsätzlich ergibt sich die Notwendigkeit der Tarnung rein logisch aus dem Unrechtscharakter der Handlung selbst. Wenn nun ein Täter diese Notwendigkeit der Tarnung nicht oder nur unzureichend beachtet, dann ist das in sich schon in entscheidender Weise aufschlussreich für die Bedeutung der konkreten Tat und entsprechend aufschlussreich für den Typus des Straftäters. (Oevermann et al. 1994, S. 170)

Eine Entscheidung des Täters auf der zielorientierten Ebene beeinflusst zweifellos in welchem Umfang er auf der zweiten Ebene der Tarnhandlung Maßnahmen durchführt. Die Ebene der sekundären Tarnhandlung ist für die Ermittlung besonders aussagekräftig bezüglich der Persönlichkeitsstruktur des Täters, da in ihr die Handschrift des Täters eher zu erkennen ist als in der Strafhandlung. Die Tarnhandlung drückt nicht nur das Bestreben des Täters aus, der offiziellen Strafverfolgung zu entgehen (etwa ein perfekter oder kein Versuch der Tarnung), sondern auch die Art und Weise, wie er sein Tun möglicherweise vor seinem eigenen Gewissen kaschiert (wie etwa bei der Tötung im Affekt, wo der Täter „außer sich ist"). Aus dem jeweiligen Spurentext lässt sich der Grad des Rechtsverständnisses rekonstruieren und gibt Auskunft über Sozialisation und Lebenswelt des Täters (Oevermann et al. 1985, 1994; Brisach 1992; Dern 1994, 1998).

6.2.3
„… den Text/das Verbrechen zuerst in gleicher Weise und dann besser zu verstehen als sein Urheber…"

Um die oben geschilderten hermeneutischen Elemente zur Rekonstruktion des latenten Sinns bzw. der objektiven Bedeutungsstrukturen von Straftaten und ihrer Begehungsarten zu berücksichtigen, wird die Ermittlungstätigkeit in *zwei Phasen* betrachtet (Dern 1994).

- Die *erste Phase* entspricht der eigentlichen hermeneutischen Vorgehensweise. Der Kriminalist interpretiert ausnahmslos alle ihm vorliegenden Befunde und legt den Spurentext auf seine möglichen Lesarten bzw. Hypothesen aus. Grundlegend dabei ist, den Text auf seine maximalen miteinander konkurrierenden Lesarten auszubeuten und selbst besonders unwahrscheinliche, riskante Einfälle und Vermutungen mit einzubeziehen. Alle Hypothesen müssen gleichwohl mit dem Spurentext vereinbar sein und es ist dabei sinnvoll, erste nahe liegende Vermutungen nicht zu Ungunsten anderer, seltenerer Ideen überzubewerten.
- Die *zweite Arbeitsphase* läuft der ersten entgegengesetzt, da der Kriminalist diesmal versucht, die umfangreichen Ermittlungsdaten nach Suchhypothesen zu strukturieren bzw. sie evtl. mit einem konkreten Verdächtigen in Einklang zu bringen. Das Material wird also entsprechend reduziert betrachtet.

Vor diesem Hintergrund erscheint die kriminalistische Arbeit nahezu als Prototyp objektiv hermeneutischen Handelns. Doch wird die bedeutsame erste Arbeitsphase in der Praxis von Kriminalbeamten bisher weitgehend intuitiv vollzogen (Brisach 1992). Hier zeigt sich konkret, dass das implizite Vorgehen mit Hilfe der objektiven Hermeneutik methodisch systematisiert und verbessert werden kann. Denn erst die Hypothesenbildung ermöglicht die Erstellung eines Ermittlungskonzeptes und dient dem Gang in die zweite Arbeitsphase des Ermittlungshandelns. Weiterentwicklungen und Verbesserungen in der ersten Phase wirken sich naturgemäß auf den zweiten Schritt aus. Widmen wir uns mit der Sequenzanalyse im Folgenden der Untersuchung und Strukturierung des impliziten kriminalistischen Handelns in der ersten Arbeitsphase.

Sequenzanalyse

In der Literatur zur objektiven Hermeneutik finden sich bislang insgesamt fünf Varianten der Textinterpretation[15]. Für die maximale Ausbeutung eines Spuren-

---

[15] Genannt werden hier die summarische Interpretation und die Feinanalyse eines Textes, die Interpretation objektiver Sozialdaten, die Sequenzanalyse und Verfahren von Auslegungsprozeduren, vgl. hierzu Reichertz 1995.

textes in der kriminalistischen Praxis ist die bevorzugte Methode die *Sequenz-analyse* (Oevermann et al. 1985, 1994; Dern 1996, 1998; Hoffmann u. Musolff 2000).

> Hier wird in einem ausgedehnten Interpretationsprozess Zug um Zug jede einzelne Interaktionssequenz gedanklich analysiert, ohne vorab den weiteren *inneren* und *äußeren Kontext* zu berücksichtigen. Die Grundidee der Sequenzanalyse ist, dass soziales Handeln generell sinnhaft ist und nicht beliebig verläuft, sondern sich in bestimmter zeitlicher und sinnlogischer Abfolge ereignet. Es gilt, diesen räumlichen-zeitlichen Ablaufcharakter, aber auch die Entscheidungen einzelner Handlungen (Verhalten ist durch Entscheidungen geleitet) Schritt für Schritt zu rekonstruieren, um den latenten Sinngehalt zu deuten. Dabei wird zugleich transparent, welche – alternativen – Reaktionsmöglichkeiten der Täter auf das Verhalten des Opfers gehabt hätte oder was der Täter getan hat, was er hätte nicht tun müssen bzw. andersherum, welche Handlungsalternativen er verworfen hat[16]. Wobei diese Entscheidungen des Täters oft nicht bewusst getroffen werden. Die gedanklich aufgestellten, riskanten und falsifizierbaren Hypothesen werden im Laufe der Analyse kontinuierlich mit dem Spurentext abgeglichen, um einen Teil der Alternativen zu verwerfen, da sich die Überlegungen in der weiteren Rekonstruktion als nicht passend erweisen. Gedankenexperimente über nicht gewählte Entscheidungen des Täters müssen jedoch unbedingt zur Kenntnis genommen werden, da sie ebenfalls etwas über den Täter aussagen. In dieser Weise gelingt es, einen lückenhaft vorliegenden Spurentext in eine strukturierte Form zu bringen und die in sich chronologisch und sinnlogisch zusammenhängenden Handlungen einer Straftat zu erschließen. Anschließend lassen sich etwa psychologische Motive und Eigenschaften über Absichten, Fähigkeiten (Intelligenz), Entscheidungen, Fantasien, über den Modus der Tatvorbereitung und Tatdurchführung des Täters deuten.

Bedeutsam bei diesem Interpretationsprozess ist die Forderung einer so genannten *künstlichen Naivität, eines sich künstlich fremd-machen* des Interpretierenden (Oevermann et al. 1985, 1994; Dern 1996). Die sequenzielle Analyse beinhaltet, dass für die Interpretation des Textes nur das Wissen über Zusammenhänge verwendet werden darf, welches selbst bereits aus der Analyse stammt. Das heißt, die einzelnen Textsequenzen werden streng in ihrem zeitlichen Verlauf ausgewertet (*innerer Kontext*), wobei Vorgriffe auf Informationen an späteren Stellen des Textes oder Einbeziehen von Vorwissen über den äußeren Bezugsrahmen (*äußerer Kontext*) für die Rekonstruktion des inneren Kontextes des Falles nicht erlaubt sind[17]. Dahinter steht die Idee, die Aufmerksamkeit allein auf die Regelhaftigkeit der Interpretationsprozesse zu lenken, um die-

---

[16] Vgl. Douglas u. Munn 1992a; Dern 2000; Müller 1998.
[17] Dies geschieht in der Regel durch eine Zuhaltemethode, d.h. die Analyse einer Interaktionssequenz erfolgt zwingend und erschöpfend immer vor der Zerlegung der nachfolgenden Interaktionssequenz. Berücksichtigung findet der äußere Kontext evtl. zum Generieren von weiteren Ideen und Ausgangsthesen.

sen inneren fallspezifischen Kontext sichtbar werden zu lassen (Bohnsack 1999). Des Weiteren bergen Vorinformationen auch die Gefahr, durch vorgefasste Annahmen und Vorstellungen oder durch die Überbewertung seltener Annahmen, selektiv und beeinflusst in eine Richtung an einen Fall heranzutreten. Andere Lesarten und seltene Phänomene werden so nur sehr schwer wahrgenommen. Dies ist auch ein Grund, warum Fallanalytiker vor ihrer Analyse keine Informationen über Tatverdächtige oder schon bestehende Täterbilder haben wollen (vgl. Dern 2000).

Wenn man davon ausgeht, dass Handlungselemente sowohl chronologisch als auch sinnlogisch miteinander verknüpft sind, hinterlässt jede Handlung einen Raum für Anschlusshandlungen. Dahingehend fordert jegliches menschliches Verhalten fortwährend Entscheidung und Wahl. Dies geschieht jedoch oftmals unbewusst und ist von Routinen, Gewohnheiten und verinnerlichten Normen abhängig. Es wäre eine zu komplexe Angelegenheit, Tätigkeiten in einem ständig reflektierten Bewusstsein zu vollziehen und würde einen natürlichen Handlungsfluss unmöglich machen. Die unbewusste und gewohnte Auswahl bestimmter Entscheidungen und Handlungen ist typisch und charakteristisch für eine handelnde Person in ihrer Alltäglichkeit und lässt Rückschlüsse auf ihre Persönlichkeit und Herkunft zu. Plant ein Mensch eine Straftat oder geschieht sie unvorbereitet, bemüht er sich um eine Täuschung, Verdeckung oder nicht und wie passt er seine Handlung permanent an die äußeren Gegebenheiten an, z. B. wenn das Opfer sich wehrt oder andere Störfaktoren auftreten? Dies spiegelt zahlreiche Entscheidungen einer Person wider. Den räumlich-zeitlichen Verlauf und die damit einhergehenden Entscheidungs- und Begründungsprozesse (Planungsgrad und Dynamik) zeichnet die Sequenzanalyse nach.

Bei der Datenauswertung des Spurentextes werden einzelne Textsequenzen in einem mehrstufigen Verfahren durch vielfältige und auch riskante Hypothesen, so genannten Gedankenexperimenten, auf ihren latenten Sinngehalt hin gedeutet. Das geschieht jedoch nicht wahllos, sondern nur aus dem Text begründete Hypothesen werden von dem hermeneutisch tätigen Kriminalbeamten aufgestellt. Die Analyse der Anfangssequenz ermöglicht neben der Aufstellung von Ausgangsthesen auch die Bildung einer ersten vorläufigen *Strukturhypothese*[18]. Im Fortgang der Fallrekonstruktion wird mit jedem Sequenzausschnitt neben der Hypothesengenerierung auch diese anfängliche Strukturhypothese überprüft. Ganz am Ende schält sich dann die Interpretation mit dem größten Erklärungswert heraus.

Bei dieser Vorgehensweise ist es wichtig, alle Explikationen des Spurentextes, d. h. alle resultierenden Hypothesen in ihrer Weiterentwicklung und Überprüfung als auch die spekulativsten Vermutungen schriftlich zu dokumentieren bzw. zu protokollieren. Wie anfänglich geschildert, dürfen sowohl der protokol-

---

[18] Mit der Strukturhypothese wird eine Hypothese zur individuellen Fallstruktur des Individuums aufgestellt. Im Rahmen einer Entführung kann beispielsweise die Strukturhypothese aufgestellt werden, dass es sich um eine eher starke Täterpersönlichkeit handelt, die durch überlegte, disziplinierte Verhaltensmuster wahrscheinlich in der Lage ist, die Entführung erfolgreich im Sinne des Erhaltens des Lösegeldes durchzustehen.

lierte Spurentext als auch die verschriftete Interpretationsebene nicht miteinander vermischt werden, um zu gewährleisten, dass jeder beliebige weitere Interpret die Deutungsebene in gleicher Fallgestalt ansehen und von verschiedenen Seiten betrachten kann. So lässt sich ein gewisser Grad an Objektivität erreichen. Aus der Fallgestalt, in der sich der Täter „in Szene gesetzt" hat und unter Verwendung der entwickelten Hypothesen kann bei ausreichend vorliegenden Informationen aus der Fallrekonstruktion möglicherweise auch ein Täterprofil abgeleitet werden.

Nebensächlichkeiten

Abschließend soll noch auf ein letztes bedeutsames Moment bei der Auslegung objektiver Bedeutungsstrukturen hingewiesen werden. Es handelt sich um das deutliche Herausarbeiten unauffälliger und scheinbar nebensächlicher Merkmale und Begleitumstände am Tatort.

> Diese Charakteristika sind für die Auslegung des Spurentextes deshalb so viel sagend, weil sie in der Regel beiläufig und unachtsam bei der Tatausführung geschehen und der Täter durch diese unkontrollierten Eigentümlichkeiten etwas über sich und seine Person verrät. Nicht getarnte Nebensächlichkeiten geben etwas über den bewussten oder unbewussten Vorsatz im Primärhandeln preis. Es ist dem Täter nicht gelungen, die Tarnhandlung im gesamten Tatgeschehen in gleicher Geistesgegenwart durchzuhalten (vgl. Brisach 1992).

Auch wenn erfahrene Kriminalbeamte dies intuitiv wissen, zeigt sich häufig im Berufsalltag, dass Nebensächlichkeiten am Tatort bei der Spurensicherung nur unzureichend berücksichtigt werden. Die Aufmerksamkeit richtet sich zunächst auf das Wesentliche einer Tat, und hypothesengenerierend über das Geschehen fügen sich oft unscheinbare, „sinnlose" Details nur noch schwerfällig in die routiniert vorgenommene Schematisierung und Stereotypisierung ein. Gründe für dieses Übergehen liegen häufig auch im Zeit- und Erfolgsdruck, die sowohl administrativ als auch öffentlich-medial verursacht sind.

Die „Morellische Methode"

Ende des 19. Jahrhunderts wurde von dem italienischen Arzt Giovanni Morelli unter einem Pseudonym Ivan Lermolieff eine neue Methode zur Identifizierung von Malern antiker Bilder veröffentlicht. Seine Technik[19] wurde anfangs in den Kreisen der Kunsthistoriker sehr kontrovers und ablehnend diskutiert. Erst bedeutend später zog das Verfahren einen Wandel in der Bildrecherche in den Museen und Gemäldegalerien nach sich. Morelli erreichte mit seiner Methode in einigen bedeutenden europäischen Galerien sensationelle Neuzuordnungen und lehrte Kopien mit großer Sicherheit von Originalen zu unterscheiden. Was war nun das Besondere und Revolutionäre an dieser Technik?

---

[19] Ausführlich nachzulesen bei Ginzburg 1985; Shepherd 1986; Wind 1994.

Über Jahrzehnte war es üblich gewesen, sich bei der korrekten Bestimmung und Zuordnung von unsignierten, übermalten, kopierten oder schlecht erhaltenen Gemälden zu alten Meistern von offenkundigen und besonders auffälligen Charakteristika leiten zu lassen. Der Kunstliebhaber Morelli forderte statt dieser ästhetischen Würdigung, die Aufmerksamkeit bei der Analyse von Bildern eher auf unscheinbare Details und Eigenheiten zu richten. Diese sekundären Details, die für die Malweise einer Schule, die der betreffende Künstler angehörte, untypisch und unbeeinflusst waren, sind jedoch außerordentlich kennzeichnend für den jeweiligen Maler. Beispielsweise verraten die Bildung des Heiligenscheins, der Ohrläppchen, der Fingernägel, der Hände oder der Füße, die häufig unwillkürlich und ohne große Aufmerksamkeit gezeichnet werden, mehr über den Künstler und seine Persönlichkeit als die offensichtlichen, im Zentrum stehenden und leicht kopierbaren Merkmale. Doch konnte und wollte sich lange Zeit niemand vorstellen, dass sich gerade in den unbemerkten Dingen eines Gemäldes, denen ein Maler selbst kaum Beachtung schenkte, seine Individualität ausdrückt.

Das erneute Interesse an der Vorgehensweise Morellis in den 60er und 70er-Jahren des 20. Jahrhunderts ist dem Kunsthistoriker Edgar Wind zu verdanken. In seinen vielen Kommentaren zu Morellis Methode machte Wind zudem einige Forscher auf eine weitere erstaunliche, bis dahin kaum bekannte Entdeckung aufmerksam. Denn Morellis Grundgedanke inspirierte sogar Sigmund Freud – noch bevor er die Psychoanalyse begründet hatte. In seinem späteren Essay aus dem Jahre 1914 „Der Moses des Michelangelo" beschrieb Freud (1982) in einer bis dahin unbeachteten Passage, welchen Stellenwert er den Ausführungen Morellis beimaß. Ein Verfahren, das zur Deutung nicht die hervorstechenden Merkmale und den Gesamteindruck zur Grundlage hat, sondern sich den unscheinbaren Dingen und unwillkürlichen Gesten widmet, war für Freud sehr bemerkenswert und vergleichbar mit der Technik der Psychoanalyse. So ermöglichte ihm die Interpretation von Symptomen und Nebensächlichkeiten einen Zugang zu den tieferen, dem Bewusstsein kaum zugänglichen Schichten eines Menschen. Freud entdeckte etwa in seinen Studien zu den Phänomenen des Wiederholungszwangs oder der Selbstverratstendenz vielfältige, oft unscheinbare und gewohnte Handlungselemente von Individuen, die der bewussten Kontrolle entzogen waren. Ähnlich wie die objektive Hermeneutik nahm er u. a. verborgene, das Verhalten beeinflussende Strukturgesetzlichkeiten an.

Die Überlegungen und Vorgehensweisen Morellis korrespondieren ausgesprochen mit den Tätigkeiten eines Kriminalbeamten.

Für den erfahrenen Beamten sind ganz unscheinbare Randerscheinungen, die der Laie übersehen würde, höchst aufschlussreiche und ermittlungsrelevante Tatbegleitumstände. Er wird sie umso mehr wahrnehmen, je treffsicherer seine erste, die weiteren Ermittlungen maßgeblich bestimmende Wahrnehmung des *Spurentextes* sich einstellt und je eher eine ursprünglich falsche Interpretation durch Gegenüberstellung von alternativen Möglichkeiten eines Tatablaufes in Frage gestellt werden kann.

(Brisach 1992, S. 173, hervorgehoben im Original)

Für Morelli, Freud und die Kriminalisten spielen demzufolge Nebensächlichkeiten und unscheinbare Details eine bedeutende Rolle.

Wer eine tiefere, ansonsten nicht zu erreichende Realität der Persönlichkeit eines Menschen entdecken möchte, muss v. a. auf diese Eigentümlichkeiten seine ganze Aufmerksamkeit richten.

6.2.4
Zusammenfassung

Die oben geschilderten Prinzipien der objektiven Hermeneutik in der ersten Ermittlungsphase sollen noch einmal verkürzt und übersichtlich abgebildet werden. Generell ist dieses Schema mit den drei Phasen Informationserhebung, Tatrekonstruktion und kriminalistisch-heuristische Analyse international verbreitet (vgl. Dern 2000), wobei sich allerdings die Vorgehensweisen in den einzelnen Schritten je nach angewandter Methode und Deliktart unterscheiden. So stellt grundsätzlich jeder Fall ein ganz individuelles Geschehen dar und es muss durchaus differenziert werden, ob es sich etwa um ein dynamisches (laufende Entführung oder Erpressung) oder statisches Delikt (erfolgte Tötung, sexuelles Delikt, Brandstiftung), mit Tatort oder ohne Tatort etc. handelt. Die Grundsätze einer Methode müssen der jeweiligen Situation angepasst werden, damit das Falltypische herausgearbeitet werden kann, um daraus spezifische Ermittlungshinweise und Entscheidungshilfen zu entwickeln.

1. **Phase: Informationserhebung und -sammlung**

- Tatort, Tatgeschehen, Opfer, Zeugen, Fotos, Spurenanalysen, rechtsmedizinischer Befund, geografische Daten,
- Vertexten bzw. Protokollieren aller Informationen.

2. **Phase: Rekonstruktion des Tathergangs**

- Sequenzanalyse: In Form einer künstlichen Naivität gedanklich experimentieren, riskante Hypothesen generieren, Strukturhypothese aufstellen,
- primäre Strafhandlung und sekundäre Tarnhandlung unterscheiden,
- Aufdecken aller nebensächlich erscheinenden Besonderheiten,
- chronologische und sinnlogische Rekonstruktion des Ablaufes,
- begründetes Protokollieren aller Schritte und Tätigkeiten (fundiert, zurückführbar),

dabei kontinuierlich Hypothesen und Strukturhypothese am „Spurentext" überprüfen und korrigieren bzw. weiterentwickeln bis sich abschließend eine übereinstimmende Strukturhypothese herausschält.

3. **Phase: Kriminalistisch-heuristische Analyse**

- Die Konkretisierungen der getroffenen und nicht getroffenen Entscheidungen des Täters ermöglichen eine Tätertyp-Hypothese, etwa über Anzahl der Täter, über Motive, innere Vorgänge, Planungsgrad des Täters/der Täter (präzises Herausarbeiten).
- Möglicherweise erfolgt die Erstellung eines Täterprofils.

- Erarbeiten konkreter ermittlungspragmatischer und -taktischer Vorgehens-weisen: Prioritäten setzen und ökonomisches Vorgehen, beispielsweise möglicher Einsatz von Medien bei proaktiven Strategien, Eingrenzungen im Hinblick auf DNA-Massenuntersuchungen, Vernehmungsstrategien.

Für alle rekonstruierten Fallanalysen einschließlich Täterprofilerstellung gilt – und das kann nicht oft genug betont werden – dass es sich um Wahrscheinlichkeitsaussagen und nicht um Gewissheiten handelt. Es gibt hier keine klaren Wenn-dann-Prinzipien, auch wenn, verständlicherweise, die Erwartungen diesbezüglich häufig sehr groß sind.

6.3
Sequenzanalyse an einem authentischen Fall

In der Literatur gibt es nur wenige detaillierte Beispiele für objektiv-hermeneutische Analysen von Verbrechensfällen (z. B. bei Oevermann 1985; Dern 1996, 1998; Hoffmann u. Musolff 2000). Allerdings lassen sich zum tieferen Verständnis dieser Methode auch exemplarische Rekonstruktionen des latenten Sinngehalts in anderen Bereichen der Sozialforschungen, wie etwa Interpretationen von familiärer, therapeutischer Interaktionen oder von Fotografien, Bildern und Briefen (beispielsweise in Garz u. Kraimer 1994; Soeffner 1979), nachvollziehend betrachten.

Im folgenden Kriminalfall soll ein weitgehend unverfälschter Ausschnitt aus der sequenziellen Analyse eines Zeugenvernehmungsprotokoll dargestellt werden, wie sie tatsächlich im Fall einer Mordsache von einem Mitarbeiter des Bundeskriminalamtes durchgeführt wurde [20].

6.3.1
Eine Vernehmung

Analysiert wird die Zeugenvernehmung des Herrn T., 43 Jahre, aus X-Stadt in Sachen Tötungsdelikt zum Nachteil von Frau Lisa O. Die Befragung wurde im Januar durch einen Kriminalbeamten der ortsansässigen Mordkommission durchgeführt. Das Vernehmungsprotokoll wurde ca. ein Monat später durch einen Mitarbeiter des BKA analysiert. Zwischenzeitlich war Herr T. als Täter im Falle der Tötung von Frau O. von der Polizei überführt worden. Die sequenzielle Analyse der Vernehmung wurde mit dem Ziel angefertigt, sowohl die Persönlichkeits- und Fallstruktur von T. als auch die Charakteristika seines Aussageverhaltens zu beleuchten und eine eventuelle Gefährlichkeitseinschätzung zu geben. Die Anfrage vonseiten der Polizei an das Bundeskriminalamt war, inwieweit T. für weitere Gewaltdelikte oder Tötungen möglicherweise verantwortlich

[20] Unveröffentlichtes Manuskript von Harald Dern, OFA-Bundeskriminalamt Wiesbaden. An dieser Stelle möchte ich Harald Dern für die Überlassung und die Zeit der gründlichen Besprechung dieses Manuskriptes trotz enormen Arbeitsdrucks herzlich danken. Die Überlassung ist mit der seinerzeit sachbearbeitenden Dienststelle abgesprochen worden.

ist, einschließlich der Bitte, taktische Überlegungen für eine eventuelle spätere Beschuldigtenvernehmungsführung zu erarbeiten.

Bei dem Protokoll handelt sich deshalb um eine sehr aussagefähige und wertvolle Datengrundlage, weil die vernommene Person T. zu dem Zeitpunkt *noch nicht* den Status eines Beschuldigten hat. Das bedeutet für die konkrete Situation, dass der vernehmende Beamte viel weniger weiß als die befragte Person T., die natürlich die Tatsache ihrer Täterschaft permanent vor Augen hat. Während in einer Beschuldigtenvernehmung die strukturellen Bedingungen weitaus stärker zugunsten des Beschuldigten ausgestaltet sind, der sich dann auf eine Position des Taktierens bis hin zur Verweigerung von Aussagen zurückziehen kann, hat wiederum eine Person bei einer Zeugenvernehmung ein essenzielles Interesse daran, sich nicht verdächtig zu machen. In diesem konkreten Fall muss T. sozusagen den Anschein von Normalität produzieren – obwohl er gleichzeitig weiß, dass er der Täter ist. Andererseits muss er sich jedoch, wann immer ihm das seine taktische Einschätzung der Situation erlaubt, zumindest streckenweise authentisch verkaufen, denn ansonsten würde der Druck für ihn zu groß und das Geflecht der Fakten, Fragen und Antworten nicht mehr handhabbar. Dies würde höchstwahrscheinlich dem vernehmenden Beamten auffallen.

Aufgrund des Umfanges wird die sequenzielle Herausarbeitung des inneren Kontextes nur in Ansätzen und in einem Ausschnitt dargestellt. Hierbei wird bei strenger Einhaltung der zeitlichen Reihenfolge des Textes, Stück für Stück das Protokoll auf aussagefähige Sinnzusammenhänge abgesucht. Das heißt, dass eine Hypothese die zu einem Zeitpunkt 1 aufgestellt wurde, nur das gedanklich mit einbeziehen kann, was bis zu diesem Zeitpunkt geschehen ist. Kommen zu späteren Zeitpunkten (2, 3…) Erkenntnisse hinzu, die die Hypothese vom Zeitpunkt 1 bestätigen, verwerfen oder abändern, ist dies aus methodischer Sicht erlaubt. Damit führt die Sequenzanalyse im Ergebnis zu immer besser geprüften Hypothesen, die von dem vorliegenden Datenmaterial gedeckt sind. So wird Schritt für Schritt das Zusammenspiel von Feststellungen, Schlussfolgerungen, Fragen und Hypothesen und die Annäherung an die Gestalt des Textes (Falles) und somit an das Protokoll der Lebenspraxis des Täters verdeutlicht.

Bei der Analyse des Vernehmungsprotokoll wurden Informationen über die Umstände des Mordes und aus späteren Beschuldigtenvernehmungen nicht in die Beurteilung mit einbezogen. Berücksichtigt wurde lediglich, dass es sich bei dem Zeugen T. um einen 43-jährigen deutschen Staatsangehörigen, geschieden, von Beruf Kraftfahrer handelt und bei dem Opfer Lisa O. um eine ältere Frau. Nicht ganz unproblematisch bei der Analyse dieses Falles ist die Gefahr der Posthoc-Interpretationen des Hermeneuten, weil einiges Wissen um den äußeren Kontext vorhanden ist und sich entsprechend schwer ausblenden lässt.

Erläuterung der Abkürzungen:

H: Hypothese (für jeden Abschnitt neu nummeriert)
H′: Unterhypothese
Z: Zwischenhypothese (gut bewährte Hypothese, die ein Zwischenprodukt zur Strukturhypothese darstellt)

Die Aufklärung des Zeugen über seine Rechte und Pflichten zur Sache wurde in der Standardformulierung wiedergegeben. Der eigentliche Vernehmungstextes und die Analyse beginnt mit folgendem Satz:

T.:   „Ich von Beruf Kraftfahrer und habe eine eigene Wohnung in X-Stadt, Y-Straße."

Der Text beginnt mit einer Berufsangabe vor dem Hinweis, im Besitz einer eigenen Wohnung zu sein. Das Hilfsverb fehlt im Original. Die eigene Wohnung ist aber an und für sich bei einem Menschen in diesem Alter nicht gesondert erwähnungsbedürftig. (Hypothese: Der vernehmende Beamte will ausschließen, dass es sich bei T. um ein noch bei der Mutter wohnendes Muttersöhnchen mit entsprechendem absonderlichen Potenzial handelt und hat deshalb eine Frage nach der Wohnsituation gestellt).

T.:   „In meiner Freizeit gehe ich ab und zu abends mal in die Z-Kneipe. Davor war ich in meinem Stammlokal M. Das musste ich aufgeben, weil es geschlossen worden ist. Aus diesem Grund habe ich mir eine andere Gaststätte ausgesucht und mich für das Lokal Z entschieden, weil der Raum um die Theke relativ groß ist und man dort tanzen kann."

In diesen Sätzen wird offensichtlich, dass T. über die Schließung seines Stammlokals gut hinweg kommt. Er stellt sein Entscheidungsvermögen und seine Fähigkeit, der eigenen Wahl zu folgen, heraus. T. wirkt hier sehr aktiv.

T.:   „Ich selbst bin auch leidenschaftlicher Tänzer, tanze gerne mit Frauen, aber auch mit Männern, bin aber auch manchmal allein auf der Tanzfläche und tanze alleine für mich dahin."

Mit diesem Satz macht T. die vitalisierende Wirkung des Tanzes deutlich:

- H1: Ist so (+ Exhibitionismus).
- H2: Wer tanzt sündigt nicht.
- H3: … und im Übrigen kommt man so zu Frauen.
  Wird evtl. durch „auch mit Männer" abgeschwächt. In diesem Fall würde T. vermuten, dass die Preisgabe seines Verhaltensmusters, sich im Wege des Tanzens Frauen zu nähern, für ihn nachteilig sein könnte.
- H3′: T. war an dem Abend, um den es im weiteren Verlauf der Vernehmung gehen wird, auf der Suche nach einem sexuellen Verhältnis (und das vermutlich nicht zum ersten Mal).
- H3″: T. will nicht, dass der Inhalt von H3′ bekannt wird.

T.:   „Zum Verständnis möchte ich erklären, dass ich nicht homosexuell bin, ich habe einfach Spaß am Tanzen und wenn sich auch ein Mann anbietet, sage ich nicht ‚Nein'. "

Aus der Sicht des Vernehmungsbeamten überstrahlt offensichtlich der Homosexualitätsverdacht die Wahrnehmung von H3′, etwa nach dem Motto: „Wenn Herr T. homosexuell ist, dann können wir die Vernehmung verkürzen," und hat diesbezüglich eine Nachfrage gestellt.

T.:   „An dem besagten Freitag bin ich zum ersten Male in dem Z-Lokal gewesen. Ich kannte bis dahin noch keine Gäste dieses Lokals. Den Wirt und die
Personen, die hinter der Theke stehen, habe ich bis dahin auch nicht gekannt. "

Auffällig – vorausgesetzt die Protokollierung folgt dem tatsächlichen Aussage-
verhalten – ist der Umstand, dass die Aussage zunächst in der abgeschlossenen
Vergangenheit beginnt und bei der Beschreibung der Szene an der Theke in die
Gegenwart wechselt, um im Zusatz des Bekanntschaftsverhältnisses bezüglich
der Personen an der Theke (das zu diesem Zeitpunkt nicht bestanden habe) wieder in die abgeschlossene Vergangenheit zurückwechselt.

- H1: Aus dem Vorgespräch weiß T., dass er jetzt diese Szene beschreiben muss.
- H2: Starke Präsenz der Szene „der Wirt und die Personen, die hinter der
  Theke stehen".

T. :   „Ich bin an dem Abend zwischen 19.00 und 20.00 Uhr in dem Lokal angekommen. Zuvor hatte ich zu Hause ferngesehen. In der Regel schaue ich
mir um 19.00 Uhr die Nachrichten an und gehe dann noch mal weg, wenn
ich den Wunsch danach habe."

Von der Reihenfolge her wäre es sinnvoller gewesen, erst den Wunsch und dann
das Weggehen zu thematisieren. Das Weggehen, das wohl nur gelegentlich erfolgt, ist begründungsbedürftig. Die Begründung erfolgt semantisch gespreizt
über einen entsprechenden „Wunsch".

- H1: T. tendiert im Bereich seiner Motivation dazu, eher parental (elterlich, alt-
  modisch, konservativ) zu formulieren: „Wunsch". Angemessener wäre der
  Ausdruck „Lust" gewesen. Durch die parentale Formulierung geht T. auf
  Distanz zu sich selbst.
- H2: Dieser „Wunsch" ist sehr intensiv und bezieht sich nicht bloß auf das dif-
  fuse „Weggehen".

T. :   „So war es auch an diesem Freitag. Als ich in das Lokal kam, hielten sich
dort Personen im Bereich um die hufeisenförmige Theke auf. Hinter der
Theke stand ein Türke, von dem ich später erfuhr, dass er Mehmet heißt.
Rechts von der Vorderansicht der Theke aus gesehen saßen eine ältere Russin, deren Tochter und ein deutscher Mann. Ich habe irgendwie mitbe-
kommen, dass die Tochter und der Mann zusammengehörten."

Die beiden ersten Sätze dieses Abschnitts wirken in der Formulierung durch den
Vernehmungsbeamten geprägt. Stellt man sich die beschriebene Szene vor, dann
scheint es als habe T. den Mann zunächst geortet und dann über die Feststellung,
dass er zu der Tochter der Russin gehörte, als potenzielle Gefahr (Konkurrenten)
ausgeschieden.

T.:   „Die ältere Frau sprach kein Deutsch. Ich habe mich auf einen Barhocker
an der rechten Ecke des Tresens gesetzt. Neben mir der Hocker war frei und
auf dem übernächsten Hocker saß ein älterer Mann, von dem ich später erfuhr, dass er „Jupp" gerufen wurde. Der war aber schon ziemlich betrunken."

- H: Sieht T. in „Jupp" eine Gefahr (Konkurrenz)?

T.:   „Links von diesem Mann saß eine Frau deren Name Lisa lautete."

- H: Wir wissen jetzt, dass T. dies nicht erst „später erfahren" hat!

T.:   „Auf der Bank an der linken Seite der Theke hinter dem Außenfenster saß ein junger Mann, den ich nachher in dem Lokal noch mal wieder gesehen habe, von dem ich aber nicht weiß, wie er heißt. Ich bin mir nicht 100 % sicher, ob ich ihn an dem Tag dort gesehen habe. Ich bringe jetzt die späteren Besuche in dem Lokal etwas durcheinander, …"

- H: Dann kann an dem Besuch ja nichts Besonderes gewesen sein.

T. :   „… so dass das auch eine Begegnung eines der späteren Besuche sein kann. Ich erinnere mich, dass ich an dem Abend über die Musikbox Musik gemacht habe und dabei getanzt habe. Ich habe mit der älteren Russin getanzt. Dabei kam mir eigentlich ganz zurecht, dass sie kein Deutsch sprach…,"

- H: Für akustische und kinesiologische (propriorezeptive) Reize ist T. offen, für verbale Reize nicht.

T.:   „… somit brauchte ich mich mit ihr nicht zu unterhalten, hatte aber eine Tanzpartnerin."

Mit diesem Satz erfahren wir einen (eingeräumten) kommunikativen Mangel von T.:

- H1: Das ist eine Ausrede.
- H2: Das ist so.
- H3: Desinteresse an der Frau.

Folgende erste Zwischenhypothese lässt sich zum jetzigen Zeitpunkt aufstellen:

- Z1: T. mag Frauen, die in ihrem Aktivitätsradius eingeschränkt sind (Bedürfnis nach Kontrolle).

T.:   „Die betrunkene Lisa hat sich dann in die Gruppe zu der Russin und mir begeben, so dass wir zu dritt getanzt haben."

T. nimmt sein „Ich" zugunsten der Entscheidung von Lisa O., dazuzustoßen, zurück. Aus seiner Sicht war er bereits – mit der Russin tanzend – im Stadium einer Gruppe, das dann durch eine zusätzlich hinzukommende Frau keine wesentliche Änderung erfahren hat. Die Erwähnung von Lisa O. erfolgt in Verbindung mit dem Attribut „betrunken", was einerseits einen abwertenden Charakter hat und andererseits zeigen könnte, dass diese Frau ebenfalls in ihrem Aktivitätsradius eingeschränkt ist. Der intuitive Gestalteindruck ist: „Die ist selber schuld!" Da er im Zusammenhang mit der Tanzkonstellation mit der Russin nicht von „uns" spricht, sondern erst nach dem Hinzustoßen von Lisa O. von „wir" spricht, deutet dies darauf hin, dass

- H1: Lisa O. für ihn eine wesentlich höhere Attraktivität oder emotionale Besetzung hat als die Russin.

T.:   „Aufgrund ihrer Körperhaltung, sie hat ihren Oberkörper weit nach vorne gebeugt und mit den Händen so eigenartig gerudert, bin ich davon ausgegangen, dass sie nicht mehr sicher und fest auf den Beinen stand."

Diese genaue Beschreibung von T. ist aus der Sicht der Sachbearbeitenden Dienststelle sinnvoll, da es wichtig ist zu wissen, in welchem Zustand Lisa O. sich vor ihrem Verschwinden und ihrem (vermutlichen) anschließenden Tod befand. Diese Sequenz deutet erneut darauf hin, dass T. vor allem als Zeuge, der etwas über Lisa O. aussagen kann und nicht als potenzieller Tatverdächtiger gesehen wird.

T.:   „Diese Lisa trug eine bunte, enge Hose, ich meine, dass die Hose in der Grundfarbe braun bzw. dunkel wirkte und dass die Hose gemustert war. Was sie weiter an Bekleidung trug, weiß ich nicht. Ich achte bei Frauen nicht darauf. Mir ist nur die Hose aufgefallen, weil sie nicht zu der Frau passte. Das sind Hosen, die m. E. jüngere Frauen tragen."

Jetzt verstärkt sich die Tendenz zur Abwertung von Lisa O. „Diese" ist abwertender als es „die" gewesen wäre. „Diese" ist aber auch gleichzeitig distanzierter, etwa wie „diese betrunkene Person, die sich einfach zu uns begeben hat". Dass T. die Frau weiterhin abwertet, indem er sie als eine Frau beschreibt, die altersunangemessene Kleidung (mit der Konnotation „will auffallen") trägt, ist offensichtlich. Interessant ist dabei zusätzlich, dass T. sich logisch widerspricht. Er sagt zunächst, dass er bei Frauen nicht auf die Kleidung achte (sehr unglaubwürdig), was ihn anschließend nicht daran hindert festzustellen, dass die gemusterte, enge Hose „nicht zu der Frau passte".

Es gibt jedoch neben der Linie der voranschreitenden Abwertung von Lisa O. durch T. auch eine Linie des Kontrollverlustes der Lisa O. in der Wahrnehmung des T. Nicht nur dass sie betrunken ist, sie ist (plump?) auf Kontakt aus und zeigt eine besondere Bedürftigkeit (möchte attraktiv wirken) über ihre Art der Bekleidung.

T.:   „Im Laufe der Zeit ergab es sich dann so, dass ich den Eindruck hatte, dass der ‚Jupp' offensichtlich eifersüchtig war auf mich im Hinblick darauf, dass die Lisa mit der Russin und mir getanzt hatte."

Die Hypothese „Jupp ist eine Gefahr" scheint sich zu bestätigen. Jupp ist eifersüchtig und das wohl weil Lisa O. mit T. (und nicht „mit der Russin und T.") getanzt hat. Dieser „Eindruck" hat sich bei T. „im Laufe der Zeit dann so" ergeben. T. betont das Prozesshafte dieses Vorganges. Da Jupp angeblich eifersüchtig war, gibt es für die Behauptung zwei Lesarten: Entweder bildet sich Jupp etwas ein oder er ist zurecht eifersüchtig.

T.:   „Er hat mich dann regelrecht angestänkert und ist dann irgendwann zwischen 20.00 und 20.30 Uhr aus dem Lokal gegangen."

„Angestänkert" ist jetzt nicht prozesshaft, sondern punktuell. Wenn T. zwischen 19.00 und 20.00 Uhr in das Lokal gekommen ist und er im Verlauf des Abends „irgendwann" festgestellt hat, dass Jupp eifersüchtig war, Jupp zwischen 20.00 und 20.30 das Lokal verlassen hat, dann bleibt diese punktuelle Bestimmung widersprüchlich (zumal das Folgende „irgendwann" wieder eher prozedural ist).

Unklar bleibt, wie das „Anstänkern" konkret ausgesehen hat und ob T. die Auseinandersetzung angenommen hat. Es hat jedoch den Eindruck, dass der Konkurrent jetzt weg ist und T. freies Feld hat.

T.:   „Danach habe ich mit der Russin und dieser Lisa getanzt. Wenn ich das vorher anders geschildert habe, so war das falsch. Diese Lisa hat sich erst tanzend zu uns gesellt, als der ‚Jupp' das Lokal verlassen hatte."

Das abwertende „dieser Lisa" bleibt erhalten. Er nennt nach wie vor die Russin zuerst, was mit der Hypothese, dass das Zielobjekt seines Interesses Lisa O. ist, nicht vereinbar ist.

Die Behauptung der Eifersucht des Jupp wird jetzt noch diffuser, weil der scheinbare Anlass von Jupps Eifersucht – das gemeinsame Tanzen – ja zum Zeitpunkt seiner Eifersucht noch gar nicht gegeben war. Dies bedeutet, dass

- H1: T. dem Jupp die Eifersucht andichtet oder
- H2: T. durch sein sonstiges Verhalten im Zusammenspiel mit dem Verhalten von Lisa O. bereits eifersuchtsauslösend war.

Letztlich ist dies aus Sicht des Verlaufs der Vernehmung unerheblich, denn T. hat sein Ziel der

- Z2: Schaffung eines scheinbaren Begründungszusammenhanges von merkwürdigem Verhalten von Lisa O. und Eifersucht von Jupp erreicht.

T.:   „Ich habe an diesem Abend eigentlich sehr viel getanzt und auch eine ganze Menge Geld für die Musik ausgegeben. Ich habe mich scherzhaft an die anderen Gäste gewandt und sie gefragt, ob sie nicht ihren Obolus für die Musik beitragen wollten. Sie haben mir dann auch Geld gegeben."

Wenn diese Schilderungen zutreffend ist, betont dies wieder die Bedeutung die T. dem Tanzen beimisst. Er lässt dabei im Unklaren, ob er in Gesellschaft oder alleine getanzt hat. Er legt so die Figur des selbstvergessen tanzenden T. nahe. Interessant ist, dass er das Tanzen mit dem Symbol des Tauschhandels verknüpft. Er ist einerseits genießerisch am Tanzen und tut damit logischerweise etwas für sich selbst, doch andererseits bezieht er die anderen mit ein, in dem er von ihnen („scherzhaft") Geld fordert. Konkret bezieht sich diese Forderung vermutlich auf das für die Musikbox ausgegebene Geld, doch in einem etwas weiteren Sinne auf die durch ihn gebotene Unterhaltung. Er dehnt damit sein scheinbares „für sich tun" aus auf ein „für andere tun". Dieses „für andere tun" hat einen Wandel zur Folge. T. ist jetzt nicht mehr der selbstvergessene Tänzer, sondern jemand, der die – wenn nicht die Bewunderung –, so doch wenigstens die Anerkennung der anderen einbezieht. Insofern bestätigt sich hierin die

- Z3: Hypothese einer exhibitionistischen Grundposition (genauer: die Tendenz von T. zur Exhibition seines Größenselbstes).

Im Übrigen verhält er sich in dieser Situation kommunikativ geschickt und (äußerlich) nicht sozial gehemmt. Das kann bedeuten, dass T.

- H1: ein kommunikativ geschickter bzw. kompetenter Mensch ist oder
- H2: T. in dem Moment, in dem er – bedingt durch die Bewunderung anderer – Oberwasser hat, kommunikative Hemmnisse überwindet.

An dieser Stelle kann bereits eine Aussage zur Bedeutungsstruktur der Situation getroffen werden. Diese hat sich hinreichend deutlich konturiert und wird fortlaufend über weitere Sequenzausschnitte permanent überprüft. Dabei dürfte sie im Folgenden nur noch kleinere Änderungen erfahren.

Strukturhypothese

Ein Mann, der zuvor alleine war, geht in eine Kneipe, um dort zu tanzen. Er trifft dort auf Frauen und Männer. Eine dieser Frauen ist zwar schon älter und vielleicht betrunken, doch sendet sie Signale aus, dass sie für einen näheren Kontakt – vielleicht ein Abenteuer – durchaus zu haben ist. Diese Signale erkennt der Mann mit großer Sicherheit. Er ist sicher, dass ihm an diesem Abend bei dieser Frau niemand die Tour vermasseln wird und erlebt ein Hochgefühl, dass sich beim Tanzen noch verstärkt.

6.3.2
Fazit

Dieser Textausschnitt ist eine an die Methode der objektiven Hermeneutik angelehnte Sequenzanalyse. Um die Ausführungen allseits verständlich zu machen, wurden nur die Hauptlinien der Analyse dargestellt und bewusst auf sozialwissenschaftliche Terminologie verzichtet. Einzelheiten zur eingehenden Überprüfung konkurrierender Hypothesen und der Fortgang der Vernehmungsanalyse können im Rahmen des begrenzten Umfanges dieses Kapitels bedauerlicherweise nicht in der gebotenen Ausführlichkeit für den Lesenden dargestellt werden.

Das Ergebnis der kompletten Vernehmungsanalyse bezog sich insbesondere auf die Bereiche der kommunikativen Fähigkeit von T., seinem Verhalten in der Vernehmungssituation sowie seine Fähigkeiten, Kontakt zu anderen (Frauen) herzustellen[21]. Die Anfragen vonseiten der Polizei an das BKA konnten durch die Analyse detailliert und zufrieden stellend beantwortet werden. Etwa so (stark verkürzt), dass es sich vordergründig um eine kommunikativ geschickte Person handelt, die offensichtlich gut taktieren und durchaus für weitere Taten in Frage kommen kann, wenn bestimmte situative Bedingungen und Eigenschaften des Opfers gegeben sind. Es lässt sich vermuten, dass T. Frauen bevorzugt und zielsicher ansteuert, die grundsätzlich bereit zu einem sexuellen Aben-

---

[21] Aus fallanalytischer Sicht ist die Vernehmungsanalyse nicht mit der Erstellung einer kompletten Vernehmungsstrategie zu verwechseln. Eine Vernehmungsstrategie erfordert Daten in einem wesentlich größeren Umfang und sollte ähnlich wie eine Fallanalyse im Team erarbeitet werden. So kann z. B. die Feststellung, dass der Tatverdächtige ein manipulatives Kommunikationsverhalten zeigt, zwar einen wichtigen Hinweis-Charakter haben, doch muss dies vor dem Hintergrund der Bedürfnislage des Tatverdächtigen gesehen werden und entsprechend in konkrete Anhaltspunkte bezüglich der Ausgestaltung der Vernehmungssituation umgedeutet werden.

teuer scheinen und ihm kommunikativ unterlegen sind, beispielsweise durch mangelnde Sprachkenntnisse oder einen alkoholisierten Zustand. Auffällig ist dabei sein gezieltes Abwerten der bevorzugten Frauen (in diesem Fall Lisa O.): Er betrachtet sie als „Objekt minderer Güte" und dies ist ein wesentliches Kriterium für sein Opferschema. Bei der Überprüfung ungeklärter Sexual- oder Tötungsdelikte sollten diese, aber auch noch weitere Kriterien unbedingt berücksichtigt werden.

6.4
Resümee

Ähnlich wie man nicht nicht kommunizieren kann, kann man auch nicht nicht handeln. Das soll heißen: Wir handeln immer mit einer bestimmten Intention, und wie wir handeln, ist nicht unabhängig von unserer persönlichen Ausstattung, unserem kulturellen Erbe, unserer Biografie sowie unserer augenblicklichen Verfassung. Mit Hilfe der Annahmen und Verfahren aus der objektiven Hermeneutik gelingt es, die den Handlungen zugrunde liegenden latenten, handlungsleitenden Sinnstrukturen, die dem subjektivem Bewusstsein des Menschen oft verborgen bleiben, zu entschlüsseln. Verhaltensweisen eines Täters, die sich aus der Sequenzanalyse im Rahmen einer Ermittlungsarbeit anhand dieser latenten objektiven Bedeutungsstrukturen im räumlichen und zeitlichen Geschehen rekonstruieren und analysieren lassen, verhelfen zu einer umfangreichen Tätertyp-Rekonstruktion. Hypothesen über Persönlichkeitsstruktur, Motive, Absichten, Fantasien und weitere innere Vorgänge verbessern und vervollständigen das Täterbild und bilden eine Grundlage für die Fallanalyse und ein evtl. sich anschließendes Täterprofil.

Die von Oevermann und seinen Mitarbeitern entwickelte Methode der objektiven Hermeneutik hat eine zunehmende Beachtung in der kriminalistischen Forschung und Praxis gefunden. Und dies nicht allein wegen der möglichen Tätertyp-Rekonstruktion, sondern weil es ihr auch gelingt, intuitives, unsystematisches kriminalistisches Denken und Alltagshandeln sowie fest gefügte Perspektiven eines erfahrenen Kriminalbeamten auf empirischer Ebene zu analysieren und wissenschaftlich zu präzisieren. Entsprechend werden mit Hilfe der objektiven Hermeneutik kriminalistische Informationen und Herangehensweisen transparent gemacht, reflektiert, systematisiert und möglicherweise korrigiert. Folglich fördert das nicht nur die Strukturierung und Verbesserung der Ermittlungstätigkeit, sondern in einem weiteren Schritt können die gewonnenen Erkenntnisse theoretisch etwa in Aus-, Fort- und Weiterbildungen vermittelt werden.

Auf diese Art wurde durch die Annahmen der objektiven Hermeneutik die anfänglich geschilderte, in der langjährigen polizeilichen Praxis etablierte Vorstellung der doppelten Perseveranz modifiziert und erweitert: Wiederholungsphänomene eines Täters spiegeln sich nicht unbedingt in der Art der Tatausführung (modus operandi) oder in der Wahl des Deliktes (Deliktperseveranz) wider. Ganz im Gegenteil, äußerliche Merkmale können sich im Laufe einer Serie verändern, da der Täter aus seinen praktischen Erfahrungen lernt. Zum Bei-

spiel kann der Täter Fähigkeiten erwerben, wie er effektiver ein Opfer einschüchtern und manipulieren kann oder er entdeckt, dass er sich neben der sexuellen Befriedigung durch die Mitnahme von Geld, Kreditkarten oder Wertge-
genständen auch bereichern kann oder er beginnt seine Opfer zu töten, damit
sie ihn nicht identifizieren können (im Sinne einer Tarnhandlung).

Was jedoch nach Oevermann veränderungsresistente Merkmale der Persönlichkeit betrifft, spiegeln sie sich in den latenten objektiven Bedeutungsstrukturen, die den Handlungen unmerklich unterlegt sind, wider. Beim FBI wird auch
von „Personifizierung", „Handschrift" oder „Visitenkarte" (Douglas u. Munn
1992) gesprochen, die der Täter außerhalb von Delikts- und Modus-operandi-
Merkmalen am Tatort hinterlässt (Dern 1994)[22]. Die Handschrift oder latente
Strukturen machen die hinter einer Tat stehenden Motive, Bedürfnisse, Fantasien etc. eines Täters sichtbar und drücken sich nicht selten in Verhaltensweisen
aus, die nicht direkt für die Tat notwendig sind. Eine Rekonstruktion des Täter-
Typs auf der Basis latenter objektiver Bedeutungsstrukturen kommt u. U. zu anderen Erkenntnissen und Schlussfolgerungen als eine Analyse der an der Ober-
fläche eines Falles liegenden Merkmale. Entsprechend resultieren daraus auch
unterschiedliche Strategien in der Ermittlungstätigkeit.

> So können sich zwar die Verhaltensweisen verändern, als perseverantes
> Phänomen bleiben aber – jenseits von Delikts- und Modus-operandi-Merk-
> malen – die charakteristische Handschrift oder, mit anderen Worten, die da-
> hinterstehenden Strukturen des Täters.   (Hoffmann u. Musolff 2000, S. 242)

Die Darstellung und Vorgehensweise der objektiven Hermeneutik kann in diesem Rahmen nur oberflächlich und skizzenhaft geschehen, der interessierte und
neugierige Lesende wird auf die Originalliteratur und weiterführenden Publikationen verwiesen. Bedauerlicherweise bereitet die Lektüre von Oevermann mit
ihren zahlreichen komplizierten Fachbegriffen und der komplexen, wenig populären Darstellung einige Mühe. Zugleich lässt sich die objektiv hermeneutische Methode nicht kurzerhand in die kriminalistische Praxis umsetzen oder als
Technik wie andere Verfahren erlernen. Erst Schritt für Schritt über die Analyse
zahlreicher Fälle unter praktischer Anleitung eines erfahrenen Hermeneutikers
gelingt es, sich der Fertigkeit des Deutens und Interpretierens anzunähern.

> ,Kunstlehre' nennen wir sie auch, weil sie trotz ihrer theoretischen Begrün-
> dung nicht ,wörtlich' gelernt werden kann, sondern ,dem Geiste nach rich-
> tig' verständig durch angeleitetes praktisches Tun exemplarisch angeeignet
> werden kann.   (Oevermann et al. 1994, S. 254)

Hinzu kommt die Schwierigkeit des Protokollierens eines so genannten Spurentextes durch einen ungeübten Ermittlungsbeamten. Durch vielfältige Routinen
unter starkem Zeit- und Arbeitsdruck werden Meldungen, Protokolle und For-
mulare in der Regel standardisiert und nach charakteristischen Merkmalen ein-

---

[22] S. bspw. auch Hoffmann, Kap. 11, in diesem Band; Müller 1998.

geschränkt geschrieben. Ebenso steht die gebotene schnelle Vergleichbarkeit von Fällen durch die Annahme der Gleichförmigkeit von Tat- und Tätermerkmalen (doppelte Perseveranz) in der langjährigen Praxis der KPMD-Meldungen dem Prinzip der individuellen Fallgestalt in der objektiven Hermeneutik diametral entgegen. Hier fordert der ganzheitliche Ansatz prinzipiell ein Umdenken, denn ohne die Wahrnehmung sowie das schriftliche Festhalten der wertvollen individuellen und heuristischen Beobachtungen ist eine Fallanalyse nicht denkbar. Dies sind nur einige Vorbehalte, denen die Methode der objektiven Hermeneutik bezüglich einer Anerkennung und praktischen Umsetzung im kriminalistischen Handlungsfeld entgegentreten muss[23]. Wenn sich jedoch eine Wissenschaft nicht am berufsbezogenen Handlungsfeld orientiert, sich inhaltlich und methodisch-didaktisch nicht angemessen vermitteln lässt, verlaufen sich ihre Kenntnisse im Sande und tragen wenig zu einer konstruktiven Vernetzung von Wissenschaft und Praxis bei.

Literatur

Baurmann MC (1999) ViCLAS – Ein neues kriminalpolizeiliches Recherchewerkzeug. Kriminalistik 53(12): 824–826
Brisach C-E (1992) Kriminalistische Handlungslehre. In: Kube E, Störzer U, Timm KJ (Hrsg) Kriminalistik: Handbuch für Praxis und Wissenschaft, Bd 1. Boorberg, Stuttgart
Bundeskriminalamt (Hrsg) (1998) Methoden der Fallanalyse. Ein internationales Symposium (BKA-Forschungsreihe, Bd 38.1). BKA, Wiesbaden
Bohnsack R (1999) Rekonstruktive Sozialforschung: Einführung in die Methodologie und Praxis qualitativer Forschung, (3. überarb. und erg. Aufl.). Leske & Budrich, Opladen
Canter D, Heritage R, Wilson M (1991) A facet approach to offender profiling. Final report to the home office. University of Surrey, Guildford
Danner K (2000) OFA – Die neue Wunderwaffe. Kriminalpolizei 4: 126–130
Dern H (1994) Perseveranzhypothese und kriminalistisches Handlungsfeld. In: Ulrich Oevermann et al. (Hrsg) Kriminalistische Datenerschließung (BKA-Forschungsreihe, Sonderband). BKA, Wiesbaden
Dern H (1996) Erfahrungen mit der objektiven Hermeneutik innerhalb der Anwendung qualifizierter kriminalistischer Auswertungsverfahren. In: Reichertz J, Schröer N (Hrsg) Qualitäten polizeilichen Handelns. Westdeutscher Verlag, Opladen
Dern H (1998) Objektive Hermeneutik, kriminalistisches Handlungsfeld und der Gang der Hypothesenbildung. In: Bundeskriminalamt (Hrsg) Methoden der Fallanalyse (BKA-Forschungsreihe, Bd 38.1). BKA, Wiesbaden
Dern H (2000) Operative Fallanalysen bei Tötungsdelikten. Kriminalistik 54(8): 533–541
Dilthey W (1957) Die Entstehung der Hermeneutik. In: Gesammelte Schriften V. Stuttgart, Göttingen
Douglas JE, Munn C (1992a) Modus operandi and the signature aspects of violent crime. In: Douglas JE et al. Crime Classification Manual. Lexington, New York
Douglas JE, Munn C (1992b) Violent crime scene analysis. Modus operandi, signature, and staging. FBI Law Enforcement Bulletin 61(2): 1–10
Eco U, Sebeok ThA (Hrsg) (1985) Der Zirkel oder Im Zeichen der Drei: Dupin, Holmes und Peirce. Wilhelm Fink, München
Flick U, Kardorff E von, Keupp H, Rosenstiehl L von, Wolff St (Hrsg) (1995) Handbuch qualitative Sozialforschung: Grundlagen, Konzepte, Methoden und Anwendungen. PVU, München

---

[23] Weitere Kritikpunkte s. Garz u. Kraimer 1994; Reichertz 1995 und Kap. 2, in diesem Band.

Freud S (1982) Der Moses des Michelangelo. In: Freud S: Bildende Kunst und Literatur. Studienausgabe X. Fischer, Frankfurt/M
Freud S (1982) Bildende Kunst und Literatur. Studienausgabe X. Fischer, Frankfurt/M
Gadamer H-G (1975) Wahrheit und Methode. JCB Mohr (Paul Siebeck), Tübingen
Garz D, Kraimer K (Hrsg) (1994) Die Welt als Text. Suhrkamp, Frankfurt/M
Ginzburg C (1985) Indizien: Morelli, Freud und Sherlock Holmes. In: Eco U, Sebeok ThA (Hrsg) Der Zirkel oder Im Zeichen der Drei: Dupin, Holmes und Peirce. Wilhelm Fink, München
Habermas J (1975) Erkenntnis und Interesse. Suhrkamp, Frankfurt/M
Habermas J (1988) Theorie des kommunikativen Handelns, 2 Bände. Suhrkamp, Frankfurt/M
Hoffmann J, Musolff C (2000) Fallanalyse und Täterprofil. Geschichte, Methoden und Erkenntnisse einer jungen Disziplin (BKA-Forschungsreihe, Bd 52). BKA, Wiesbaden
Huffnagel E (2000) Einführung in die Hermeneutik. Gardez!, St. Augustinus
Jüttemann G (Hrsg) (1989) Qualitative Forschung in der Psychologie. Asanger, Heidelberg
Kardorff E von (1995) Qualitative Sozialforschung – Versuch einer Standortbestimmung. In: Flick U, Kardorff E von, Keupp H, Rosenstiehl L von, Wolff St (Hrsg) Handbuch qualitative Sozialforschung: Grundlagen, Konzepte, Methoden und Anwendungen. PVU, München, S 3–8
Kube E, Störzer U, Timm KJ (Hrsg) (1992) Kriminalistik: Handbuch für Praxis und Wissenschaft, Bd 1. Boorberg, Stuttgart
Lamnek S (1988) Qualitative Sozialforschung, Bd 1: Methodologie, Bd 2: Methoden und Techniken. PVU, München, Weinheim
Leber M, Oevermann U (1994) Möglichkeiten der Therapieverlaufs-Analyse in der objektiven Hermeneutik. In: Garz D, Kraimer K (Hrsg) Die Welt als Text. Suhrkamp, Frankfurt/M
Müller Th (1998) IMAGO 300. In: Bundeskriminalamt (Hrsg) Methoden der Fallanalyse. Ein internationales Symposium (BKA-Forschungsreihe, Bd 38.1). BKA, Wiesbaden
Musolff C, Hoffmann J (1996) Psychologische Täterprofile von Serienmördern und Serienvergewaltigern für polizeiliche Ermittlungsarbeit. Unveröffentl. Diplomarbeit, TU Darmstadt, Institut f. Psychologie
Nagel U, Horn A (1998) ViCLAS – Ein Expertensystem als Ermittlungshilfe. Kriminalistik 52(1): 54–58
Oevermann U, Allert T, Konau E, Krambeck J (1979) Die Methodologie einer „objektiven Hermeneutik" und ihre allgemeine forschungslogische Bedeutung in den Sozialwissenschaften. In: Soeffner H-G (Hrsg) Interpretative Verfahren in den Sozial- und Textwissenschaften. Metzlersche Verlagsbuchhandlung, Stuttgart
Oevermann U, Schuster L, Simm A (1985) Zum Problem der Perseveranz in Delikttyp und modus operandi (BKA-Forschungsreihe, Bd 17). BKA, Wiesbaden
Oevermann U et al. (1994) Kriminalistische Datenerschließung (BKA-Forschungsreihe, Sonderband). BKA, Wiesbaden
Reichertz J (1995) Objektive Hermeneutik. In: Uwe Flick et al. (Hrsg) Handbuch qualitative Sozialforschung. PVU, München
Reichertz J, Schröer N (Hrsg) (1996) Qualitäten polizeilichen Handelns. Westdeutscher, Opladen
Schleiermacher FDE (1959) Hermeneutik (Hrsg Kimmerle H). Winter, Heidelberg
Schleiermacher FDE (1990) Hermeneutik und Kritik. Herausgegeben und eingeleitet von Manfred Frank. Suhrkamp, Frankfurt/M
Schneider G (1989) Strukturkonzept und Interpretationspraxis der objektiven Hermeneutik: In: Jüttemann G (Hrsg) Qualitative Forschung in der Psychologie. Asanger, Heidelberg
Schuster L (1983) Perseveranz – kriminaltechnische Methoden im Umbruch. Kriminalistik 37(10): 484–486
Seiffert H (1992) Einführung in die Hermeneutik. Francke, Tübingen
Shepherd M (1986) Sherlock Holmes und der Fall Sigmund Freud. Daedalus, Rheda-Wiedenbrück
Soeffner H-G (Hrsg) (1982) Interpretative Verfahren in den Sozial- und Textwissenschaften. Metzlersche Verlagsbuchhandlung, Stuttgart

Soeffner H-G (1982) Statt einer Einleitung: Prämissen einer sozialwissenschaftlichen Hermeneutik. In: Soeffner (Hrsg) Interpretative Verfahren in den Sozial- und Textwissenschaften. Metzlersche Verlagsbuchhandlung, Stuttgart.

Steffen W (1982) Untersuchung der Möglichkeiten des datenmäßigen Abgleichs von Täterbegehungsmerkmalen zur Fallzusammenführung. Bayrisches Landeskriminalamt, München

Sutter H (1994) Oevermanns methodologische Grundlegung rekonstruktiver Sozialwissenschaften. In: Garz D, Kraimer K (Hrsg) Die Welt als Text. Suhrkamp, Frankfurt/M

Vick J (1998) Vorbemerkung. In: Bundeskriminalamt (Hrsg) Methoden der Fallanalyse. Ein internationales Symposium (BKA-Forschungsreihe, Bd 38.1). BKA, Wiesbaden

Weschke E (1983) Modus operandi und Perseveranz. Publikationen der Fachhochschule für Verwaltung und Rechtspflege, Bd 40. Berlin

Wind E (1994) Kunst und Anarchie. Suhrkamp, Frankfurt/M

Entwicklungen in der akademischen Täterprofilforschung

A. MOKROS

In diesem Kapitel werden die Grundlagen des empirischen Ansatzes zur Erstellung von Täterprofilen dargestellt. Zwar ist es möglich, eine Differenzierung im Verhalten von Straftätern vorzunehmen, doch es fehlen Anzeichen dafür, dass eine solche Differenzierung mit bestimmten Schwerpunkten in den Hintergrundeigenschaften (Alter, Vorstrafen, Lebenssituation etc.) der entsprechenden Täter übereinstimmt. Die Ableitung individueller Merkmalskombinationen aus tatimmanenten Kriterien erscheint daher nicht haltbar. Als Konsequenz daraus sollten lediglich die Grundwahrscheinlichkeiten für das Vorliegen bestimmter Attribute innerhalb geeigneter Vergleichsstichproben verwendet werden, um Vorhersagen über Tätereigenschaften zu treffen. Abschließend werden die Möglichkeiten erläutert, wie dies in Verbindung mit geographischem Profiling in Fällen von Seriendelinquenz eingesetzt werden kann.

7.1
Begriffsbestimmung

7.1.1
Täterprofile

In der Literatur existiert eine Fülle von Definitionen dafür, was unter dem Begriff der Täterprofilerstellung zu verstehen ist. Blau (1994, S. 261) zufolge

(...) versucht der Prozess psychologischer Täterprofilerstellung, Aspekte der Persönlichkeit eines Kriminellen aus seiner Handlungsweise vor, während und nach der Verübung einer Straftat abzuleiten.[1]

Douglas et al. (1986, S. 405) definieren Täterprofilerstellung als

(...) eine Technik, um die hervorstechenden Persönlichkeits- und Verhaltensmerkmale eines Individuums anhand einer Analyse der Verbrechen, die er oder sie begangen hat, zu identifizieren.

---

[1] Übersetzung der englischsprachigen Zitate durch den Autor.

> **!** Also handelt es sich bei Täterprofilen um die Vorhersage von Straftäterei
> genschaften, basierend auf Informationen, die dem Tatortkontext zu ent
> nehmen sind, mit der Zielsetzung, im Rahmen laufender polizeilicher Er
> mittlungen entweder die Identifikation von Verdächtigen zu erleichtern
> oder eine Liste von Verdächtigen entsprechend ihrer Übereinstimmung mit
> dem Profil in eine Rangreihe zu bringen.

Folgende Eigenschaften sind typischerweise Bestandteile von Täterprofilen: Alter, Geschlecht, ethnische Zugehörigkeit, Arbeitstätigkeit, Grad sexueller Reife,
wahrscheinliche Reaktion auf eine Befragung durch die Polizei, Wahrscheinlichkeit einer erneuten Tat, Vorstrafen, Intelligenz, allgemeine Lebensumstände,
Art sozialer Beziehungen und Wohnort (Ault u. Reese 1980; Annon 1995; Grubin
1995; Homant u. Kennedy 1998).

In Deutschland betont das Bundeskriminalamt, dass die Erstellung eines Täterprofils als ein Teilschritt der so genannten *Operativen Fallanalyse* (OFA) aufzufassen ist (Bundeskriminalamt 1999; Dern 2000). Dadurch soll sichergestellt
werden, dass Prognosen über die Eigenschaften eines Täters nur auf der Basis
einer genauen kriminalistischen Auswertung bzw. Rekonstruktion des Tathergangs erstellt werden.

Vom Standpunkt sozialwissenschaftlicher Forschung aus eröffnet der Versuch, auf der Grundlage einer Tathergangsanalyse bestimmte Vorhersagen über
den Täter zu treffen, eine Fülle interessanter Fragestellungen. Diese lassen sich
weitgehend den folgenden Punkten zuordnen:

- Heuristik: Wie wird ein Täterprofil erstellt, d. h. welche Kenntnisse und/oder
  Fertigkeiten setzen Profiler ein?
- Theoretischer und empirischer Hintergrund: Worauf basiert die Hypothese,
  aus dem Tatortverhalten von Straftätern ließen sich Vorhersagen über deren
  Persönlichkeit ableiten?

7.1.2
Intuitive versus empirische Heuristiken

Wie kommen Profiler zu ihren Ergebnissen? Welche Verfahren wenden sie an,
um den Schluss von Tatortinformationen zur Persönlichkeit des Täters zu vollziehen? Dies entspricht der Frage nach den eingesetzten Heuristiken der Urteilsbildung. Unter dem Begriff Heuristik versteht man Problemlösungsstrategien, die dazu beitragen, die Komplexität einer Urteilsaufgabe zu verringern
(Tversky u. Kahneman 1974). Dabei geht es im Allgemeinen um die Frage, wie
Wahrscheinlichkeiten eingeschätzt bzw. neuartige Zusammenhänge hergestellt
werden können (Kahneman et al. 1982).

Im Hinblick auf empirische und intuitive Ansätze bei der Erstellung von Täterprofilen ist in diesem Zusammenhang auf die Unterscheidung zwischen statistischer und klinischer Vorhersage aufmerksam zu machen. In einer vielbeachteten Studie weist Meehl (1954) darauf hin, dass Vorhersagen, die auf dem
Vergleich eines vorliegenden Befunds mit empirisch fundierten Daten basieren,
wesentlich genauer sind als solche, die den Erwartungen eines, wenngleich auch
erfahrenen, klinischen Praktikers entspringen.

In den populärwissenschaftlich gehaltenen Erfahrungsberichten diverser Profiler finden sich allerdings fast ausnahmslos Beispiele für die letztere Form der Vorhersage (z. B. Brussel 1968; Douglas u. Olshaker 1996; Ressler u. Shachtman 1997). Generell macht der Profiler dabei eine Plausibilitätsannahme, indem er von früheren Fällen auf den aktuellen Fall extrapoliert. Nicht selten werden dabei psychologische, psychiatrische, soziologische oder kriminologische Theorien entlehnt und nutzbar gemacht. Ressler gibt hierfür ein Beispiel, wenn er sich die Kretschmersche Konstitutionstypologie (Kretschmer 1977) zunutze macht, um von der augenscheinlich schizoiden Vorgehensweise eines Täters auf dessen *leptosomen* Körperbau zu schließen. So empfiehlt er den ermittelnden Beamten, nach einem sehr dünnen Mann Ausschau zu halten (Ressler u. Shachtman 1997). Allerdings haben Validierungsversuche der Konstitutionstypologie Kretschmers gezeigt, dass eine solche Verbindung zwischen Körperbau und Charakter nicht haltbar bzw. ein methodologisches Artefakt ist (s. z. B. Burchard 1936).

In einer Prozessstudie vergleichen Pinizzotto und Finkel (1990) die Art und Weise, in der Profiler von Falldarstellungen auf Eigenschaften des Täters schließen, mit der von Kriminalisten, Psychologen und Psychologiestudenten. Dabei tritt kein qualitativer Unterschied zwischen den Gruppen auf. Die Profiler verarbeiten die Information genauso wie die übrigen Versuchsteilnehmer. Allerdings weisen sie einen quantitativen Vorsprung auf: Sie behalten mehr Falldetails und halten eine größere Zahl von Einzelheiten für bedeutsam als die anderen Teilnehmer. Dennoch weisen sie keine größere Vorhersagegenauigkeit auf.

Dieser Befund wird von Kocsis et al. (2000) in einer Replikationsstudie weitgehend bestätigt. In ihrer Arbeit finden sie keine signifikanten Unterschiede in der Vorhersagegenauigkeit im Rahmen einer Profiling-Aufgabe zwischen Gruppen von Profilern, Psychologen, Kriminalpolizisten, Studenten und so genannten Hellsehern ("psychics"). Allerdings erzielen die Profiler einen höheren Durchschnittswert als die anderen Gruppen.

Pinizzotto und Finkel (1990) beschreiben die von den Profilern benutzte Arbeitshypothese als ein "Was-Warum-Wer?"-Modell. Aufbauend auf der Falldarstellung wird dem Täter eine Motivation für die Straftat zugeschrieben. Diese Motivation wiederum hält man für das Ergebnis einer bestimmten Konstellation von Eigenschaften, die dann in ihrer Gesamtheit das Täterprofil darstellen.

> Abgesehen von den bereits genannten Forschungsergebnissen, wonach subjektive, erfahrungsbedingte Prognosen ihrer Tendenz nach häufig weniger genau sind als empirisch fundierte Vorhersagen (Meehl 1954), ergibt sich für Profiler, die in dieser Form arbeiten, das erhöhte Risiko einer Urteilsneigung, die von Tversky und Kahneman (1973) als *Zugänglichkeitsbias* beschrieben worden ist. Dieser Begriff bezeichnet die kognitive Tendenz, Urteile über Wahrscheinlichkeiten zu fällen, indem man an Beispiele denkt, die leicht aus dem Gedächtnis abgerufen werden können, während weniger leicht zugängliche (Gegen-)Beispiele übersehen werden. Das bedeutet, dass intuitive Profiler ihre Vorhersagen möglicherweise hauptsächlich auf solchen früheren Fällen aufbauen, die ihnen zum einen gut im Gedächtnis geblieben sind und zum anderen mit der benutzten Arbeitshypothese übereinstimmen.

Die bereits erwähnte Verwendung der Körperbautypologie durch Ressler illustriert diesen Punkt: Obwohl er sich darüber im Klaren ist, dass diese Theorie in der akademischen Forschung als „veraltet" gilt, benutzt Ressler sie nichtsdestotrotz und rechtfertigt sich mit den Worten:

> Meiner Erfahrung nach hat sie sich in der Mehrheit der Fälle als zutreffend erwiesen. Zumindest hat sie mich bei meinen Überlegungen über den Körperbau eines geisteskranken Serienmörders oft auf die richtige Spur gebracht. (Ressler u. Shachtman 1997, S. 13)

Was die Frage nach der Anwendbarkeit solcher Annahmen für deutsche Serienmörder anbelangt, sei nur auf folgendes Gegenbeispiel verwiesen:

Fallbeispiel

Im Falle des G., der Anfang der 90er-Jahre 6 Personen tötete und 2 weitere in Tötungsabsicht schwer verletzte, stellte der vom Gericht bestellte psychiatrische Gutachter die Diagnose einer *paranoid-halluzinatorischen Schizophrenie*. Gleichwohl entsprach G. keineswegs dem *leptosomen* Typus, wie man nach Resslers Faustregel vermuten könnte, sondern wirkte bei einer Körpergröße von unter 1,70 m gedrungen und untersetzt. G. war geradezu ein Paradebeispiel des *Pyknikers*.

Der alternative Weg der *empirischen* Täterprofilerstellung führt über die statistische Ableitung von Wahrscheinlichkeiten für bestimmte Tätercharakteristika aus geeigneten Vergleichsgruppen. Dabei geht man davon aus, dass ein Täter eine größere Ähnlichkeit zu jenen Straftätern aufweisen wird, die ihre Straftat in ähnlicher Weise verübt haben. Hierbei gibt es eine Abstufung der Kriterien, die zur Definition von Ähnlichkeit herangezogen werden können, vom Allgemeinen zum Besonderen. Als allgemeine Kriterien können bestimmte Gruppenklassifikationen gelten, etwa die Einordnung eines Täters in die Gruppe der Sexualstraftäter. Als spezifische Kriterien können z. B. bestimmte Besonderheiten im Modus operandi eines Täters herangezogen werden.

Davies et al. (1998) veranschaulichen den statistischen Ansatz der Täterprofilerstellung für Vergewaltiger. Anhand der Grundwahrscheinlichkeiten für eine Reihe von Eigenschaften leiten sie aus einer Stichprobe von 210 verurteilten Vergewaltigern ein Wahrscheinlichkeitsprofil ab, demzufolge die meisten Vergewaltiger vorbestraft sind (84%), und zwar in erster Linie für Eigentumsdelikte (73%), während geringere prozentuale Häufigkeiten für Gewalt- und Sexualdelikte auftreten (je 50 und 32%). In ähnlicher Weise geben Davies et al. auch Häufigkeiten für andere sozio-demographische Merkmale der Täter an, wie etwa Familienstand, Arbeitstätigkeit und Wohnsituation. Allerdings nehmen die Autorinnen keine *Kreuzvalidierung* für eine andere Stichprobe aus derselben Straftäterpopulation vor. Unter *Kreuzvalidierung* versteht man Verfahren, mit denen die Gültigkeit von Ergebnissen durch die Replikation an einer anderen, unabhängigen Stichprobe erneut überprüft werden kann (Dorsch et al. 1994). So bleibt es unklar, ob die von Davies et al. (1998) berichteten Wahrscheinlichkeiten als repräsentativ für Vergewaltiger im Allgemeinen gelten können. Dennoch erscheint es sinnvoll, Gruppen von Verdächtigen anhand solcher Grundwahrscheinlichkeiten in eine Rangreihe zu bringen. Dabei wird dem Einzelnen ein Rangplatz je danach zugewiesen, wie hoch der Grad der Übereinstimmung seiner Merkmale mit den entsprechenden Grundwahrscheinlichkeiten ist.

In ähnlicher Form wie von Davies und ihren Kolleginnen beschrieben, findet die empirische Täterprofilerstellung auch bei Harbort (1997, 1998) für Mehrfach- und Serienmörder Verwendung. Aufbauend auf einer Stichprobe von 55 deutschen sexuell motivierten Mehrfach- und Serienmördern leitet Harbort (1997) aus den Anklage- und Urteilsschriften, Tatortbefunden, Vernehmungsprotokollen und psychologischen bzw. psychiatrischen Gutachten 18 Indikatoren ab, die bei den Tätern mit besonderer Häufigkeit, d.h. in mehr als drei Vierteln der Stichprobe, auftreten. Dazu gehören u. a., dass der Täter allein stehend (83,6 %) und kinderlos (85,5 %) ist und einer nicht-qualifizierten Tätigkeit nachgeht (78,2 %). Analog dazu berichtet Harbort (1998) 20 täterspezifische Indikatoren für eine Stichprobe von 54 deutschen Mehrfach- und Serienraubmördern. Harbort schlägt jeweils eine Prozedur vor, wie die Eigenschaften eines Verdächtigen in Fällen von mehrfachem Sexual- bzw. Raubmord mit diesen Indikatoren zu vergleichen sind. Auf diese Weise können erste Anzeichen gefunden werden, ob eine Person für ein bestimmtes Delikt als potenzieller Täter in Frage kommt.

> Zusammenfassend lässt sich festhalten, dass intuitive Täterprofile den subjektiven Erfahrungen und Vermutungen des Profilers entspringen, während sich empirische Profile immer auf ihren Daten-basierten Hintergrund zurückführen lassen, d.h. der Profiler kann belegen, auf welchen Forschungsergebnissen die gemachten Empfehlungen und Vorhersagen beruhen.

Zwar verwenden auch intuitive Profiler mitunter Statistiken – etwa dass die meisten Sexualmörder derselben Ethnie wie ihre Opfer angehören würden, wie Ressler in einem Zeitungsinterview behauptete (Süddeutsche Zeitung Magazin, 11.04.1997). Doch bei näherer Betrachtung erschließt sich, warum auch solche Profile, die nur teilweise auf statistischen Erkenntnissen beruhen, dem wissenschaftlichen Standard nicht genügen. Zum einen werden in vielen Fällen zusätzliche Schleifen eingebaut, die eine Annahme mit einer anderen verbinden, wobei deren Zusammenhang allenfalls Vermutungscharakter hat. So soll etwa im bereits erwähnten Beispiel von Ressler aus der vermuteten Schizophrenie des Täters dessen soziale Isolation folgen:

Wer würde schon mit einem solchen Typen zusammenleben wollen? Deshalb vermutete ich, dass er allein stehend war und seine Wohnung ein Dreckloch.   (Ressler in: Süddeutsche Zeitung Magazin, 11.04.1997, S. 17)

Zum anderen werden manche Vorhersagen ausschließlich deshalb gemacht, weil der Profiler sie für plausibel hält. Zahlreiche Beispiele hierfür finden sich in der Biografie des FBI-Profilers John Douglas (Douglas u. Olshaker 1996), wie etwa die Vermutung im Falle einer Vergewaltigung mit Todesfolge, der Täter fahre ein blaues oder schwarzes Auto:

Meiner Erfahrung nach bevorzugen geordnete, zwanghafte Menschen
dunklere Autos.   (Douglas u. Olshaker 1996, S. 224)

Oder die Annahme, ein Serienmörder habe einen Sprachfehler, weil der jeweilige Tathergang zeige, dass der Täter „(…) wegen irgendeines Makels verunsi-
chert war oder sich dafür schämte" (Douglas u. Olshaker 1996, S. 183).

Es ergeben sich also erhebliche Zweifel an der Validität von Täterprofilen, in
denen nicht eindeutig dokumentiert wird, auf Grundlage welcher gesicherten
Erkenntnisse der Profiler zu seinen Vorhersagen bezüglich des Täters gekommen ist. Bei der alternativen Vorgehensweise, der *empirischen* Täterprofilerstellung, tritt die ausschließliche Orientierung an abgeleiteten Wahrscheinlichkeiten und statistischen Zusammenhängen an die Stelle von subjektiven Plausibi-
litätsannahmen. Für eine kritische Evaluation der Möglichkeiten dieses Ansatzes steht v. a. die Frage im Vordergrund, wie spezifisch die Vorhersagen sein
dürfen, die man über einen Täter im Rahmen von Täterprofilen machen kann:
Erlauben die Forschungsergebnisse individuell zugeschnittene Vorhersagen
über eine Reihe von Merkmalen, die von bestimmten Tathergangsmerkmalen
abgeleitet werden, oder sollte man es bei relativ groben Grundwahrscheinlichkeiten bewenden lassen?

7.2
Facetten des Verbrechens

Inwiefern lässt sich die statistische Ableitung von Attributen auch von spezifischen, tatimmanenten Kriterien her aufbauen? Zur Klärung dieser Frage geht
man zunächst davon aus, dass man innerhalb einer Straftatkategorie eine Differenzierung der Täter nach der Art ihres Vorgehens vornehmen kann (Canter
2000). Beispiele hierfür konnten in den Straftatbeständen Vergewaltigung, sexuelle Nötigung, sexueller Kindesmissbrauch, Mord/Totschlag sowie Brandstiftung gefunden werden.

7.2.1
Methodologischer Exkurs

Multidimensionale Skalierung (MDS)

In den Studien, die im folgenden Abschnitt referiert werden, kommen zumeist
multivariate statistische Verfahren zum Einsatz, die man unter dem Sammelbe-
griff *Multidimensionale Skalierung* (MDS) zusammenfasst.

Im Rahmen von MDS werden die Zusammenhänge zwischen Objekten als
Distanzen in einem geometrischen Raum dargestellt (Guttman 1954). Dabei
werden die Ähnlichkeiten zwischen Objekten (z. B. die Korrelationen zwischen Variablen) in reziprok-monotone Distanzmaße übersetzt. Das heißt,
dass die Abstände zwischen jenen Punkten in einer geometrischen Darstellung, welche die untersuchten Objekte repräsentieren, die Korrelationen

zwischen diesen Objekten widerspiegeln: Je näher sich zwei Punkte sind, desto größer ist die Korrelation zwischen den entsprechenden Objekten.

Da auf diese Weise das gesamte Geflecht der statistischen Zusammenhänge innerhalb eines Satzes von Variablen dargestellt wird, muss die resultierende geometrische Darstellung notwendigerweise einen Kompromiss zur Empirie darstellen. Das bedeutet, dass die geometrischen Darstellungen mehr oder weniger genaue Annäherungen an den empirischen Sachverhalt sind. Im Sinne der Interpretierbarkeit der Darstellungen strebt man nach möglichst niedriger Dimensionalität. Generell sollten sich die Beziehungen zwischen den Variablen in maximal drei Dimensionen darstellen lassen, um noch relativ leicht visualisierbar und damit interpretierbar zu sein.

Daher kommt häufig eine MDS-Technik zum Einsatz, die man als *Smallest Space Analysis* (SSA) bezeichnet. Dabei handelt es sich um eine non-metrische MDS-Variante. Die Korrelationen zwischen Variablen werden durch SSA also entsprechend ihrer Rangordnung, nicht entsprechend ihrer absoluten Werte, in eine geometrische Darstellung übersetzt. Als Folge daraus können die Distanzen zwischen jedem Paar von Punkten nur insofern interpretiert werden, als ein geringerer Abstand einen größeren Zusammenhang anzeigt, nicht aber, um *wie viel* stärker dieser Zusammenhang ist.

Im Vergleich mit anderen MDS-Verfahren erweist sich SSA als vorteilhaft, weil das Verfahren eine geometrische Darstellung der Zusammenhänge zwischen Variablen in der kleinstmöglichen Dimensionalität erlaubt (Guttman 1968).

Ausgehend von dem zuvor dargestellten Prinzip, wonach ein stärkerer empirischer Zusammenhang zwischen Variablen innerhalb der MDS in eine größere räumliche Nähe der entsprechenden Abbildungspunkte übersetzt wird, lassen sich in allgemeinerer Form Hypothesen zur räumlichen *Kontiguität* (Nähe) ableiten (Shye et al. 1994): Jene Variablen, die konzeptuell ähnlich sind, sind so angeordnet, dass ihnen in der MDS-Repräsentation Konfigurationen von Punkten entsprechen, die räumlich klar von den übrigen Punkten abgetrennt sind.

Das Radex-Modell krimineller Handlungen

Hypothesen zum räumlichen Zusammenhang von Variablen können verschiedene Formen annehmen. Ein grundlegendes Konzept wurde 1954 von Louis Guttman in Form des *Radex* (kurz für: „radial expansion of complexity") vorgestellt.

Ein *Radex* beschreibt die inhärente Struktur von Variablensystemen entlang zweier Kriterien, und zwar hinsichtlich Unterschieden in der Art und Stärke der Ausprägung. In seiner einfachsten, zweidimensionalen Darstellungsform entspricht dies einem Kreis, der einerseits in Sektoren und andererseits in zirkuläre Segmente unterteilt ist. Die Sektoren, die man sich Tortenstücken entsprechend vorstellen kann, spiegeln qualitative, die Segmente hingegen quantitative Unterschiede wider.

Guttman (1954) veranschaulicht dies mithilfe mentaler Leistungen: Verschiedene Arten von kognitiven Leistungen, wie etwa verbale und numerische Problemlösungsfähigkeiten, sind in verschiedenen Sektoren angeordnet. Innerhalb jeder dieser Modalitäten gibt es eine weiterreichende Differenzierung nach dem Grad der Komplexität. Im Bereich numerischer Fähigkeiten sind dies etwa die Segmente für Addition, Subtraktion, Multiplikation und Division.

Ein anderes Beispiel ist der *Radex der Farbwahrnehmung* (Shepard 1978). Demzufolge wird die Position einer Farbe erstens bestimmt durch ihren Ton, der den Winkel der Zuordnung bedingt, d.h. in welchen Sektor die Farbe fällt, und zweitens durch die Sättigung: Vom Zentrum aus nimmt der Grauanteil zum Rand hin ab, d.h. die Farbe erscheint zunehmend intensiver.

Canter (2000) hat dargestellt, dass sich die Handlungen von Kriminellen über verschiedene Straftatbestände hinweg ebenfalls mithilfe von *Radex*-Modellen beschreiben lassen. Diese nehmen generell eine Form an, wie sie in Abb. 7.1 dargestellt wird.

Innerhalb des Radex-Modells kriminellen Verhaltens befinden sich unspezifische Verhaltensweisen, die mit großer Häufigkeit auftreten, im Zentrum, während seltener auftretende Verhaltensweisen zur Peripherie hin angeordnet sind. Dies entspricht als *modulare* Facette (Borg u. Shye 1995) der zunehmenden Differenzierung vom Generellen zum Spezifischen, die im kriminellen Kontext von Verhaltensmustern über Modus operandi bis hin zur „Handschrift" eines Täters verläuft.

Darüber hinaus partitioniert eine *polare* Facette (Borg u. Shye 1995) die Darstellung in Sektoren. Dies ist durch die Themen A bis F angedeutet. Damit sind Verhaltensschwerpunkte gemeint, die sich einer gemeinsamen Bedeutungsebene zuordnen lassen, wie z.B. aggressive oder kriminell-opportunistische Verhaltensweisen.

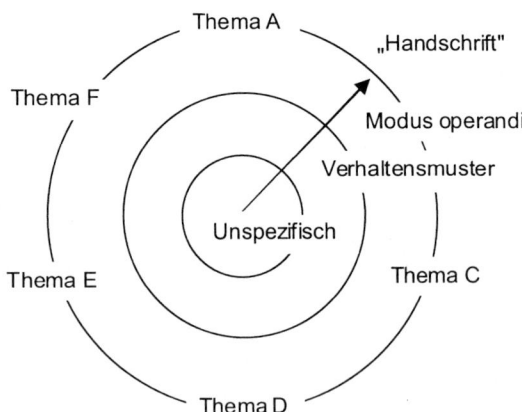

Abb. 7.1. Allgemeines Radex-Modell kriminellen Verhaltens. (Aus: Canter 2000; mod. Nachdruck mit freundlicher Genehmigung von Legal and Criminological Psychology, The British Psychological Society)

7.2.2
Differenzierung von Tatbegehungsmerkmalen

Vergewaltigung und sexuelle Nötigung

In einer Studie von 66 Fällen von Vergewaltigung/sexueller Nötigung an fremden weiblichen Opfern, die von 27 Tätern begangen worden sind, beschreiben Canter und Heritage (1990) fünf verschiedene solcher Verhaltensschwerpunkte oder Themen:

(1) versuchte Intimität,
(2) sexuelles Verhalten,
(3) Gewalt und Aggression,
(4) unpersönliche Interaktion sowie
(5) kriminelles Verhalten.

Diese Formen beschreiben die Interaktion des Täters mit seinem Opfer. Es handelt sich dabei allerdings nicht um einander ausschließende Kategorien, sondern, entsprechend dem Prinzip der räumlichen Kontiguität, um Bezeichnungen für Cluster von Variablen, die über die Fälle hinweg häufiger gemeinsam auftreten. In Abb. 7.2 wird die SSA-Darstellung so wieder gegeben, wie sie in Canter und Heritage berichtet wird. So kommen z.B. die Handlungen Fesseln, Knebeln und Verbinden der Augen des Opfers in der Stichprobe relativ häufig gemeinsam vor. Als Folge daraus sind jene Punkte räumlich dicht beieinander angeordnet, die diese 3 Handlungen in der SSA-Darstellung repräsentieren. Canter und Heritage diskutieren, ob diese Handlungen als sadistisch zu werten sind und kommen zu dem Schluss, dass sie als zielorientiertes Verhaltensmuster innerhalb des Themas *kriminelles Verhalten* gedeutet werden können.

Canter und Heritage finden auch Anzeichen für das Vorhandensein einer modularen Facette: Das Zentrum der SSA-Darstellung wird aus überaus häufig vorkommenden Variablen gebildet, wie z.B. Vaginalverkehr (in 83% der Fälle vorhanden) oder gewaltsamer Überraschungsangriff (in 67% vorhanden), die nicht explizit einem der 5 thematischen Schwerpunkte zugeordnet werden. Zur Peripherie hin nimmt die Auftretenshäufigkeit der Handlungen graduell ab. Am Rand der SSA-Darstellung finden sich solche Handlungen, wie Entschuldigen des Täters beim Opfer nach der Tat (8%), Analverkehr (15%) oder Komplimente des Täters an das Opfer (12%).

Insgesamt integriert Canter und Heritages multivariates Modell des Täterverhaltens bei Vergewaltigung/sexueller Nötigung verschiedene Sichtweisen des Phänomens, die zuvor als inkompatibel erschienen. So haben Scully und Marolla (1985) beispielsweise den Aspekt unpersönlicher Interaktion hervorgehoben: Der Täter nimmt das Opfer nicht als Person wahr, sondern reduziert es zu einem Objekt. Andere hingegen haben sexuelle Aggression als das Resultat aus einem Gefühl sozialer Isoliertheit erklärt, bei dem die Unfähigkeit des Täters, Beziehungen aufzubauen, schließlich zu Gewalt führt, um auf diese Weise ein gewisses Maß an Intimität und Nähe zu erzwingen (Marshall 1989). In dem von Canter und Heritage (1990) dargestellten empirischen Modell finden sowohl der Aspekt der Verdinglichung des Opfers als auch das Streben nach Intimität

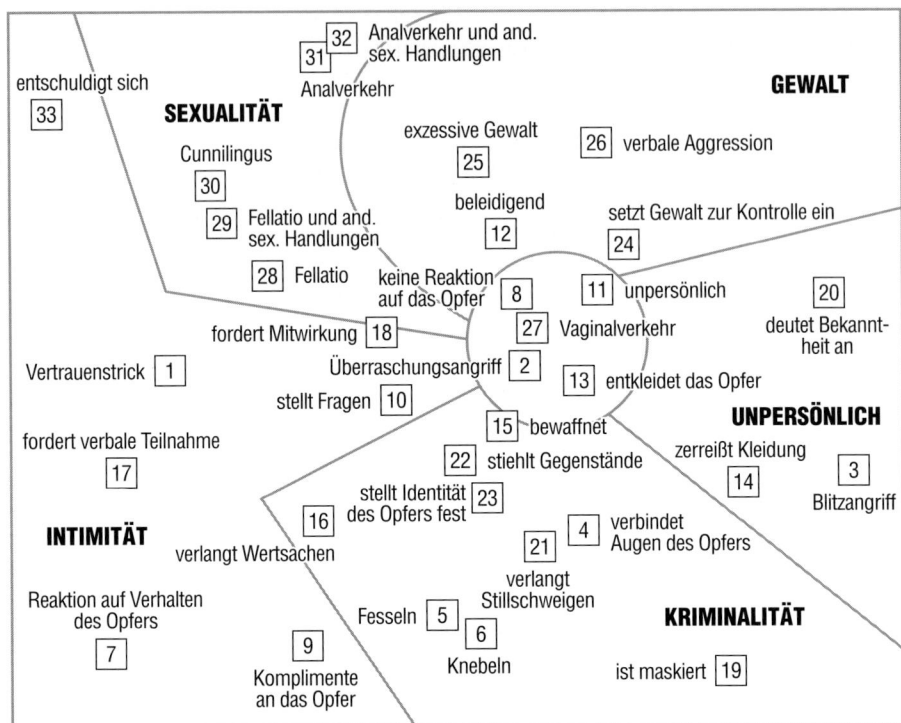

Abb. 7.2. SSA über 33 Kategorien von Tathandlungen in 66 Fällen von Vergewaltigung/sexueller Nötigung mit thematischer Interpretation. (Aus: Canter u. Heritage 1990; mod. Nachdruck mit freundlicher Genehmigung des Journal of Forensic Psychiatry, Routledge)

Berücksichtigung, und zwar in Form der Verhaltensschwerpunkte *unpersönliche Interaktion* und *versuchte Intimität*.

Canter et al. (im Druck) haben anhand von 116 Fällen von Vergewaltigung/sexueller Nötigung mit weiblichen, fremden Opfern eine Neubestimmung dieses Modells vorgenommen und die polare Facette von den oben genannten 5 auf 4 Sektoren reduziert: Feindseligkeit, Kontrolle, Diebstahl und Einbeziehung des Opfers („involvement"). *Feindseligkeit* umfasst primär aggressive Handlungen, wie etwa Akte physischer Gewalt oder das Zwingen des Opfers zur aktiven Teilnahme an der Vergewaltigung. *Kontrolle* beinhaltet u. a. verbale Drohungen, Fesselung und die Verwendung einer Waffe. *Diebstahl* bezieht sich auf solche Handlungen, mit denen der Täter sich Eigentum des Opfers aneignet, wie z. B. das Stehlen von Geld oder Schmuck. *Einbeziehung des Opfers* umfasst eine Reihe von pseudo-intimen Verhaltensweisen, wie Küssen des Opfers oder das Preisgeben eigener Details durch den Täter.

Darüber hinaus folgen die Variablen wiederum der Ordnungscharakteristik, derzufolge ihre Auftretenshäufigkeit vom Zentrum der SSA-Darstellung zur Peripherie hin graduell abnimmt. Canter et al. interpretieren diese modulare Facette als Abstufung der Gewaltanwendung, die von einer personenbezogenen

über eine physische auf eine sexuelle Ebene hin zunimmt. Beispiele für perso-
nenbezogene Formen der Gewalt sind in erster Linie verbale Handlungen, wie
etwa, dass der Täter ein Bekanntsein mit dem Opfer andeutet. Zur physischen
Ebene gehören u. a. das gewaltsame Entkleiden und die Knebelung des Opfers.
Die sexuelle Ebene umfasst schließlich eindeutig sexuelle Handlungen, wie z. B.
Fellatio, Cunnilingus und vaginale Penetration.

Im Hinblick auf die Studie von Canter et al. bleibt allerdings kritisch festzuhalten, dass das Vorhandensein einer polaren Facette, welche die SSA-Darstellung in die 4 Sektoren Feindseligkeit, Kontrolle, Diebstahl und Einbeziehung unterteilt, besser nachzuvollziehen ist, als die Deutung der modularen Facette als
Grad der Gewaltanwendung (personbezogen – physisch – sexuell). Einige der
Variablen werden dabei Ebenen zugeordnet, die ihrem Bedeutungsgehalt nicht
entsprechen. So fallen beispielsweise die Variablen *Verhöhnung des Opfers* und
die *Drohung, die Straftat nicht der Polizei zu melden,* unter den Oberbegriff der
physischen Gewaltanwendung, obwohl beide eindeutig Sprechakte beschreiben.

Dennoch stimmen die Studien von Canter und Heritage (1990) und Canter et
al. (im Druck) dahingehend überein, dass sie sowohl die quantitativen als auch
die qualitativen Aspekte im Verhalten von Sexualstraftätern beschreiben, indem
sie zwischen der Besonderheit und der thematischen Schwerpunktbildung in
den Handlungen der Täter differenzieren.

Die psychologische Bedeutsamkeit der Differenzierung im Verhalten von Sexualstraftätern anhand des Radex-Modells wird durch Studien zur Verhaltenskonsistenz unterstrichen. Im Unterschied zur kriminologischen Auffassung von
Perseveranz als Wahrscheinlichkeit der Wiederholung desselben Delikttyps
(Farrington 1997), untersucht die kriminalpsychologische Forschung primär
die Wahrscheinlichkeit der Wiederholung bestimmter Handlungen oder Handlungsmuster innerhalb desselben Delikttyps. Dies entspricht der Frage, inwiefern ein Täter die gleichen Handlungen ausführt, wenn er ein Delikt wiederholt
begeht. Ein Beispiel hierfür ist eine Fallstudie zum Modus operandi von Einbrechern (Green et al. 1976): Anhand von 14 Tathergangsmerkmalen können 14 von
15 aufgeklärten Einbruchdiebstählen den 3 Tätern korrekt zugewiesen werden.

Im Hinblick auf Sexualstraftäter (wegen Vergewaltigung und/oder sexueller
Nötigung verurteilte Straftäter) ergeben sich unter Verwendung eines Ansatzes,
der die Wiederholung desselben Verhaltensschwerpunkts bei Serientätern untersucht, Anzeichen dafür, dass von einer Tat zur nächsten der Verhaltensschwerpunkt (kriminell-opportunistisch, pseudo-intim oder aggressiv) beibe-
halten wird (Wilson et al. 1997). Dieses Ergebnis wird durch Arbeiten von Grubin et al. (1997) sowie Craik und Patrick (1994) gestützt.

Sexueller Missbrauch von Kindern

Analog zur Differenzierung des Täterverhaltens in Fällen von sexueller Aggression gegen Erwachsene lassen sich auch Schwerpunkte im Verhalten von solchen
Sexualstraftätern finden, deren Opfer Kinder sind. Canter et al. (1998) haben die
Ermittlungsakten von 97 sexuellen Missbrauchsfällen ausgewertet. In allen Fällen ist das Opfer jünger als 13 Jahre und der Täter männlich. Zwei Drittel der Opfer (67 %) sind weiblichen Geschlechts. Das Vorhandensein bestimmter Tathand-

lungen ist mithilfe von dichotomen Verhaltensitems aus den Ermittlungsakten extrahiert worden, d.h. anhand eines Kategoriensystems wird für jede einzelne Tathandlung kodiert, ob sie in einem gegebenen Fall vorliegt oder nicht.

Eine Auswertung der Interkorrelationsmatrix der Daten durch SSA wird von Canter et al. (1998) im Sinne einer polaren Facettenstruktur interpretiert. Drei Verhaltensschwerpunkte werden deutlich:

- Aggression,
- Intimität und
- kriminell-opportunistisches Verhalten.

Aggression beinhaltet Handlungen wie exzessive Gewaltanwendung oder Drohungen. *Intimität* umfasst etwa das Versprechen von Geschenken und den Versuch, das Opfer zu küssen. Zu den *kriminell-opportunistischen* Handlungen zählt beispielsweise die Viktimisierung eines Kindes außerhalb der Familie bzw. des Bekanntenkreises des Täters.

In einer Replikationsstudie am gleichen Datensatz zeigen Bennell et al. (im Druck) ebenfalls, dass die Verhaltensmuster von pädophilen Tätern durch eine polare Struktur, einen so genannten *Circumplex*, angenähert werden können. Ein Circumplex stellt gewissermaßen eine vereinfachte Form des Radex dar, indem die modulare Facette (generell vs. spezifisch) wegfällt. Er ist gekennzeichnet durch die Aspekte der Ähnlichkeit und Polarität von Elementen. Diese Eigenschaften werden durch eine Kreisstruktur abgebildet (Plutchik u. Conte 1997).

Bennell et al. (im Druck) benennen 4 Verhaltensschwerpunkte, die den Umgang der Täter mit ihren Opfern kennzeichnen: Feindseligkeit und Zuneigung sowie Autonomie und Kontrolle. Dieser terminologische Rahmen wurde erstmals von Schaefer (1997) zur Beschreibung konventioneller Mutter-Kind-Beziehungen vorgeschlagen. Bennell et al. interpretieren diese Übereinstimmung dahingehend, dass die Tathandlungen in ihrer Stichprobe sich entlang der Dimensionen konventioneller Beziehungen zwischen Erwachsenen und Kindern orientieren, allerdings mit dem Ziel, das Vertrauen des Kindes zu gewinnen, um es letztlich zu missbrauchen.

Tötungsdelikte

In ähnlicher Weise finden MDS-Prozeduren auch im Deliktbereich Mord/Totschlag Verwendung (Salfati 1998). In einer Stichprobe von 82 Tötungsdelikten teilen Salfati und Canter (1999) die Tathergangsmerkmale in die Verhaltensschwerpunkte *opportunistisch*, *kognitiv* und *impulsiv* auf. Die Unterscheidung zwischen opportunistischen und kognitiven Verhaltensweisen entspricht dabei einer Aufspaltung des Konzepts instrumenteller Gewalt (Feshbach 1964). Der Begriff *opportunistisch* bezeichnet in diesem Zusammenhang Formen des Delikts, in denen die Tötung des Opfers das Mittel zur Erlangung materieller Güter oder sexueller Befriedigung ist. Entsprechende Handlungen sind der Diebstahl von wertvollem Eigentum, die Wohnung des Opfers als Tatort sowie die Auswahl eines wehrlosen Opfers. Die Bezeichnung *kognitiv* reflektiert die Tatsache, dass der Täter sich bestimmter Ermittlungsmethoden bewusst zu sein scheint und dementsprechend handelt. Assoziierte Variablen sind das Entfernen von Beweismitteln, der Versuch, die Leiche zu verstecken sowie der Diebstahl ausschließlich nicht-identifizierbarer Güter.

Der *impulsive* Verhaltensschwerpunkt umfasst jene Tathandlungen, die als Kennzeichen emotionaler Aufgebrachtheit (Wut, Ärger) interpretiert werden können. Dazu gehören z. B. das Beibringen von multiplen Verletzungen und von Gesichtsverletzungen.

Anhand einer größeren Stichprobe von 247 Fällen von Mord/Totschlag beschreibt Salfati (2000) eine einfachere konzeptuelle Unterscheidung, nämlich in *instrumentelle* und *expressive* Tathandlungen (Feshbach 1964). Generell bezieht sich expressive Aggression auf jene Formen feindseligen Verhaltens, die als affektive Konsequenz aus persönlicher Frustration erklärbar sind. Im Rahmen instrumenteller Aggression hingegen stellt die Gewalt ein Mittel zum Zweck dar, etwa zur Erlangung von Geld oder Status.

Salfati (2000) zufolge beinhaltet der expressive Verhaltensschwerpunkt Handlungen wie Verletzungen des Opfers an Torso, Kopf bzw. Gliedmaßen sowie die Verwendung einer Waffe, die zum Tatort mitgebracht wurde. Zum instrumentellen Schwerpunkt gehören andererseits jene Handlungen, die einen spontanen Tatentschluss nahe legen: die Verwendung einer am Tatort vorgefundenen Waffe bzw. die manuelle Tötung des Opfers. Andere Merkmale, die zu diesem Schwerpunkt gehören, sind sexuelle Handlungen sowie Diebstahl.

In den beiden Studien von Salfati und Canter (1999) und von Salfati (2000) entsprechen die Anordnungen der Tathandlungen nach einer Auswertung durch MDS wiederum dem Radex-Modell, d. h. sie können sowohl hinsichtlich thematischer Schwerpunkte als auch im Hinblick auf ihre Auftretenshäufigkeit voneinander unterschieden werden. Die seltener auftretenden Tathandlungen befinden sich jeweils in den Randbereichen der MDS-Darstellungen und stellen eher idiosynkratische Formen des Verhaltens dar, wie etwa die Verwendung von Gift oder Drogen zur Tötung des Opfers oder die Ausführung bestimmter sexueller Akte.

Brandstiftung

In ihrer Studie an Brandstiftern verwenden Canter und Fritzon (1998) ebenfalls die Dichotomie von instrumenteller und expressiver Aggression. Außerdem fügen sie ein zweites Kriterium zur Unterscheidung von Tathergangsmerkmalen hinzu, und zwar die *Gerichtetheit* der Tat, d.h. die Frage, ob sich die Brandstiftung gegen ein Objekt oder eine Person richtet. Ein Beispiel für *instrumentell/Objekt-orientierte* Formen von Brandstiftung sind das Anzünden einer Wohnung oder eines Hauses, um die Spuren eines Eigentumsdelikts zu verwischen oder um einen Versicherungsbetrug zu begehen.

Für 175 Fälle von Brandstiftung bestimmen Canter und Fritzon jeweils das Vorhandensein von 42 Tatbegehungsmerkmalen. Dazu gehören die Fragen, ob Brandbeschleuniger verwendet wurden, ob das Feuer durch einen geworfenen Brandsatz gelegt wurde und ob die Wahl des Tatorts eine bewusste Gefährdung von Menschenleben impliziert. Eine Auswertung der statistischen Zusammenhänge zwischen diesen Variablen mithilfe von SSA führt zu einer Darstellung, die gut mit einer thematischen Unterscheidung im Sinne von *instrumentell vs. expressiv* und *Person vs. Objekt* übereinstimmt. Die beiden Kriterien teilen die SSA-Darstellung durch zwei zueinander senkrecht stehende Linien in 4 etwa gleich große Sektoren auf. Die Variablen innerhalb jeder dieser 4 Sektoren besitzen Skaleneigenschaften mit internen Konsistenz-Koeffizienten (*K-R 20*) zwischen 0.6 (für den Sektor *instrumentell/Objekt-orientiert*) und 0.83 (für den Sektor *instrumentell/Person-orientiert*). Das bedeutet, dass die Variablen innerhalb jedes Sektors relativ homogen sind: Wenn in einem gegebenen Fall ein bestimmtes Tatbegehungsmerkmal vorhanden ist, dann sind mit größerer Wahrscheinlichkeit auch die anderen Tatbegehungsmerkmale desselben Sektors vorhanden. Den entsprechenden Variablen scheint also ein gemeinsames Konzept zugrunde zu liegen.

Canter und Fritzon beschreiben die 4 Modi der Brandstiftung in ihrer Stichprobe wie folgt:

- Der *expressiv/Person-orientierte* Verhaltensschwerpunkt bezieht sich in erster Linie auf appellatorische Suizide und Suizidversuche und beinhaltet Handlungen wie das Hinterlassen eines Abschiedsbriefs sowie das Legen multipler Brandherde.
- Der *instrumentell/Person-orientierte* Modus ist häufig das Ergebnis einer Konfliktsituation. Er ist gekennzeichnet durch Aspekte wie Planung der Tat, die Äußerung von Drohungen vor der Tat sowie durch das Vorliegen einer Bekanntschaft von Täter und Opfer.
- Unbewohnte Häuser sind häufig das Ziel von *instrumentell/Objekt-bezogenen* Formen der Brandstiftung. Zu den entsprechenden Tatbegehungsmerkmalen gehören die Durchführung durch mehrere Täter sowie assoziierte Eigentumsdelikte.
- Der *expressiv/Objekt-bezogene* Verhaltensschwerpunkt schließt den Umstand ein, ein öffentliches Gebäude in Brand zu setzen, sowie die Begehung einer Serie von Brandstiftungen.

Darüber hinaus folgt die Anordnung der Variablen auch in Canter und Fritzons Studie der Struktur einer modularen Facette, d.h. die Auftretenshäufigkeiten nehmen vom Zentrum zur Peripherie hin ab. Zu den Kernvariablen, die in mehr als 60% der Fälle auftreten, gehören: eine Distanz von weniger als 1,6 km zwischen dem Wohnort des Täters und dem Tatort; der Täter alarmiert nach der Tat niemanden; das Feuer wird gelegt, es wird nicht durch einen geworfenen Brandsatz entfacht; der Täter kennt den Besitzer bzw. Bewohner des Hauses, in dem das Feuer gelegt wird; die Tat findet an einem Wochentag statt. Diese Tathergangsmerkmale stellen also Aspekte dar, die gewissermaßen typisch sind für das Verhalten der Brandstifter in Canter und Fritzons Stichprobe.

7.2.3
Synopsis und Kritik

In der Zusammenschau der referierten Studien erweist sich, dass der Radex eine angemessene Konzeption ist, um über Deliktklassen hinweg das Verhalten von Straftätern abzubilden. Zum einen ist der Nachweis für die Replikation ähnlicher Radex-Modelle innerhalb derselben Deliktklasse geführt worden. Zum anderen lassen sich auch über verschiedene Deliktklassen hinweg ähnliche Strukturen in den Ausprägungsformen der Gewaltkriminalität finden. Im Hinblick auf die Methodologie der dargestellten Arbeiten scheinen allerdings einige kritische Anmerkungen notwendig zu sein.

In der Mehrzahl handelt es sich um explorative Studien, die ein *post hoc* Design verwenden. Das bedeutet, dass die Interpretation der beobachteten Strukturen jeweils *im Nachhinein* erfolgt. Auch wenn es plausibel erscheint, entsprechende Muster zu finden, wie z. B. expressive und instrumentelle Tathandlungen, heißt das jedoch noch nicht, dass dies die einzig schlüssige Erklärung sein muss. Deshalb kann bestenfalls durch weitere Studien versucht werden zu klären, ob die Ergebnisse erneuten Überprüfungen standhalten: Nur wenn die *Replikation* ähnlicher Strukturen an anderen Datensätzen gelingt, kann man davon ausgehen, dass die Ergebnisse nicht beliebig sind. In dieser Hinsicht mag die Beobachtung ähnlicher Strukturen über die verschiedenen Studien hinweg als erstes Zeichen einer solchen Replikation gelten.

Außerdem muss man zugestehen, dass kriminelles Verhalten kaum experimentell überprüft werden kann. Allein aus ethischen Gründen ist es nicht vertretbar, sich durch Experimente oder teilnehmende Beobachtung dem Bereich kriminellen Verhaltens zu nähern, v. a. nicht Formen der Gewaltkriminalität. Entweder würde der Forscher fragwürdige und potenziell schädliche Verhaltensweisen in seinen Versuchspersonen induzieren oder sich, als teilnehmender Beobachter, gewissermaßen der Komplizenschaft schuldig machen. Deshalb bleibt die non-reaktive Messung (Webb et al. 1981), etwa durch die inhaltsanalytische Auswertung von Zeugen- oder Opferaussagen, häufig die einzige zur Verfügung stehende Methode.

Dabei ergibt sich allerdings das Problem, dass die Daten ursprünglich nicht für Forschungszwecke erhoben, häufig von einer Vielzahl von Personen gesammelt wurden und schließlich von Zeugen oder Opfern stammen, die mit großer Wahrscheinlichkeit zum Zeitpunkt ihrer Aussage traumatisiert und daher keineswegs in der Position eines unabhängigen Beobachters gewesen sein dürften (Grubin et al. 1997). Und wie Poythress et al. (1993) in ihrem Bericht über die Fragwürdigkeit eines von FBI-Profilern angefertigten Gutachtens über die Todesfälle infolge einer Explosion an Bord der USS *Iowa* feststellen, mag es verlockend sein, retrospektiv Schlüsse über die wahrscheinliche Abfolge von Ereignissen zu ziehen. Doch wenn die Genauigkeit der vorhandenen Informationen nicht gewährleistet ist, dann ist auch die Richtigkeit der abgeleiteten Schlüsse nicht gewährleistet.

Ein weiteres Problem ist die *Repräsentativität* der Stichproben, die in den dargestellten Studien Verwendung finden. Ganz unabhängig von der Unzugänglichkeit des Dunkelfelds für einen untersuchten Deliktbereich bleibt also die Frage, ob die verwendeten Fälle überhaupt die Gesamtheit der *registrierten* Fälle in hinreichendem Maße reflektieren. Das ist sicherlich nicht der Fall, da es sich in der Regel um Gelegenheitsstichproben handelt. Insofern kann allenfalls die Wiederholung der Studien an verschiedenen Stichproben dazu beitragen, sich einem angemessenen Verständnis der Differenzierung kriminellen Verhaltens sukzessive anzunähern.

! Zusammenfassend lässt sich festhalten, dass das Radex-Modell eine bedeutungsvolle Repräsentation kriminellen Verhaltens darstellt, dass aber gerade im Hinblick auf die Probleme des untersuchten Gegenstandsbereichs, was die Datenerhebung und Interpretation von Ergebnissen anbelangt, Replikationsstudien notwendig sind.

7.3
Die Übereinstimmung zwischen Tatbegehungsmerkmalen und Tätereigenschaften

Die grundlegende Zielsetzung bei der Erstellung von Täterprofilen entspricht empirisch der Frage, inwiefern Facetten des Täterverhaltens mit Facetten der Tätereigenschaften korrespondieren. Canter (1995) veranschaulicht dies in Analogie zur statistischen Prozedur der Kanonischen Korrelation. Dieses Verfahren misst die Stärke des Zusammenhangs zwischen einem Satz von Prädiktorvariablen und einem Satz von Kriteriumsvariablen (Bortz 1993).

Im Hinblick auf die Täterprofilerstellung bedeutet dies, dass die Tatbegehungsmerkmale auf der einen Seite der Gleichung stehen und die Eigenschaften der entsprechenden Täter auf der anderen Seite. Die zentrale Frage lautet demzufolge, ob es möglich ist, die Tatbegehungsvariablen so zu gewichten, dass sie die Eigenschaftsvariablen vorhersagen.

7.3.1
Verhalten und Eigenschaften von Sexualstraftätern

Eine Reihe von Studien geht der Frage nach, ob die einzelnen Verhaltensfacetten von Vergewaltigung/sexueller Nötigung, die der Täter in der Interaktion mit seinem Opfer erkennen lässt, sich in seinen Eigenschaften oder Merkmalen widerspiegeln. Diese Studien unterscheiden sich danach, ob sie unter Tätereigenschaften primär sozio-demographische Merkmale (Alter, Familienstand, Vorstrafen, etc.) verstehen oder aber psychologische Konstrukte verwenden, wie etwa Persönlichkeitsstörungen oder Aggressivität.

Sozio-demographische Merkmale

House (1997) hat für eine Stichprobe von 50 Vergewaltigern ein ähnliches Modell zugrundegelegt wie Canter und Heritage (1990) bzw. Canter et al. (im Druck) und überprüft, inwiefern eine Differenzierung des Täterverhaltens (primär aggressiv, kriminell, auf Intimität gerichtet oder sadistisch) mit Unterschieden in der Art der Vorstrafen der jeweiligen Täter einhergeht. So haben etwa jene Täter, deren Tatbegehungsmerkmale in erster Linie krimineller Natur sind (etwa das Opfer zu bestehlen), die höchste Wahrscheinlichkeit einer früheren Gefängnisstrafe (88,9% der Probanden in dieser Kategorie).

Allerdings sind die Unterschiede in der Art der Vorstrafen über die 4 Schwerpunkte der Tatbegehung hinweg relativ gering. Der größte Unterschied findet sich zwischen primär aggressiven und primär auf Intimität gerichteten Tätern in der Kategorie der Vorstrafen für Betrugsdelikte, mit Häufigkeiten von 26,9%

und 51,7 %. Außerdem berichtet House (1997) über keinerlei inferenzstatistische Absicherung, so dass unklar bleibt, ob die beobachteten Unterschiede nicht auch durch Zufallsschwankungen erklärbar wären. Insgesamt ergibt sich das Bild, dass die Täter in der Studie von House sehr homogen sind, was ihre Vorstrafenregister anbelangt, und zwar unabhängig vom Verhaltensschwerpunkt ihrer Sexualstraftat.

In der bereits erwähnten Studie von Davies et al. (1998) wird versucht, mehrere Tathergangsvariablen im Rahmen von *logistischen Regressionsgleichungen* zu Vorhersagen für bestimmte Vorstrafen zu verdichten. Dabei wird durch die Betrachtung mehrerer Merkmale eine Prognose in Form einer Gleichung aufgestellt, die für den Einzelfall angeben soll, ob der Täter ein bestimmtes Kriterium erfüllt, etwa ob er bereits wegen Einbruchdiebstahls vorbestraft ist. Dazu werden bestimmte Tatbegehungsmerkmale innerhalb einer Gleichung mit Gewichtungsfaktoren versehen, je nachdem, ob ihr Vorhandensein eher für oder eher gegen eine bestimmte Eigenschaft des Täters spricht.

Von den 9 getesteten Regressionsgleichungen übersteigen allerdings nur 2 (für Vorstrafen für Einbruchdiebstahl sowie dafür, dass der Täter nicht zuvor durch ein ähnliches Sexualdelikt in Erscheinung getreten ist) die Vorhersagestärke der Grundwahrscheinlichkeiten um mehr als 10 %. In einigen Fällen, etwa der Vorhersage von Vorstrafen für Diebstahl, sind die logistischen Regressionsgleichungen sogar schlechter als die Grundwahrscheinlichkeiten, gemessen an der Gesamtheit korrekter Fallentscheidungen.

Das bedeutet, dass es im Rahmen der Studie von Davies et al. zwar möglich ist, spezifische bivariate Vorhersagen zu machen (etwa: jene Täter in der Stichprobe, die nach der Tat Samenspuren beseitigen, haben mit einer etwa 4-mal größeren Wahrscheinlichkeit als andere Täter bereits eine Vorstrafe für ein Sexualdelikt). Aber die Zusammenfassung mehrerer Tathergangsvariablen im Rahmen multivariater Verfahren führt nicht zu einer Verbesserung der Vorhersagevalidität über die Grundwahrscheinlichkeiten hinaus.

Mokros und Alison (im Druck) und Mokros (1999) untersuchen die einfachste Hypothese zum Zusammenhang von Tathandlungen und Tätercharakteristika an einer Stichprobe von 100 Vergewaltigern, nämlich dass eine größere Ähnlichkeit im Tatverhalten sich in einer größeren Ähnlichkeit in den sozio-demographischen Merkmalen widerspiegeln würde. Diese korrelative Hypothese wird geprüft, indem sowohl das Tatverhalten als auch die Hintergrundeigenschaften mittels einer adaptierten MDS-Prozedur operationalisiert werden, die der Korrespondenzanalyse (Weller u. Romney 1990) ähnelt. Dabei zeigt sich, dass zwischen den Probanden kein positiver linearer Zusammenhang zwischen der Ähnlichkeit in Vorstrafen, sozio-demographischen Merkmalen und Alter einerseits und der Ähnlichkeit im Tatverhalten andererseits festzustellen ist. Das bedeutet, dass jeweils 2 Täter, deren Tatverhalten sehr ähnlich ist, im Hinblick auf ihre Hintergrundeigenschaften keineswegs eine hohe Übereinstimmung aufweisen müssen, und umgekehrt.

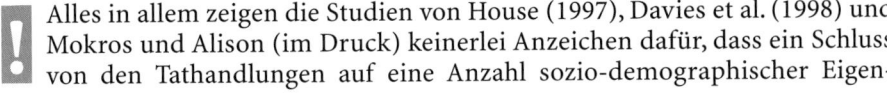 Alles in allem zeigen die Studien von House (1997), Davies et al. (1998) und Mokros und Alison (im Druck) keinerlei Anzeichen dafür, dass ein Schluss von den Tathandlungen auf eine Anzahl sozio-demographischer Eigen-

schaften von Vergewaltigern möglich ist. Ein Nachweis steht aus, dass die Erstellung von Täterprofilen für solche Eigenschaften wie Alter, Lebens- und Arbeitssituation und Vorstrafen im multivariaten Bereich, also für die gleichzeitige Betrachtung mehrerer Merkmale, möglich ist. Wie aus den Definitionen von Douglas et al. (1986) und Blau (1994) aber zweifelsfrei hervorgeht, beziehen sich Täterprofile gemeinhin auf eine Vielzahl von Eigenschaften, und erschöpfen sich nicht in paarweisen „wenn… dann"-Beziehungen zwischen je einer Handlung und einer Eigenschaft.

Die möglichen Erklärungen für das Fehlen einer klaren Verbindung zwischen den beiden Bereichen des Tatverhaltens und der Tätercharakteristika sind vielfältig. Ein Grund mag die differenzielle Vorhersagevalidität der verschiedenen Variablen sein. Ein Beispiel zur Erläuterung:

Beispiel

Es ist plausibel anzunehmen, dass exzessive Gewaltanwendung bei der Straftat über verschiedene Täter hinweg mit einer größeren Wahrscheinlichkeit von Vorstrafen für Körperverletzung einhergehen mag, da beide Aspekte als Folge aus einer erhöhten Aggressionsbereitschaft erklärbar scheinen. Andererseits dürfte eine Variable wie *Kompliment des Täters an das Opfer* nur wenig mit möglichen Vorstrafen für Eigentumsdelikte zu tun haben. Wenn man das eine als Ausdruck eines Strebens nach Intimität und das andere als Ergebnis materieller Bedürfnisse ansieht, so dürften die jeweiligen Variablen voneinander unabhängig sein und demzufolge keinen wechselseitigen Vorhersagewert besitzen.

Zukünftige Forschungsvorhaben sollten daher verstärkt versuchen, Tathandlungen zu skalieren, um zusammengefasste Attribute vorherzusagen. Besonders die Verwendung probabilistischer Skalen scheint hierfür viel versprechend zu sein, da es unwahrscheinlich ist, dass evtl. vorhandene Zusammenhänge deterministischer Natur sind.

Darüber hinaus haben die in diesem Abschnitt referierten Studien durchweg angenommen, Tatverhalten ließe sich direkt mit Tätereigenschaften in Verbindung bringen, allerdings ohne situative Einflüsse oder das Verhalten des Opfers miteinzubeziehen. Dabei zeigt etwa die Arbeit von Steck und Pauer (1992), dass die Reaktionen des Opfers durchaus einen signifikanten Einfluss auf den Tatablauf haben.

Dies leitet über zu der Frage, wie plausibel eine solche Annahme unter dem Blickwinkel persönlichkeitspsychologischer Erwägungen überhaupt ist. Nach Meinung von Homant und Kennedy (1998) beruht die Erstellung von Täterprofilen auf der Annahme von gleich bleibenden Verhaltensdispositionen, die sowohl im kriminellen als auch im nicht-kriminellen Kontext die Handlungen eines Individuums beeinflussen. Ein Zitat von Douglas et al. (1992, S. 21) veranschaulicht diese Sichtweise:

Man nimmt an, dass der Tatort das Verhalten und die Persönlichkeit des Mörders genauso reflektiert, wie die Wohnungseinrichtung den Charakter des Bewohners widerspiegelt.

Dabei handelt es sich um eine sehr vereinfachte Auffassung der Beziehung zwischen Persönlichkeit und Verhalten, die dem zeitgenössischen Stand der Forschung nicht gerecht wird. Vielmehr liegen heutigen Betrachtungen dieser Beziehung nicht mehr *unbedingte* Wahrscheinlichkeiten (etwa: wenn jemand gewissenhaft ist, verhält er sich grundsätzlich in allen möglichen Situationen entsprechend), sondern situationsgebundene, *bedingte* Wahrscheinlichkeiten zugrunde (Shoda et al. 1994).

Beispiel

Zwei Personen (A und B) gelten als gewissenhaft und eifrig. A arbeitet besonders hart, wenn sein Chef ihm über die Schulter schaut, während B vor allem in Anwesenheit von Kollegen sehr engagiert ist. Je nach Situation ergeben sich für A und B also spezifische Grade des Arbeitseifers, nämlich in Abhängigkeit davon, welche anderen Personen in einer bestimmten Situation anwesend sind. Sowohl A und B sind hinsichtlich ihres Arbeitseifers konsistent, d. h. in äquivalenten Situationen, die jeweils von der An- oder Abwesenheit des Chefs oder der Kollegen gekennzeichnet sind, ist ihr Engagement in etwa gleich bleibend. Shoda (1999) spricht in diesem Zusammenhang von *Verhaltenssignaturen* („behavioral signatures"), die sich allerdings nur in der idiographischen Betrachtung erschließen, die anstelle einer Verallgemeinerung über Personen hinweg das Individuum in den Mittelpunkt der Betrachtung rückt. Für die Vorhersage von Verhaltenskonsistenz heißt das aber: Zu wissen, in welchen Situationen Person A besonders eifrig ist, würde einem nicht helfen, korrekte Prognosen für Person B zu treffen, da die Verbindung zwischen der Anwesenheit des Chefs und erhöhtem Arbeitseifer nicht für alle Personen (u. a. nicht für Person B) Gültigkeit besitzt. Es ist plausibel anzunehmen, dass – analog zum „Arbeitseifer" im Beispiel – etwa auch das Beibringen von Gesichtsverletzungen bei Tötungsdelikten nicht immer Ausdruck desselben Persönlichkeitsmerkmals des Täters sein muss.

Psychologische Konstrukte

Es zeigt sich andererseits, dass solche Studien, die klar definierte psychologische Konstrukte, wie etwa Persönlichkeitsstörungen oder Aggressivität, anstelle von sozio-demographischen Merkmalen verwenden, durchaus Anzeichen für eine Korrespondenz von Verhalten und Eigenschaften von Personen finden, die wegen Vergewaltigung/sexueller Nötigung verurteilt worden sind. Dies mag dadurch erklärbar sein, dass jene Konstrukte in konzeptioneller Hinsicht eine größere Affinität zu den Tathandlungen aufweisen als sozio-demographische Eigenschaften. Aggressionsbereitschaft dürfte mehr mit dem Grad der Gewaltanwendung bei der Straftat zu tun haben als Alter oder Bildungsgrad.

Proulx et al. (1994) bestimmen durch die inhaltsanalytische Auswertung von Opferaussagen das Ausmaß der physischen Aggression in den Delikten von 49 Vergewaltigern. Auf diese Weise klassifizieren sie die Täter entsprechend ihres Grades der Gewaltanwendung. In Abhängigkeit von der Einschätzung als entweder *hoch* oder *gering gewalttätig* ergeben sich für die Probanden unterschiedliche Muster im Hinblick auf das Vorliegen von Persönlichkeitsstörungen. Unter anderem weisen die hoch gewalttätigen Probanden signifikant höhere Werte für histrionische, narzisstische, dissoziale und paranoide Tendenzen auf als die übrigen Personen in der Stichprobe.

Dieses Ergebnis findet Bestätigung in einer Studie von Langevin et al. (1985) an einer Stichprobe von 40 Vergewaltigern. Die Autoren berichten über positive Korrelationen zwischen dem Grad der Gewaltanwendung bei der Ausführung der Sexualstraftat und der Ausprägung auf den Skalen für Depression, Psychopathie, Psychasthenie, Schizophrenie und Introversion.

Knight et al. (1998) untersuchen an einer Stichprobe von Vergewaltigern (n = 141) eine Reihe von Tatbegehungsvariablen und testen, wie gut diese als Prädiktoren für die motivationalen Eigenschaften der Täter in einer zweiten Stichprobe von Vergewaltigern (n = 254) fungieren. Knight et al. berichten einigen Erfolg bei der Vorhersage jener Individuen, die den expressiv-gewalttätigen, dissozialen und sadistischen Subtypen (Knight u. Prentky 1990) zugerechnet werden können. Allerdings bleiben hinsichtlich des Designs der Studie und der Qualität der verwendeten Daten einige Zweifel, da Knight et al. (1998) selbst zugeben, eine ihrer Stichproben verfüge nur über „minimale Daten über die Täter" und die andere nur über „minimale Tatbegehungsdaten" (S. 46). Somit bleibt unklar, wie es möglich sein soll, mit diesen Stichproben eine Kreuzvalidierung durchzuführen (die Autoren verwenden hierfür den Begriff „bootstrapping", S. 46), wenn dazu doch eigentlich für beide Stichproben detaillierte Angaben sowohl zu den Handlungen als auch zu den Eigenschaften der Täter notwendig wären.

Proulx et al. (1999 a, b) unterteilen eine Stichprobe von 78 Vergewaltigern entsprechend ihres jeweiligen Modus operandi mithilfe einer clusteranalytischen Prozedur in 3 Gruppen: sadistisch, opportunistisch und affektiv. Dieses Unterteilungsschema ist zuerst von Groth (1979) beschrieben worden. Dabei treten zwischen den sadistischen und den opportunistischen Gruppen deutliche Unterschiede hinsichtlich der Diagnose von Persönlichkeitsstörungen auf. Die sadistischen Täter weisen größere vermeidende, schizoide und abhängige Tendenzen auf, während die opportunistischen Täter eher als narzisstisch, paranoid und dissozial charakterisiert werden können. Für die affektiven Täter treten keine statistisch signifikanten Besonderheiten auf, allerdings zeigen einige Probanden in dieser Gruppe Anzeichen für eine *Borderline*-Störung.

> Insbesondere die Studie von Proulx et al. (1999 a, b) zeigt, dass es möglich ist, Sexualstraftäter anhand ihrer Tathandlungen in psychologisch bedeutsame Gruppen aufzuteilen, die letztlich mit einer Differenzierung in Aspekten ihrer Persönlichkeit einhergehen. Allerdings sei darauf hingewiesen, dass die Ableitung von Dispositionen aus Verhalten mit der nachfolgenden Erklärung des Verhaltens anhand derselben Disposition die Gefahr eines Zirkelschlusses birgt (Bandura 1999; Cervone u. Shoda 1999).

Aus diesem Grund und auch im Hinblick auf den Nutzen im Rahmen polizeilicher Ermittlungen sollten zukünftige Forschungsprojekte sich der Frage widmen, ob solche Konstrukte wie Persönlichkeitsstörungen, die mit dem Täterverhalten korreliert sind, als Moderatorvariablen auf bestimmte sozio-demographische Merkmale Einfluss nehmen (als hypothetisches Beispiel: ob antisoziale Tendenzen mit größerer Wahrscheinlichkeit mehr Vorstrafen für aggressive Delikte, wie z.B. Körperverletzung, nach sich ziehen). So könnte man evtl. doch über den Umweg dieser Konstrukte vom Täterverhalten auf bestimmte Eigenschaften schließen. Doch einstweilen erscheinen in Fällen von Vergewaltigung/sexueller Nötigung solche Schlüsse als nicht haltbar, die Aussagen über eine Vielzahl von Kriterien machen und dabei über die Nennung bloßer Grundwahrscheinlichkeiten hinausgehen.

7.3.2
Verhalten und Eigenschaften von Mördern

In den beiden Studien von Salfati und Canter (1999) und von Salfati (2000) wird ebenfalls versucht, eine Übereinstimmung zwischen Facetten des Täterverhaltens und Facetten der Tätereigenschaften festzustellen. Zu diesem Zweck führen Salfati und Canter (1999) eine SSA durch, mit der das Korrelationsgeflecht von Handlungs- und Hintergrundvariablen simultan ausgewertet wird. In der resultierenden MDS-Repräsentation kann man anhand der räumlichen Kontiguität der Variablen feststellen, welche Handlungen häufiger mit welchen Eigenschaften kovariieren. Tatsächlich ergibt sich ein hohes Maß an konzeptueller Übereinstimmung.

- Zu den Hintergrundeigenschaften, die in den Bereich *Impulsivität* fallen, gehören Vorstrafen für Gewalt-, Sexual-, Verkehrs- und Betäubungsmitteldelikte.
- Der *opportunistische* Bereich beinhaltet Vorstrafen für Diebstahl und Einbruchdiebstahl sowie die Variable Arbeitslosigkeit des Täters.
- Zum *kognitiven* Bereich, der eine Vertrautheit mit polizeilichen Ermittlungsmaßnahmen implizieren soll, gehört das Hintergrundmerkmal, zu einer Gefängnisstrafe verurteilt worden zu sein.

Für praktische Zwecke ermöglicht die resultierende SSA-Darstellung nun die Ableitung paarweiser „wenn… dann"-Beziehungen zwischen einzelnen Handlungen und Eigenschaften aufgrund ihrer räumlichen Nähe in der Darstellung, was dem Vorgehen bei der Benennung bivariater Wahrscheinlichkeitsbeziehungen in Davies et al. (1998) weitgehend entspricht.

Es sei aber darauf hingewiesen, dass die gemeinsame Auswertung von sowohl Handlungen als auch Eigenschaften in derselben SSA zwei Inhaltsbereiche miteinander vermengt, was methodisch nicht ganz unumstritten ist. So meinen Shye et al. (1994) zwar, dass es durchaus möglich ist, so genannte Hintergrundvariablen, die demographische Merkmale kodieren, in die MDS-Analyse miteinzubeziehen. Allerdings sollte dann theoretisch geklärt werden, wie diese Variablen in den Kontext des eigentlich untersuchten Inhaltsbereichs passen. Handlungen und Eigenschaften von Straftätern ohne vorangehende theoretische Konzeptualisierung einfach gemeinsam einer SSA zu unterziehen, birgt hingegen das Risiko, dass die Kodierung der einzelnen Variablen nicht einem *gleichgerichteten Konzept* („common range") folgen, und die Resultate dementsprechend beliebig sind. In der Konsequenz muss ein geringer Abstand zwischen einer Handlung und einer Eigenschaft in der Studie von Salfati und Canter (1999) nicht unbedingt bedeutungsvoll bzw. praktisch relevant sein.

Eine Klassifikation von 247 Tötungsdelikten als entweder *instrumentell* oder *expressiv* weist keinerlei Korrespondenz mit einer analogen Klassifikation der

Tätereigenschaften auf (Salfati 2000). De facto ist die Übereinstimmung mit 48,3 % niedriger als man bei einer Zufallszuordnung zu den Kategorien erwarten dürfte. Insgesamt scheint also die Dichotomie *instrumentell – expressiv*, die ursprünglich zur Beschreibung aggressiven Verhaltens entwickelt wurde (Feshbach 1964), wenig Relevanz für die Unterscheidung von Tätereigenschaften in Salfatis Stichprobe von Mördern und Totschlägern zu haben. So ist es durchaus nicht einsichtig, warum beispielsweise Vorstrafen für Betrugsdelikte dem expressiven und Vorstrafen für Diebstahl dem instrumentellen Schwerpunkt zugerechnet werden sollten, wenn doch beide Formen kriminellen Verhaltens primär der Aneignung von materiellen Gütern dienen.

Mit der Dichotomisierung des Täterverhaltens als *organisiert* oder *disorganisiert* haben Profiler der US-amerikanischen Bundespolizeibehörde FBI ein Klassifikationsschema für Fälle schwerer Gewaltkriminalität vorgelegt, insbesondere für Vergewaltigung und (Sexual-)Mord, das auf der Annahme basiert, die Tathergangsmerkmale ließen sich entsprechend dem Grad organisierter Kontrolle einordnen, den ein Täter über das Opfer ausübt (FBI Law Enforcement Bulletin 1985; Ressler et al. 1986). Man nimmt an, das vorliegende Maß an Organisiertheit reflektiere eine stabile Eigenschaft, die auch in anderen Lebensbereichen des Täters zum Ausdruck komme. Demzufolge leitet man Dinge wie soziale Kompetenz, Intelligenz und Vorstrafen davon ab, *wie* organisiert der Täter bei der Ausführung seiner Straftat vorgegangen ist. So sollen etwa ein spontaner Tatentschluss sowie Vertrautheit mit Opfer und Tatort Signale für disorganisierte Mörder sein, denen man u. a. Eigenschaften wie unterdurchschnittliche Intelligenz, soziale Inkompetenz und eine eher isolierte Lebenssituation zuschreibt (FBI Law Enforcement Bulletin 1985). Unabhängige Tests dieses Klassifikationsschemas haben bisher aber wenig Anzeichen für seine Validität erbracht.

Eine Überprüfung der Vorhersagegenauigkeit dieses Schemas an einer deutschen Stichprobe hat Harbort (1999) vorgenommen. Er entscheidet aufgrund der Einzeltaten von 22 Serien-Sexualmördern, ob ein Täter dem *kontrollierten* oder dem *unkontrollierten* Typus zuzurechnen ist. Diese Klassifizierung erfolgt anhand der Kriterien aus Ressler et al. (1988). In einem zweiten Schritt wird überprüft, ob die tatsächlichen Eigenschaften des Täters mit denen übereinstimmen, die dem Schema zufolge zu erwarten wären – also etwa, ob ein Täter, dessen Tatausführung unkontrolliert ist, auch tatsächlich unterdurchschnittlich intelligent ist. Über die 22 Täter hinweg zeigt sich jedoch nur für 44,1 % der Merkmale eine solche Übereinstimmung von vorhergesagten und tatsächlichen Eigenschaften. Für die einzelnen Täter variiert die Übereinstimmung zwischen 20,8 % und 66,7 %. Folglich stellen die meisten Täter in der Stichprobe Mischformen der beiden Typen dar. Daher empfiehlt Harbort (1999), diese Typologie nicht für die Erstellung von Täterprofilen zugrunde zu legen.

Ebenso kommt Petermann (ohne Datum) in einer Fallstudie über einen dreifachen Mörder aus dem norddeutschen Raum zu dem Schluss, dass dieser in nahezu gleichem Maß Merkmale des organisierten und des unorganisierten Täters aufweist. Petermann betont, dass es sich bei der Klassifizierung von organisierten und unorganisierten Tätern um die Gegenüberstellung zweier Prototypen handelt.

Es bleibt festzuhalten, dass überzeugende Ergebnisse dafür ausstehen, dass zwischen dem Verhalten von Personen, die Tötungsdelikte begehen, und ihren Eigenschaften klare, differenzielle Beziehungen bestünden, die fallspezifische Vorhersagen ermöglichen würden.

7.3.3
Verhalten und Eigenschaften von Brandstiftern

Die wohl deutlichsten Anzeichen für eine Übereinstimmung von Schwerpunkten des Tatverhaltens mit Schwerpunkten der Tätermerkmale können Canter und Fritzon (1998) für eine Stichprobe von Brandstiftern vorlegen. Sie analysieren mithilfe von SSA 23 Hintergrundvariablen, die sich auf die psychiatrischen Gutachten, das Vorstrafenregister sowie die sozialen Beziehungen der Täter beziehen. In der resultierenden Darstellung identifizieren sie 4 thematische Schwerpunkte, die sie mit den Oberbegriffen *gescheiterte Beziehung, psychiatrischer Hintergrund, Wiederholungstäter* und *jugendlicher Täter* bezeichnen. Mit der Ausnahme von *gescheiterte Beziehung* (*K-R 20* = 0.38), weisen alle diese Variablengruppen ausreichende interne Konsistenz auf, um als Skalen gewertet werden zu können (*K-R 20*-Werte zwischen 0.64 und 0.73).

Bei einem Vergleich von Skalen der Tätermerkmale mit den Skalen der Täterhandlungen, werden zwischen den folgenden positive Korrelationen gemessen (alle $r_s \geq 0.38$, alle *p*-Werte < 0.001): *expressiv/Person-orientiert* und *psychiatrischer Hintergrund*; *instrumentell/Objekt-orientiert* und *jugendlicher Täter*; *instrumentell/Person-orientiert* und *gescheiterte Beziehung*; *expressiv/Objekt-orientiert* und *psychiatrischer Hintergrund* sowie *Wiederholungstäter*. Tabelle 7.1 gibt die Korrelationsmatrix zwischen den Verhaltens- und Eigenschaftsskalen wieder.

Das nahezu eindeutige Muster der Zuordnung von je einem Verhaltensschwerpunkt zu einer Merkmalskombination wird durch die fett gedruckten Korrelationskoeffizienten in Tabelle 7.1 verdeutlicht. Die übrigen Korrelationen sind in der Mehrzahl negativ oder liegen in der Nähe von Null. Dies zeigt, dass jene Brandstifter in der Stichprobe, die sich hinsichtlich ihrer Eigenschaften voneinander unterscheiden, auch mit größerer Wahrscheinlichkeit ver-

Tabelle 7.1. Rangkorrelationskoeffizienten (r_s) zwischen Verhaltens- und Eigenschaftsskalen. (Aus Canter u. Fritzon 1998; mod. Nachdruck mit freundlicher Genehmigung von Legal and Criminological Psychology, The British Psychological Society)

	Psychiatrischer Hintergrund	Jugendlicher Täter	Gescheiterte Beziehung	Wiederholungstäter
Expressiv/Person-orientiert	**0,38**[b]	−0,33[b]	0,21[a]	0,03
Instrumentell/Objekt-orientiert	−0,28[b]	**0,44**[b]	−0,31[b]	0,04
Instrumentell/Person-orientiert	−0,02	−0,56[b]	**0,49**[b]	−0,34[b]
Expressiv/Objekt-orientiert	**0,42**[b]	−0,05	−0,09	**0,56**[b]

[a] p < 0,01; [b] p < 0,001.

schiedene Formen der Brandstiftung ausführen. Zwar sind weitere Forschungsarbeiten notwendig, um die Übertragbarkeit und praktische Vorhersagekraft dieses Schemas an anderen Stichproben zu überprüfen, aber nicht zuletzt illustriert Canter und Fritzons Studie den produktiven Einsatz von Skalen in der Täterprofilforschung und stellt insofern eine Vorlage für zukünftige Projekte dar.

7.4
Geographisches Profiling

7.4.1 Empirischer Hintergrund

Geographisches Profiling wird dadurch ermöglicht, dass die Tatorte bei der Verübung von Straftaten und der Wohnort des jeweiligen Täters zumeist in einem nicht-zufälligen Verhältnis zueinander stehen. Geographisches Profiling nutzt diese Zusammenhänge, um anhand der Tatorte einen Inferenzschluss auf den wahrscheinlichen Wohnort des Täters durchzuführen. Dies geht über die Ansätze des so genannten „*Crime Mapping*" hinaus, im Rahmen derer lediglich das Auftreten von Straftaten pro Zeiteinheit auf Karten abgetragen wird, wodurch so genannte Kriminalitätsherde („*Hotspots*") identifiziert werden können, was eine bedarfsorientierte Zuordnung polizeilicher Ressourcen ermöglicht.

Im Einzelnen zählen v. a. die folgenden Befunde über die Regelmäßigkeiten zwischen Wohnort und Wahl des Tatorts zum empirischen Hintergrund des Geographischen Profilings. Amir (1971) zeigt in einer Studie über Vergewaltigung/sexuelle Nötigung, dass die Täter gewöhnlich von einem bestimmten Ort (z. B. Wohnung oder Arbeitsplatz) aus operieren. Dies wird im Folgenden, der Einfachheit halber, als *Wohnort* bezeichnet. Generell zeigt sich, auch für Eigentumsdelikte, dass die meisten Straftaten in relativer Nähe zum Wohnort des Täters verübt werden (Baldwin u. Bottoms 1976; Rhodes u. Conly 1981). Darüber hinaus ist in geringerer Distanz zum Wohnort eines Täters die Wahrscheinlichkeit vergleichsweise hoch, straffällig zu werden, während die Wahrscheinlichkeit für kriminelles Verhalten mit zunehmender Distanz von Wohn- und Tatort abnimmt (Turner 1969; Capone u. Nichols 1976).

Dies ist ein besonders nützlicher Zusammenhang, denn er erlaubt, für Stichproben von Tätern die Wahrscheinlichkeit, eine Straftat zu begehen, in Abhängigkeit von der Distanz zu ihrem jeweiligen Wohnort in einem Funktionsgraphen abzutragen.

Eine solche *Distance Decay*-Modell, das die graduelle Abnahme der Wahrscheinlichkeit beschreibt, bei zunehmender Distanz von Wohnort und potenziellem Tatort eine Straftat zu begehen, wird von Brantingham und Brantingham (1981) um den Aspekt der *Pufferzone* erweitert. Darunter versteht man einen Sicherheitsbereich in der unmittelbaren Umgebung des Wohnorts, in der die Wahrscheinlichkeit, eine Straftat zu begehen besonders gering ist. Der Grund dafür liegt in dem erhöhten Risiko, in der eigenen Nachbarschaft identifiziert zu werden.

Tatsächlich beschreibt Turner (1969) in seiner Studie zur Delinquenzrate in einer amerikanischen Großstadt, dass in den umliegenden Häuserblocks vom Wohnort eines Täters aus dessen kriminelle Aktivität relativ gering ist. Erst außerhalb dieser Pufferzone lässt sich eine höhere Wahrscheinlichkeit krimineller Aktivität feststellen, die dann mit zunehmender Distanz vom Wohnort des Täters graduell abnimmt.

Rossmo (1993) überträgt diesen Zusammenhang von der Betrachtung der Einzeltaten mehrerer Täter auf die mehrfachen Taten einzelner Serientäter. Tatsächlich stellen Canter und Larkin (1993) für eine Stichprobe von 45 Serienvergewaltigern fest, dass sich für 87 % der Täter der Wohnort innerhalb eines Kreises befindet, der so definiert ist, dass der Kreismittelpunkt jene Strecke halbiert, welche die zwei am weitesten voneinander entfernten Tatorte miteinander verbindet. Studien aus Australien und Japan an Stichproben von Serieneinbrechern, -vergewaltigern und -brandstiftern zeigen ebenfalls, dass sich für mindestens die Hälfte der Täter der Wohnort innerhalb entsprechender Kreise befindet (Kocsis u. Irwin 1997; Tamura u. Suzuki 1997). Janke und Henningsen (1995) untersuchen eine Stichprobe von 233 Fällen von Vergewaltigung und sexueller Nötigung ohne vordeliktische Bekanntschaft von Täter und Opfer, die in der Stadt Hamburg im Zeitraum von 1991 bis 1994 von 55 Serientätern begangen worden sind. Sie berichten, dass die jeweiligen Tatorte der Straftatserien für 60 % der Täter, also für 33 Personen, mit der Kreishypothese vereinbar sind.

Generell scheint das Verhalten von Serientätern bei der Tatortwahl nicht dem Muster eines *Pendlers* zu entsprechen, sondern vielmehr bildet der jeweilige Wohnort den Ursprung für die kriminelle Aktivität und als Folge daraus sind die Tatorte um den Wohnort des Täters herum angeordnet (Canter u. Larkin 1993). Dies ist gut vereinbar mit der *Routine-Aktivitäts-Theorie* (Felson 1987), derzufolge sich für Kriminelle potenzielle Opfer und Tatorte gewissermaßen entlang ihrer normalen Wegstrecken ergeben. So beschreiben beispielsweise Rengert und Wasilchik (1985) für eine Stichprobe von Einbrechern eine starke Tendenz zur Tatortwahl entlang jener alltäglichen Routen, die von den Tätern auf dem Weg zum Einkaufen oder zu Freizeitaktivitäten ohnehin zurückgelegt werden. Und Hodge (1998) beschreibt anhand einer Stichprobe von insgesamt 155 US-amerikanischen und englischen Serienmördern, dass die Orte, an denen die Täter die Leichen ihrer Opfer ablegen, aufgrund ihrer flächenmäßig geringen Ausdehnung gut mit der Theorie der Routine-Aktivität vereinbar sind.

7.4.2
Formen des geographischen Profilings

Computerprogramme, die anhand von (mindestens zwei) Tatorten durch die Anwendung entsprechend abgeleiteter Funktionsgleichungen eine Vorhersage über den wahrscheinlichen Wohnort eines Serientäters erstellen, sind von Rossmo (1995, 1997, 2000) mit dem „*Criminal Geographic Targeting*" (CGT) System und von Canter et al. (im Druck) mit DRAGNET vorgelegt worden. Beide Programme verwenden negative Exponentialfunktionen, um die Abnahme der Interaktionswahrscheinlichkeit bei zunehmender Distanz von Tat- und Wohnort abzubilden. Die Programme unterscheiden sich allerdings in ihrer graphischen Darstellung der Ergebnisse: CGT benutzt eine Kombination aus dreidimensionaler Darstellung und verschiedenen Farbbändern, die gewissermaßen auf eine Umgebungskarte aufgesetzt wird, um die Wahrscheinlichkeit des Wohnorts des Täters abzubilden (die höchsten, orange gefärbten Spitzen zeigen den Bereich höchster Wahrscheinlichkeit an). DRAGNET verwendet ausschließlich eine zweidimensionale Darstellung, die über die Umgebungskarte gelegt wird und in der verschiedenfarbige Bänder die unterschiedlichen Wahrscheinlichkeiten anzeigen, mit denen sich der Wohnort eines Täters in einem gegebenen Bereich befindet.

Canter, Coffey et al. kalibrieren schrittweise verschiedene Parameter, wie die Größe der Pufferzone und den Neigungswinkel des Funktionsgraphen, um eine optimale Vorhersage treffen zu können. Dementsprechend stellen Canter und Snook (1999) dar, dass künftige Forschung jene Faktoren identifizieren muss, welche die Vorhersagekraft solcher Modelle zum räumlichen Verhalten von Serientätern beeinflussen. So leiten sie für drei Stichproben aus den Deliktklassen Einbruchdiebstahl, Vergewaltigung und Mord jeweils unterschiedliche *optimale Funktionen* ab. Darüber hinaus zeigt Snook (1999), dass über Stichproben aus verschiedenen Deliktklassen hinweg die Genauigkeit der Vorhersagen mithilfe von DRAGNET mit der Anzahl bekannter Tatorte ansteigt: Vorhersagen, die auf vier Tatorten beruhen, sind genauer als solche, die auf nur drei Tatorten basieren.

Es ist plausibel anzunehmen, dass auch solche Faktoren wie Populationsdichte und kulturelle Besonderheiten Einfluss auf das räumliche Verhalten von Serientätern haben. Bevor solche Programme wie CGT oder DRAGNET also beispielsweise in der Bundesrepublik Deutschland zum Einsatz kommen, sollten sie zunächst anhand bekannter Fälle einer Validierungsstudie unterzogen werden und ggf. an die lokalen Besonderheiten angepasst werden. Überspitzt formuliert: Unter Umständen zeigen Einbrecher auf der Schwäbischen Alb einen prononcierteren *Distance Decay* als Serienmörder aus Arizona.

7.4.3
Anwendung des geographischen Profilings

Grundsätzlich lassen sich Geographische Profiling-Systeme immer dann einsetzen, wenn mit hinreichender Sicherheit davon ausgegangen werden kann, dass eine Mehrzahl von Taten dem- oder denselben Täter(n) zuzuschreiben ist und wenn *optimale Modelle* (negative Exponentialfunktionen) existieren, die von einer geeigneten Stichprobe abgeleitet worden sind. Ihre Anwendung erschöpft sich also keineswegs in Fällen schwerer Gewaltkriminalität, sondern sie können beispielsweise auch zur Klärung von Einbruchserien eingesetzt werden.

Für die polizeiliche Praxis ist geographisches Profiling dann besonders von Vorteil, wenn es in Verbindung mit Haus-zu-Haus-Befragungen (House 1997) oder – bei Sexualdelikten mit entsprechender Spurenlage – mit Massen-DNA-Tests (Davies et al. 1998) kombiniert wird. Dabei werden die potenziellen Verdächtigen durch das geographische Profiling in eine sinnvolle Rangreihe gebracht:

Derjenige auf der Liste der Verdächtigen, dessen Wohnung oder Arbeitsplatz jenem Bereich am nächsten ist, der mit höchster Wahrscheinlichkeit den Wohnort des Täters einschließt, sollte zuerst der Befragung bzw. Testung unterzogen werden. Auf diese Weise lassen sich personelle und finanzielle Ressourcen im Hinblick auf eine möglichst rasche Ergreifung des Täters effizient einsetzen.

7.5
Fazit

Insgesamt ergibt sich das Bild, dass Täterprofile, die eine Reihe spezifischer Vorhersagen aus dem Täterverhalten ableiten, aus der Empirie nicht hergeleitet werden können. Weder für Sexual- noch für Tötungsdelikte sind bisher überzeugende Befunde vorgelegt worden, die zeigen würden, dass bestimmte Gruppen von Tatbegehungsmerkmalen mit bestimmten sozio-demographischen Hintergrundeigenschaften kovariierten. Allenfalls die Studie von Canter und Fritzon (1998) demonstriert eine solche Übereinstimmung für eine Stichprobe von Brandstiftern.

Dies hat Auswirkungen sowohl auf die praktische Erstellung von Täterprofilen als auch auf die psychologische Forschung zu diesem Thema. Daher sollten Profiler prinzipiell überdenken, ob sie spezifische Vorhersagen aus tatimmanenten Kriterien ableiten können. Vielleicht sollten sie sich einstweilen darauf beschränken, durch die Auswertung geeigneter Vergleichsstichproben Grundwahrscheinlichkeiten zu bestimmen, die es erlauben, Verdächtige rascher zu identifizieren oder in eine Rangordnung zu bringen.

Für die Forschung ergeben sich drei Ziele: Erstens anstelle von sozio-demographischen Merkmalen klar definierte psychologische Konstrukte zu verwenden (z. B. Persönlichkeitsstörungen oder Aggressivität), um die Verbindung zwischen bestimmten Formen kriminellen Verhaltens und Aspekten der Persönlichkeit aufzuklären. Die Studie von Proulx et al. (1999a, b) mag hierfür als Vorlage dienen. Zweitens die Frage zu bearbeiten, ob solche Konstrukte, falls sie Zusammenhänge mit dem Tathergang aufweisen, als Moderatorvariablen auf bestimmte sozio-demographische Merkmale einwirken. Drittens Stichproben von Straftätern hinsichtlich ihrer Hintergrundmerkmale zu möglichst homogenen Subgruppen zusammenzufassen, etwa durch clusteranalytische Verfahren, um für die Erstellung von empirischen Täterprofilen adäquate Grundwahrscheinlichkeiten zur Verfügung zu haben.

Literatur

Amir M (1971) Patterns in forcible rape. University of Chicago Press, Chicago, IL
Annon JS (1995) Investigative profiling: A behavioral analysis of the crime scene. American Journal of Forensic Psychology 13(4): 67–75
Ault RL, Reese JT (1980) A psychological assessment of crime profiling. FBI Law Enforcement Bulletin 49(3): 22–25
Baldwin J, Bottoms AE (1976) The urban criminal: A study in Sheffield. Tavistock, London

Bandura A (1999) Social cognitive theory of personality. In: Cervone D, Shoda Y (eds) The coherence of personality: Social-cognitive bases of consistency, variability, and organization. Guilford, New York, pp 185–241

Bennell C, Alison LJ, Stein KL, Alison EK, Canter DV (im Druck) Sexual offences against children as the abusive exploitation of conventional adult-child relationships. Journal of Social and Personal Relationships

Blau TH (1994) Psychological profiling. In: Blau TH (ed) Psychological services for law enforcement. John Wiley, New York, pp 261–274

Borg I, Shye S (1995) Facet theory: Form and content (Advanced quantitative techniques in the social sciences, vol 5). Sage, Thousand Oaks, CA

Bortz J (1993) Statistik für Sozialwissenschaftler, 4. Aufl. Springer, Berlin Heidelberg New York

Brantingham PL, Brantingham PJ (1981) Notes on the geometry of crime. In: Brantingham PJ, Brantingham PL (eds) Environmental criminology. Sage, Beverly Hills, CA, pp 27–54

Brussel JA (1968) Casebook of a crime psychiatrist. Simon & Schuster, New York

Bundeskriminalamt (1999) Operative Fallanalyse (OFA): Fallanalytische Verfahren und die ViCLAS-Datenbank bei der deutschen Polizei. Bundeskriminalamt, Wiesbaden

Burchard EML (1936) Physique and psychosis: An analysis of the postulated relationship between bodily constitution and mental disease syndrome. Comparative Psychology Monographs 13: 73

Canter DV (1995) Psychology of offender profiling. In: Bull R, Carson D (eds) Handbook of psychology in legal contexts. John Wiley, Chichester, pp 343–355

Canter DV (2000) Offender profiling and criminal differentiation. Legal and Criminological Psychology 5: 23–46

Canter DV, Fritzon K (1998) Differentiating arsonists: A model of firesetting actions and characteristics. Legal and Criminological Psychology 3: 73–96

Canter DV, Heritage R (1990) A multivariate model of sexual offence behavior: Developments in „offender profiling" – 1. Journal of Forensic Psychiatry 1(2): 185–212

Canter DV, Larkin P (1993) The environmental range of serial rapists. Journal of Environmental Psychology 13: 63–69

Canter DV, Coffey T, Huntley M, Missen C (im Druck) Predicting serial killers' home base using a decision support system. Journal of Quantitative Criminology

Canter DV, Hughes D, Kirby S (1998) Paedophilia: Pathology, criminality, or both? The development of a multivariate model of offence behaviour in child sexual abuse. Journal of Forensic Psychiatry 9(3): 532–555

Canter DV, Reddy S, Alison LJ (im Druck) Levels and variations of violation in rape. In: Canter DV, Alison LJ (eds) The Offender Profiling Series, vol 5: Profiling rape and murder. Ashgate, Aldershot

Canter DV, Snook B (1999) Modelling the home location of serial offenders. Vortrag anlässlich der 3. International Crime Mapping Conference, Orlando, Florida

Capone DL, Nichols WW Jr (1976) An analysis of offender behavior. Proceedings of the American Geographer 7: 45–49

Cervone D, Shoda Y (1999) Beyond traits in the study of personality coherence. Current Directions in Psychological Science 8(1): 27–32

Craik M, Patrick A (1994) Linking serial offences. Policing 10: 181–187

Davies A, Wittebrood K, Jackson JL (1998) Predicting the criminal record of a stranger rapist (Special interest series paper 12). Home Office Policing and Reducing Crime Unit, London

Dern H (2000, August) Operative Fallanalysen bei Tötungsdelikten. Kriminalistik 533–541

Dorsch F, Häcker H, Stapf KH (Hrsg) (1994) Dorsch Psychologisches Wörterbuch, 12. Aufl. Huber, Bern

Douglas JE, Olshaker M (1996) Die Seele des Mörders: 25 Jahre in der FBI-Spezialeinheit für Serienverbrechen. Spiegel-Buchverlag, Hamburg

Douglas JE, Burgess AW, Burgess AG, Ressler RK (1992) Crime classification manual: A standard system for investigating and classifying violent crime. Simon & Schuster, New York

Douglas JE, Ressler RK, Burgess AW, Hartman CR (1986) Criminal profiling from crime scene analysis. Behavioral Sciences and the Law 4: 401–421

Farrington DP (1997) Human development and criminal careers. In: Maguire M, Morgan R, Reiner R (eds) The Oxford handbook of criminology, 2nd edn. Oxford University, Oxford, pp 361–408

FBI Law Enforcement Bulletin (1985, August) Crime scene and profile characteristics of organized and disorganized murderers, pp 18–25

Felson M (1987) Routine activities and crime prevention in the developing metropolis. Criminology 25: 911–931

Feshbach S (1964) The function of aggression and the regulation of aggressive drive. Psychological Review 71: 257–272

Green EJ, Booth CE, Biderman MD (1976) Cluster analysis of burglary M/Os. Journal of Police Science and Administration 4(4): 382–388

Groth N (1979) Men who rape: The psychology of the offender. Plenum, New York

Grubin D (1995) Offender profiling. Journal of Forensic Psychiatry 6(2): 259–263

Grubin D, Kelly P, Ayis S (1997) Linking serious sexual assaults. Home Office Police Research Group, London

Guttman L (1954) A new approach to factor analysis: The radex. In: Lazarsfeld PF (ed) Mathematical thinking in the social sciences. Free Press, New York, pp 258–348

Guttman L (1968) A general nonmetric technique for finding the smallest coordinate space for a configuration of points. Psychometrika 33(3): 469–506

Harbort S (1997, August/September) Empirische Täterprofile: Ein Raster für die Ermittlung sexuell motivierter Mehrfach- und Serienmörder. Kriminalistik 569–572

Harbort S (1998, Juli) Ein Täterprofil für multiple Raubmörder: Zum Täter-Profiling auf empirischer Grundlage. Kriminalistik 481–485

Harbort S (1999, Oktober) Kriminologie des Serienmörders, Teil 1: Forschungsergebnisse einer empirischen Analyse serieller Tötungsdelikte in der Bundesrepublik Deutschland. Kriminalistik 642–650

Hodge S (1998) Spatial patterns in serial murder: A conceptual model of disposal site choice. Unpubl PhD Thesis, University of Liverpool, Department of Psychology, Liverpool, UK

Homant RJ, Kennedy DB (1998) Psychological aspects of crime scene profiling: Validity research. Criminal Justice and Behavior 25(3): 319–343

House JC (1997) Towards a practical application of offender profiling: The RNC's criminal suspect prioritization system. In: Jackson JL, Bekerian DA (eds) Offender profiling: Theory, research and practice. John Wiley, Chichester, pp 177–190

Janke F, Henningsen J (1995). Darstellung und Überprüfung eines von David Canter entwickelten Computerprogramms zur Identifizierung des Wohnortes von Serienvergewaltigern. Unveröffentlichte Hausarbeit, Fachhochschule für öffentliche Verwaltung, Fachbereich Polizei, Hamburg

Kahneman D, Slovic P, Tversky A (1982) Judgment under uncertainty: Heuristics and biases. Cambridge University Press, Cambridge

Knight RA, Prentky RA (1990) Classifying sexual offenders: The development and corroboration of taxonomic models. In: Marshall WL, Laws DR, Barbaree HE (eds) The handbook of sexual assault: Issues, theories, and treatment of the offender. Plenum Press, New York, pp 27–52

Knight RA, Warren JI, Reboussin R, Soley BJ (1998) Predicting rapist type from crime scene characteristics. Criminal Justice and Behavior 25(1): 46–80

Kocsis RN, Irwin HJ (1997) An analysis of spatial patterns in Australian offences of serial rape, arson and burglary: The utility of the circle theory of environmental range for psychological profiling. Psychiatry, Psychology and Law 4(2): 195–206

Kocsis RN, Irwin HJ, Hayes AF, Nunn R (2000) Expertise in psychological profiling: A comparative assessment. Journal of Interpersonal Violence 15(3): 311–331

Kretschmer E (1977) Körperbau und Charakter: Untersuchungen zum Konstitutionsproblem und zur Lehre von den Temperamenten, 26. Aufl. Springer, Berlin Heidelberg

Langevin R, Paitich D, Russon AE (1985) Are rapists sexually anomalous, aggressive, or both? In: Langevin R (ed) Erotic preference, gender identity, and aggression in men: New research studies. Lawrence Erlbaum, Hillsdale, NJ, pp 17–38

Marshall WL (1989) Intimacy, loneliness and sexual offenders. Behaviour Research and Therapy 27(5): 491–503

Meehl PE (1954) Clinical versus statistical prediction: A theoretical analysis and a review of the evidence. University of Minnesota Press, Minneapolis, MI

Mokros A (1999) Offence style and background characteristics in rapists: An empirical test of the homology assumption in offender profiling. Unpubl M Sc Thesis, University of Liverpool, Department of Psychology, Liverpool, UK

Mokros A, Alison LJ (im Druck) Is offender profiling possible? Testing the predicted homology of crime scene actions and characteristics in a sample of rapists. Legal and Criminological Psychology

Petermann A (ohne Datum) Das Erstellen von Täterprofilen bei Serienmorden aufgrund der Feststellungen der Tatortarbeit: Versuch einer exemplarischen Anwendung. Unveröffentlichtes Manuskript. Polizeipräsidium Bremen

Pinizzotto AJ, Finkel NJ (1990) Criminal personality profiling: An outcome and process study. Law and Human Behavior 14(3): 215–233

Plutchik R, Conte HR (Hrsg) (1997) Circumplex models of personality and emotions. American Psychological Association, Washington, DC

Poythress N, Otto RK, Darkes J, Starr L (1993) APA's expert panel in the Congressional Review of the USS Iowa incident. American Psychologist 48: 8–15

Proulx J, Aubut J, Perron L, McKibben A (1994) Troubles de la personnalité et viol: Implications théoriques et cliniques. Criminologie 27(2): 33–53

Proulx J, St-Yves M, Guay J-P, Ouimet M (1999a) Les aggresseurs sexuels de femmes: Scénarios délictuels et troubles de la personnalité. In: Proulx J, Cusson M, Ouimet M (eds) Les violences criminelles. Les Presses de l'Université Laval, Quebec, pp 157–185

Proulx J, St-Yves M, Guay J-P, Ouimet M (1999b, November) Personality characteristics and modus operandi in rapists. Vortrag anlässlich des 51. Annual Meeting of the American Society of Criminology (ASC), Toronto, Canada

Rengert GF, Wasilchik J (1985) Suburban burglary. Charles C Thomas, Springfield, IL

Ressler RK, Burgess AW, Douglas JE (1988) Sexual homicide. Lexington, New York

Ressler RK, Burgess AW, Douglas JE, Hartman CR, D'Agostino RB (1986) Sexual killers and their victims: Identifying patterns through crime scene analysis. Journal of Interpersonal Violence 1(3): 288–308

Ressler RK, Shachtman, T (1997) Ich jagte Hannibal Lecter. Heyne, München

Rhodes WM, Conly C (1981) Crime and mobility: An empirical study. In: Brantingham PJ, Brantingham PL (eds) Environmental criminology. Sage, Beverly Hills, CA, pp 189–201

Rossmo KD (1993, August) Multivariate spatial profiles as a tool in crime investigation. Vortrag anlässlich des Workshop on Crime Analysis through Computer Mapping, Chicago, IL

Rossmo DK (1995) Place, space, and police investigations: Hunting serial violent criminals. In: Eck JE, Weisburd D (eds) Crime and place. Criminal Justice, Monsey, NY, pp 217–235

Rossmo DK (1997) Geographic profiling. In: Jackson JL, Bekerian DA (eds) Offender profiling: Theory, research and practice. John Wiley, Chichester, pp 159–175

Rossmo DK (2000) Geographic profiling. CRC, Boca Raton, FL

Salfati CG (1998) Homicide: A behavioural analysis of crime scene actions and associated offender characteristics. Unpubl PhD Thesis, University of Liverpool, Department of Psychology, Liverpool, UK

Salfati CG (2000) The nature of expressiveness and instrumentality in homicide. Homicide Studies 4(3): 265–293

Salfati CG, Canter DV (1999) Differentiating stranger murders: Profiling offender characteristics from behavioral styles. Behavioral Sciences and the Law 17: 391–406

Schaefer ES (1997) Integration of configurational and factorial models for family relationships and child behavior. In: Plutchik R, Conte HR (eds) Circumplex models of personality and emotions. American Psychological Association, Washington, DC, pp 133–153

Scully D, Marolla J (1985) „Riding the bull at Gilley's": Convicted rapists describe the rewards of rape. Social Problems 32(3): 251–264

Shepard RN (1978) The circumplex and related topological manifolds in the study of perception. In: Shye S (ed) Theory construction and data analysis in the behavioral sciences. Jossey-Bass, San Francisco, pp 29–80

Shoda Y (1999) Behavioral expressions of a personality system: Generation and perception of behavioral signatures. In: Cervone D, Shoda Y (eds) The coherence of personality: Social-cognitive bases of consistency, variability, and organization. Guilford, New York, pp 155–181

Shoda Y, Mischel W, Wright JC (1994) Intraindividual stability in the organization and patterning of behavior: Incorporating psychological situations into the idiographic analysis of personality. Journal of Personality and Social Psychology 67(4): 674–687

Shye S, Elizur D, Hoffman M (1994) Introduction to facet theory: Content design and intrinsic data analysis in behavioral research. Sage, Thousand Oaks, CA

Snook B (1999) Geographical profiling: Investigation of parameters influencing „search cost" in DRAGNET. Unpubl M Sc Thesis, University of Liverpool, Department of Psychology, Liverpool, UK

Steck P, Pauer U (1992) Verhaltensmuster bei Vergewaltigung in Abhängigkeit von Täter- und Situationsmerkmalen. Monatsschrift für Kriminologie und Strafrechtsreform 75(4): 187–197

Süddeutsche Zeitung Magazin (11.04.1997) „Einem Serientäter geht es immer um zweierlei: Sex und Macht." Niemand weiß besser als Robert K. Ressler, was in einem Gewalttäter vorgeht. Nicht einmal der Mörder selbst. Ein Gespräch über Abgründe, S 10–18

Tamura M, Suzuki M (1997) Criminal profiling research on serial arson: Examination of circle hypothesis estimating offender's residential area. Reports of the National Research Institute of Police Science: Research on Prevention of Crime and Delinquency 38: 1

Turner S (1969) Delinquency and distance. In: Sellin T, Wolfgang ME (eds) Delinquency: Selected studies. John Wiley, New York, pp 11–26

Tversky A, Kahneman D (1973) Availability: A heuristic for judging frequency and probability. Cognitive Psychology 5: 207–232

Tversky A, Kahneman D (1974) Judgement under uncertainty: Heuristics and biases. Science 185: 1124–1131

Webb EJ, Campbell DT, Schwartz RD, Sechrest L, Grove JB (1981) Nonreactive measures in the social sciences. Rand McNally, Chicago, IL

Weller SC, Romney AK (1990) Metric scaling: Correspondence analysis. Sage, London

Wilson M, Jack K, Butterworth D (1997) The psychology of rape investigations: A study in police decision making. Unveröffentlichter Forschungsbericht, University of Liverpool, Department of Psychology, Liverpool, UK

Die Bedeutung rechtsmedizinischer Untersuchungsergebnisse bei der Erstellung von Fallanalysen

K. PÜSCHEL und J. SCHRÖER

Die Rechtsmedizin, früher Gerichtliche Medizin genannt, befasst sich nicht, wie häufig fälschlicherweise angenommen wird, nur mit der Untersuchung von unnatürlichen oder unklaren Todesfällen. Der Rechtsmediziner wird auch in zahlreichen anderen Gebieten tätig, z.B. bei Untersuchungen überlebender Opfer von Gewaltverbrechen, Versicherungsmedizin, Verkehrsmedizin, Alkoholforschung, Toxikologie und Abstammungsbegutachtung.

Um die Facharztbezeichnung Rechtsmedizin zu erlangen, ist in Deutschland eine 5-jährige Weiterbildungszeit erforderlich. Inhalt und Ziel der Weiterbildung sind der Erwerb von Kenntnissen in folgenden Bereichen: Rechtsmedizinische Sektionstechnik, Erstattung von schriftlichen und mündlichen Gutachten über Kausalzusammenhänge im Rahmen der Todesermittlung und zu forensisch-psychopathologischen Fragestellungen, Asservierung von Spuren, Beurteilung von Verletzungen bei Lebenden und Toten, Beurteilungen von Intoxikationen, Alkohologie, forensische Serologie, gerichtsmedizinische Spurenkunde und Versicherungsmedizin.

In der Bundesrepublik Deutschland arbeiten Rechtsmediziner ganz überwiegend im Bereich von Universitätsinstituten, die es an fast allen Medizinischen Fakultäten gibt (insgesamt 31 Institute). Daneben existieren in einigen Großstädten gerichtsärztliche Dienste, in Bayern nehmen auch so genannte Landgerichtsärzte rechtsmedizinische Aufgaben wahr. Circa 1–2% aller Todesfälle in Deutschland werden im Rahmen von gerichtsmedizinischen Obduktionen (gem. § 87 Strafprozessordnung) untersucht, dies entspricht ca. 12–15 000 gerichtlichen Sektionen jährlich. Gemäß polizeilicher Kriminalstatistik ereignen sich jährlich ca. 1200 Tötungsdelikte.

Neuere Dunkelfelduntersuchungen der Rechtsmedizin (Brinkmann 1997) haben gezeigt, dass von einer etwa gleich großen Anzahl nicht erkannter Tötungsdelikte auszugehen ist. Ursächlich hierfür sind v. a. gravierende Mängel im System der ärztlichen Leichenschau. Diese wird nicht selten bei schlechten Lichtverhältnissen oder ohne vollständige Entkleidung des Leichnams durchgeführt, so dass Hinweise auf einen nicht natürlichen Tod übersehen werden.

Nach eigenen Erfahrungen in unserem Untersuchungsgut dominieren bei den Formen der Gewalteinwirkungen stumpfe Gewalt, scharfe Gewalt, Strangulation und Schuss. In Hinblick auf die Motivationslage fanden wir in Hamburg zwischen 5–10% sexuell motivierte Tötungsdelikte; zahlenmäßig relevant sind insbesondere Beziehungstaten (ca. $^1/_5$ aller Fälle), Delikte aus Bereicherungsabsicht und Tötungsdelikte im Bereich der organisierten Kriminalität.

Im Bereich von Tötungsdelikten besteht eine vergleichsweise enge und intensive Kooperation zwischen Kriminalpolizei bzw. Mordkommission und Rechtsmedizin. Diese beginnt schon am Geschehensort, da Rechtsmediziner hier regelhaft hinzugezogen werden (insbesondere zur Todeszeitschätzung, zur Interpretation der biologischen Spurenbilder, v. a. von Blutspuren, und zur ersten Rekonstruktion des Geschehensablaufs). Bei der Sektion sind andererseits die Kriminalbeamten im Sektionssaal zugegen, um am Leichnam spezielle Spurensicherungsarbeiten durchzuführen und die relevanten Verletzungsbefunde aufzunehmen, die etwa bei Vernehmungen Tatverdächtigen und Zeugen vorzuhalten sind. Schließlich begegnen sich Polizei und Rechtsmedizin erneut im Gerichtssaal als Zeugen und Sachverständige. Starke neue Impulse erhielt die Kooperation durch die Einführung der Operativen Fallanalyse in Deutschland, bei der heutzutage Kriminalpolizei, Psychologen und Rechtsmediziner in intensiver Diskussion miteinander eine Interpretation u. a. von Tatort, Tatablauf und Motivation des Täters anstreben.

Das folgende Kapitel handelt von den Aufgaben des Rechtsmediziners im Rahmen von Ermittlungsarbeiten und den Möglichkeiten, die gewonnenen Untersuchungsergebnisse für die Erstellung einer Fallanalyse zu nutzen.

8.1
Der Rechtsmediziner am Geschehensort

8.1.1
Hinweise auf die Umstände des Todes

Besteht der Verdacht auf ein Tötungsdelikt, sollte der Rechtsmediziner, wann immer die Umstände es zulassen, so schnell wie möglich zum Leichenfundort hinzugezogen werden. Hierbei spielt die Zeit eine Rolle, da durch die vielen beteiligten Personen unbeabsichtigt Veränderungen verursacht werden können, die dann das Spurenbild verfälschen oder wichtige Befunde zerstören.

Die Spurenlage am Geschehensort kann Hinweise auf den Tathergang liefern und somit die Entstehung von Verletzungen erklären. Dies gilt insbesondere für das Blutspurenmuster in Relation zu Art und Ausmaß der Verletzungen – auch unter Berücksichtigung der Handlungsfähigkeit des Opfers.

Sollten sich Unstimmigkeiten zwischen der Auffindungssituation und den Untersuchungsbefunden zeigen, gibt es also Hinweise auf eine nachträgliche Veränderung des Tatortes durch den Täter oder sonstige Personen bzw. auf ein Verbringen des Leichnams vom Tatort weg, lässt sich dies am besten am Ort des Geschehens klären. Beispielsweise kann die Verteilung der Leichenflecke Hinweise auf eine Stunden nach dem Tode erfolgte Veränderung der Körperposition belegen.

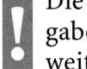 Die erste Untersuchung des Tatortes kann Fragen aufwerfen, die in den Aufgabenbereich des Rechtsmediziners fallen und die richtungsweisend für die weitere Ermittlungsarbeit sein können.

Beispiele für derartige Fragestellungen:

- Was für eine Waffe könnte der Täter benutzt haben?
- Welche der Verletzungen war tödlich?
- Wie lange hat das Opfer den Angriff überlebt?
- Ist der Fundort gleichzeitig der Tatort?
- In welcher Position befand sich das Opfer zum Zeitpunkt der Gewalteinwirkung?
- Erfolgten die Verletzungen zu Lebzeiten oder postmortal?
- Deuten die Verletzungen auf ein Sexualdelikt hin? Sind Spermaspuren vorhanden?
- War das Opfer unter dem Einfluss von Alkohol oder Drogen?
- Hat sich das Opfer gewehrt bzw. hat ein Kampf zwischen Täter und Opfer stattgefunden?
- Wie genau ist der Todeszeitpunkt einzugrenzen?

Andererseits muss in jedem Fall vor Ort durch den Leiter der polizeilichen Einsatzgruppe entschieden werden, welche Maßnahmen Priorität haben, z.B. Spurensicherung am Leichnam oder Untersuchungen zur Todeszeitschätzung. Dabei wird in der Regel die Spurensicherungsgruppe der Mordkommission zur Vermessung und fotographischen bzw. videotechnischen Aufnahmen des Geschehensortes vor etwaigen Veränderungen sowie zur Gewinnung aller erreichbaren Mikrospuren den Vorrang haben. Der Rechtsmediziner muss dann u.U. auf seinen speziellen Einsatz warten. In jedem Fall ist eine klare Absprache bezüglich der jeweiligen Spurenlage sowie des angemessenen Maßnahmenkatalogs erforderlich.

8.1.2
Untersuchung der Leiche am Fundort

Die meisten der oben genannten Fragen lassen sich nicht allein bei der Tatort-/Fundortbegehung beantworten. Zu deren Klärung sind die während der nachfolgenden Obduktion und im Rahmen weiterführender Untersuchungen erhobenen Befunde notwendig. Die Obduktion sollte stets sehr zeitnah durchgeführt werden, da nur ein frühestmöglicher Untersuchungszeitpunkt eine optimale Befunderhebung ermöglicht.

Der Rechtsmediziner kann sich am Fundort bezüglich der Rekonstruktion, der Art des Tötungsdeliktes und der äußeren Umstände einen ersten Eindruck verschaffen, der für die Planung und technische Durchführung der Sektion eine wichtige Voraussetzung ist. Die Kenntnis der Auffindungssituation kann die morphologische Befundinterpretation z.B. bei geformten Verletzungen erleichtern. Auch für eine spätere fundierte Begutachtung vor Gericht ist eine Hinzuziehung des Rechtsmediziners zum Fundort des Leichnams unverzichtbar.

Todeszeitbestimmung

Eine der am häufigsten gestellten Fragen betrifft die Todeszeitbestimmung. Besteht der Verdacht auf ein Tötungsdelikt und sind keine Zeugen vorhanden, so ist die Bestimmung der Todeszeit von großer Relevanz hinsichtlich der Tatrekonstruktion und der Täterermittlung. Ist dabei ein engerer Zeitrahmen bestimmbar, lässt sich möglicherweise ein Tatverdächtiger überführen/ausschließen oder ein Alibi widerlegen/bestätigen. Bei der Eingrenzung spielen einerseits kriminalistische Überlegungen eine Rolle, beispielsweise wann das Opfer zuletzt lebend gesehen wurde, andererseits lassen sich aufgrund der rechtsmedizinischen Untersuchungsergebnisse Rückschlüsse auf den Todeszeitpunkt ziehen.

Eine genaue Bestimmung der Todeszeit ist derzeit allerdings nicht möglich, auch nicht unter Berücksichtigung aller zur Verfügung stehenden Kriterien. Es handelt sich also lediglich um eine näherungsweise Schätzung von plus/minus einigen Stunden. Je kürzer der Todeszeitpunkt zurückliegt, um so genauer kann eine solche Schätzung sein.

Die Todeszeitbestimmung erfolgt anhand von Leichenveränderungen wie Abnahme der Körpertemperatur, Wegdrückbarkeit der Totenflecken, Ausmaß der Totenstarre und elektrische Erregbarkeit der Muskulatur. Bei längerer Liegezeit wird der Zeitrahmen immer unsicherer, die so genannten späten Leichenveränderungen (Fäulnis, Mumifikation, Tierfraß – insbesondere Insektensukzession – und andere) nehmen einen sehr unterschiedlichen Zeitverlauf.

Die zeitliche Abfolge der Leichenveränderungen wird zum einen durch äußere Faktoren (insbesondere Temperatur) beeinflusst, zum anderen ist sie individuell äußerst verschieden. Selbst bei gleichartigen äußeren Bedingungen wird man an zwei verschiedenen Individuen unterschiedliche zeitliche Abläufe feststellen können.

Die folgenden Kriterien werden bei der Todeszeitbestimmung berücksichtigt:

Abkühlung. Als grober Richtwert gilt, dass bei normaler Raumtemperatur, leichter Bekleidung und normalem Gewicht der Leiche in den ersten Stunden nach Todeseintritt ein Absinken der Mastdarmtemperatur um 1 °C pro Stunde zu erwarten ist. Hier zeigt sich bereits das Problem, denn in vielen Fällen wird der Untersucher eine gänzlich andere Situation vorfinden. Faktoren, die die Abkühlung beeinflussen, sind: Umgebungstemperatur, Fundort (Innenraum oder im Freien), Auffinden im Wasser, Wetter (Sonne, Wind, Regen), Bekleidung/Bedeckung der Leiche, Ernährungszustand etc. Bei der Anwendung eines Nomogrammes (nach Henßge) wird aus der Rektaltemperatur der Leiche, der Umgebungstemperatur und dem Körpergewicht unter Berücksichtigung von Korrekturfaktoren eine Todeszeit plus/minus mögliche Abweichung angegeben. Hierbei kann es gelingen, die Todeszeit auf einen Zeitraum von bestenfalls etwa 5–6 Stunden einzugrenzen. Eine etwas genauere Bestimmung der Todeszeit in den ersten 12 Stunden postmortal ermöglicht die Messung der zentralen Hirntemperatur, die allerdings nur von wenigen Rechtsmedizinern standardmäßig praktiziert wird.

Bezüglich der Temperaturmessungen ist zu beachten, dass diese nur von sehr erfahrenen Untersuchern vorgenommen werden sollten (am besten von den Rechtsmedizinern selbst), da unbedingt speziell geeichte Thermometer einzusetzen sind und eine sichere anatomische Platzierung der Messsonde tief im Mastdarm zu gewährleisten ist.

Totenflecken. Totenflecken entstehen nach Stillstand des Kreislaufes durch Absinken des Blutes infolge der Schwerkraft in die tieferliegenden Körperpartien. Die Entwicklung beginnt bereits in der ersten Stunde nach dem Tode, die maximale Ausprägung ist nach 3–16 Stunden erreicht. Die Aufliegeflächen werden dabei ausgespart, ebenso Bereiche, in denen die Haut durch Kleidungsstücke oder andere Gegenstände von außen komprimiert wird. Findet in den ersten 10–12 Stunden postmortal eine Umlagerung statt, so verlagern sich auch die Totenflecken je nach Zeitpunkt mehr oder weniger vollständig in die neuen tieferliegenden Körperpartien. Weisen Leichenposition und Lage der Totenflecken bei Auffindung eine Diskrepanz auf, so ist davon auszugehen, dass eine postmortale Umlagerung erfolgte. Die Ausprägung der Totenflecke kann je nach Todesart/Vorerkrankung stark (plötzlicher Tod aus innerer Ursache; Erstickungstodesfälle) oder abgeschwächt (Verbluten nach außen oder innen; vorbestehende Anämie) sein. Die normale Farbe von Totenflecken ist blauviolett, sie können aber in einigen Fällen hellrot sein (Intoxikation mit Kohlenmonoxid oder Cyanid, Lage bei niedriger Umgebungstemperatur) oder bei bestimmten Intoxikationen eine bräunliche oder grünliche Färbung haben.

Totenstarre. Bei Todeseintritt findet zunächst eine Erschlaffung der gesamten Muskulatur statt. Es ist daher ein Fehler, aus dem mimischen Ausdruck eines Toten die Umstände des Todes herauslesen zu wollen. Die Totenstarre kann bereits in der ersten Stunde nach Todeseintritt einsetzen und erreicht ihr Maximum zwischen 2 und 20 Stunden. Ursächlich ist der nach Todeseintritt stattfindende Abfall des „Weichmachers" ATP (Adenosintriphosphat) in der Muskulatur. Zur Eingrenzung der Todeszeit kann der Untersucher die Starre in einigen Gelenken brechen. Sind dabei bereits alle Fasern eines Muskels erstarrt, kann sich keine weitere Starre bilden. Zu einem Zeitpunkt, an dem noch nicht alle Fasern erstarrt sind, ist es möglich, dass eine Starre sich erneut ausbildet, und zwar je nach Verhältnis der zuvor noch nicht erstarrten Fasern stärker oder schwächer als die vorausgegangene Starre (6–8 Stunden post mortem). Die Totenstarre wird schließlich durch autolytische und fäulnisbedingte Prozesse gelöst. Diese Prozesse sind stark temperaturabhängig.

Supravitale Reaktionen. Nach Eintritt des Individualtodes sterben einzelne Körpergewebe unterschiedlich schnell ab. Durch mechanische, elektrische oder pharmakologische Reize sind bei verschiedenen Geweben so genannte supravitale Reaktionen auslösbar (z.B. Erregung der mimischen Muskulatur durch definierte elektrische Reize bzw. spezielle elektrische Reizung kleiner Handmuskeln; Prüfung der Verengung oder Erweiterung der Pupillen durch am Auge wirksame Pharmaka).

> **!** Von Henßge und Madea wurde zum Zweck der Todeszeitbestimmung als derzeitiger „Goldstandard" ein integratives Konzept entwickelt, bei dem alle oben genannten Faktoren Berücksichtigung finden (Henßge u. Madea 1988). Hierbei kann die Todeszeit bei günstigen Fällen mit kurzer Liegezeit auf einen Zeitraum von 2–4 Stunden eingegrenzt werden.

Liegt der Todeszeitpunkt länger zurück, so kann man anhand von fortgeschrittenen Leichenerscheinungen (Fäulnis, Verwesung, Mumifikation) Rückschlüsse auf die Liegezeit ziehen. Diese Prozesse sind stark temperaturabhängig, was die Schätzungen sehr unsicher macht.

Eine unter diesen Umständen noch relativ enge Eingrenzung des Todeszeitpunktes erlaubt ein eventueller Befall eines Leichnams durch Fliegenmaden. Hier kann aufgrund der Entwicklungsstadien der Tiere zum Todeszeitpunkt zurückgerechnet werden. In solchen Fällen sollte stets ein Rechtsmediziner oder Biologe mit Kenntnissen auf diesem Gebiet zum Leichenfundort gerufen werden, da sich Fliegenpuppen häufig im Erdreich – oder bei Wohnungsleichen – z. B. unter dem Teppich finden. Anhand von Insektenbefall – insbesondere durch das Ablegen von Fliegeneiern, der Entwicklung von Maden, Verpuppung etc. sowie der Verteilungsmuster und dem Besiedlungszeitpunkt durch verschiedene Insektenarten – können forensische Entomologen relativ differenzierte Einschätzungen zur Liegezeit abgeben, im optimalen Fall auf 1 – 2 Tage genau innerhalb der ersten 2 Wochen postmortal (Amendt 2000).

8.2
Die Leichenuntersuchung durch den Rechtsmediziner

8.2.1
Identifikation

Bei der Auffindung einer Leiche ist zunächst zu klären, um wen es sich bei der toten Person handelt. Möglicherweise geben die äußeren Umstände bereits Aufschluss darüber, beispielsweise durch das Mitführen von Papieren oder die Identifikation durch andere Personen. Das Fertigen von Fingerabdrücken, die Asservierung von Kleidungsstücken sowie andere nichtmedizinische Maßnahmen zur Personenfeststellung gehören in den Aufgabenbereich des polizeilichen Erkennungsdienstes.

Bei der medizinischen Identifikation werden morphologische Befunde erhoben.

- Zu den *allgemeinen* Merkmalen gehören Aussagen zu Geschlecht, Körpergröße, Körperbau, Rassenmerkmalen und Lebensalter. Bei der Schätzung des Lebensalters einer erwachsenen Person kann man bestenfalls eine Altersspanne von etwa ± 5 Lebensjahren angeben. Je mehr äußere Merkmale dabei berücksichtigt werden, z. B. Haarfarbe, Lichtung der Haare, Hautfaltenbildung, Hautzustand, Entwicklung und Abnutzungsgrad des Gebisses, desto korrekter ist eine Schätzung möglich.
- Zu den *speziellen* Merkmalen gehören körperlicher Allgemein- und Ernährungszustand, Haarfarbe, Hautfarbe, Hautpigmentierung, Muttermale, Narben, Tätowierungen, Augenfarbe, Missbildungen, Fehlen von Körpergliedern, Detailzustand des Gebisses etc.

Die Untersuchung des Gebisses ermöglicht anhand des Zahnstatus eine zuverlässige Identifikation, sofern zahnärztliche Vergleichsbefunde, im besten Fall auch Röntgenbefunde vorliegen. Aufgrund der großen Individualität des Gebisses ist die Irrtumswahrscheinlichkeit sehr gering. Weitere individuelle Befunde lassen sich anhand von vergleichenden Röntgenaufnahmen erheben. Hierbei ist auf Besonderheiten des knöchernen Skeletts zu achten, wie etwa Form des

Brustkorbes, knöcherne Fehlbildungen, alte Frakturen, Endoprothesen, Osteo-
synthesematerial.

Im Rahmen der Obduktion sind morphologische und chemische Spezialun-
tersuchungen möglich. Die Obduktion liefert außerdem weitere Anhaltspunkte
durch die Feststellung von Organerkrankungen oder erfolgten Operationen,
z.B. Entfernung von Gallenblase oder Wurmfortsatz.

Bei der Auffindung von einzelnen Leichenteilen stellt sich häufig die Frage, ob
es sich überhaupt um menschliche Überreste handelt und wenn ja, ob es sich um
Teile von einer oder mehreren Leichen handelt. Beides lässt sich mittels Blut-
gruppen-Diagnostik bzw. neuerdings v. a. anhand von DNA-Untersuchungen (so
genannter Genetischer Fingerabdruck) feststellen.

Werden Skelette oder Skelettteile aufgefunden, ist es möglich, Alter, evtl. Körpergröße, Geschlecht und Liegezeit zu bestimmen. Außerdem stellt sich die
Frage nach der Todesursache, welche aber eher ausnahmsweise (z.B. Schussver-
letzung des Schädels) bestimmbar ist.

Es kommt vor, dass ein Täter Leichenteile an verschiedenen Orten ablegt oder
dass ins Wasser geworfene Leichenteile an verschiedenen Uferstellen zu verschiedenen Zeitpunkten aufgefunden werden. Hier kann dann eine Zuordnung
ebenfalls anhand von molekulargenetischen Untersuchungen, Vergleichen der
Werkzeugspuren etc. erfolgen. Unter Umständen müssen Leichenteile wie ein
Puzzle zusammengefügt werden, um festzustellen was vorhanden ist und was
evtl. noch fehlt.

Fallbeispiel

Über einen Zeitraum von mehreren Monaten wurden an den Ufern verschiedener Gewässer Hamburgs eine Reihe teilweise in Plastiktüten verpackter Leichenteile aufgefunden.

Es handelte sich, in Reihenfolge der Funde, um einen Kopf, der eine Vielzahl
durch stumpfe Gewalteinwirkung hervorgerufene Verletzungen aufwies, zwei
Arme und zwei Unterschenkel mit Füßen, Anteile eines Beckens, einen rechten
Oberschenkel, einen Brustkorb mit parallel verlaufenden oberflächlichen
Schnittverletzungen und eine abgetrennte Zunge, Anteile eines Oberbauchs und
einen linken Oberschenkel.

Die Leichenteile stellten sich als zu einer Person zugehörig heraus (durch
anatomisches „Anpassen" sowie Blutgruppenvergleich). Mittels daktyloskopischer Untersuchung wurde das Opfer als ein 24-jähriger, arbeitsloser Homo-
sexueller identifiziert.

Man kam auf die Spur des Täters, nachdem dieser einen weiteren Homose-
xuellen verletzte, welcher aber fliehen konnte und Anzeige erstattete.

Bei der nachfolgenden Durchsuchung der Täterwohnung fand man im Keller
die blutdurchtränkte Wäsche des ersten Opfers zusammen mit dem bis dahin
noch fehlenden Penis. Der Täter gestand daraufhin beide Taten.

Der 38-jährige homosexuelle Wachmann hatte sein Opfer, nachdem es zu einem Streit über die Höhe eines für sexuelle Handlungen versprochenen Geld-
betrages gekommen war, mit einer Pfeffermühle und einem Hammer erschla-
gen. Danach hatte er sein Opfer zerstückelt und die Leichenteile an den folgen-

den Tagen in verschiedene Gewässer geworfen. Laut eigener Aussage hatte er bei Begehung der Tat unter erheblichem Alkoholeinfluss gestanden. Die Frage nach dem Motiv für die Penisabtrennung beantwortete er nicht. Er gab an, den Penis versehentlich zurückbehalten zu haben.

Der psychiatrische Sachverständige attestierte eine erheblich verminderte Schuldfähigkeit aufgrund des übermäßigen Alkoholkonsums. Das Urteil lautete 6 Jahre Gesamtfreiheitsstrafe wegen fahrlässigem Vollrausch und wegen gefährlicher Körperverletzung bei verminderter Schuldfähigkeit.

Im folgenden Fallbeispiel wurde die rechtsmedizinische Untersuchung unter besonders erschwerten Bedingungen durchgeführt. Zur Leichenbeseitigung hatte der Täter seine Opfer in Fässern mit Salzsäure deponiert und auf seinen Grundstücken vergraben.

Fallbeispiel

Auf zwei Grundstücken eines 48-jährigen Kürschners wurden 1992 zwei Säurefässer mit den Überresten zweier seit 1986 und 1988 verschwundenen Frauen ausgegraben. Man war dem Täter auf die Spur gekommen, nachdem dieser wegen erpresserischen Menschenraubes in einer anderen Sache vor Gericht stand. Die Mutter der 1988 verschwundenen 31-jährigen Industriekauffrau hatte während der Gerichtsverhandlung Parallelen zwischen der dort verhandelten Entführung und dem Verschwinden ihrer Tochter bemerkt. Die daraufhin gebildete Sonderkommission konnte schließlich im Zuge der sehr umfangreichen Ermittlungen die Säurefässer sowie weiteres Beweismaterial sicherstellen.

Die rechtsmedizinische Untersuchung der Fassinhalte ergab folgende Feststellungen:

Im ersten Fass fanden sich durch Salzsäure stark zersetzte Leichenteile. Erkennbar waren Kopf, Rumpf, beide Arme, das linke Knie und der rechte Fuß. Beide Arme waren auf den Rücken gefesselt. Dabei waren die auf dem Rücken liegenden Handgelenke mehrfach eingeschnürt und die Ellenbogen am Rumpf fixiert. Eine weitere Fesselungsspur fand sich im Bereich des linken Unterschenkels. 8 cm unterhalb des linken Knies waren Sägespuren erkennbar. Das Kopfhaar des Opfers war bis auf eine Länge von etwa 1 mm geschoren.

Bei dem Opfer handelte es sich um die 1988 verschwundene damals 31-jährige Industriekauffrau. Die Identifikation erfolgte anhand des Zahnstatus/Gebissbefundes.

Bei der Untersuchung der Sägespuren konnte später gezeigt werden, dass gleichartige Spuren mit einer Fleischersäge erzeugt werden konnten, die sich im Besitz des Täters befand.

Bezüglich der Todesursache ließen sich keine Feststellungen treffen.

Was das Motiv der Fesselungen und des Haareabschneidens betraf, konnten Polaroidfotos sowie eine besprochene Tonbandkassette sichergestellt werden. Der Täter hatte sein Opfer während verschiedener erzwungener sexueller Handlungen fotografiert und es gezwungen, eine Tonbandkassette zu besprechen, auf der die durchgeführten sado-masochistischen Handlungen beschrieben wurden.

Die Untersuchung des Inhalts des zweiten Fasses war weniger ergiebig. Es handelte sich um eine überwiegend amorphe Flüssigkeit, in der man einzelne Gewebestrukturen feststellen konnte, die als menschliche Haut- und Kleinhirnteile identifiziert wurden. Außerdem wurden Amalgamfüllungen und Goldkronen gefunden. Da eine Art der Überkronung (so genannte Ringdeckelkrone aus Gold) in neuerer Zeit nicht mehr praktiziert wird, konnte man daraus ableiten, dass es sich um den Leichnam einer älteren Person handelte. Aufgrund der Aussagen des Täters konnte davon ausgegangen werden, dass es sich um die 6 Jahre zuvor verschollene seinerzeit 61-jährige Frau des früheren Arbeitgebers des Kürschners handelte. Der Täter wurde wegen Mordes in beiden Fällen sowie wegen erpresserischen Menschenraubes in zwei weiteren Fällen zu einer lebenslangen Freiheitsstrafe verurteilt. Die Unterbringung wurde in der Sicherheitsverwahrung angeordnet, außerdem wurde die besondere Schwere der Schuld festgestellt.

8.2.2
Untersuchung der Verletzungen

Arten der Gewalteinwirkung

Nachfolgend wird eine kurze Einführung in die rechtsmedizinische Systematik bei der Beschreibung von Verletzungen gegeben, die forensische Traumatologie. Die Arten der mechanischen Gewalteinwirkung lassen sich unterteilen in *stumpfe, halbscharfe* und *scharfe Gewalt*. Eine Sonderform der stumpfen Gewalt sind Schussverletzungen, sie werden aber in der Rechtsmedizin aufgrund ihrer vielen Besonderheiten eigenständig dargestellt. Stumpfe Gewalt, scharfe und halbscharfe Gewalt, Schussverletzungen sowie Strangulation sind im Allgemeinen die häufigsten Arten der Gewalteinwirkung. Verletzungen können außerdem durch Hitze- und Kälteeinwirkung, durch elektrische Energie sowie durch die Einwirkung von Chemikalien entstehen.

Stumpfe Gewalt. Vergleichsweise besonders oft trifft der Rechtsmediziner auf Spuren stumpfer Gewalteinwirkung. Zu den durch stumpfe Gewalt hervorgerufenen Verletzungsarten gehören *Abschürfungen, Blutunterlaufungen, Zerreißungen, Knochenbrüche etc.* Verletzungen dieser Art entstehen durch die Einwirkung verschiedenster Gegenstände auf den Körper oder auch durch Sturz bzw. Anstoßen; sie hinterlassen mehr oder weniger charakteristische Muster. Zum Teil können typische Werkzeugspuren (s. Abb. 8.1–8.2) abgrenzbar sein, beispielsweise Doppelstriemen bei Stock- oder Peitschenhieben, Schuhsohlenabdrücke beim Treten, Reifenabdrücke.

Halbscharfe Gewalt. Zu den Einwirkungen durch halbscharfe Gewalt zählen Verletzungen, die durch halbscharfe Werkzeuge (Axt, Beil etc.) verursacht werden. Diese Verletzungen nehmen eine Zwischenstellung ein. Je nach Beschaffenheit des Werkzeuges und der Wucht, mit der dieses auf den Körper einwirkt, ähneln die Befunde den durch scharfe oder durch stumpfe Gewalt verursachten Verletzungen. Häufig findet man Formen, die scharfrandige Wundränder aufweisen, in der Tiefe jedoch das Aussehen stumpfer Gewalteinwirkung haben.

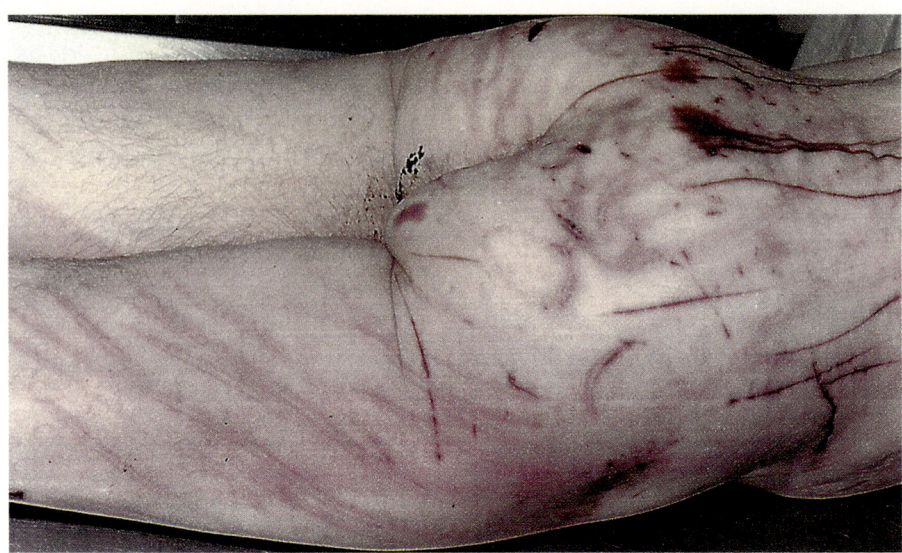

Abb. 8.1. Doppelkonturierte Hämatome nach Peitschenhieben (links), daneben langgezogene Hauteinritzungen mit Messerspitze (rechts)

Pfählungsverletzungen (in Abgrenzung zu Stichverletzungen) entstehen durch das tiefe Eindringen relativ stumpfer Gegenstände in den Körper. Insbesondere Pfählungen im Genital- oder Analbereich können bei Sexualdelikten vorkommen und reichen manchmal tief ins Körperinnere.

Die Zuordnung von *Bissverletzungen* ist nicht einheitlich. Sie lassen sich je nach Ausdehnung der Verletzung entweder der stumpfen oder der halbscharfen Gewalteinwirkung zuordnen. Bissverletzungen (Abb. 8.3, 8.4) sind kriminalistisch von besonderer Bedeutung. Kein Gebiss gleicht dem anderen, Zahnstellung, Abstand, Zahnrelief, Überkronungen, Füllungen etc. sind individuell verschieden. Anhand von Zahnabdrücken kann die Identifikation des Täters erfolgen. Viel bedeutsamer ist heutzutage allerdings der DNA-Nachweis aus Speichelrückständen.

Bissverletzungen finden sich am häufigsten bei Sexualdelikten sowie bei Kindesmisshandlungen. In der Literatur wird dem Aussagewert von Bissverletzungen unterschiedliche Bedeutung zugemessen (z. B. Endris 1985). Im eigenen Untersuchungsgut spielte diese Verletzungsform für die Identifikation des Täters eine untergeordnete Rolle.

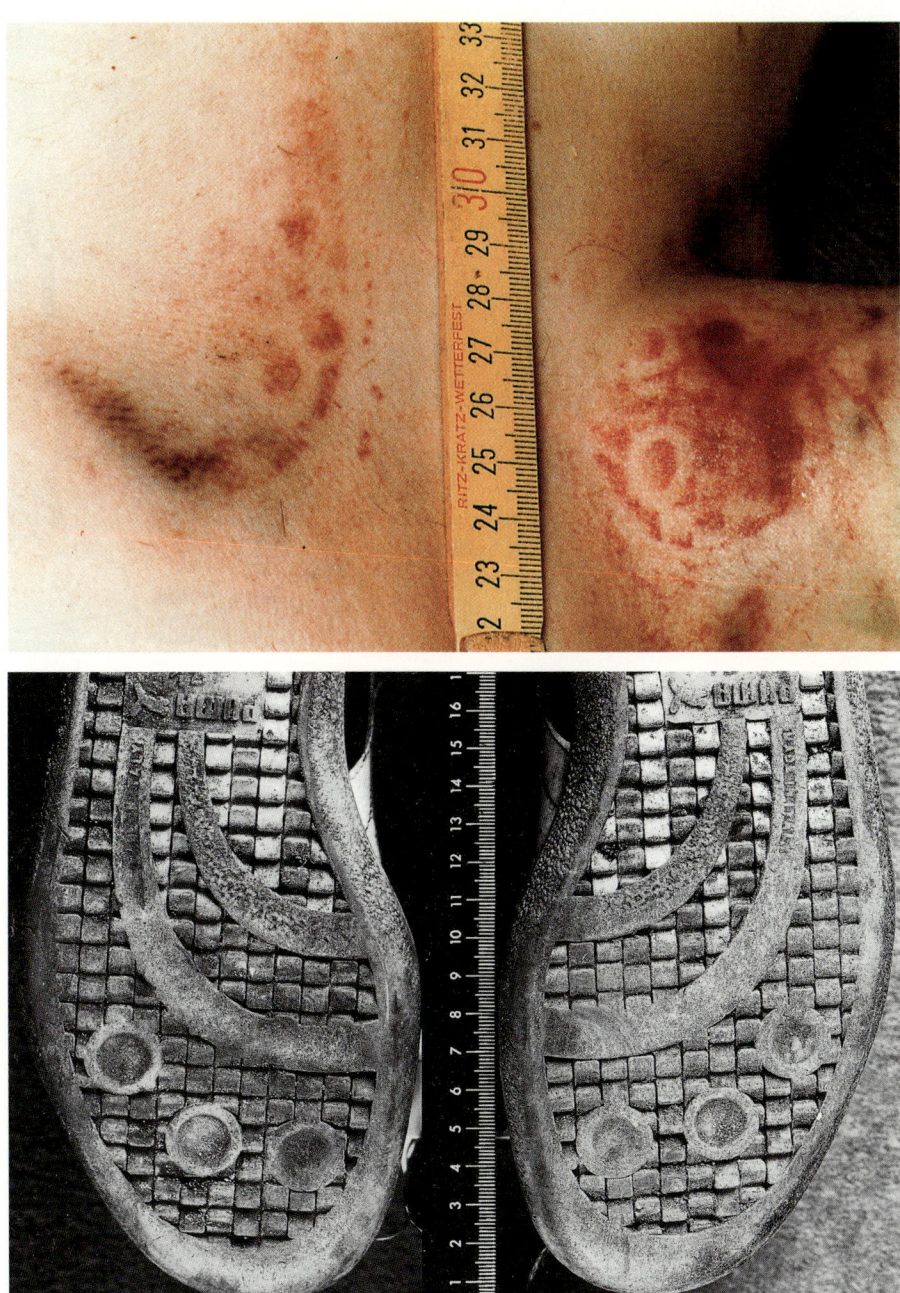

Abb. 8.2. a Durch das „Werkzeug" konturierte Hämatome des Halses und der Brust nach Zu-
treten mit beschuhtem Fuß. **b** Profil des entsprechenden Schuhes

Abb. 8.3. Biss-Saugverlet-
zung. Zu beachten ist die
Asservierung möglicher
Speichelspuren zur DNA-
Analyse

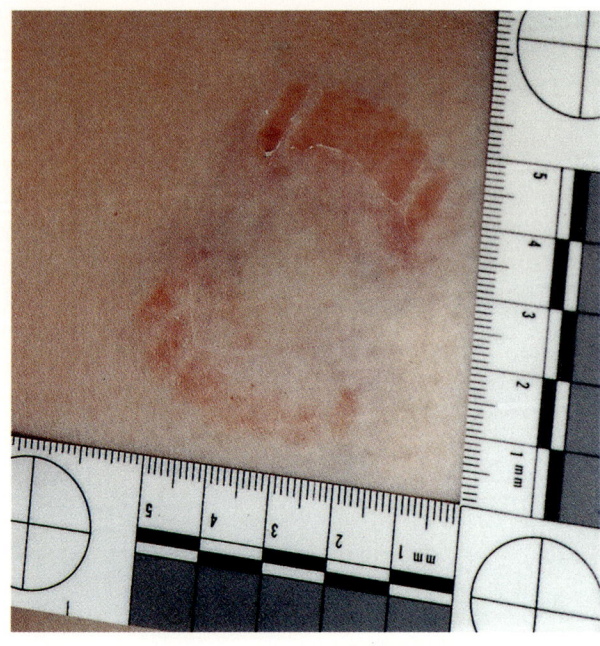

Abb. 8.4. Bissverletzung der
Brust und Ritzverletzungen
durch spitzes Werkzeug

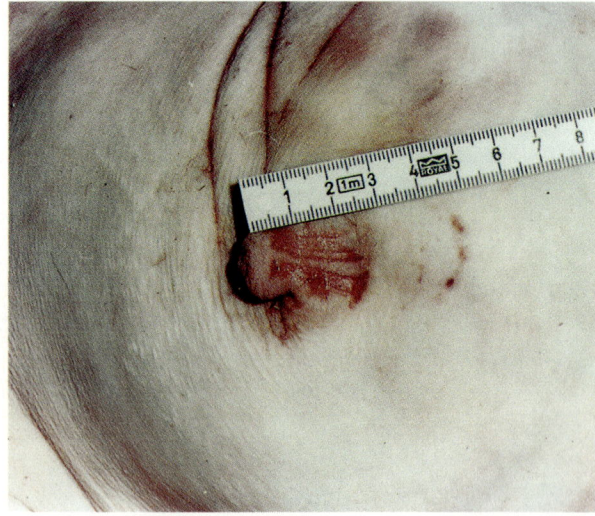

Scharfe Gewalt. Bei der scharfen Gewalteinwirkung kommt es zu glattrandigen Hautdurchtrennungen. Verletzungen, bei denen der Wundkanal länger ist als die Hautwunde, werden Stichwunden genannt (Abb. 8.5). Bei Schnittverletzungen (Abb. 8.6) ist die Hautwunde länger als tief. Außer Hinweisen, die der Zuordnung zu einem bestimmten Werkzeug dienen, können Lokalisation, Anzahl und Muster der Stich-/Schnittverletzungen auch Hinweise auf den Geschehensablauf und die Motivlage des Täters geben, ggf. auch eine gute Abgrenzung selbstbeigebrachter Läsionen (z. B. so genannte Probierschnitte) von Verletzungen durch fremde Hand ermöglichen.

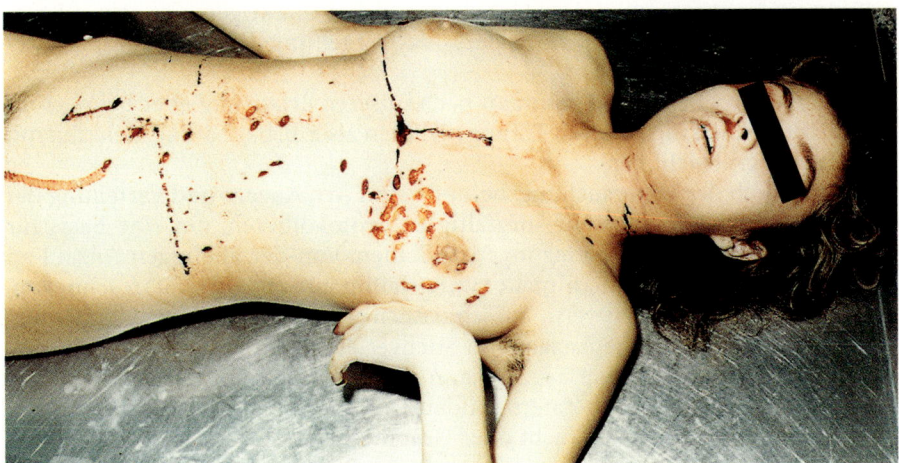

Abb. 8.5. Multiple Stichverletzungen der Herzregion sowie am Bauch

Abb. 8.6. Postmortal (!) zugefügte Schnittverletzungen der Handgelenksbeuge zur Vortäuschung eines Suizids. Beachte: Keine begleitende Unterblutung

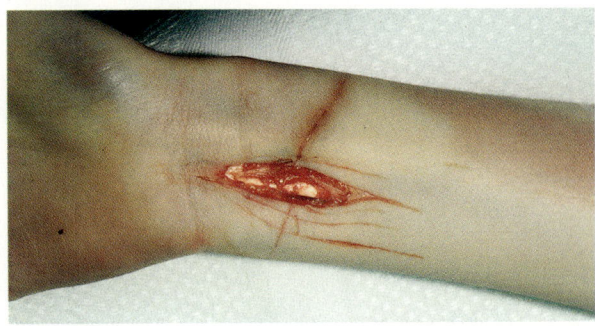

Feststellung der Todesursache

Je nach Ausmaß und Lokalisation können alle oben genannten Formen der Gewalteinwirkung zum Tode führen. Die Dimension der Gewaltanwendung ist von besonderem Interesse für die Fallanalyse, denn sie sagt etwas über den emotionalen Zustand des Täters zur Tatzeit sowie möglicherweise über dessen Beziehung zum Opfer aus. Hat der Täter nur das zur Tötung erforderliche Maß an Gewalt angewendet oder können Verletzungen festgestellt werden, deren Ausmaß weit darüber hinausgeht? Bei solchen Arten der überschießenden Gewaltanwendung spricht man von „Overkill" oder „Übertöten". Hierbei kommt es zu einer ungebremsten Entladung von Emotionen wie Hass, Wut, Drang nach Vergeltung und Aggressionen. Das Opfer kann dabei direkt gemeint sein oder es wird zur Projektionsfläche des Täters zur Vergeltung für vermeintlich oder tatsächlich erlittenes Unrecht.

Formen der Übertötung kommen nach unserer Erfahrung eher bei persönlichen und sexuell motivierten Tötungsdelikten als z. B. bei Tötungsdelikten mit Bereicherungsabsicht vor.

Hinsichtlich der Untersuchungsbefunde sind Art, Anzahl und Verteilung der zugefügten Verletzungen sehr sorgfältig zu protokollieren, um eine Basis für spätere rekonstruktive Überlegungen zu haben. Von der alleinigen Anzahl an Stichverletzungen sollte man nicht zwangsläufig auf ein Übertöten schließen, wenn sich diese beispielsweise ausschließlich gegen die Herzgegend richten. Richtet sich eine ähnliche Anzahl von Stichverletzungen hingegen wahllos gegen verschiedene Körperpartien, so kann dies auf ein über die Tötungsabsicht hinausgehendes Motiv des Täters hindeuten. Freilich ist zu berücksichtigen, dass auch bei Ausweichen, Flucht oder Gegenwehr des Opfers Verletzungen an verschiedenen Körperstellen zugefügt werden können. Im eigenen Untersu-

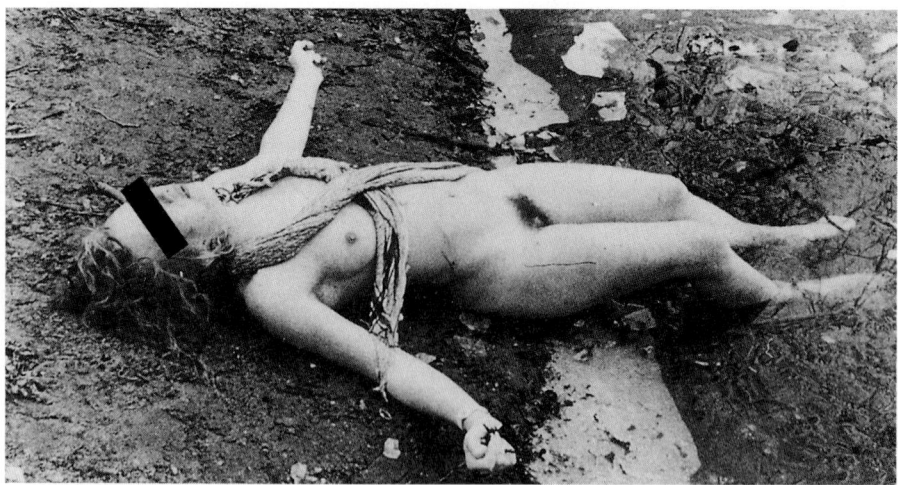

Abb. 8.7. Sexuell motiviertes Tötungsdelikt: Zu beachten ist die Positionierung des Leichnams durch den Täter

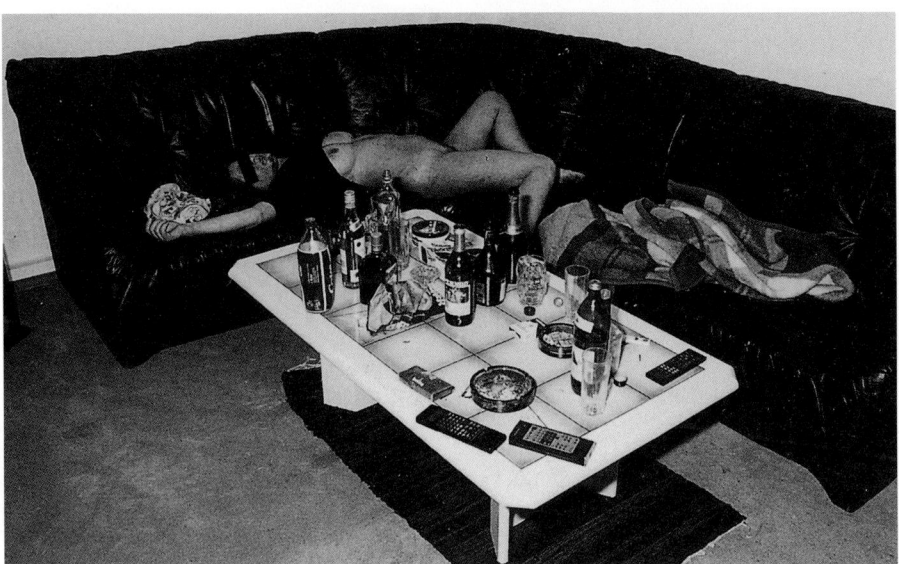

Abb. 8.8. Sexuell motiviertes Tötungsdelikt: Auffindesituation

chungsgut fanden sich im Rahmen von sexuell motivierten Tötungsdelikten häufig Formen der Übertötung, in einem Fall wurden 123 Stichverletzungen festgestellt.

Tod durch Ersticken

Der Tod durch Ersticken kann durch verschiedene Umstände verursacht werden.

Unter Ersticken versteht man die Störung des Gasaustausches. Hierbei kommt es in der Regel zu einem Sauerstoffmangelzustand, gleichzeitig kann die Abatmung von CO_2 behindert werden. Man unterscheidet verschiedene Formen, z.B. anhand der Pathophysiologie oder der Mechanik. Relevant sind bei Tötungshandlungen solche Formen des Erstickens, bei denen der Tod durch äußere mechanische Einwirkung herbeigeführt wird. Hierzu zählen unter dem Oberbegriff Strangulation (Abb. 8.9–8.12) das Erwürgen, Erdrosseln und Erhängen, wobei Letzteres zumeist suizidal geschieht, weiterhin auch Zuhalten der Atemwege, Knebelung und Atembehinderung durch Brustkorbkompression (sogenanntes Burking).

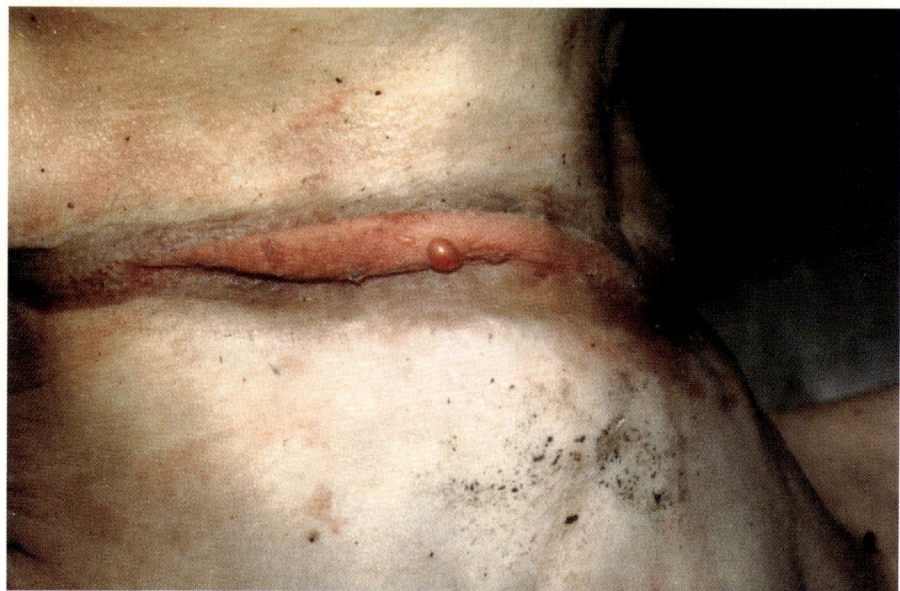

Abb. 8.9. Erdrosseln. Doppelläufige Strangmarke mit Zwischenkamm. Hautbläschen als Hinweis auf die vitale Genese der Marke

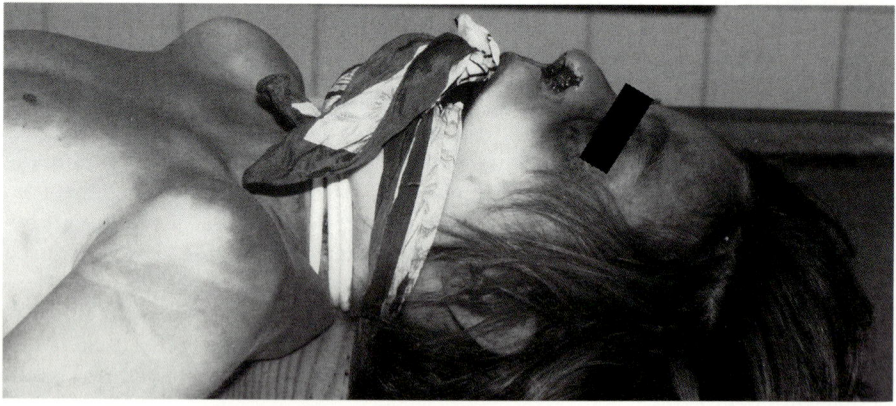

Abb. 8.10. Erdrosseln mit einem Elektrokabel; Knebelung mit einem Stofftuch

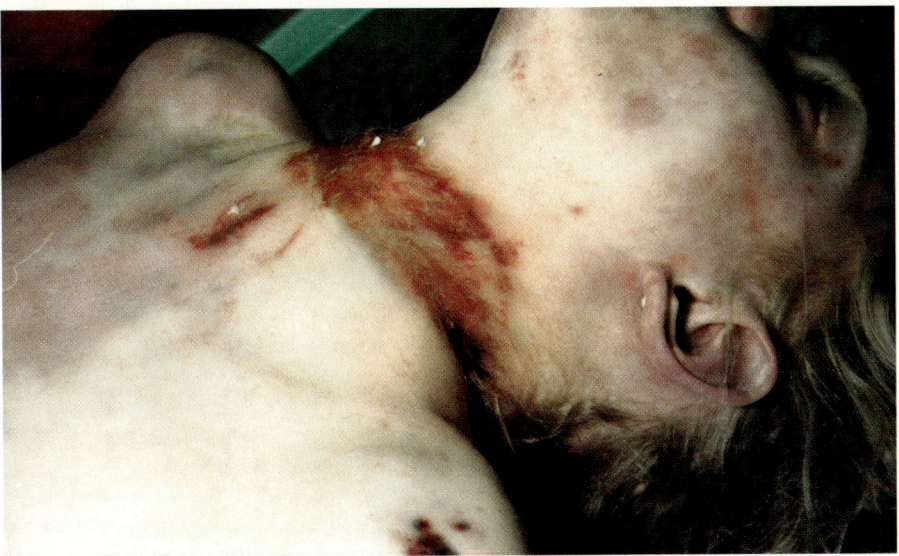

Abb. 8.11. Eingetrocknete Strangmarke am Hals mit schmalem Zwischenkamm nach Erdrosseln mit mehrtourig geführtem Strangwerkzeug (Springseil)

Abb. 8.12. Würgemale der vorderen Halsregion sowie am Übergang zum Mundboden

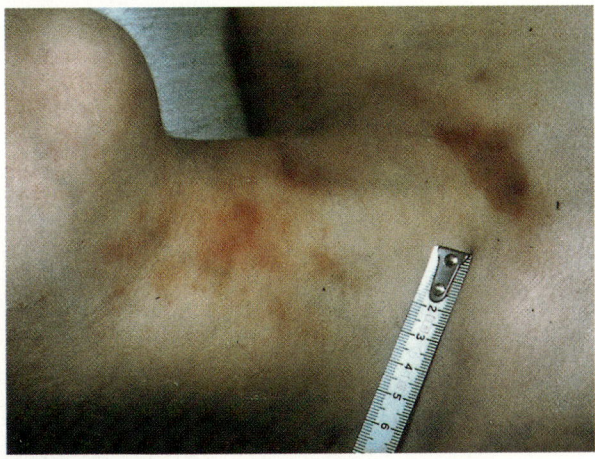

Beim Erwürgen erfolgt eine Kompression des Halses durch die Hände. Da hierbei die Halsgefäße aufgrund der Gegenwehr des Opfers zumeist nur unvollständig verschlossen werden, was zu einer fortbestehenden arteriellen Blutzufuhr bei einer venösen Abflussbehinderung führt, kommt es zu punktförmigen Blutungen und Stauungszeichen im Kopfbereich (Abb. 8.13–8.16). Im Halsbereich findet man häufig Kratzspuren und Hautrötungen als Würgemale, die entsprechend der Form der Fingernägel (eher selten) halbmondförmig sein können. Diese können jedoch fehlen, wenn der Täter etwa Handschuhe trug.

Abb. 8.13. Punktförmige
und fleckförmige Stauungsblutungen der Augenbinde-
häute

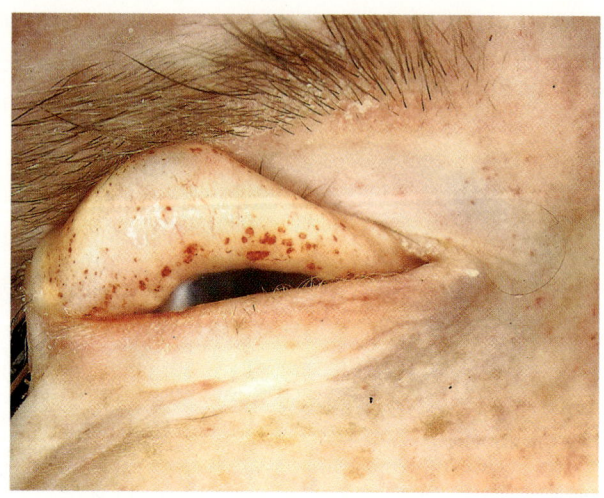

Abb. 8.14. Massenhaft Stauungsblutungen hinter den Ohren

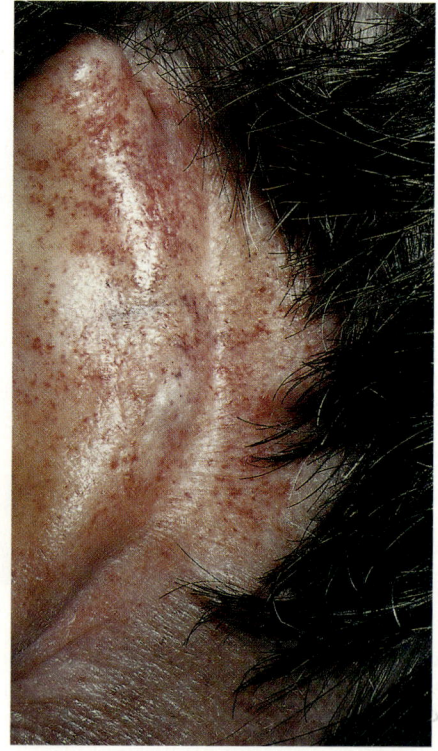

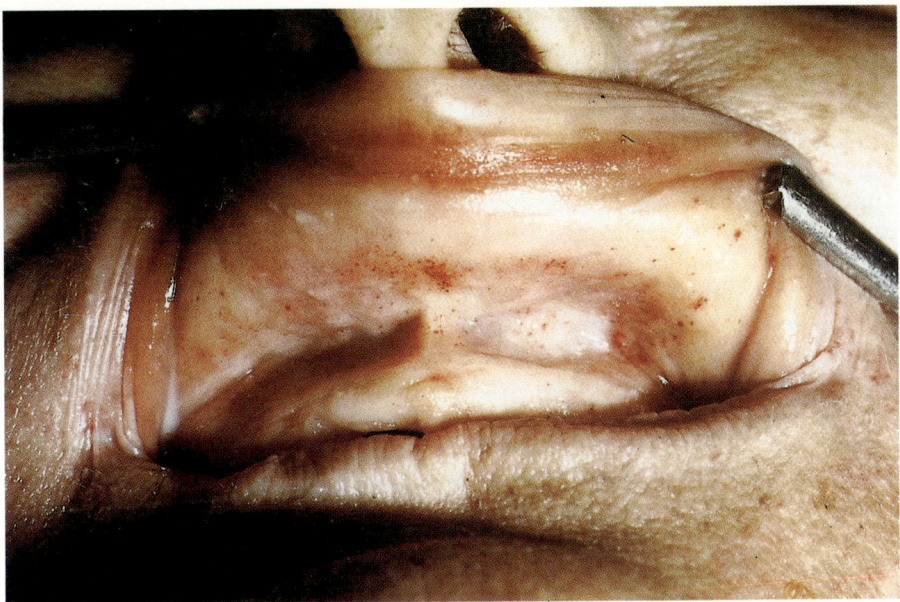

Abb. 8.15. Dezente Stauungsblutungen der Mundschleimhaut

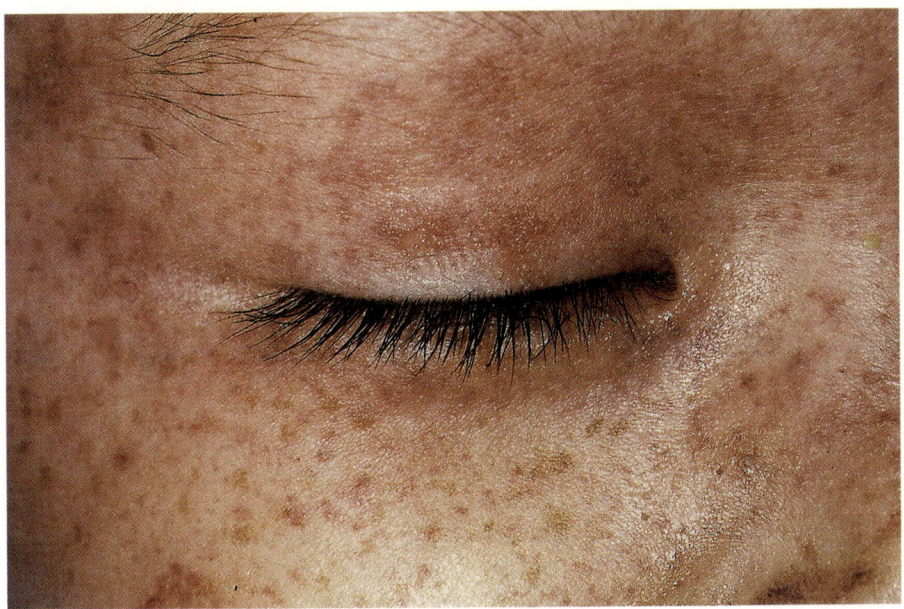

Abb. 8.16. Stauungsblutungen der Augenlider; daneben zahlreiche Sommersprossen (!)

Zumeist handelt es sich bei den so genannten Würgemalen um eher uncharak-
teristische Hautunterblutungen und Abschürfungen vorn und seitlich am Hals
sowie im Mundbodenbereich. Die topographische Verteilung der Halshautlä-
sionen sowie der Weichteilunterblutungen und Kehlkopf-/Zungenbeinverlet-
zungen kann bei Würgen und Drosseln Anhaltspunkte für die Körperposition
von Opfer und Täter ergeben, insbesondere auf die Haltung der Hände oder die
Zugrichtung des Drosselwerkzeugs. Vor zu weitgehenden Schlussfolgerungen
ist zu warnen. Zumeist ist es schwer bzw. sogar unmöglich anzugeben, ob z. B.
nur mit einer Hand gewürgt wurde und ob der Täter rechts- oder linkshändig
bzw. von vorn oder von hinten agiert hat. An inneren Befunden kommen häufig Brüche von Zungenbein und Kehlkopfhörnern vor. Außerdem findet man
Einblutungen im Bereich der Halsweichteile und des Nackens. Je nach Länge
des Erstickungsvorganges bildet sich in der Lunge schaumiges Bronchialsekret,
welches aus Mund und Nase austreten kann. Ein Selbsterwürgen ist nicht
möglich, da bei Eintritt der Bewusstlosigkeit der Griff gelöst wird. Wird als Todesursache Erwürgen festgestellt, ist also immer von Fremdverschulden auszugehen.

Beim Erdrosseln handelt es sich um Kompression des Halses durch ein
Strangwerkzeug, welches aktiv unter Kraftaufwendung zugezogen wird. Aufgrund der unvollständigen Kompression der Halsgefäße finden sich in den
meisten Fällen punktförmige Stauungsblutungen sowie Stauung und Dunsung
des Gesichts. Meist zeichnet sich eine weitgehend horizontale Drosselmarke ab.
Die inneren Befunde ähneln denen des Erwürgens. Beim Erdrosseln handelt es
sich in den meisten Fällen um Fremdtötung. Suizide sind jedoch im Gegensatz
zum Erwürgen möglich, wenn z. B. das Strangwerkzeug verknotet wurde (im eigenen Fallmaterial 10% Selbsterdrosselungen).

Beim Erhängen führt die Kompression der Halsarterien und Venen innerhalb
von Sekunden zur Unterbrechung der Blutzirkulation im Gehirn mit Eintritt
von Bewusstlosigkeit nach ca. 5–10 Sekunden. Die Behinderung der Atemwege
spielt dabei eine untergeordnete Rolle. Die Kompression erfolgt durch das eigene Körpergewicht oder Teile davon. Handelt es sich um ein freies Erhängen
ohne Bodenkontakt mit symmetrisch nach hinten ansteigendem Strangwerkzeug und Knoten im Nacken, so spricht man von typischem Erhängen. Häufiger
findet man jedoch das so genannte atypische Erhängen, bei dem das Strangwerkzeug asymmetrisch liegt und Kontakt des Körpers zum Boden besteht.
Hierbei können aufgrund der unvollständigen Kompression der Halsgefäße
Stauungsbefunde entstehen. In der Regel liegt bei Tod durch Erhängen eine Tötung durch eigene Hand vor (99% der Fälle). Da aber Ausnahmen die Regel bestätigen, sollte ein Suizid nie vorschnell angenommen werden. Es sind Fälle bekannt, bei denen ein Suizid auf diese Weise vorgetäuscht werden sollte. Zur end-
gültigen Klärung bedarf es einer sorgfältigen rechtsmedizinischen Untersuchung sowie einer genauen Untersuchung der Umstände am Fundort. Finden
sich bei der Leichenuntersuchung zusätzlich Anzeichen für stumpfe Gewalteinwirkung, Abwehrverletzungen, massive Stauungsblutungen, Würgemale etc., so
ist eine Tötung durch fremde Hand in Erwägung zu ziehen. Auch bei Hinweisen
auf eine gleichzeitig bestehende hohe Konzentration von Alkohol, Drogen oder
Medikamenten ist Vorsicht geboten. Zwar geschehen Suizide nicht selten unter

Alkohol-, Drogen- oder Medikamenteneinfluss, die hilflose Lage einer intoxikierten Person ermöglicht jedoch auch, diese ohne wesentliche Gegenwehr zu erhängen.

Umgekehrt lässt die Befundkonstellation bei den seltenen so genannten autoerotischen Unfällen gelegentlich ein Sexualdelikt vermuten. Beabsichtigt wird in solchen Fällen, mittels eines künstlich erzeugten Sauerstoffmangels eine zusätzliche sexuelle Stimulation zu erreichen. Dazu werden seltsam anmutende Konstruktionen benutzt, welche die Sauerstoffzufuhr dosiert drosseln sollen. Kommt es jedoch durch eine eintretende Bewusstlosigkeit zum Kontrollverlust, versagen letztlich häufig die zusätzlich eingebauten Sicherheitsmechanismen, was dann zu einem tödlichen Ausgang führen kann. Die zumeist männlichen Verunglückten werden häufig unbekleidet oder in Dessous aufgefunden. Am Körper finden sich aufwendige Fesselungen, die den Hals und andere Körperteile miteinbeziehen; des Weiteren liegen am Fundort häufig pornographische Schriften herum.

Der Tod durch Strangulation hat eine besondere Bedeutung bei sexuell motivierten Tötungsdelikten. Bei einer Auswertung von 129 Tötungsdelikten aus dem eigenen Untersuchungsgut wurde in etwa 70 % der Fälle Strangulation alleinig oder in Kombination mit anderen Formen der Gewalteinwirkung als Todesursache festgestellt. Bei Tötung durch Erstickungsmechanismen ist von einem vergleichsweise großen Dunkelfeld auszugehen. Dies gilt insbesondere für wehrlose Opfer, wie etwa kleine Kinder, Kranke, schwache und alte Menschen (s. Heinemann u. Püschel 1996 sowie Sperhake u. Püschel 1998).

> **!** Die Strangulationsmerkmale am Hals müssen keineswegs auffällig sein, beispielsweise bei großer Hand des Täters und kurzen Fingernägeln, durch den so genannten Schwitzkasten oder bei weichem, breiten Strangwerkzeug. Insbesondere die feinen, flohstichartigen Bindehautblutungen müssen als Strangulationsfolge bei der Leichenschau besonders beachtet werden. Die Erstickung durch weiche Bedeckung stellt ein besonderes Problem dar, da charakteristische Befunde häufig fehlen.

Analyse der Verletzungsbefunde, Verletzungsmuster, Interpretationsmöglichkeiten

Motivation des Täters

Inwieweit lassen sich nun anhand der objektiven Verletzungsbefunde Rückschlüsse auf das Motiv und die Täterpersönlichkeit ziehen? Sicherlich ist es unmöglich, anhand von *einer* Verletzung *eine* bestimmte Handlungsweise oder *ein* bestimmtes Motiv ableiten zu wollen. Erst unter Beachtung aller bekannten Faktoren werden Verletzungen interpretierbar. Zu beachten ist, dass viele Verletzungen *unbeabsichtigt* erfolgen. Sie können das Resultat unvorhergesehener Ereignisse sein. Beispiel: Der Täter schlägt das Opfer mit den Fäusten. Es taumelt zurück und schlägt mit dem Hinterkopf gegen eine Schrankecke. Dadurch entsteht eine tiefe Kopfplatzwunde.

Bestimmte Gegebenheiten am Tatort oder an weiteren Örtlichkeiten können charakteristische Muster am Opfer hinterlassen.

Beispiele:

- Ein Teppichboden, auf dem das Opfer lag, verursacht einen anderen Abdruck als ein Fliesenmuster.
- Bei einer Tat, die sich im Freien abspielt, können durch die Umgebung verursacht (Pflanzen, Sträucher, Äste, Steine etc.) verschiedenste Verletzungen auftreten.
- Hat der Täter sein Opfer über den Untergrund geschleift, finden sich entsprechende Abschürfungen.

Andere Verletzungen werden durch *absichtliche* Gewaltanwendung verursacht. Diese sind entweder zur Erreichung des Tatziels in funktionaler Hinsicht erforderlich (*modus operandi*), oder sie werden als Täterverhalten verstanden, das über das absolut Notwendige der Tatbegehung hinausgeht (Handschrift; Dern u. Trautmann 2001). Für die Einteilung der Verletzungsmuster liegen von verschiedenen Autoren Kategorisierungen vor, die stets eine gewisse Schematisierung und Simplifizierung beinhalten und insofern kritisch zu bewerten sind. Turvey (1999) beispielsweise ordnete die durch absichtliche Gewaltanwendung entstandenen Verletzungen verschiedenen Motivgruppen zu:

Korrigierendes Eingreifen des Täters. Diese Kategorie beschreibt Täterverhalten, womit das Opfer zur Compliance bewegt bzw. eingeschüchtert werden soll, wenn es sich nicht gemäß den Tätervorstellungen verhält. Die Anwendung von Gewalt dient hierbei der Verhaltensänderung des Opfers, sie hat keinen bestrafenden Aspekt.
Beispiele:

- Um der Aufforderung, sich auszuziehen Nachdruck zu verleihen, schlägt der Täter dem Opfer mehrfach ins Gesicht.
- Während einer Vergewaltigung stranguliert der Täter das Opfer, damit es stillhält.

Bestrafung und Vergeltung. In der vorherigen Kategorie gebraucht der Täter nur soviel Kraft wie nötig, um das Opfer zur Compliance zu bewegen. Im Gegensatz zum korrigierenden Eingreifen liegt die Kategorie Bestrafung und Vergeltung auf einem deutlich höheren Gewaltniveau. Bestrafung bedeutet dabei nicht nur Bestrafung aufgrund von fehlendem Gehorsam. Hier geht es auch um Vergeltung von angeblichem oder tatsächlichem Unrecht. Häufig kommt dem Opfer dabei eine symbolische Funktion zu. Morphologisch findet man aufgrund der exzessiven Krafteinwirkung ausgedehnte, schwere Verletzungen, durch die der Tod eintreten kann, auch wenn dies zunächst nicht beabsichtigt war.
Beispiele:

- Bei einer Vergewaltigung schlägt und tritt der Täter sein Opfer exzessiv, so dass es an den Folgen der Verletzungen stirbt.
- Ein Kind wird mit einer Vielzahl von Stockschlägen dafür bestraft, dass es seinen Teller nicht leergegessen hat.
- Zur Vergeltung werden dem lebenden Opfer die Arme mit einer Axt verstümmelt; es verblutet.

Auf Kontrolle ausgerichtete Gewalt. Diese Art von Täterverhalten, häufig in Kombination mit korrigierender Gewalt, ist darauf ausgerichtet, das Opfer zu kontrollieren, manipulieren, begrenzen und zu unterwerfen. Während korrigierende Gewalt verbalen Befehlen Nachdruck verleihen soll, ist die kontrollierende Gewalt ein direktes Mittel zur Unterwerfung. Durch solche Maßnahmen wird das Opfer gezwungen, sich zu fügen.
Beispiele:

- Gewaltsames Herunterreißen der Kleidung, nachdem das Opfer sich weigert, es selbst zu tun.
- Der Täter fesselt dem Opfer die Hände mit einem Gürtel auf den Rücken.
- Der Täter fesselt das Opfer an einen Stuhl, um dann ungestört die Wohnung durchsuchen zu können.

Vorsichtsmaßnahmen. In diese Kategorie fallen Verletzungsmuster, die mit der Absicht zugefügt werden, die Ermittlungsarbeit oder die Identifikation des Opfers zu erschweren und Spuren zu beseitigen.
Beispiele:

- Abschneiden der Hände oder der Finger des Opfers, da sich unter den Fingernägeln Blut/Hautreste des Täters befinden könnten.
- Zerschneiden des Gesichts oder sogar Abtrennen des Kopfes, um die Identifikation des Opfers zu verhindern.
- Zufügung postmortaler Verletzungen zur Vortäuschung eines Sexualdeliktes, um so von einer Beziehungstat abzulenken.
- Beibringen von so genannten Pulsaderschnitten um eine suizidale Handlung vorzutäuschen.

Experimentelle Gewalt. Experimentierverhalten des Täters bezeichnet Gewaltanwendung, die nicht-aggressive, psychologische, fantasiebezogene Bedürfnisse des Täters befriedigt. Dazu bedarf es keines lebenden Opfers. Häufig spielen sexuelle Bedürfnisse eine Rolle. Zu dieser Kategorie zählen die Formen der offensiven Leichenzerstückelung.
Beispiele:

- Postmortales Ausweiden eines Opfers.
- Zufügen postmortaler Bissverletzungen.
- Postmortales Entfernen von Geschlechtsteilen.
- Postmortales Einführen von Gegenständen in die Körperöffnungen.

Sexuell orientierte Gewalt. Durch diese Form der Gewalt befriedigt ein Täter seine sexuellen Bedürfnisse. Die dabei zugefügten Verletzungen müssen keineswegs auf die Genitalorgane beschränkt sein. Andererseits ist zu beachten, dass genitalen Verletzungen nicht zwangsläufig ein sexuelles Bedürfnis zugrunde liegen muss. Zumeist finden sich gleichzeitig Aspekte der anderen Kategorien.
Beispiele:

- Aufwendige Fesselung eines Opfers und Fotografieren in für den Täter bedeutsamen Posen (s. Fallbeispiel weiter oben).
- Wiederholtes Einführen eines Gegenstandes in Vagina oder Anus.

- Quälen des Opfers durch das Zufügen einer Vielzahl oberflächlicher Stich-verletzungen (= Piquerismus) oder durch Piercing mit Nadeln.
- Kneifen oder Schlagen der Brüste eines Opfers.
- Zufügen von Bissverletzungen.

Tödliche Gewalt. Bei dieser Form der Gewalt ist in erster Linie die Her-beiführung des Todes beabsichtigt. Sie beinhaltet nur das Ausmaß an Gewalt, welches zur Tötung erforderlich ist.
Beispiele:

- Erdrosseln eines Opfers mit dessen Strumpfhose zur Verdeckung eines Se-xualdeliktes.
- Durchschneiden der Kehle des Opfers.
- Erschießen eines Opfers durch zwei Brustschüsse im Rahmen eines Banden-kriegs.

Es ist zu berücksichtigen, dass eine bestimmte Verhaltensweise des Täters meh-rere Motive gleichzeitig beinhalten kann. Die verschiedenen Kategorien schließen sich nicht gegenseitig aus. Genauso wäre es falsch, ein bestimmtes Ver-letzungsmuster einer Kategorie gleichzusetzen. Es gilt immer: Rückschlüsse auf die Motivation des Täters sind nur unter Einbeziehung aller bekannten objekti-ven Fakten zu ziehen.

❗ Einer gleichartigen Verletzung können in verschiedenen Fällen völlig unter-schiedliche Motivationen zugrunde liegen.

Fesselungen beispielsweise hinterlassen charakteristische Fesselungsmarken (Abb. 8.17). In einem Fall kann die Fesselung dazu dienen, Kontrolle über das Opfer auszuüben, in einem anderen Fall jedoch dient sie der Befriedigung von sexuellen Bedürfnissen. Ist die Fesselung nicht mehr vorhanden, können die Fesselungsmarken Aufschlüsse über die Art der Fesselung und das verwendete Fesselungsmaterial geben. Folgende Aspekte sprechen für eine sexuell moti-vierte Fesselung (nach Müller, Vortrag vom 16./17. März 2000):

Abb. 8.17. Fesselungsmarke am Handgelenk

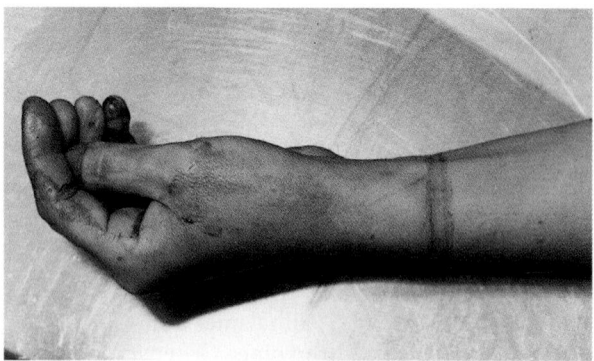

- Parallelität der Schlingenführung,
- Sauberkeit der Schlingenführung,
- Fesselung von nicht notwendigen Körperregionen (z. B. Brüste).

Weitere Aspekte im Zusammenhang mit Fesselungen sind zu beachten: Hat der Täter die Fesseln mit einem weichen Material unterlegt oder erfolgte die Fesselung ohne Rücksicht auf die Schmerzen des Opfers? War das Opfer zum Zeitpunkt der Fesselung handlungsfähig? Wie viel Zeit hat der Täter mit dem Vorgang der Fesselung verbracht? Je mehr Zeit er in diesen Vorgang investiert, desto wahrscheinlicher ist es, dass er dadurch ein bestimmtes Bedürfnis befriedigen will, welches über die Funktion des Ruhigstellens des Opfers hinausgeht (Abb. 8.18).

Zeitliche Abfolge sowie Zeitpunkt der Gewalteinwirkung

Eine häufige Frage, die an den Rechtsmediziner herangetragen wird, betrifft den Zeitpunkt der Gewalteinwirkung. Handelt es sich um *intravitale, perimortale*

Abb. 8.18. Aufwendige Fesselung und Strangulation mit einem Elektrokabel. Der Täter strangulierte das Opfer, indem er das Kabelende über ein Heizungsrohr unter der Decke führte. Zur Verdeckung der Tat versuchte er das Opfer anzuzünden

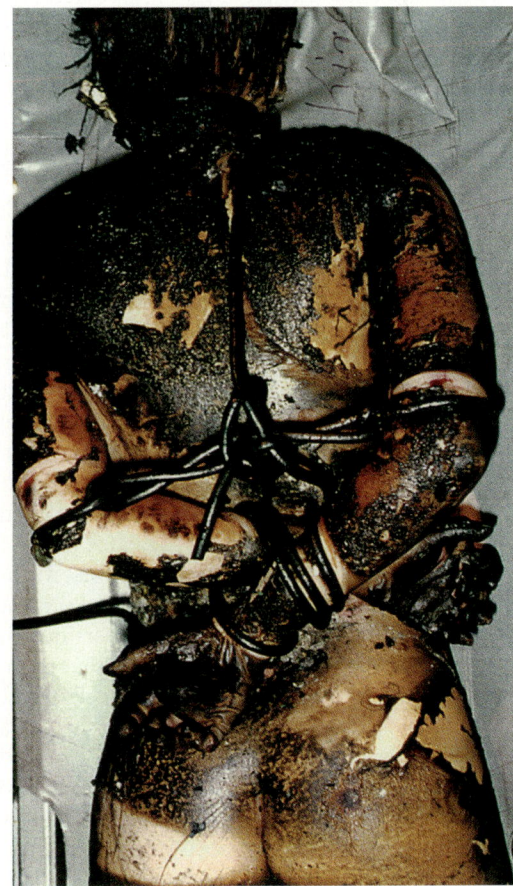

oder postmortale Verletzungen? Handelt es sich um ein *einzeitiges* oder ein *mehrzeitiges* Geschehen?

Eine lokale intravitale, also zu Lebzeiten entstandene Verletzung, zeichnet sich in der Regel durch eine stärkere Gewebereaktion im Verletzungsbereich aus. Diese lässt sich makroskopisch, häufig auch nur mikroskopisch feststellen. Bei einer Blutung nach außen sind auch entsprechende Spuren am Tatort zu finden. Eine arterielle Blutung beispielsweise kann meterweit spritzen und hinterlässt aufgrund des hohen Druckes eine charakteristische Spur.

Bei Verletzungen, die kurz vor oder nach Eintritt des Todes zugefügt wurden (perimortal), ist eine genaue Unterscheidung zumeist nicht möglich, da eine lokale Gewebereaktion auch noch mehrere Stunden postmortal entstehen kann.

Fehlen jedoch lokale Einblutungen, kann man von einer postmortalen Verletzung ausgehen.

Sind mehrere Verletzungen vorhanden, so stellt sich die Frage, ob diese zu verschiedenen Zeiten entstanden sind. Ist dies der Fall, kann das bedeuten, dass ältere Verletzungen möglicherweise mit der Tat nicht in Zusammenhang stehen. Sind die Verletzungen jedoch gleichartig, z. B. durch ein bestimmtes Werkzeug verursacht und dabei mehrzeitig, so lässt sich vermuten, dass der Täter sein Opfer über einen längeren Zeitraum in seiner Gewalt hatte. Mehrzeitige Verletzungen finden sich außerdem häufig bei Kindesmisshandlungen.

Die sorgfältige rechtsmedizinische Analyse der Verletzungsmuster ermöglicht u. U. auch die Klärung der Reihenfolge bei mehreren unterschiedlichen Formen der Gewalteinwirkung. Beispielsweise können Stauungsblutungen im Kopfbereich nicht entstehen, wenn zuvor Kopfplatzwunden beigebracht wurden (so genannte „Blutauslaufpforten"). „Sicherheitshalber" einem sterbenden bzw. bereits toten Opfer beigebrachte Stich- und Schnittverletzungen zeigen nur geringe oder fehlende Unterblutungen. Ein Halsschnitt erzeugt dann z. B. auch keine Luftembolie (Ansaugung von Luft aus der Halswunde zum Herzen hin) mehr.

Charakteristische Aspekte hinsichtlich der Tätermotivation bieten sich im Bereich der postmortalen Leichenzerstückelung und -verstümmelung (Abb. 8.19, 8.20). Bereits 1918 unterschied Ziemke bezüglich der Tätermotivation zwischen *offensiver* und *defensiver* Leichenzerstückelung. Davon abzugrenzen sind Formen der natürlichen (z. B. durch Fäulnis), der zufälligen (mechanische Einwirkung, wie etwa durch Schiffsschrauben, Bahnüberfahrungen, Tierfraß etc.) und der nichtkriminellen (beispielsweise um Bestattungskosten zu sparen, sorglos weggeworfene anatomische Studienobjekte) Leichenzerstückelung. Die defensive Leichenzerstückelung dient der Beseitigung des Leichnams, der Beseitigung von Tatspuren und der Unkenntlichmachung des Opfers. Sie ist funktional, dient der erfolgreichen Vollendung einer Tat. Bei der defensiven Leichenzerstückelung findet man in der Regel die Abtrennung von Extremitäten sowie den Versuch, die Leichenteile zu verstecken, z. B. durch Vergraben im Wald, ins Wasser werfen. Die offensive Zerstückelung hingegen weist auf einen persönlichen Aspekt des Täters hin, beispielsweise sexuelle Bedürfnisse, überschießender Affekt, Rache, Handlungen im Rahmen von psychotischen Störungen. Bezüglich der feststellbaren Verletzungen gilt hier: Nichts ist unmöglich!

Insbesondere bei sexuell motivierten Verstümmelungen sind die Täterfantasien grenzenlos. Hier richtet sich die Gewalteinwirkung häufig gegen die primären

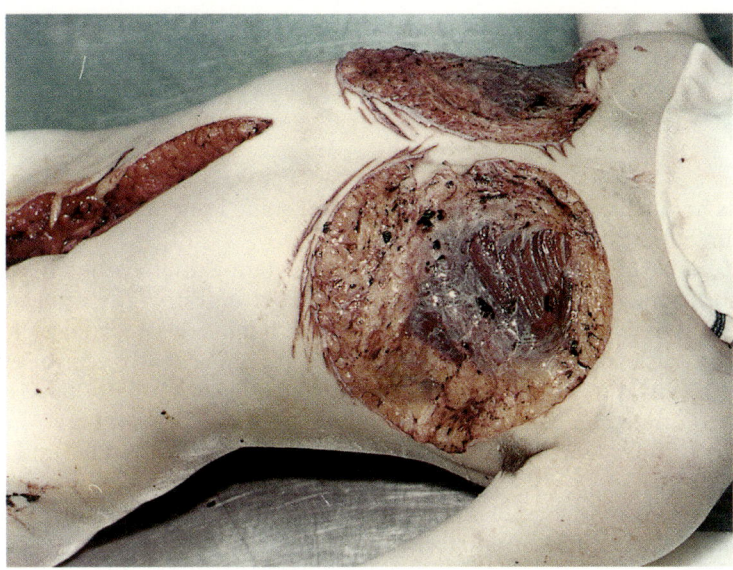

Abb. 8.19. Postmortale Abtrennung der Brüste und Eröffnung der Bauchhöhle mit einem scharfen Werkzeug (s. Fallbeispiel im Text)

Abb. 8.20. Postmortales Einführen eines Gegenstandes (Föhnstab) in die Vagina

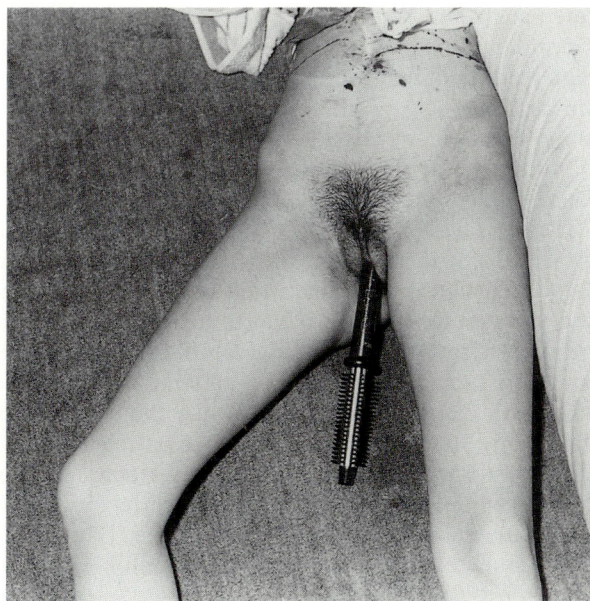

und sekundären Geschlechtsorgane. Auch das postmortale Einführen von Gegenständen in die Körperöffnungen ist an dieser Stelle zu nennen. In selteneren Fällen kann es auch zur Entfernung von inneren Organen kommen.

Fallbeispiel

Morgens heimkehrend fand ein Familienvater seine Frau und seine beiden Kinder tot im Schlafzimmer seiner Wohnung.

Der 10-jährige Junge lag mit blutverschmiertem Schlafanzug auf dem Bett. Neben ihm befand sich das Tatwerkzeug, ein Säbel aus der Waffensammlung des Vaters. Im Bereich der Brust- und Bauchhöhle befanden sich zahlreiche Stich- und Schnittverletzungen. An den Armen wurden typische Abwehrverletzungen festgestellt. Ein die Schädelkalotte durchdringender Stich hatte das Hirn verletzt. Alle Verletzungen zeigten vitale Reaktionen, d.h. sie waren zu Lebzeiten entstanden. Todesursache war Verbluten infolge zahlreicher Stich- und Schnittverletzungen.

Das 8-jährige Mädchen lag mit blutdurchtränktem Nachthemd am Fuße des Bettes, in ihrer rechten Brust steckte ein Bajonett, welches durch den Körper hindurch bis in den Estrich gespießt worden war. Um den rechten Arm war eine blutverschmierte Mullbinde gewickelt. Eine Strumpfhose war fest um den Hals verknotet. Als Todesursache wurde eine Kombination von Würgen und Drosseln festgestellt. Der Damm war im Bereich des äußeren und inneren Genitale durchtrennt, so dass eine freie Verbindung zum vollständig in Längsrichtung eröffneten Bauchraum entstanden war. Neben der Leiche lag der herausgetrennte Dünndarm. Im Bauchraum war stattdessen der mütterliche Dünndarm abgelegt. Weitere Bauch- und Brustorgane waren durch Stiche und Schnitte verletzt. Im kleinen Becken fanden sich durch einen in die Scheide eingeführten Gegenstand entstandene ausgedehnte Bindegewebszerreißungen mit Einblutungen in das umliegende Gewebe. Die Verletzungen im Brust- und Bauchbereich zeigten keine vitalen Reaktionen.

Die 35-jährige Frau lag nackt vor ihrer Tochter, eine Kinderstrumpfhose war zweifach um ihren Hals geknotet. Todesursache war ebenfalls Strangulation. Beide Brüste waren scharfrandig an ihren Ansätzen abgetrennt. Die Bauchhöhle war von den Rippenbögen bis zur Schambeinfuge eröffnet. Neben der Leiche lagen der herausgetrennte Querdickdarm und ein Teil des Magens. Die Gebärmutter mitsamt einigen anhängenden Organteilen hatte der Täter in die Mundhöhle des Opfers platziert. Die in der Bauchhöhle verbliebenen Organe wiesen zahlreiche Stichverletzungen auf. Diese Verletzungen waren postmortal entstanden. An zu Lebzeiten entstandenen Verletzungen fanden sich Schleimhautaufreißungen des Afters, Kopfschwartenverletzungen und Hautunterblutungen an den Extremitäten. Druckmarken an den Hand- und Fußgelenken wiesen auf eine Fesselung hin. Bei beiden weiblichen Leichen hatte der Täter die Gesichter flächig mit Blut bemalt.

Der Täter war ein 24-jähriger Metallfacharbeiter. Zum Tatzeitpunkt ging er keiner Beschäftigung nach. Er lebte in der Nachbarschaft der Opferfamilie bei seiner Mutter. Bei der Opferfamilie ging er regelmäßig ein und aus. Etwa ab dem 11. Lebensjahr wurde bei dem Täter eine abnorme sexuelle Entwicklung deutlich. Durch das Ausschneiden und neu Zusammensetzen von Darstellungen pornographischer Art stellte er sich nach seiner Fantasie eigene Pornohefte zusammen, dabei trug er Frauenwäsche und masturbierte.

Im Alter von 22 Jahren vergewaltigte er gemeinsam mit einem Cousin deren 12-jährige Cousine, welche zunächst mit einem abgesägten Besenstiel penetriert wurde und anschließend mit beiden Männern abwechselnd Geschlechtsverkehr und Oralverkehr durchführen musste (diese Tat wurde allerdings erst nach Bekannt werden des 3-fachen Tötungsdeliktes angezeigt.)

Zur Sache äußerte der Täter, er habe sich am Tatabend mit der 35-jährigen Frau zum Fernsehen verabredet. Man habe Alkohol in größeren Mengen getrunken. Später habe er dann versucht, seine Bekannte zu vergewaltigen. Als sie mit Anzeige drohte, sei er „ausgerastet" und habe die Frau und die nacheinander erwachenden Kinder getötet. Für die nachfolgenden Handlungen hatte er keine Erklärung.

Der psychiatrische Gutachter attestierte ihm eine „… erheblich verminderte Schuldfähigkeit im Sinne einer anderen seelischen Abartigkeit aufgrund sadistisch gefärbter Vernichtungstendenzen …".

Der Täter wurde zu 15 Jahren Haft und Unterbringung in einer geschlossenen Psychiatrischen Abteilung verurteilt.

Topographische Einteilung

Die topographische Einteilung bezieht sich auf die *Körperregionen*, in denen Verletzungen festgestellt werden. Die Gewalteinwirkung kann sich richten gegen: Kopf, Hals, Brustkorb, Unterleib, Rücken, Gesäß, Arme und/oder Beine. Bei Sexualdelikten ist außerdem die Unterscheidung zu treffen, ob es sich um *genitale* oder *extragenitale* Verletzungen handelt.

Bezüglich der Verletzungen bei Notzuchtsdelikten werden in der rechtsmedizinischen Literatur charakteristische Verletzungslokalisationen beschrieben (vgl. Brinkmann, Kernbach, Püschel 1986). Diese zeigen sich häufig zu Verletzungsmustern kombiniert:

- Fixierverletzungen (Abb. 8.21 und 8.22)
  Durch Haltegriffe entstehen Hämatome insbesondere an den Innenseiten der Oberarme und am Hals sowie an den Oberschenkeln durch Auseinanderziehen.
- Parierverletzungen (Abb. 8.21 und 8.22)
  Diese passiven Abwehrverletzungen sind am häufigsten im Bereich der Ellenbogenseite der Unterarme sowie auf den Handrücken zu finden.
- Widerlagerverletzungen (Abb. 8.22)
  Hierbei handelt es sich um Verletzungen, die dadurch entstehen, dass das Opfer gegen einen harten Untergrund gedrückt wird. Typischerweise entstehen Druckstellen und Abschürfungen im Bereich der Schulterblätter, an den hinteren Beckenknochen oder an den Dornfortsätzen der Wirbelsäule.
- Entkleideverletzungen (Abb. 8.23)
  Solche Verletzungen entstehen bei gewaltsamer Entkleidung des Opfers. Die dabei entstehenden Schürfungen finden sich zumeist im Bereich der Hüften

Abb. 8.21. Fixierverletzungen und Parierverletzungen

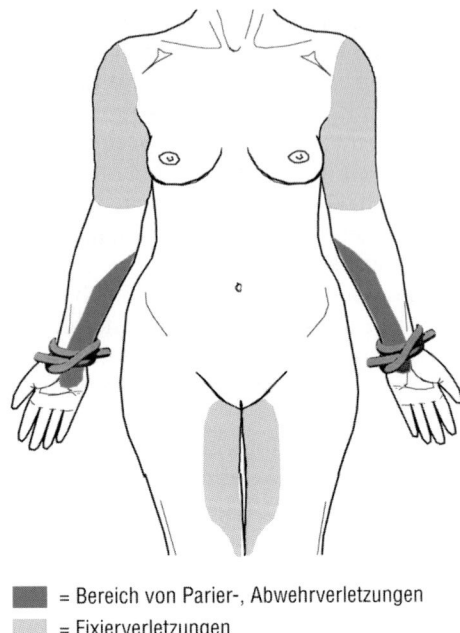

■ = Bereich von Parier-, Abwehrverletzungen
▨ = Fixierverletzungen
🪢 = Fesselung

Abb. 8.22. Fixierverletzungen, Parierverletzungen und Widerlagerverletzungen

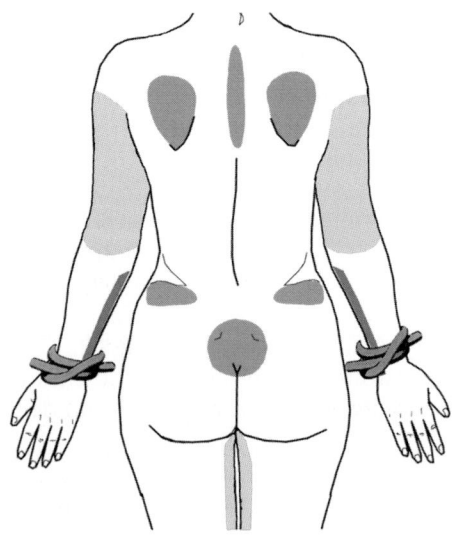

■ = Bereich von Parier-, Abwehrverletzungen
■ = Widerlagerverletzungen
▨ = Fixierverletzungen ˈgen
🪢 = Fesselung

Abb. 8.23. Spezielle Verletzungsmuster

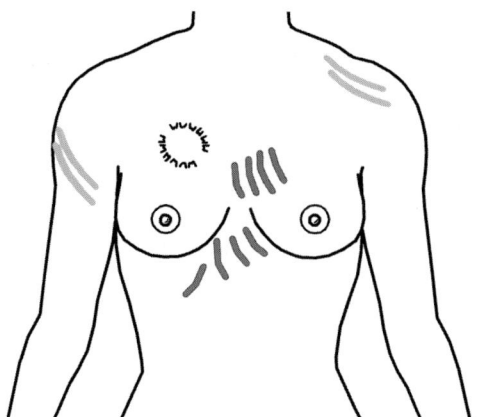

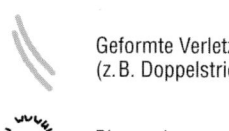 Geformte Verletzungen
(z. B. Doppelstriemen)

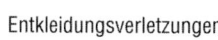 Bissmarken

Entkleidungsverletzungen

Abb. 8.24. Strangulation

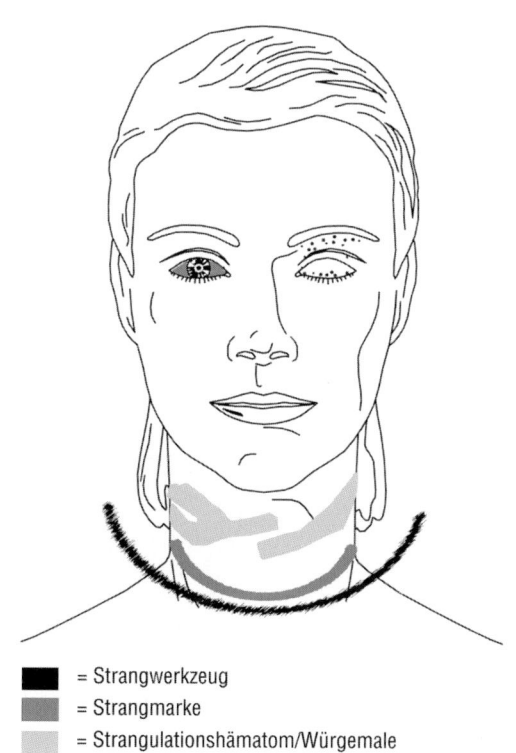

■ = Strangwerkzeug
■ = Strangmarke
■ = Strangulationshämatom/Würgemale
∴ = punktförmige Bindehautblutungen, z. T. Suffusionen

und des Unterbauches sowie im vorderen Brustkorbbereich. Von Bedeutung für die Rekonstruktion ist die Feststellung der Schürfrichtung.

- Gewalt gegen den Hals (Abb. 8.24)
Bei Sexualdelikten spielt Gewalteinwirkung gegen den Hals eine große Rolle. Hier finden sich als Zeichen eines Würge- oder Drosselvorganges entsprechende Schürfungen und Hautmarken im Halsbereich sowie punktförmige Stauungsblutungen im Bereich der Gesichtshaut, den Augenbindehäuten, der Mundschleimhaut oder hinter den Ohren.

- Versteckte Verletzungen
Versteckte Verletzungen entgehen häufig dem ungeübten Untersucher, sie wurden daher im rechtsmedizinischen Untersuchungsmaterial signifikant häufiger beobachtet. Es handelt sich z. B. um Hämatome in der Region hinter den Ohren (verursacht durch Ohrfeige oder Faustschlag), Lippenschleimhautblutungen, Nackenhautabschürfungen und Nackenhautstrangmarken sowie Verletzungen im Bereich des behaarten Kopfes.

- Genitale Verletzungen
Genitale Verletzungen können bei weiblichen Opfern das äußere oder innere Genitale sowie die Brüste betreffen. Vaginale Verletzungen sind sehr selten, sie kommen meistens in Form von Schleimhautrötungen und Einrissen vor. Im Bereich der Schamlippen kann es zu Abschürfungen und Risswunden kommen.

Abb. 8.25. Stumpfe Gewalt (macht das Opfer gefügig)

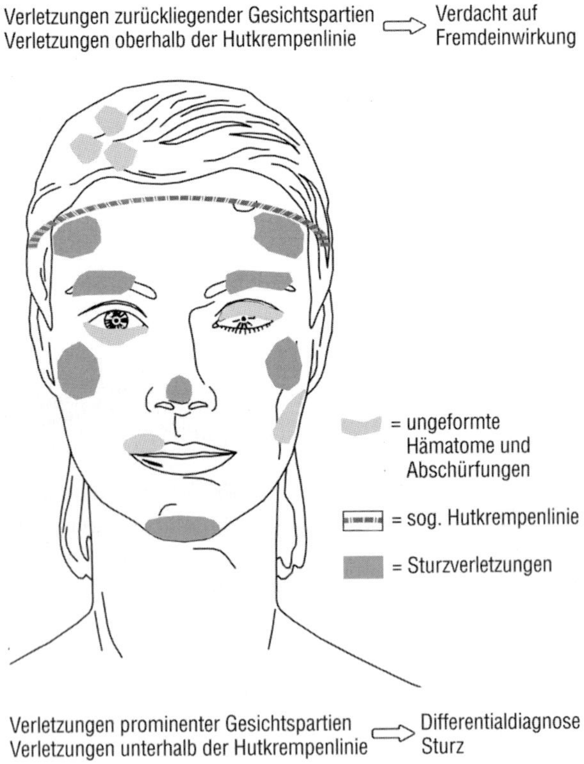

Verletzungen zurückliegender Gesichtspartien
Verletzungen oberhalb der Hutkrempenlinie ⟶ Verdacht auf Fremdeinwirkung

= ungeformte Hämatome und Abschürfungen

= sog. Hutkrempenlinie

= Sturzverletzungen

Verletzungen prominenter Gesichtspartien
Verletzungen unterhalb der Hutkrempenlinie ⟹ Differentialdiagnose Sturz

Zur Musteranalyse der Verletzungen bei sexueller Gewalt wurden die abgebildeten Schemata entworfen (Abb. 8.21–8.27, s. auch folgende Übersicht). Selbstverständlich trifft man einen Teil der beschriebenen Verletzungsmuster auch bei anderen Motivationslagen an.

Verletzungen bei sexueller Gewalt

- Strangulationsspuren am Hals,
- Abwehrverletzungen an der Streck- bzw. Ellenseite der Unterarme sowie an der Händen,
- Spuren stumpfer Gewalt gegen den Kopf (z. B. oberhalb der Hutkrempenlinie, s. Abb. 8.25),
- Stich-, Schnittverletzungen an schmerzempfindlichen Bereichen (unterschiedlich gerichtet, verschieden tief, sowie – auch – in lebensbedrohlichem Ausmaß),
- Spuren von Fesselungen an Hand- oder Fußgelenken,
- Genitale Verletzungen (Scheiden-, Dammriss, Analverletzung),
- Fixierverletzungen (z. B. Hämatome an den Innenseiten der Oberschenkel und an den Oberarmen),

Abb. 8.26. Formen spurenloser Gewalteinwirkung

- Einschüchterung, Nötigung durch Bedrohung (Waffen, körperliche Überlegenheit)
- Opfer wehrt sich aus Angst nicht
- Bewußtlosigkeit des Opfers („k.o.-Tropfen")
- Hilflosigkeit des Opfers (Kinder, Alte, Kranke; Demenz; Alkohol- u. Drogenwirkung)

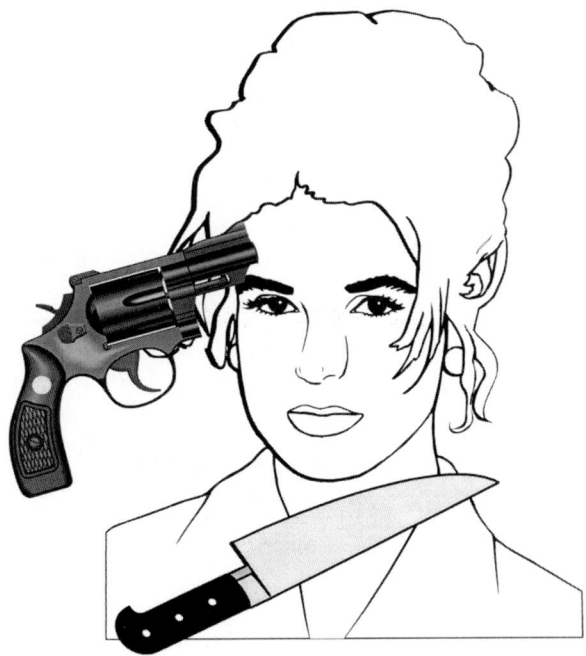

- Entkleidungsverletzungen an Brust und Bauch,
- Widerlagerverletzungen am Rücken,
- Werkzeugspuren (Peitsche, Stock, Gürtel), Bissmarken,
- selten thermische Läsionen (Brandverletzungen durch Zigaretten).

Die Bedeutung genitaler Verletzungen bezüglich des Nachweises eines Sexual-delikes wird häufig überschätzt. Wesentlich häufiger kommt es zu extragenita-len Verletzungen, welche hinsichtlich der erfolgten Gewaltanwendung um ein Vielfaches aussagekräftiger sind. Andererseits ist jedoch zu beachten, dass ein negativer Untersuchungsbefund keinesfalls gegen eine erfolgte Vergewaltigung spricht (Abb. 8.26)!

Von den tatsächlichen Notzuchtsdelikten abzugrenzen sind Selbstbeschädi-gungen zur Vortäuschung einer Straftat. Bei selbstbeigebrachten Verletzungen finden sich charakteristische Lokalisationen und Muster. Typische Lokalisatio-nen sind leicht zugängliche Körperstellen wie Arme, Gesicht oder Bauch, dabei werden schmerzempfindliche Areale ausgespart (Abb. 8.27 und 8.28). Meist han-delt es sich um eine Vielzahl oberflächlicher, gleichförmiger Schnittverletzun-gen, seltener finden sich in die Haut eingeritzte Symbole (s. folgende Übersicht).

Abb. 8.27. Selbstbeschädigung

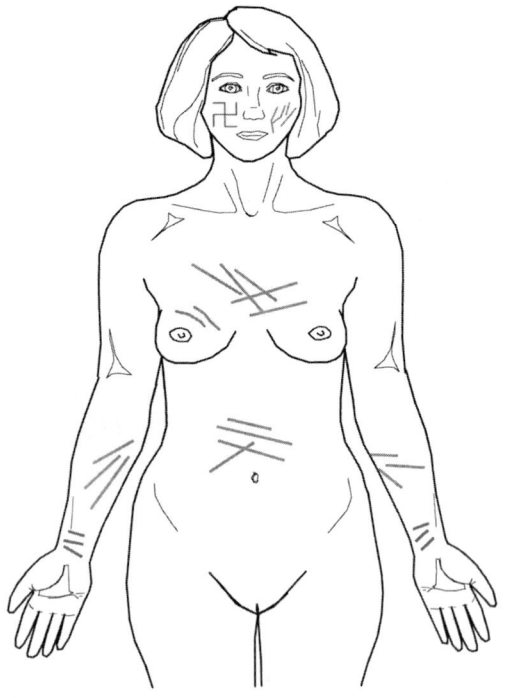

 = oberflächliche Schnitt-/Ritzverletzungen

Abb. 8.28a, b. Selbstbeige-
brachte Verletzungen: Oberflächliche Hauteinritzungen
für die eigene Hand leicht
zugänglicher Areale, unter
Aussparung schmerzemp-
findlicher Körperregionen

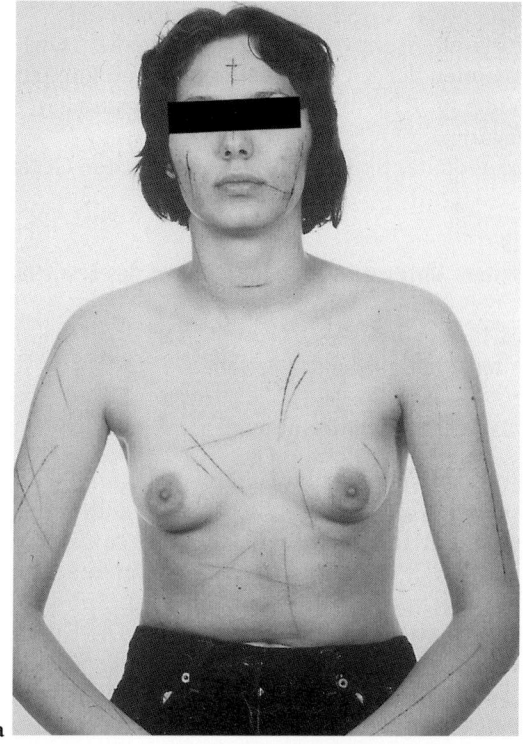

a

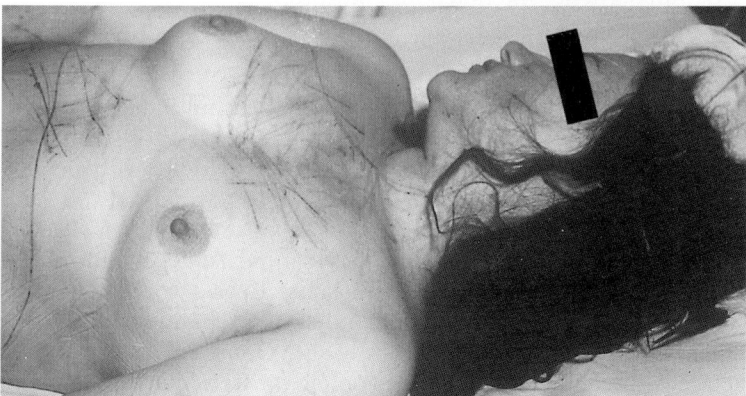

b

Selbstbeschädigung

- Multiple oberflächliche Schnitt-/Ritzverletzungen (gleichförmig, parallel, geradlinig),
- Aussparung schmerzempfindlicher Bereich (Augen, Mund, Brustwarzen),
- Verletzungen in der Reichweite der Hände,
- evtl. Seitenbetonung der Arbeitshand gegenüber,

- Fehlen von Abwehrverletzungen,
- Vorhandensein von (z. Tl. spiegelverkehrten) Symbolen und Zeichen,
- Läsionen der Kleidung fehlend bzw. inkongruent,
- Widersprüche zwischen Verletzungsmuster, Symptomatik und Ablaufschilderung,
- inadäquates Spurenbild am angeblichen Geschehensort.

8.3
Weitere Untersuchungen im Rahmen des Ermittlungsverfahrens

8.3.1
Untersuchung lebender Personen

Tatverdächtigenuntersuchungen

An rechtsmedizinischen Untersuchungsstellen besteht die Möglichkeit der Untersuchung von Tatverdächtigen. Dort sollte eine eingehende körperliche Untersuchung stattfinden, wobei insbesondere auf Kampfspuren, z. B. Kratz- und Bissverletzungen, zu achten ist. Des Weiteren sollten Entnahmen von Blut-, Haar- und Abstrichproben erfolgen. Auch eine Spurensicherung am Täter (Blutspuren, Fasern, Haare etc.) ist durchzuführen. Die Untersuchungen sowie die in diesem Rahmen notwendigen körperlichen Eingriffe können notfalls gegen den Willen des Beschuldigten, auch unter Anwendung von Zwangsmaßnahmen, erfolgen, sofern sie nicht dessen Gesundheit gefährden. Rechtsgrundlage ist der §81a StPO „Körperliche Untersuchung; Blutprobe".

Untersuchung von Tatopfern

Gemäß §81c StPO dürfen andere Personen als Beschuldigte, „... wenn sie als Zeugen in Betracht kommen, ohne ihre Einwilligung nur untersucht werden, soweit zur Erforschung der Wahrheit festgestellt werden muss, ob sich an ihrem Körper eine bestimmte Spur oder Folge einer Straftat befindet". In der Regel sind damit Tatopfer gemeint. Sehr häufig kommt es auch vor, dass sich Opfer von Gewaltdelikten aus verschiedensten Gründen zunächst gegen eine Strafanzeige entscheiden. Das kann in Fällen von häuslicher Gewalt vorkommen, in denen der Täter zur Familie gehört. Bei Notzuchtdelikten schämt sich das Opfer häufig, den Fall zur Anzeige zu bringen. Häufig sind Opfer der Ansicht, das Ausmaß der Verletzungen sei zu geringfügig und daher vor Gericht nicht aussagekräftig. Die psychische Belastung durch ein Gerichtsverfahren, in dem vom Opfer verlangt wird, durch objektive Beweismittel das Tatgeschehen glaubhaft zu machen, ist nicht zu unterschätzen (so genannte sekundäre Viktimisierung).

Im Hamburger Institut für Rechtsmedizin wurde zum Zweck der Befunderhebung und Dokumentation von Verletzungen bei Gewaltopfern sowie zur Spurensicherung eigens eine rechtsmedizinische Untersuchungsstelle eingerichtet. Die Geschädigten haben hier die Möglichkeit zur kostenlosen Untersuchung, Spurensicherung und Befunddokumentation. Der Untersuchungsgang sollte sich stets an einem schematisierten Dokumentationsbogen ausrichten, um eine standardmäßige Befundsicherung, Spurenasservierung und Diagnostik sicherzustellen (s. Übersicht). Diese gerichtsfähige Dokumentation aller wesentlichen Befunde ist zugleich ein wesentlicher Schritt zur Vermeidung der sekundären Viktimisierung des Opfers im Verlauf des Ermittlungs- bzw. Strafverfahrens.

Dokumentation/Spurensicherung

- zeitnah, so schnell wie möglich,
- vor der Reinigung,
- Ganzkörperuntersuchung,
- schriftliche Protokollierung (Details beachten),
- fotographisch (mit Maßstab),
- zeichnerisch (Schemazeichnung, Dokumentationsbogen),
- umfassende Spurensicherung von Körper und Kleidung sowie am Tatort:
  - Blut- und Sekretspuren (Täter-Opfer-Vergleich),
  - Spermaspuren (Abstriche von Scheide, After und Mund),
  - Haare von Scham und Kopf (Täter-Opfer-Vergleich),
  - Fingernagelränder.
- Objektivierung von Alkohol-, Drogen- und Medikamenteneinfluss,
- Blutproben, Urinproben, Haare, evtl. (erbrochener Mageninhalt),
- Behältnisse, Tatwerkzeuge,
- Vergleichsproben: Blut, Speichel.

8.3.2
Toxikologie

Die forensische Toxikologie beschreibt ein großes Tätigkeitsfeld im Bereich der Rechtsmedizin. Hier geht es um den Nachweis von forensisch bedeutungsvollen Substanzen bei lebenden oder toten Personen im Rahmen der unterschiedlichsten Fragestellungen. Von forensisch-toxikologischem Interesse sind z.B. Möglichkeiten der vorsätzlichen Giftbeibringung (Suizid vs. Fremdbeibringung), unbeabsichtigte Intoxikationen beispielsweise durch Arzneimittel, die differenzialdiagnostische Erwägung einer Vergiftung bei ungeklärten Todesfällen, Nachweis von Suchtmitteln (besonders Alkohol und Drogen) bei verkehrsmedizinischen Fragestellungen, Aspekte der Handlungsfähigkeit des Opfers (z.B. auch nach Beibringung so genannter K.o.-Tropfen, wobei es sich meist um Substanzen aus der Gruppe der Benzodiazepine handelt), Frage der Schuldfähigkeit bei einer im Zustand einer Drogen- oder Alkoholintoxikation begangenen Straftat. Bei der Fallanalyse kann der vorhandene oder negative Nachweis von Alkohol oder Drogen beim Opfer relevant für die Tatrekonstruktion sein.

8.3.3
Spurenkundliche Untersuchungen

Zur Rekonstruktion eines Geschehensablaufes, der mit relevanten Verletzungen – ggf. auch beim Täter – einhergeht, kann u.U. die Spurensicherung am Opfer und am Tatverdächtigen, das Spurenbild am Ereignisort sowie insbesondere an den beteiligten Gegenständen und Werkzeugen entscheidend beitragen. Spuren können alle Materialien sein, die am Tatort, am Opfer, am Täter, an der Tatwaffe oder am Fundort asserviert werden und zur Klärung eines Falles beitragen können. Hier sind beispielsweise Faser-, Farb-, oder sonstige Materialspuren, Finger-, Hand-, Schuhabdrücke und sonstige geformte Abdrücke, außerdem biologische Spuren wie etwa Blut- und Sekretspuren zu nennen.

Anhand von Blutspuren am Geschehensort oder Tatwerkzeug lässt sich ggf. abgrenzen, ob es sich um Spritzspuren, Tropfspuren oder Wischspuren handelt, weiterhin, ob Blut aus einer arteriellen Blutung stoßweise herausgespritzt oder aus einer Vene langsam herausgeflossen ist, schließlich, wie groß der Blutverlust insgesamt etwa gewesen sein dürfte (wichtig z.B. zur Beurteilung der Handlungsfähigkeit des Opfers). Wenn Blutgefäße von einem Werkzeug (z.B. Messer, Hammer) eröffnet werden, kann sich durch die Bewegungsrichtung ein charakteristisches Verteilungsmuster der Blutspuren ergeben. Schließlich lässt die Konfiguration von Blutstropfen und -spritzern auch einen gewissen Rückschluss auf die Entfernung von der Blutungsquelle zu.

Zu den Standardfragen, die zu beantworten sind, gehört die Frage der Blutart: Menschenblut oder Tierblut oder evtl. sogar nur rote Farbe? – Eine detaillierte Blutgruppenuntersuchung (heutzutage DNA-Untersuchung) klärt dann schließlich eindeutig, ob die Blutspur wirklich vom Opfer stammt. Sehr schwierig und meist nicht zu beantworten ist die Frage nach dem Alter einer Blutspur. Allenfalls bei sehr gut dokumentierten frischen Blutflecken ist hier eine ungefähre Einteilung möglich. Wiederholt hatten wir den Eindruck, dass an einem Geschehensort „demonstrativ" Blut oder Sperma verteilt bzw. verschmiert wurde, um eine spezielle Motivationslage oder Vorgehensweise vorzutäuschen. Erinnert sei in diesem Zusammenhang an den bekannten Kriminalroman „Aus Mangel an Beweisen" von Scott Turow (1990), bei dem Spermien des Staatsanwaltes in die Scheide des Mordopfers eingespritzt werden.

Immer, wenn lebendes biologisches Gewebe verletzt wird, kommt es zu Hautabschürfungen, Quetschungen, Gewebsverlust sowie insbesondere Blutaustritt und zur Übertragung des Materials. Die modernen Labortechniken der rechtsmedizinischen Spurenkunde (insbesondere mittels DNA-Technologie) ermöglichen die eindeutige Individualisierung und Identifizierung selbst kleinster Blut- und Gewebespuren: Hierzu genügen minimale Blutspritzer, wenige abgeschürfte Hautdeckzellen (Epithelien), einige Spermien oder einzelne Haare. Für die Sicherung derartiger Spuren sind gewisse Erfahrungen unverzichtbar. Man sollte dies Fachleuten überlassen, damit die Beweiskraft auch in einem gerichtlichen Verfahren bestehen bleibt. Wichtig ist v.a. auch die eindeutige Dokumentation der Untersuchungsproben sowie die richtige Aufbewahrung des Materials bis zur Untersuchung (Prinzip: Trocken und kühl). Unvorschriftsmäßige Lagerungsbedingungen führen leicht zum Verderben der Spur.

Bei der Sicherung von Spuren überschneiden sich polizeilicher und ärztlicher Tätigkeitsbereich. Die Asservierung von biologischen Spuren im Rahmen einer Opfer- oder Täteruntersuchung gehört vornehmlich in den ärztlichen Tätigkeitsbereich. Die Sicherung und Untersuchung technischer Spuren (z.B. Schmauch, Lacksplitter, Fasern) gehört dagegen nicht in das Repertoire eines rechtsmedizinischen Sachverständigen, sondern stellt eine Domäne der Kriminalistik bzw. Kriminaltechnik dar.

Auf labortechnische Einzelheiten des Spurennachweises soll an dieser Stelle nicht näher eingegangen werden. Verwiesen sei auf die diesbezügliche Spezialliteratur.

Standard ist heute der Einsatz der modernen DNA-Technologie bzw. DNA-Typisierung; bekannt geworden ist diese Untersuchungsmethodik unter dem Schlagwort „Genetischer Fingerabdruck". Mit echten Fingerabdrücken haben diese Untersuchungen allerdings nichts zu tun. Als der englische Forscher Alec Jeffreys seine richtungsweisende Methode veröffentlichte, gab er ihr diesen einprägsamen Begriff. Diese Technik, bei der kleine Abschnitte der Erbsubstanz der Desoxyribonukleinsäure (DNA) dargestellt werden, ist heutzutage weiter perfektioniert. Das zu Grunde liegende Prinzip ist einfach: Ausgangspunkt der DNA-Typisierung ist das in allen menschlichen Zellkernen vorhandene strickleiterförmige Erbsubstanzmolekül DNA, das recht stabil ist. Die beiden DNA-Einzelstränge bestehen aus hintereinander aufgereihten Basen (welche später die Aminosäuren im Eiweiß kodieren), deren Anordnung bei jedem Individuum (abgesehen von eineiigen Zwillingen) völlig unterschiedlich ist.

Mit der Möglichkeit von DNA-Spurenuntersuchungen ist es somit seit einigen Jahren möglich, das „biologische Profil" eines Täters zu ermitteln. Falls am Tatort DNA-Spuren asserviert werden können, so befindet man sich im Besitz eines „Genetischen Fingerabdrucks", welcher im weiteren Verlauf zum Vergleich mit Tatverdächtigen sowie als Beweismaterial in einem nachfolgenden Strafverfahren herangezogen werden kann.

Zum Zwecke der Verbrechensbekämpfung und -aufklärung werden inzwischen in vielen Ländern (auch in der Bundesrepublik Deutschland) Datenbanksysteme mit DNA-Dateien (entsprechend den Fingerabdruck-Karteien) von gefährlichen Straftätern sowie zu tatrelevanten Spuren geführt. Der bisher letzte Schritt der modernen Biotechnik hat ihrem Erfinder Kary Mullis 1993 den Nobelpreis für Medizin eingebracht. Mit einer speziellen Kopiertechnik, der so genannten Polymerasekettenreaktion(„polymerase chain reaction", PCR), werden kleinste Abschnitte der DNA (zumeist so genannte"short tandem repeats", STR-Systeme) vervielfältigt und so stark vermehrt, dass schon nach etwa 30 Kopierschritten viele Millionen Kopien der kriminalbiologisch interessanten DNA-Abschnitte vorliegen. So wird aus winzigsten Spuren genügend DNA für die nachfolgende Analyse mittels Elektrophorese und nachfolgender Sichtbarmachung als Bandenmuster hergestellt. Derartige Untersuchungen können in Eilfällen innerhalb weniger Tage durchgeführt werden. Die entsprechenden Labors gibt es in den rechtsmedizinischen Instituten, bei den Landeskriminalämtern und beim Bundeskriminalamt.

Fallbeispiel

Ein 28-jähriger Student fand seine Freundin, eine 28-jährige Bibliothekarin, tot in ihrer Wohnung auf. Sie lag unbekleidet mit dem Oberkörper auf dem Bett, ihre Beine und das Gesäß ragten so weit heraus, dass die Fußsohlen auf dem Teppich auflagen. Der Kopf war mit ihrer Schlafanzugjacke und ihrem Unterhemd bedeckt. Auf dem Teppichboden sowie an Möbelstücken wurden Antragungen entdeckt, welche asserviert wurden. Weitere Antragungen fanden sich auf dem Unterhemd und auf der Brust des Opfers.

Das Sektionsprotokoll beschreibt zahlreiche Merkmale stumpfer Gewalteinwirkung in Form von Hautunterblutungen und Hautabschürfungen. Die Hautabschürfungen über der Schulter und dem Beckenkamm zeigten, dass das Opfer gewaltsam gegen den Untergrund gedrückt wurde (= Widerlagerverletzungen). Die Innenseiten beider Oberarme wiesen Hautunterblutungen auf (= Fixierverletzungen). Des Weiteren fanden sich Zeichen von sexueller Manipulation in Form von Hauteinrissen im hinteren Bereich der Schamlippen und am Damm sowie Unterblutungen am äußeren After. Das Opfer wies Zeichen der Strangulation mit einer zirkulären Strangmarke und Würgemalen am Hals auf; beide großen Zungenbeinhörner waren gebrochen.

Die Todesursache war Ersticken durch Würgen und Drosseln.

Die toxikologische Untersuchung ergab keinen Hinweis auf Alkohol- oder Drogenkonsum.

Die Spurenuntersuchung zeigte, dass es sich bei den Antragungen um Spermaspuren handelte.

Bei den nachfolgenden DNA-Untersuchungen konnte der Freund des Opfers als Täter ausgeschlossen werden. Die weiteren Ermittlungen konzentrierten sich auf den Bekanntenkreis des Opfers, bei vier weiteren Verdächtigen wurden Blutproben zur DNA-Analyse und Blutgruppenbestimmung entnommen. Bei einem der Tatverdächtigen, dem 30-jährigen Ehemann einer früheren Arbeitskollegin des Opfers, fand sich eine vollkommene Übereinstimmung seiner DNA-Merkmalskombination mit den Spermaspuren. Die Häufigkeit dieser Merkmalskom-

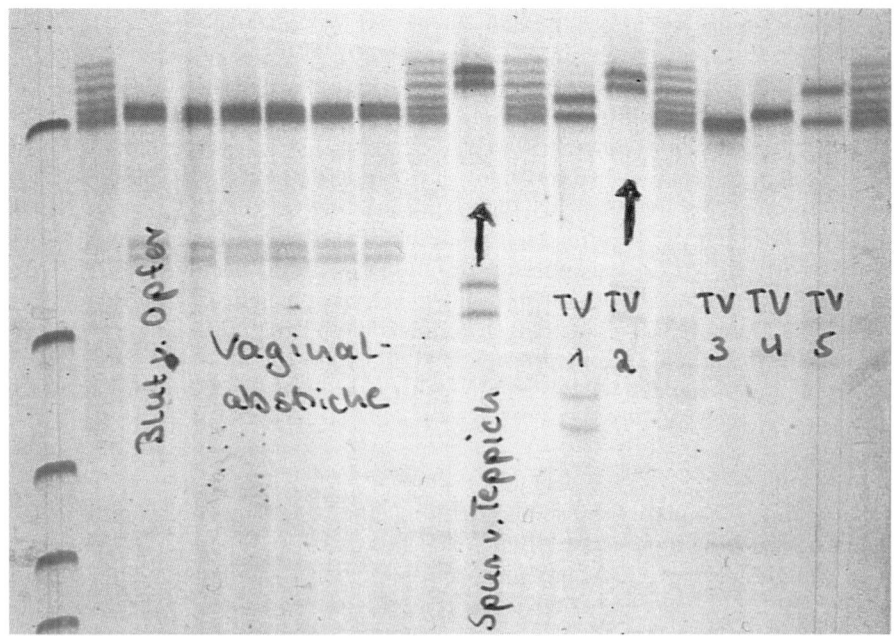

Abb. 8.29. DNA-Analyse: Übereinstimmung des DNA-Bandenmusters beim Tatverdächtigen Nr. 2 (TV2) mit der Spur vom Teppichboden

bination beträgt eine Person auf ca. 500 Millionen Personen. Der Täter konnte somit zweifelsfrei identifiziert werden (Abb. 8.29).

Als Motiv für die Tat gab der 30-jährige an, das Opfer habe ihn zur Trennung von seiner Ehefrau drängen wollen. Er habe eine intime Beziehung zu der Getöteten unterhalten, die sie nun der Ehefrau zu verraten drohte. Nach der Tat habe er Spuren gelegt, die eine Sexualstraftat vortäuschen sollten.

Dem Gericht erschienen diese Behauptungen zwar unglaubwürdig, es blieb jedoch letztendlich unklar, ob der Täter aus sexuellen Motiven tötete.

Der Täter wurde wegen Totschlags, begangen im Zustand verminderter Schuldfähigkeit, zu 11 Jahren Haft verurteilt.

8.4
Einbeziehung des Rechtsmediziners bei der operativen Fallanalyse – interdisziplinäre Teamarbeit

Die Erstellung eines Täterprofils basiert auf einer ausführlichen Tatortanalyse und allen damit verbundenen Informationen.   (Geberth 1996)

Die Interaktion zwischen Rechtsmedizinern und anderen am Ermittlungsprozess beteiligten Berufsgruppen ist insofern bedeutsam, als dass sich die Sichtweise des Rechtsmediziners von anderen unterscheidet und daher zusätzliche Erklärungsansätze bieten kann. Da der Fallanalytiker unter Berücksichtigung aller vorhandenen objektiven Fakten eine Hypothese über Täter- und Opferverhalten aufstellt, erscheint es logisch, dass diese um so genauer sein kann, je ausführlicher und detaillierter die Tatortanalyse durchgeführt wurde. Hierbei ist die sorgfältige rechtsmedizinische Untersuchung und Dokumentation von großer Bedeutung, da Anordnung, Anzahl, Zeitpunkt etc. der zugefügten Verletzungen zur Rekonstruktion des Tatherganges beitragen. Darüber hinaus ergeben sich im Labor der Rechtsmedizin zahlreiche weitere Anknüpfungspunkte für die Geschehensrekonstruktion – z.B. im Hinblick auf das Spurenbild sowie etwaige Spurenleger und bezüglich Alkohol-, Drogen- und Medikamenteneinfluss.

Ist es möglich, den Handlungsablauf zu rekonstruieren, so kann man daraus Schlussfolgerungen in Bezug auf u.a. Motivation und Bedürfnisse des Täters ziehen.

Es sind aber auch die Grenzen der rechtsmedizinischen Befundinterpretation klar herauszustellen. Die objektive forensische Wissenschaft sollte sich jeglicher kriminalpsychologischer Spekulation enthalten, sie sollte immer auf wissenschaftlichen Fakten basieren. Mit unsicheren Spekulationen von Seiten der Medizin werden Polizei, Staatsanwaltschaft und Gericht möglicherweise auf die falsche Fährte gelenkt oder es wird falsche Sicherheit vermittelt, die einem zweiten Gutachten bzw. „Gegengutachten" nicht standhält. In vielen Fällen wird die rechtsmedizinische Untersuchung vielleicht gar keine neuen Erkenntnisse liefern, nicht selten ist sie jedoch ein objektives, unabhängiges Dokument, welches dazu dienen kann, Täter- und Zeugenaussagen sowie Hypothesen der Ermittelnden zum Tathergang zu bestätigen oder zu widerlegen. Diesbezügliche Fragen ergeben sich meistens erst im Rahmen der weiteren Ermittlungsarbeiten, daher sollte die Arbeit des Rechtsmediziners nicht nach Erstellung des Obduktionsberichtes beendet sein.

Dem Rechtsmediziner kommt schließlich im Gerichtsverfahren die bedeutsame Rolle des medizinischen Sachverständigen zu, der objektiv und völlig unparteiisch nach dem neuesten Stand der Wissenschaft sein Gutachten zu erstatten hat.

Für die Zukunft ergibt sich die Forderung nach einer engen Zusammenarbeit der verschiedenen an einem Fall beteiligten Gruppen. Je besser die Kommunikation ist, umso größer wird die Effektivität für die Praxis der Fallanalyse sein.

Literatur

Amendt J et al. (2000) Made in Frankfurt. Mit Insekten dem Täter auf der Spur. Forschung Frankfurt 2: 26–32
Benecke M (1999) Kriminalbiologie. BLT
Bevel T (1997) Bloodstain pattern analysis. With an introduction to crime scene reconstruction. CRC, Boca Raton
Brinkmann B, Püschel K (1990) Ersticken. Fortschritte in der Beweisführung. Springer, Berlin Heidelberg New York
Brinkmann B, Wiegand P (1997) DNA-Technologie in der medizinischen Kriminalistik. Schmidt-Römhild, Lübeck
Brinkmann B, Kernbach G, Püschel K (1985) Vergewaltigung – auch ein medizinisches Problem? Deutsches Ärzteblatt 82: 1157–1162
Brinkmann B et al. (1997) Fehlleistungen bei der Leichenschau in der Bundesrepublik Deutschland. Archiv für Kriminologie 1. Teil: 199(1,2): 1–12; 2. Teil: 199(3,4): 65–74
Burwinkel K (1986) Leichenzerstückelung – forensisch-medizinische und kriminologische Aspekte. Medizinische Dissertation, Universität Hamburg
Dern H, Trautmann K (2001) Täterverhalten und Täterprofilerstellung. Vortrag anlässlich der Fallanalyse 1-Lehrgänge im Februar 2001
DiMaio D, DiMaio V (1993) Forensic pathology. CRC, Boca Raton
Douglas J, Burgess AW, Burgess AG, Ressler R (1992) Crime classification manual. Jossey-Bass, San Francisco
Endriss R (1985) Biss und Bissspur. Kriminalistik, Heidelberg
Forster B (1986) Praxis der Rechtsmedizin. Thieme, Stuttgart New York
Forster B, Ropohl D (1983) Medizinische Kriminalistik am Tatort. Enke, Stuttgart
Forster B, Ropohl D (1989) Rechtsmedizin. Enke, Stuttgart
Geberth VJ (1996) Practical homicide investigation. CRC, Boca Raton
Girardin BW et al.(1997) Color atlas of sexual assault. Mosby-Year Book, St. Louis
Hazelwood RR, Burgess AW (1995) Practical aspects of rape investigation. CRC, Boca Raton
Hazelwood RR, Douglas J (1980) The Lust murderer. FBI Law Enforcement Bulletin 49(4): 18–22
Heinemann A, Püschel K (1996) Zum Dunkelfeld von Tötungsdelikten durch Erstickungsmechanismen. Archiv für Kriminologie 197(5,6): 129–141
Henßge C, Madea B (1988) Methoden zur Bestimmung der Todeszeit an Leichen. Schmidt-Römhild, Lübeck
Hildebrand E (1976) Genitale, transgenitale und paragenitale Verletzungen bei Frauen, ihre Ursachen und ihre Verursacher. Beitr Gerichtl Medizin 34: 243–258
Holmes R, Holmes T (1996) Profiling violent crimes. Sage, Thousand Oaks, London New Delhi
James S (1998) Scientific and legal applications of bloodstain pattern interpretation. CRC, Boca Raton
James S, Eckert W (1999) Interpretation of bloodstain evidence at crime scenes. CRC, Boca Raton

Madea B (1999) Die ärztliche Leichenschau: Rechtsgrundlagen – Praktische Durchführung – Problemlösungen. Springer, Berlin Heidelberg New York Tokio

Müller Th (1998) IMAGO 300. Forschungsansätze – Definitionen – Ergebnisse. In: Bundeskriminalamt (Hrsg) Methoden der Fallanalyse. Ein internationales Symposium (BKA-Forschungsreihe, Bd 38.1). BKA, Wiesbaden

Penning R (1996) Rechtsmedizin systematisch. UNI-MED Bremen, Lorch

Püschel K, Koops E (1987) Zerstückelung und Verstümmelung (Teil 1 und 2) Archiv für Kriminologie 180(1,2): 28–40; 180(3,4): 88–100

Ressler R, Burgess A, Douglas J, Heafner H (1995) Sexual homicide: patterns and motives. Lexington, New York

Schröer J (2001) Forensisch-medizinische und kriminologische Aspekte von Tötungsdelikten mit sexuellem Bezug in Hamburg von 1974–1998. Medizinische Dissertation, Universität Hamburg

Senge L (1997) Strafverfahrensänderungsgesetz-DNA-Analyse. Neue Juristische Wochenzeitschrift 37: 2409–2412

Schwerd W (1992) Rechtsmedizin. Lehrbuch für Mediziner und Juristen. Deutscher Ärzte-Verlag, Köln

Sperhake J, Püschel K (1998) Forensische Pädopathologie – drei Fälle von spurenarmen Tötungsdelikten an Säuglingen. Päd 4: 40–42

Turow S (1990) Aus Mangel an Beweisen. Droemer Knaur, München

Turvey B (1999) Criminal profiling. An introduction to behavioral evidence analysis. Academic Press, San Diego

Ziemke E (1918) Über die kriminelle Zerstückelung von Leichen und die Sicherstellung ihrer Identität. Vierteljahresschrift der gerichtlichen Medizin 56: 270

„Was ist das nur für ein Mensch, der so etwas tun konnte?"

Von der Individualisierung zur Typologisierung von Täterprofilen

S. Ullrich und A. Marneros

9.1
„Was ist das nur für ein Mensch, der so etwas tun konnte?"

„Was ist das nur für ein Mensch, der so etwas tun konnte?" – eine Frage, die in aller Munde ist, wenn ein furchtbares Verbrechen geschieht. Aber nicht nur dann. Auch in zwischenmenschlichen Beziehungen, wenn jemand unmoralisch, antisozial, nicht normkonform oder einfach nur in ungewöhnlicher Weise handelt, wird diese Frage gestellt. Eine Frage, die nicht nur die Wissenschaftler, nicht nur die Richter, sondern auch die Menschen „an der Front", die Kriminalbeamten beschäftigt, die ein Gewaltverbrechen aufzuklären haben. In dieser oftmals gestellten Frage spiegelt sich aber auch eine, zwar anders formulierte, jedoch inhaltlich ähnliche Frage der Wissenschaft wider. Psychologie, Psychiatrie, Kriminologie und Philosophie versuchen darauf eine Antwort zu geben. Eine Antwort auf eine Frage, die schon zu Beginn des philosophischen Denkens vor 2600 Jahren gestellt worden ist. Eine Frage, die impliziert, dass die Verantwortung für ein Verbrechen, antisoziales, nicht normkonformes oder einfach ungewöhnliches Handeln bei dem Menschen selbst liegt, mit dem Individuum zu tun hat, also von seiner Persönlichkeit abhängig ist.

Nachdem die große Revolution im Denken des Menschen, nämlich die Geburt der Philosophie, stattgefunden hatte, wurden die Handlungen des Menschen, seine Neigung zum Guten oder zum Bösen von dem Willen der Götter und dem Übernatürlichen befreit und seinem eigenen Willen unterstellt. Damit wurde der Mensch zwar verantwortlich für sein Verhalten – aber offensichtlich nicht vollständig. Schon mit der Gründung der wissenschaftlichen Medizin durch *Hippokrates* im 5. Jahrhundert vor Christi begannen die Versuche einer Typologisierung der Persönlichkeit von Menschen. *Sokrates, Platon, Aristoteles* und ganz besonders sein Schüler und Nachfolger *Theophrast* – um die zentralsten Figuren zu nennen – beschäftigten sich damit. Die auf *Hippokrates* zurückgehende und von *Immanuel Kant* formulierte Aufteilung der Persönlichkeit von Menschen in vier Kategorien, nämlich „phlegmatisch", „sanguinisch", „melancholisch" und „cholerisch" beinhaltete gewissermaßen eine Einschränkung der individuellen Freiheit: Die Persönlichkeit und die Temperamente der Menschen waren nach diesen Ansichten durch humorale Konstellationen vorbestimmt. Demzufolge haben die Natur, die Biologie und die Konstitution einer Person zumindest eine mitgestaltende Rolle für deren Persönlichkeit – infolge dessen auch für ihr Tun und Lassen.

Mit diesem Versuch der Kategorisierung begann der Anfang der Verbindung von Persönlichkeitstypen mit biologischen Merkmalen, so etwa mit der Konstitution, die in den Arbeiten von *Ernst Kretschmer* dargestellt wurde (Kretschmer 1921, 1950), oder in den modernen biologischen Persönlichkeitstheorien und in der „Neurobiologie der Gewalt" (Volafka 1995).

„Was ist das also nur für ein Mensch, der so etwas tun konnte?" Diese alte Frage wird immer wieder neu gestellt und dies nicht nur im alltäglichen Leben, sondern auch in dem modernen wissenschaftlichen Schrifttum. So entstand in den letzten 3 Jahrhunderten eine Vielzahl von Büchern, Studien und Forschungsinitiativen, deren Erwähnung den Rahmen dieses Beitrages sprengen würde. Obwohl die „forensische Psychiatrie" bereits seit der Antike existiert (Fischer-Homberger 1983; Gschwend 1996) und schon im 19. Jahrhundert einer der Gründer der modernen forensischen Psychiatrie, der Ordinarius in Graz und Wien, *Richard von Krafft-Ebing*, triumphierte, dass es der Psychiatrie gelungen sei, dass die Justiz nicht nur das Verbrechen, sondern auch den Verbrecher sieht, also den Menschen mit seinen Eigenschaften, Motiven, Nöten, Zwängen, Absichten, Störungen und Erkrankungen (Krafft-Ebing 1993), sind wir noch weit davon entfernt, die Frage nach der Art der Beziehung zwischen Persönlichkeit und Delinquenz definitiv zu beantworten, geschweige denn diese über die determinierende Wirkung der Persönlichkeit auf das Tun und Lassen eines Menschen. Die Frage zu beantworten, ob ein Mensch aufgrund seiner Persönlichkeit anders handeln konnte, als er in einer bestimmten Situation gehandelt hat. Die Antworten auf diese Frage sind zahlreich. Manche erwiesen sich als falsch, manchmal sogar dogmatisch und diskriminierend, manche eher ideologisch statt wissenschaftlich begründet. Einige Antworten stellten jedoch die Fundamente für die Fortentwicklung der Forschungsfrage nach der Beziehung zwischen Persönlichkeit und Delinquenz bzw. Kriminalität bereit.

„Nomen est omen" – dies gilt auch für die frühen Bezeichnungen, welche die Psychiatrie und Psychologie zur Benennung von Persönlichkeitsstörungen benutzt haben. Der Begriff der „Psychopathie", unter den ursprünglich alle psychischen Störungen subsumiert wurden und der auch weiterhin im gesprochenen Griechisch so verstanden wird, mutierte im Laufe der Zeit zu einem Schimpfwort und bezeichnete „degenerierte", „psychopathisch minderwertige", „degenerative Charaktere", „psychopathische Persönlichkeiten und Konstitutionen", „Instabile" und „Desequilibrierte". Die geistige Verwandtschaft mancher solcher Ansichten, Etikettierungen und Nomenklaturen zu dem „delinquente nato" (dem „geborenen Kriminellen") *Cesare Lombrosos* (1876) ist offensichtlich. Atavistische Theorien im sozialdarwinistischen Sinne haben aber heutzutage keine Konjunktur mehr, zumindest werden sie nicht laut ausgesprochen oder unmaskiert publiziert. Vielmehr fand die Persönlichkeitsforschung und somit auch die Frage nach dem Ursprung kriminellen Verhaltens inzwischen irgendwie einen Weg in die Mitte. Als mögliche Determinanten der Persönlichkeitsentwicklung eines Menschen können psychologische, soziologische und biologische, darunter auch genetische Faktoren angenommen werden.

„Was ist das nur für ein Mensch, der so etwas tun konnte?" Eine Frage, die somit nicht nur die Ermittlungsbeamten beschäftigt, welche in erster Linie praktische Aufklärungsarbeit leisten wollen, sondern auch eine Vielzahl wissenschaftlicher Disziplinen, die sich mit den Hintergründen, der „Genese" kriminellen Verhaltens beschäftigen. Die Intentionen zur Beantwortung dieser Frage sind somit verschieden. Zum einen liegt eine praktische Bedeutung darin, nämlich die Person zu finden, die sich für die Straftat verantwortlich zeichnet. Zum anderen geht es darum, Theorien zu entwickeln und zu prüfen, die straffälliges Verhalten erklären können. Trotz dieser, auf den ersten Blick unterschiedlichen Herangehensweisen an diese Frage, kann gerade ein Zusammenspiel dieser eher praktischen und dieser eher theoretisch/empirischen Ansätze die Suche nach einer Antwort erleichtern. Einzelfallanalysen können wesentliche Hinweise darauf geben, spezifische Tätergruppen aus dem komplexen und heterogenen Gefüge „Straffällige" herauszulösen und in ihren Charakteristika gesondert zu untersuchen. Die Ergebnisse empirischer Untersuchungen zu diversen Tätergruppen wiederum können Hilfestellung leisten bei der Erstellung eines Täterprofils im Einzelfall, schließlich kann man hier auf einen Merkmalspool zurückgreifen, der nachweislich mit bestimmten Deliktvariablen assoziiert ist. Ein interdisziplinäres Zusammenwirken, ein Austausch von „Praktikern" und „Theoretikern" ist somit wünschenswert, erleichtert er schließlich vielleicht die Beantwortung der Frage „Was ist das nur für ein Mensch, der so etwas tun konnte?"

9.2
Persönlichkeit im Wechselspiel von kriminogenen Faktoren

Um im Hinblick auf die Assoziation von Delinquenz/Kriminalität und Persönlichkeit die richtige Antwort zu finden, muss man zuerst die richtige Frage stellen. Dies gilt gleichermaßen für die praktisch tätigen Kriminalbeamten im Hinblick auf die Aufklärung eines Verbrechens als auch für die Wissenschaftler, die nach Faktoren suchen, aufgrund derer Kriminalität sich herleiten lässt. Welche aber ist die richtigste Frage?

- Ist delinquentes Verhalten mit einem bestimmten Persönlichkeitstypus verbunden?
- Ist delinquentes Verhalten eine „Störung per se" oder nur Begleiterscheinung einer bestimmten Persönlichkeitsstruktur, also als ein „Symptom" anzusehen?
- Finden sich unter Rechtsbrechern überproportional häufig spezifische, besondere Persönlichkeitsausgestaltungen?

Insbesondere die letztgenannte Frage ist für die Erstellung eines Täterprofils von besonderer Relevanz. Findet sich nämlich ein Zusammenhang zwischen speziellen Persönlichkeitsstrukturen und Straftätern im Allgemeinen bzw. zwischen spezifischen Merkmalen und bestimmten Straftätergruppen im Besonderen, kann dies beim Profiling von großem Nutzen sein.

Unabhängig davon, welche der drei oben genannten Fragen als die richtigste erachtet wird, muss sie von verschiedenen Satellitenfragen begleitet werden, v. a. durch folgende:

- Kann eine Persönlichkeit mit ihren Verhaltensmustern, insbesondere ihren normdiskonformen Handlungen, losgelöst von ihrer relevanten sozialen Umgebung beurteilt werden?

- Können spezifische Sozialisationserfahrungen (etwa Gewalt in der Familie oder innerhalb anderer relevanter Bezugssysteme als Mittel der Konfliktlösung, aggressive Verhaltensweisen als Methode zur Durchsetzung eigener Interessen usw.) eine entscheidende Rolle für delinquentes Handeln spielen – unabhängig von spezifischen Persönlichkeitstypologien? Sind sie überhaupt trennbar von dem, was man Persönlichkeit nennt?
- Können peristatische Umstände, aktuelle Erlebnisse, aktuelle soziale Veränderungen prägenden Einfluss ausüben – ebenfalls unabhängig von der Spezifität der Persönlichkeit?

„Was ist das nur für ein Mensch, der so etwas tun konnte?" Diese oftmals gestellte Frage nach den spezifischen Merkmalen und Charakteristika eines Menschen, der ein Verbrechen begangen hat, impliziert einen sehr wichtigen Aspekt. Indem wir diese Frage stellen, distanzieren wir uns, grenzen wir uns ab, betonen die Unmöglichkeit, dass wir selbst, die wir so „normal" sind, solche Dinge tun könnten. Und dies ist ein Selbstbetrug. In gewissen Situationen, unter gewissen Umständen kann (fast) jeder von uns zum Verbrecher werden – auch wenn wir dies nicht wahrhaben wollen. Von dem Prinzip ausgehend, „Verbrechen ist ubiquitär" gerät man schnell in die Gefahr, als jemand bezeichnet zu werden, der Eulen nach Athen trägt – eben wenn man die These der Multikausalität von Delinquenz und Kriminalität propagiert. Kriminalität ist multifaktoriell bedingt. Zwar ein Allgemeintopos, muss es aber an dieser Stelle wiederholt werden, um Missverständnissen vorzubeugen. Kriminalität kann nur vor dem Hintergrund eines sehr komplexen Wechselspiels verschiedener Bedingungen und Faktoren betrachtet werden. Monokausale Erklärungen sind unzulänglich. Das Heranziehen von Persönlichkeitseigenschaften zur Erklärung von Straftaten als täterorientierter Ansatz ist dabei nur ein Aspekt und kann alleinig der Komplexität der Sache sicherlich nicht gerecht werden. Dennoch kommt der Analyse der Persönlichkeitsstruktur von Straftätern eine große Bedeutung zu. Schließlich bedingt diese in gegebenen situativen und sozialen Kontexten bestimmte Verhaltensweisen, so auch normabweichendes und normverletzendes Handeln.

Das heißt also, dass neben der *Individualisierung* des Straftäterprofils auch eine *Typologisierung* von Tätern möglich sein könnte. Dies haben wir mit der Durchführung des „Hallenser Angeklagtenprojektes" (Marneros et al. 1998, 1999a, 1999b; Ullrich 1999) versucht. Und solche Erkenntnisse sind nicht nur für die Erklärung krimineller Verhaltensweisen von großer Bedeutung. Wie schon mehrfach betont, kann dieses Wissen auch im Einzelfall Hinweise darauf geben, nach welcher „Täterpersönlichkeit" im Kontext eines bestimmten Verbrechens zu suchen ist.

Das „Hallenser Angeklagtenprojekt"

Unsere Untersuchung wurde im Rahmen eines von der DFG geförderten Forschungsprojektes der Klinik und Poliklinik für Psychiatrie und Psychotherapie der Martin-Luther-Universität Halle-Wittenberg durchgeführt. Im Zeitraum des Jahres 1997 wurden Angeklagte der Landgerichte Halle und Dessau konsekutiv während des laufenden Verfahrens untersucht. Der Tatbestand „angeklagt" im-

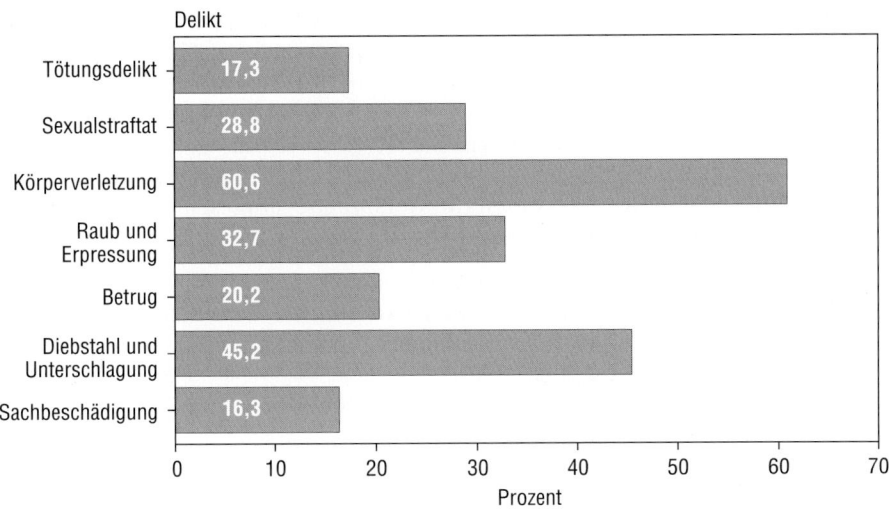

Abb. 9.1. Übersicht der Delikte der Stichprobe der Straftäter (N = 105)

pliziert jedoch nicht zwangsläufig, dass der Angeschuldigte den vorliegenden Straftatbestand auch ausgeführt hat. Will man jedoch Korrelate von Straffälligkeit bestimmen bzw. Tätertypologien erforschen, ist es zwingend, dass in die Studie eingeschlossene Probanden auch tatsächlich eine Straftat begangen haben. Für unsere Untersuchung, die keine Dunkelfeldanalyse ist, war somit der Nachweis registrierter Straffälligkeit zu fordern. Aus diesem Grund wurden von uns nur Angeklagte in die Studie eingeschlossen, die nach Abschluss des Verfahrens auch rechtskräftig verurteilt worden sind. Nach diesen Einschlusskriterien stand uns eine Stichprobe von 105 angeklagten Straftätern zur Verfügung. Es findet sich dabei ein deutliches Überwiegen männlicher Straftäter (91 %), nur 9 Frauen (9 %) sind in der Stichprobe vertreten. Dieser geringe Frauenanteil spiegelt jedoch die realen Verhältnisse wider, da nur ein geringer Prozentsatz der Straftaten (insbesondere der schweren Delikte) von Frauen verübt wird. Der Altersmittelwert der angeklagten Straftäter liegt bei 33,63 Jahren mit einer Standardabweichung von 10,22, die Spannweite reicht dabei von 21 bis 58 Jahren. 63,5 % der forensischen Stichprobe waren zum Zeitpunkt des Interviews arbeitslos. Die verübten Delikte der angeklagten Straftäter sind in Abb. 9.1 aufgeführt.

Bei den Delikten wurden sämtliche Straftatbestände berücksichtigt, auch solche, die in Tateinheit vorlagen. Die Analyse zeigt, dass die Körperverletzung mit über 60 % das am häufigsten verübte Vergehen war. Bei 45 % der Probanden fanden sich Diebstahl und Unterschlagung. Sexualstraftaten sowie Raub und Erpressung waren mit jeweils ca. 30 % vertreten. Sachbeschädigung war am seltensten begangen worden (16,3 %). Bei immerhin 18 Probanden (17,3 %) ließ sich ein Tötungsdelikt eruieren.

Um Persönlichkeitskorrelate straffälligen Verhaltens identifizieren zu können, ist der Vergleich mit einer Kontrollgruppe aus der nichtstraffälligen Normalbevölkerung unabdingbar, da nur auf diese Art die Spezifität dieser Eigenschaften bei Straftätern nachgewiesen werden kann. Im vorliegenden Fall konnte auf eine Kontrollstichprobe von 80, offiziell nichtstraffälligen Personen zurückgegriffen werden, die im Rahmen eines anderen Forschungsprojektes der Klinik rekrutiert und mit dem selben Instrumentarium untersucht worden war.

Bei der Bearbeitung psychometrischer Tests spielt das grundlegende Verständnis der deutschen Sprache eine wesentliche Rolle. Daher wurden in die Studie nur deutschsprachige Probanden (Muttersprache) eingeschlossen. Zum Einsatz kamen die folgenden Verfahren:

1. ein selbstentwickeltes soziobiographisches Interview,
2. die „International Personality Disorder Examination", ein strukturiertes klinisches Interview der WHO zur Diagnostik von Persönlichkeitsstörungen nach ICD-10 (Mombour et al. 1996),
3. das „NEO-FFI" nach Costa u. McCrae als Breitbandverfahren zur Normalpersönlichkeit (Borkenau u. Ostendorf 1993),
4. der „IPC-Fragebogen" zu Kontrollüberzeugungen (Krampen 1981),
5. der „Hostility and Direction of Hostility Questionnaire" zur Erfassung von Feindseligkeit (Caine u. Foulds 1975),
6. und letztlich der „LPS-3" als Kurzintelligenztest zur Erfassung der logischen Denkfähigkeit (Horn 1983).

9.3
Soziobiographie: Der Circulus vitiosus von Ursache und Wirkung

Dass die soziale Umgebung, v.a. in den Frühstadien der Entwicklung der Persönlichkeit eines Menschen, von immenser Bedeutung für deren Prägung ist, darf als Allgemeintopos angenommen werden. So auch, dass die soziale Umgebung eines Menschen in Wechselwirkung von seiner Persönlichkeit mit geprägt wird. In diesem Zusammenhang ist die folgende Frage interessant:

● Unterscheidet sich der biographische Hintergrund von Straftätern und nichtstraffälligen Menschen?

> Diese Frage ist ebenfalls von besonderer Evidenz für die Erstellung eines Täterprofils. Lässt sich nämlich nachweisen, dass die Biographien bestimmter Täter Parallelen aufweisen (auch unabhängig von Aspekten der Persönlichkeitsausformung), kann dies ein Indikator dafür sein, bei der Täterermittlung bestimmte soziobiographische Faktoren zu fokussieren.

Ein Resultat der im Folgenden noch genauer beschriebenen bekannten Studie des FBI über Serienmörder war die Dichotomisierung von Straftätern in die Gruppen der „organisierten" und „nicht organisierten" Täter, die der Erstellung eines Profils dienen soll. Zur Bildung der Kategorien flossen sehr viele biographische Daten ein, so die soziale Kompetenz, Herkunftsschicht, qualifizierte Ausbildung etc., die zwischen den beiden Gruppen trennen (Geberth 1996).

Der Vergleich der angeklagten Straftäter mit der Kontrollgruppe in unserer Untersuchung erbrachte deutliche Unterschiede hinsichtlich einer Vielzahl biographischer Variablen, die konform mit den in der Literatur genannten Befunden sind.

So zeigte sich, dass im Vergleich sehr viele angeklagte Straftäter strukturell unvollständigen Familien entstammen. Dies zeigt sich v. a. dadurch, dass der leibliche Vater als Erziehungsträger oftmals ersetzt war durch andere Personen bzw. Institutionen. Ein Großteil der angeklagten Straftätern stammt aus Broken-home-Verhältnissen. Hier fanden sich insbesondere ein Wechsel der Erziehungsträger und Heimaufenthalte (s. Abb. 9.2).

Ungünstige Sozialisationsbedingungen fanden sich ebenfalls bei Überprüfung der Herkunftsschicht der angeklagten Straftäter. So erbrachte der statistische Vergleich, dass der sozioökonomische Status der Herkunftsfamilien der angeklagten Straftäter deutlich geringer ist, als der der Kontrollprobanden (Abb. 9.3). Sie stammen auch aus größeren Familien. Die Überprüfung der Stellung in der Geschwisterreihe erbrachte, dass die angeklagten Straftätern im Vergleich zur Kontrollstichprobe eher später geboren sind. Hinsichtlich der sozialen Mobilität zeigte sich bei den Probanden der Straftäterstichprobe ein Abstieg über die Zeit, welcher bei der Kontrollstichprobe in der Form nicht zu finden war (Abb. 9.3). Hier kommt sicher die Wechselwirkung von Delinquenz/Kriminalität und biographischen Daten zum Tragen.

Die statistische Analyse von Geburtsverlauf und frühkindlicher Entwicklung zeigte deutlich mehr Auffälligkeiten bei den angeklagten Straftätern.

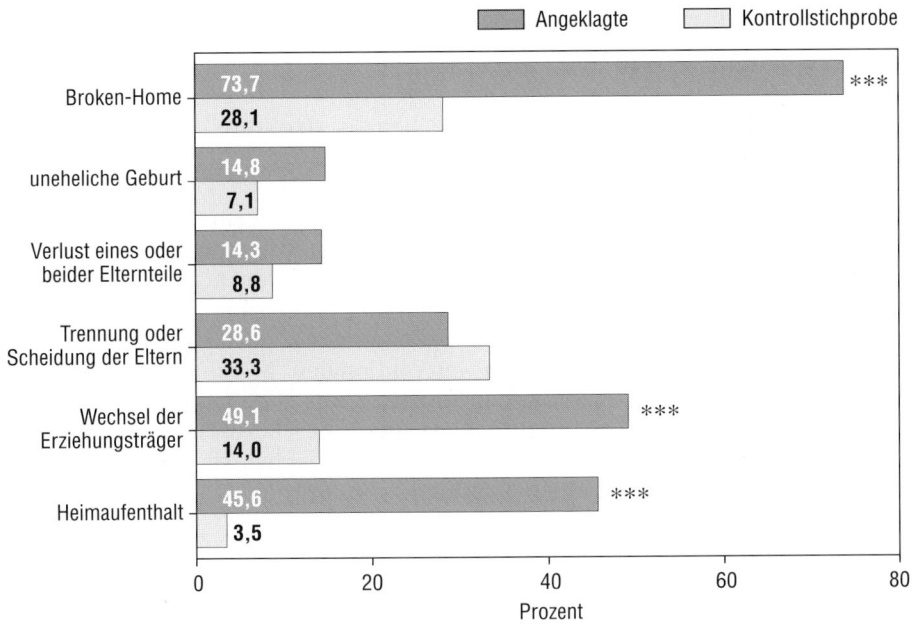

Anmerkung: Vier-Felder-Chi-Quadrat-Test.   ***: $p \leq 0,001$ **: $p \leq 0,01$ *: $p \leq 0,05$

Abb. 9.2. Broken-home-Straftäter (N = 105) und Kontrollprobanden (N = 80) im Vergleich

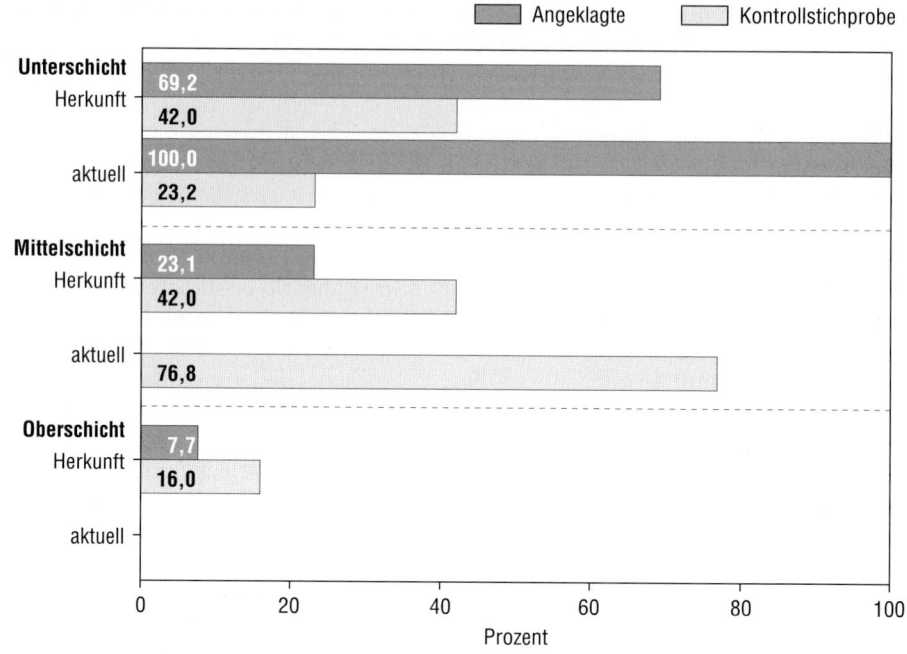

Abb. 9.3. Herkunftsschicht und soziale Mobilität – Straftäter (N = 105) und Kontrollprobanden (N = 80) im Vergleich

Des Weiteren wurde festgestellt, dass neben der strukturellen Unvollständigkeit auch funktionale Störungen in den Familien der angeklagten Straftäter deutlich häufiger vorkamen als in der Kontrollstichprobe. Dies zeigte sich in strengen, wenig wertschätzenden Erziehungsstilen, häufigem Weglaufen und einem hohen Anteil alkoholabhängiger Familienangehörigen ersten Grades. Die Beziehungen zwischen den einzelnen Familienmitgliedern zeigten sich sehr problematisch.

Deutlich wurden schon frühe Auffälligkeiten der angeklagten Straftäter, die sich insbesondere in gravierenden interaktionalen Schwierigkeiten in der Schule zeigten. Die Schulbildung der Straftäter war auch geringer, als die der Probanden der Kontrollstichprobe. Hinsichtlich der Berufsausbildung ließen sich keine Unterschiede feststellen. Bemerkenswert ist jedoch, dass ein sehr hoher Prozentsatz der angeklagten Straftäter zum Zeitpunkt des Interviews arbeitslos war, signifikant mehr als in der Kontrollstichprobe.

Die Überprüfung der Sekundärfamilien der Probanden erbrachte, dass ein signifikant höherer Anteil der angeklagten Straftäter zum Zeitpunkt der Interviews über keine Partnerschaft verfügte.

Deutlich mehr der angeklagten Straftäter berichteten über traumatische Erlebnisse in ihrem Leben. Dabei handelt es sich insbesondere um sexuelle Missbrauchserfahrungen.

> **!** Als delinquenzfördernde Sozialisationsfaktoren werden in verschiedenen Studien (u. a. die klassischen Studien von Glueck u. Glueck 1972; Göppinger 1983; Lamnek 1985) insbesondere ungünstige familiale Sozialisationsbedingungen genannt, da in diesem Fall externe dysfunktionale Faktoren schlechter kompensiert werden können. Hier scheint insbesondere die strukturell unvollständige Familie (Broken-Home) von besonderer Relevanz für die Entstehung delinquenten bzw. kriminellen Verhaltens zu sein. Auch funktionale Störungen der Familie wie straffällige Eltern, körperliche Bestrafungen oder fehlender Familienzusammenhalt werden in diesem Zusammenhang diskutiert. Des Weiteren kommt dem elterlichen Erziehungsverhalten eine besondere Rolle zu. Auch die extrafamiliale Sozialisation (Heimaufenthalte) mit den daraus entstehenden Problemen gilt als ein Prädiktor für delinquentes Verhalten. Diese Befunde konnten in unserer eigenen Untersuchung repliziert werden.

An dieser Stelle zu erwähnen ist eine Studie von Lamnek (1985), der unter erweiterten Gesichtspunkten den Zusammenhang von Sozialisation und Straffälligkeit untersuchte. Im Unterschied zu anderen Untersuchungen differenzierte er zwischen Delinquenz und Kriminalisierung. Eine derartige Differenzierung lehnt sich an die Annahmen der „Etikettierungshypothese", die im Folgenden noch genauer beschrieben wird. Häufig werden negative Faktoren in der Biographie in einen kausalen Zusammenhang mit Straffälligkeit gestellt. Nach Lamnek (1985) ist diese Kausalität jedoch in Frage zu stellen. Seiner Ansicht nach tragen negative Sozialisationsfaktoren eher dazu bei, dass de facto begangene Straftaten eher entdeckt werden, eher angezeigt werden und eher zur Verurteilung kommen. Das heißt, dass die Wahrscheinlichkeit einer Strafverfolgung und Verurteilung eines Jugendlichen aus desolaten Familienverhältnissen sehr viel größer ist als bei einem Jugendlichen aus dem gehobenen Mittelstand. Bei ersterem wird vielleicht angenommen, dass das soziale Umfeld zu weiteren Straftaten prädisponiert, bei letzterem hingegen, dass die intakte Familie das Fehlverhalten auffangen und korrigieren kann – und das bei dem gleichen Delikt. Um diese These zu prüfen, sind Untersuchungen im Dunkelfeld erforderlich, da ja auch die nicht sanktionierte Delinquenz hierbei eine entscheidende Rolle spielt. Führt man nun dieses Unterscheidungskriterium ein, können bei der Analyse der Daten Aussagen darüber gemacht werden, inwieweit spezifische Sozialisationsfaktoren wirklich das Entstehen delinquenten Verhaltens prädizieren oder eher Effekte auf die Kriminalisierung der Personen (d. h. einer Strafanzeige und Verurteilung bei Vorliegen bestimmter Faktoren) zeigen.

So zeigten sich in der Untersuchung von Lamnek (1985) keine gesicherten Unterschiede in den Anteilen strukturell unvollständiger Familien zwischen Delinquenten und Nicht-Delinquenten. Dies traf auch auf einfach und mehrfach Delinquente zu. Jugendliche aus „Broken-Homes" unterschieden sich in der Deliktstruktur nicht von solchen aus vollständigen Familien. Diese Ergebnisse legen nach Lamnek (1985) den Schluss nahe, dass die strukturelle Unvollständigkeit der Familie an sich kein kriminogener Faktor ist.

> **!** Die deutlichen Unterschiede zwischen kriminalisierten und nicht-kriminalisierten, aber jeweils delinquenten Jugendlichen im Hinblick auf die strukturelle Unvollständigkeit der Familie zeigen eher an, dass dieser Aspekt als ein Kriminalisierungsfaktor zu werten ist. Dies bedeutet, dass die geringe Sozialisationskapazität einer unvollständigen Familie hinsichtlich der Delinquenz nicht gegeben ist. Konformes und nonkonformes Verhalten wird dabei nicht mehr und nicht weniger als in vollständigen Familien erlernt. Allerdings scheint die unvollständige Familie weniger gut in der Lage, die Schutzfunktion vor Strafverfolgung zu übernehmen oder im Vorfeld die Deliktbegehung im Dunkelfeld zu belassen. Hinsichtlich funktional gestörter Familien zeigte sich ein stärkerer Effekt für die Delinquenzentwicklung. Delinquente, aber nicht kriminalisierte Jugendliche (also Jugendliche, die eine Straftat begangen hatten, aber nicht angezeigt bzw. verurteilt wurden) gaben doppelt so oft schlechte Familienbeziehungen wie Nicht-Delinquente an.

Extrafamiliale Sozialisationsinstanzen wie z. B. Heim- und Fürsorgeerziehung haben nach Lamnek (1985) keinen Einfluss auf Begehung und Schweregrad einer Straftat. Vielmehr haben diese einen enormen Einfluss auf die offizielle Reaktion auf eine Straftat, was mit selektiver Wahrnehmung, die sich an vorausgegangenen stigmatisierenden Stereotypen orientiert, erklärt werden kann. Heim und Fürsorge können dementsprechend als ein einflussreicher Faktor bezüglich der Kriminalisierung eines Kindes oder Jugendlichen, der eine Straftat begangen hat, angesehen werden. Vor dem Hintergrund dieser Befunde und bei der Erklärung kriminellen Verhaltens sollte somit eine kausale Interpretation von ungünstigen Sozialisationsbedingungen und Straffälligkeit kritisch hinterfragt werden.

9.4
Persönlichkeit und Persönlichkeitsstörungen bei Straftätern

Das wesentliche Merkmal einer Persönlichkeitsstörung nach den Kriterien der Weltgesundheitsorganisation ist ein andauerndes Muster von innerem Erleben und Verhalten, das merklich von den Erwartungen der soziokulturellen Umgebung abweicht und sich in mindestens zwei der vier Bereiche Denken, Affektivität, Beziehungsgestaltung und Impulskontrolle bemerkbar macht. Persönlichkeitszüge werden im DSM-IV, dem diagnostischen System der „American Psychiatric Association" als überdauernde Muster des Wahrnehmens, der Beziehungsgestaltung und des Denkens über die Umwelt und über sich selbst dargestellt. Sie kommen in einem breiten Spektrum sozialer und persönlicher Situationen und Zusammenhänge zum Ausdruck. Nur dann, wenn derartige Persönlichkeitszüge unflexibel und unangepasst sind sowie in bedeutsamer Weise zu Funktionsbeeinträchtigungen oder subjektivem Leiden führen, konstituieren sie eine Persönlichkeitsstörung (APA 1996).

Die wesentlichsten Persönlichkeitsstörungen mit ihren charakteristischen Merkmalen sind in Tabelle 9.1 zu finden.

Tabelle 9.1. Persönlichkeitsstörungen nach ICD-10 (WHO 1993)

Persönlichkeitsstörung	Beschreibung
Paranoid	Übertrieben empfindlich, nachtragend, misstrauisch
Schizoid	Anhedonie, abgeflachter Affekt, Gleichgültigkeit
Dissozial	Mangel an Empathie, verantwortungslos, geringe Frustrationstoleranz, fehlendes Schuldbewusstsein
Emotional instabil • impulsiver Typus	Impulsivität, Neigung zu Ausbrüchen von Wut und Gewalt, unbeständige Stimmung
• Borderline-Typus	Unsicherheiten hinsichtlich Selbstbild, Zielen und inneren Präferenzen, anhaltende Gefühle von Leere, Drohungen oder Handlungen mit Selbstbeschädigung
Histrionisch	Dramatische Selbstdarstellung, oberflächliche Affekte, übermäßige Eitelkeit
Anankastisch	Übermäßig vorsichtig, Perfektionismus, unverhältnismäßige Leistungsbezogenheit, Rigidität
Ängstlich-vermeidend	Anspannung und Besorgtheit, Minderwertigkeitsgefühle, Bedürfnis nach körperlicher Sicherheit
Abhängig	Unterordnung eigener Bedürfnisse, Alltagsentscheidungen werden nur nach dem Rat anderer getroffen, Angst alleine zu sein
Sonstige näher bezeichnet	Keine der spezifischen Persönlichkeitsstörungen passt, das klinische Bild erfüllt aber die allgemeinen Kriterien
Nicht näher bezeichnet	Pathologische Persönlichkeit, Charakterneurose

Unsere eigenen Untersuchungen hinsichtlich des Vorliegens einer Persönlichkeitsstörung (diagnostiziert nach ICD-10; WHO 1993) in beiden Stichproben zeigten einen gravierenden Unterschied zwischen den angeklagten Straftätern und einer nichtstraffälligen Kontrollgruppe (Abb. 9.4).

Während bei 43,8% der angeklagten Straftäter eine Persönlichkeitsstörung nach ICD-10 (dem diagnostischen System der Weltgesundheitsorganisation) diagnostiziert wurde, betraf dies nur 2,5% der Kontrollprobanden. Die zwei am häufigsten gestellten Diagnosen in der Gruppe der Straftäter sind dabei die „dissoziale Persönlichkeitsstörung" mit 35,2% sowie die „emotional instabile Persönlichkeitsstörung", welche bei den Straftätern in 18,1% der Fälle diagnostiziert wurde, bei den nichtstraffälligen Kontrollen hingegen nur in 1,3% der Fälle.

Wie empirische Untersuchungen immer wieder zeigen, ist die Komorbidität bei Persönlichkeitsstörungen, d.h. das gleichzeitige Vorliegen mehrerer Störungsbilder aus diesem Bereich sehr hoch. Durchschnittlich werden bei Patienten mit der Diagnose einer Persönlichkeitsstörung 2 bis 5 Diagnosen gestellt. Des Weiteren findet man sehr oft, dass bei Patienten mit Persönlichkeitsstörung auch einige Kriterien anderer Störungsbilder erfüllt sind. (u.a. Bronisch 1992). Diese Befunde sprechen für eine gewisse Abhängigkeit der Persönlichkeitsstörungen untereinander. Auch in unseren Stichproben zeigte sich, dass in 44% der Fälle mehr als eine Diagnose einer Persönlichkeitsstörung gestellt wurde.

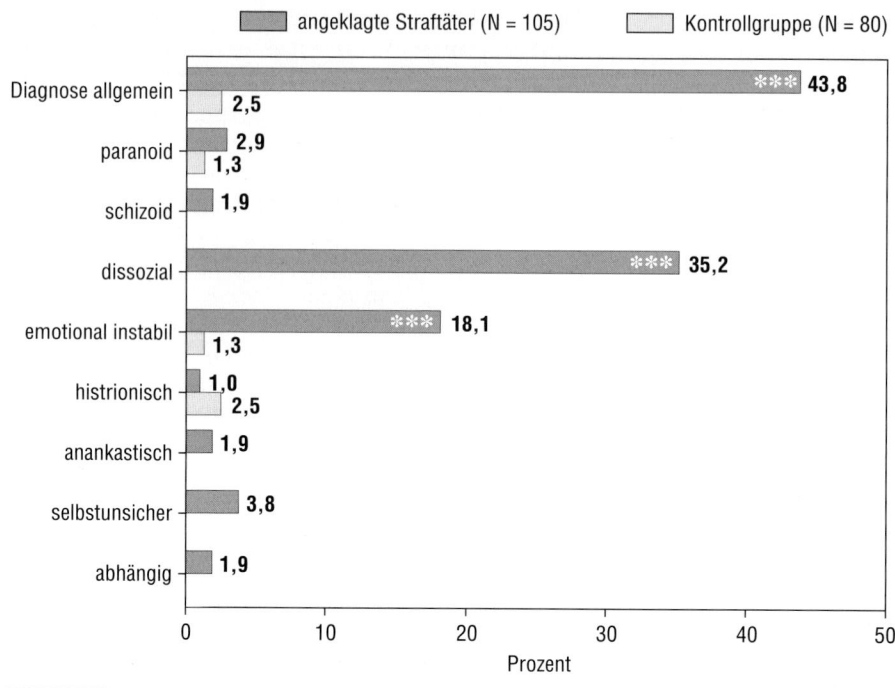

Anmerkung: Vier-Felder-Chi-Quadrat-Test.   ***: p ≤ 0,001   **: p ≤ 0,01   *: p ≤ 0,05

Abb. 9.4. Persönlichkeitsstörungen; Vergleich der Straftäter (N = 105) mit der Kontrollgruppe (N = 80)

Zur Stellung der Diagnose einer der oben genannten Persönlichkeitsstörungen wird nach ICD-10 (WHO 1993) oder DSM-IV (APA 1996) das Vorliegen einer bestimmten Anzahl von Kriterien (bzw. Merkmalen) gefordert, die erfüllt sein müssen, d.h. in pathologischer Form vorliegen müssen. Dieses, in der Fachsprache „Prototypenansatz" genannte Vorgehen, birgt jedoch einige Probleme in sich.

Ein Beispiel: Für die Diagnose einer dissozialen Persönlichkeitsstörung nach ICD-10 (WHO 1993) müssen mindestens 3 der hierfür definierten 6 Kriterien erfüllt sein. Kombiniert man nun diese Kriterien oder Merkmale, resultieren daraus insgesamt 42 Eigenschaftsmuster, die alle unter die Diagnose „dissoziale Persönlichkeitsstörung" fallen. Des Weiteren sind 21 Merkmalskonstellationen möglich, bei denen pathologische Ausprägungen dissozialer Wesensmerkmale vorliegen, die Diagnose „dissoziale Persönlichkeitsstörung" jedoch nicht gestellt wird, da der „Cut-Off", also der Schwellenwert der Anzahl zu fordernder Kriterien nicht erreicht wird. Angesichts dieser Probleme kategorialer Diagnostik von Persönlichkeitsstörungen, werden auch alternative Methoden zur Erfassung gestörter Persönlichkeiten angewandt, die ihren Weg in die modernen Klassifikationssysteme ICD-10 und DSM-IV leider noch nicht gefunden haben.

So wird versucht, die Ausprägung einer Persönlichkeiteigenschaft auf einer Dimension zu bestimmen, wobei extreme Werte darauf deuten, dass dieser Merkmalsbereich als pathologisch zu werten ist. Zur Berechnung eines derartigen Wertes werden die verschiedenen Symptome eines Störungsbildes aufsummiert, d.h. jedes Kriterium, das erfüllt ist, geht mit einem Wert von „1" in die Summenbildung ein. Auch sind Gewichtungen der einzelnen Merkmale je nach deren Ausprägungsgrad möglich. In der *„International Personality Disorder Examination"* (Mombour et al. 1996) wird jede Eigenschaft mit „0 = nicht vorhanden", „1 = subklinisch" sowie „2 = pathologisch" beurteilt. Diese Beurteilungen ergeben dann die Summenscores für die verschiedenen Störungsbilder. Um die starken Abhängigkeiten der einzelnen Persönlichkeitsstörungen untereinander ebenfalls zu berücksichtigen, werden oftmals Faktorenanalysen mit diesen dimensionalen Werten gerechnet, die aufgrund der Zusammenhänge der einzelnen Merkmalsbereiche verschiedene Symptomkonstellationen statistisch ermitteln. Für ein derartiges Vorgehen spricht die relativ hohe Replizierbarkeit solcher Eigenschaftsmuster über unterschiedliche Stichproben hinweg (Kass et al. 1985; Hyler u. Lyons 1988; Zimmerman u. Coryell 1990; Blackburn u. Coid 1998).

Über die Hürde kategorialer Diagnostik von Persönlichkeitsstörungen hinaus zeigte eine dimensionale Untersuchung von Persönlichkeitsmerkmalen, dass spezifische Wesensmerkmale sehr viel ausgeprägter in der Gruppe der angeklagten Straftäter zu finden sind. Die Analyse der Abhängigkeiten dimensionaler Ausprägungen untereinander erbrachte, dass sich zugrunde liegende Dimensionen pathologischer Persönlichkeitsmerkmale finden lassen. Durch eine Faktorenanalyse konnten 3 Merkmalskombinationen er-

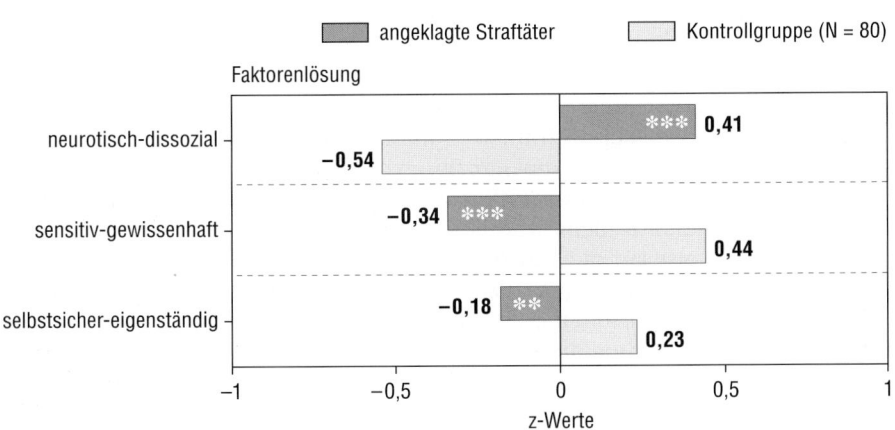

Abb. 9.5. Dimensionen pathologischer Persönlichkeitsmerkmale – Straftäter (N = 105) und Kontrollprobanden (N = 80) im Vergleich

mittelt werden. Hier zeigte insbesondere der Faktor „Neurotische Dissozialität" größte Differenzierungskraft zwischen den beiden Stichproben.
Wesensmerkmale dabei sind ausgeprägte emotional instabile Persönlichkeitszüge, dissoziale, paranoide und histrionische Anteile, die bei den Angeklagten deutlich höher ausgeprägt waren (vgl. Abb. 9.5).

Die von uns gefundene Faktorenlösung, d. h. die aus den dimensionalen Werten
der ICD-10-Persönlichkeitsstörungen extrahierten Merkmalskonstellationen
zeigen deutliche Ähnlichkeit zu den Befunden anderer Untersuchungen (z.B.
Blackburn u. Coid 1998), was für die Validität dieses Ergebnisses spricht.

9.5
Persönlichkeitsmerkmale bei verschiedenen Typen von Straftätern

Da unter den Begriff der „Kriminalität" ein sehr heterogenes Bild unterschiedlicher Straftatbestände fällt, kann ein simpler Vergleich zwischen Menschen, die
wegen irgendeines Deliktes strafrechtlich auffällig wurden und nichtstraffälligen Kontrollpersonen der Vielfalt dieser strafbaren Handlungen und somit der
Individualität der Menschen, die sie begehen, nicht gerecht werden. So war für
uns von besonderem Interesse, ob sich innerhalb der Gruppe der Straftäter verschiedene „Typen" finden lassen, die sich durch spezifische Charakteristika aus-
zeichnen. Aus diesem Grund wurden anhand von diversen Deliktmerkmalen
verschiedene Untergruppen von Straftätern gebildet und im Hinblick auf ihre
Persönlichkeit miteinander verglichen. Bei dieser „Typenbildung" war sehr
wichtig, die gesamte strafrechtliche Anamnese der Probanden einzubeziehen,
um Fehlklassifikationen zu vermeiden. Auch quantitative Ausprägungen verschiedener Deliktmerkmale waren für unsere Untersuchungen von großer Relevanz. Des Weiteren war auf die „Exklusivität" der Gruppen zu achten, da anzunehmen ist, dass beispielsweise ein „polytroper" Straftäter, also ein Mensch der
wegen unterschiedlichster Delikte strafrechtlich in Erscheinung getreten ist,
sich unterscheidet von einem Straftäter mit einer eher „homotropen" kriminellen Karriere, der nur Delikte ähnlicher Natur verübte.

Die Relevanz derartiger Gruppenanalysen beschränkt sich nicht auf eine reine
Deskription verschiedener Tätertypen. Beispielsweise können die im Folgenden
dargestellten Untersuchungen von Rückfalltätern oder Gefährlichkeitsmaßen
wesentliche Hinweise auf die künftige Legalbewährung eines Straftäters liefern.
Auch im Hinblick auf die Resozialisierung eines Rechtsbrechers oder mögliche
therapeutische Interventionen erbringen derartige Untersuchungen wesentliche
Ergebnisse, die im Rahmen dieser Prozesse verwendet werden können. Auch vor
dem Hintergrund von Einzelfallanalysen sowie dem Erstellen von Täterprofilen
kommen Beschreibungen von Tätertypologien eine besondere Bedeutung zu.
Zwar können bei der Verwendung von „Querschnittsdesigns" (wie im vorliegenden Fall) keine kausalen Zusammenhänge zwischen spezifischen Persönlichkeitseigenschaften und spezifischen Taten postuliert werden (derartige Aussagen
sind nur möglich, wenn die Personen im Längsschnitt, d.h. über den zeitlichen
Verlauf untersucht werden) – jedoch kommt auch Zusammenhangsmaßen ein

großer Stellenwert zu. So kann beispielsweise die im Weiteren beschriebene, sehr auffällige Persönlichkeitsstruktur eines Vergewaltigers im Falle eines derartigen Deliktes unter Berücksichtigung der Tatumstände, der Charakteristika des Opfers, des Tatortes etc. wichtige Hinweise darauf geben, welcher „Typus", d. h. welche Person mit welcher speziellen Persönlichkeitsausformung hierfür in Frage käme. Dieser Ansatz ist nicht neu. Im Jahr 1979 stellte der damalige Leiter der Abteilung für Verhaltensforschung des FBI die Behauptung auf, dass es einen Zusammenhang geben müsse zwischen dem Bild, das der Tatort bietet und der Persönlichkeit des Täters. Zur Prüfung dieser Hypothese sowie zur Klassifikation von Gewalttätern wurden zwischen 1979 und 1983 inhaftierte Serientäter anhand eines Fragebogens umfassend interviewt sowie Daten über deren Opfer gesammelt. Weiterhin wurden offizielle Quellen wie Gerichtsprotokolle, Polizeiberichte, Kranken- und Gerichtsakten in diese Datenbasis integriert. Ressler stellte beispielsweise damals fest, dass es einen Zusammenhang gibt zwischen der Anzahl postmortaler Verletzungen und der Entfernung zwischen dem Ort, an dem die Leiche gefunden wurde und dem Wohnsitz des Täters (Ressler et al. 1988). Daraus zu schlussfolgern sei, dass Menschen, die Leichen derart verstümmeln, meist chaotische Täter seien im Vergleich zu planenden Tätern, die ihre Opfer oft weit entfernt suchen oder weit wegbringen. Auch die im Folgenden beschriebenen Gruppenbildungen aufgrund bestimmter Deliktmerkmale könnten dazu dienen, ein Licht auf die Persönlichkeit der Täter zu werfen.

9.5.1
Mehrfachtäter

Definitionen eines Intensiv-, Rückfall- oder Serientäters gibt es sehr viele. Problematisch ist jedoch, dass diese sehr uneinheitlich sind. Da in unseren Untersuchungen von Interesse war, ob sich Menschen, die das erste Mal strafrechtlich in Erscheinung treten von anderen Straftätern unterscheiden, die schon mehrere Delikte begangen haben, wurden die Gruppen der Einfach- und Mehrfachtäter gebildet. Dazu wurde die strafrechtliche Vorgeschichte der hier untersuchten forensischen Stichprobe analysiert. Bei nur einer einzigen Verurteilung wurde der Straftäter der Gruppe der Ersttäter, bei zwei oder mehr Verurteilungen der Gruppe der Mehrfach- oder Rückfalltäter zugeordnet. Die Häufigkeit verübter Straftaten wurde bei dieser Einteilung noch nicht berücksichtigt, die Absolutzahlen wurden jedoch in spätere Analysen eingeschlossen.

Sehr große Gegner des täterorientierten Ansatzes zur Erklärung von Straffälligkeit (auch bezüglich der Persönlichkeitstheorien) sind die Vertreter des „labeling approach". Dieser, auf Tannenbaum (1953) zurückgehende Ansatz postuliert, dass kein Mensch von Natur aus „schlechte Persönlichkeitseigenschaften" mitbringt, die dann zu kriminellem Verhalten prädisponieren. Entscheidende Ursache für das Auftreten abweichenden Verhaltens sind die sozialen Reaktionen der Umwelt auf dieses. „The young delinquent becomes bad, because he is defined as bad". (Tannenbaum 1953, S. 17). Das bedeutet, wenn die Gesellschaft negativ auf abweichendes Verhalten reagiert, formt sich der vormals „gute Mensch" in einen „schlechten", da er diese sozialen Etikettierungen übernimmt. Zwar kann der „Labeling Approach" das erstmalige Auftreten devianten Verhaltens nicht erklären. Dennoch schien es uns interessant die These zu prüfen, dass aufgrund zunehmender Etikettierungsprozesse die Persönlichkeit der Mehrfachtäter deutlich negativere Akzentuierungen aufweist. In den Analysen konnten einige Unterschiede der beiden Gruppen festgestellt werden, die auch als praktisch relevant bewertet wurden (vgl. Abb. 9.6). Mehrfachtäter können als feindseliger beschrieben werden als Personen, die das erste Mal strafrechtlich in Erscheinung treten. Die Richtung der Feindseligkeit ist dabei extrapunitiv, d.h. richtet sich eher gegen andere Menschen. Insbesondere zeigt sich bei diesen eine stärkere Tendenz, die erlebten feindseligen Impulse auch in die Tat umsetzen zu wollen. Mehrfachtäter sind deutlich misstrauischer. Im Hinblick auf ihre Introspektionsfähigkeit wurde deutlich, dass sie Kritik eher an anderen Menschen üben, als Fehler und Schwächen bei der eigenen Person zu suchen. Im Gegensatz zu Ersttätern findet sich bei ihnen die external ausgerichtete Überzeugung, dem Zufall oder dem Glück ausgeliefert zu sein. Zu erwarten gewesen wäre eine deutliche Erhöhung des „Psychopathie-Faktors" neurotisch-dissozial sowie eine geringere Verträglichkeit. Dies konnte jedoch nicht festgestellt werden.

Ein sehr wesentlicher Befund erbrachte, dass Einfachtäter sehr viel später strafrechtlich in Erscheinung treten als Probanden mit mehreren Delikten.

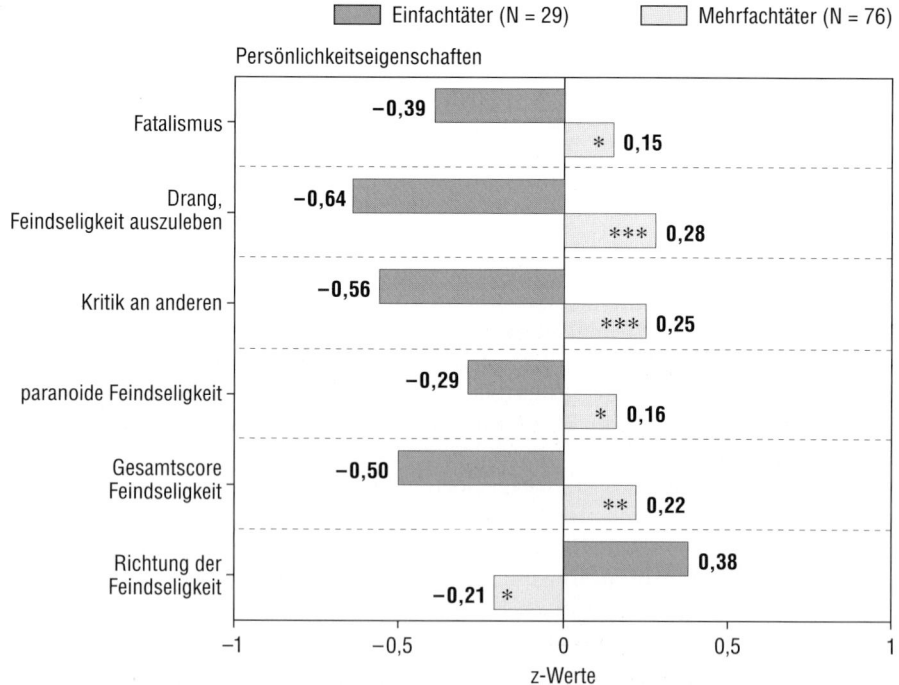

Anmerkung: Die Berechnungen wurden mittels Kovarianzanalyse durchgeführt (Kovariaten: Alter und Geschlecht), wobei   ***: p ≤ 0,001   **: p ≤ 0,01   *: p ≤ 0,05

Abb. 9.6. Rückfallkriminalität

Mit den oben beschriebenen Annahmen des „labeling approach" könnte nun argumentiert werden, dass sich die Persönlichkeit von Straftätern mit mehreren Delikten, bedingt durch vermehrte gesellschaftliche Etikettierungsprozesse, in eine „negative Richtung" hin entwickelt, d. h. dass Attribute, die von der Gesellschaft bei negativer Bewertung vergeben, von den Betroffenen internalisiert werden und sie sich somit in die Richtung „bad guy" entwickeln. Diese Aussage kann aufgrund der hier gewonnenen Ergebnisse natürlich nicht so getroffen werden. Zur Überprüfung der oben genannten These, die nur sehr schwer zu untersuchen ist, wären Längsschnittanalysen nötig. Festzustellen ist jedoch, dass Mehrfachtäter negativere Akzentuierungen ihrer Persönlichkeit aufweisen, als dies bei Ersttätern der Fall ist. Die hier ermittelte frühere strafrechtliche Auffälligkeit der Mehrfachtäter ist jedoch ein Ergebnis, welches der Labeling-These eindeutig widerspricht, da schon vor der Etikettierung, also der ersten Reaktion der Gesellschaft darauf, ein Unterschied zwischen den beiden Gruppen festzustellen ist.

9.5.2
Gewaltstraftäter

Ein häufig untersuchter Aspekt ist die Gewaltkriminalität. Aufgrund mangelnder Konsensualität im Hinblick auf die Definition einer Gewaltstraftat ergeben sich natürlich Einschränkungen für die Vergleichbarkeit der Ergebnisse. Da auch in unserer Untersuchung nicht „des Rätsels Lösung", d. h. die Definition von Gewaltkriminalität geliefert werden konnte, haben wir auf eine enge, jedoch allseits akzeptierte Begriffsbestimmung zurückgegriffen. Darunter fallen die Tötungsdelikte, Vergewaltigung, Raub, räuberische Erpressung, erpresserischer Menschenraub, Geiselnahme und Körperverletzung. Wiederum wurde die strafrechtliche Vorgeschichte der forensischen Stichprobe auf Vorliegen eines Gewaltdeliktes analysiert. Nur die Probanden, die nie in ihrem Leben ein (offiziell registriertes) Gewaltdelikt verübt hatten, wurden als Nicht-Gewaltstraftäter bezeichnet. Aufgrund mehrfach festgestellter Zusammenhänge zwischen Gewalttätern und Persönlichkeitseigenschaften wie Aggressivität, Impulsivität und Erregbarkeit war anzunehmen, dass sich diese Merkmale akzentuiert in der Stichprobe der hier untersuchten Gewaltstraftäter finden lassen.

Die Ergebnisse des Gruppenvergleichs waren sehr dürftig (vgl. Abb. 9.7). Nur im Hinblick auf zwei Merkmale, nämlich eine geringere Verträglichkeit sowie ein erhöhter Drang, feindselige Impulse ausleben zu wollen (bei den Gewaltstraftätern), ließen sich Unterschiede der beiden Gruppen feststellen. Aufgrund der erhöhten Wahrscheinlichkeit von Zufallsbefunden sind diese beiden signifikanten Ergebnisse auch zu vernachlässigen.

Die Überprüfung zeigt somit, dass die Unterscheidung von Straftätern im Hinblick darauf, ob jemals ein Gewaltdelikt begangen wurde, zu keinerlei Erkenntnissen bezüglich deren Persönlichkeit führt – außer, dass sie sich kaum unterscheiden. Die Absolutzahlen der Gewaltdelikte können sicherlich mehr Aufschlüsse bringen. Ebenfalls ist zu bedenken, dass es sich (selbst bei einer engen Definition) bei den Gewaltstraftaten um sehr unterschiedliche Delikte handelt, die einer differenzierteren Analyse bedürfen.

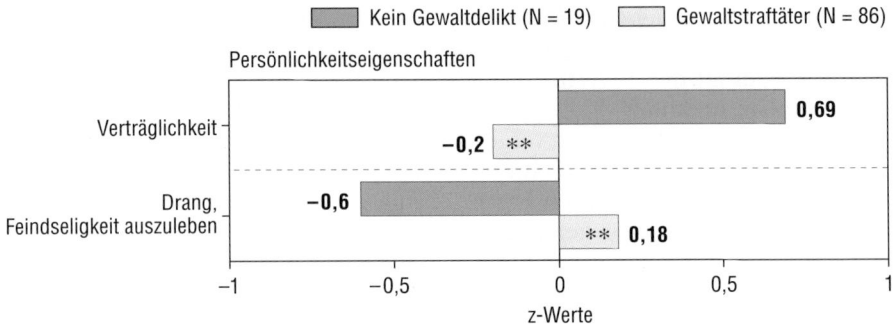

Anmerkung: Die Berechnungen wurden mittels Kovarianzanalyse durchgeführt
(Kovariaten: Alter und Geschlecht), wobei   ***: p ≤ 0,001   **: p ≤ 0,01   *: p ≤ 0,05

Abb. 9.7. Gewaltstraftäter

9.5.3
Sexualstraftäter

Den Schwerpunkt bei der Fall- und Täteranalyse nehmen die Gewaltverbrechen, so die Tötungsdelikte und Sexualstraftaten, ein. Auch in unserer Untersuchung galt besonderes Augenmerk der Klientel, die wegen eines Verbrechens gegen die sexuelle Selbstbestimmung strafrechtlich auffällig geworden war. Obwohl bei der Beschreibung von Sexualstraftätern große Unterschiede gemacht werden zwischen der Vergewaltigung und dem sexuellem Missbrauch von Kindern, werden in den meisten Studien diese gleichermaßen als Sexualdelikt behandelt und untersucht. Dabei zeigt sich doch schon ein augenfälliger Unterschied darin, dass in der Regel die Vergewaltigung als Gewaltdelikt bezeichnet wird, der sexuelle Missbrauch von Kindern hingegen nicht. In dieser unterschiedlichen Zuordnung spiegelt sich implizit eine Annahme über die Persönlichkeit dieser Straftäter wider. So kann man annehmen, dass Vergewaltiger sehr viel mehr „gewalttätige" Eigenschaften aufweisen als Menschen, die Kinder sexuell missbrauchen. Vergleichende empirische Untersuchungen dazu gibt es jedoch kaum. Aus diesem Grund wurden von uns die Straftäter ermittelt, die wegen einer (oder mehrerer) Vergewaltigung(en) verurteilt worden waren. Des Weiteren wurde eine Gruppe von Probanden gebildet, die zumindest einmal einen sexuellen Missbrauch an einem Kind begangen hatten. Auf die Exklusivität der Gruppen wurde natürlich geachtet, d. h. Straftäter, die sowohl wegen Vergewaltigung als auch wegen Kindesmissbrauchs verurteilt worden waren, wurden nicht in die Analysen einbezogen, da es sich u. E. um eine weitere Subgruppe handelt, die getrennt betrachtet werden muss.

Der Gruppenvergleich erbrachte einige sehr bemerkenswerte Unterschiede, die der genannten These entsprechen (Abb. 9.8). So zeigt sich bei den Vergewaltigern ein deutlich aggressiveres und feindseligeres Persönlichkeitsprofil als bei den Straftätern mit sexuellem Missbrauch von Kindern. Die im Zusammenhang mit Gewalttätigkeit zu sehende Dimension neurotisch-dissozial ist bei den Ver-

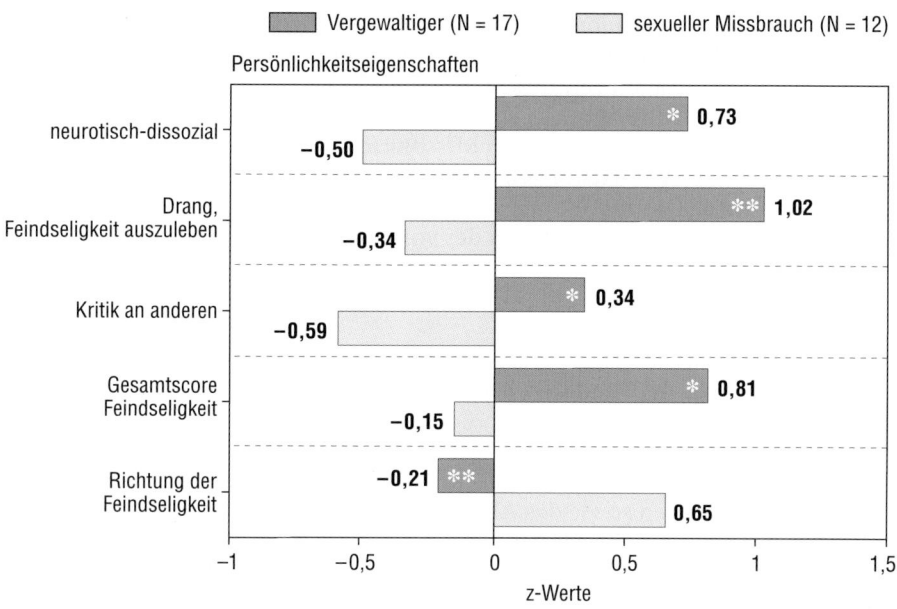

Anmerkung: Die Berechnungen wurden mittels Kovarianzanalyse durchgeführt
(Kovariaten: Alter), wobei ***: $p \leq 0,001$ **: $p \leq 0,01$ *: $p \leq 0,05$

Abb. 9.8. Sexualstrafäter

gewaltigern sehr viel stärker ausgeprägt. Im Einklang damit können sie als geringer verträglich beschrieben werden und sie zeigen eine deutlichere Feindseligkeit. Auffällig sind extrapunitive, also gegen andere gerichtete Tendenzen, die sich darin äußern, feindselige Impulse auch ausleben zu wollen sowie Kritik eher an anderen Menschen zu üben. Interessanterweise liegt deren Intelligenzquotient (nicht-verbaler IQ) deutlich unter dem der Straftäter mit sexuellem Missbrauch von Kindern. Auch im Vergleich zu der Normstichprobe des Intelligenztests kann festgestellt werden, dass die Intelligenz der Vergewaltiger eher im unteren Normbereich oder sogar im unterdurchschnittlichen Bereich anzusiedeln ist. Der durchschnittliche Intelligenzquotient der Straftäter mit sexuellem Missbrauch von Kindern liegt demgegenüber im Normbereich. Dieser Befund widerspricht der allgemeinen Annahme, dass eine geminderte Intelligenz oftmals bei diesen Tätern zu finden ist.

Die Befunde machen deutlich, dass es sich bei den Sexualstraftätern um eine sehr heterogene Gruppe handelt, die ausgeprägte Unterschiede in ihrem Persönlichkeitsprofil aufweist. Probanden, die einen sexuellem Missbrauch von Kindern begangen hatten, sind eher unauffällig. Sie stammen aus besseren Herkunftsschichten und haben eine höhere schulische Ausbildung. Sie werden bedeutend später strafrechtlich auffällig als die Vergewaltiger, dies zumindest in den offiziellen Kriminalstatistiken. Es liegt natürlich die Annahme nahe, dass sich bei diesen unregistriert schon frühere Auffälligkeiten finden lassen, die genannten biographischen Variablen sowie die höhere Intelligenz sich jedoch protektiv auf die Kriminalisierung, d.h. auf die Möglichkeit einer Strafanzeige und tatsächlicher Verurteilung auswirken. Vergewaltiger zeigen eine sehr viel stärkere (insgesamte) Kriminalitätsbelastung als die Probanden mit sexuellem Missbrauch. Diese äußert sich in einer erhöhten Zahl an Verurteilungen sowie Gewaltdelikten mit tätlichem Angriff auf Personen. Die immer wieder genannte hohe Aggressionsbereitschaft dieser Straftäter konnte somit in der vorliegenden Untersuchung empirisch belegt werden.

9.6
Zur Persönlichkeit des Straftäters und seiner Gefährlichkeit

Die Gefährlichkeit eines Straftäters lässt sich anhand verschiedener Merkmale ableiten. So können die Anzahl an Verurteilungen, die Häufigkeit gewalttätiger strafbarer Handlungen sowie das Alter bei der ersten strafrechtlichen Auffälligkeit als Indikatoren gewertet werden. Auch wir haben uns dafür interessiert, inwieweit diese Deliktvariablen in einem Zusammenhang mit Persönlichkeitseigenschaften stehen. Dabei war anzunehmen, dass bei zunehmender Gefährlichkeit auch die Persönlichkeitseigenschaften andere Ausprägungen aufweisen als bei einem „ungefährlicheren" Straftäter. Zur Überprüfung dieses Zusammenhangs wurden Partialkorrelationen unter Kontrolle des Lebensalters sowie des Geschlechts gerechnet. Dabei ließen sich einige Zusammenhänge feststellen (Abb. 9.9).

Abb. 9.9. Gefährlichkeit

■ **Anzahl Verurteilungen**
  ❑ sensitiv-gewissenhaft (−.197*)

■ **Summe Gewaltdelikte**
  ❑ neurotisch-dissozial (.295**)
  ❑ Verträglichkeit (−.237*)
  ❑ Drang, Feindseligkeit auszuleben (.296**)

■ **Summe Gewaltdelikte mit Angriff**
  ❑ neurotisch-dissozial (.270**)

■ **Summe Gewaltdelikte ohne Angriff**
  ❑ Drang, Feindseligkeit auszuleben (.237*)
  ❑ paranoide Feindseligkeit (.240*)
  ❑ Richtung der Feindseligkeit (−.207*)

■ **Alter bei erster Verurteilung**
  ❑ selbstsicher-eigenständig (−.292**)
  ❑ Drang, Feindseligkeit auszuleben (−.247*)

Anmerkung:
Partialkorrelationen (Kontrolle von Alter und Geschlecht),
wobei   ***: $p \leq 0{,}001$ **: $p \leq 0{,}01$ *: $p \leq 0{,}05$

Im Hinblick auf das Alter bei der ersten strafrechtlichen Auffälligkeit fand sich eine negative Korrelation zu dem Faktor „selbstsicher-eigenständig" sowie bezüglich des Drangs, feindselige Impulse ausleben zu wollen. Das heißt, je jünger die Probanden bei der ersten Verurteilung waren, desto ausgeprägter sind ihre Testwerte auf diesen beiden Dimensionen. Die Anzahl an Verurteilungen insgesamt zeigte sich mit dem Faktor „sensitiv-gewissenhaft" negativ korreliert. Dies bedeutet, dass mit zunehmender Schizoidie und geringer werdender Zwanghaftigkeit ein Anstieg der Verurteilungen anzunehmen ist.

Im Bereich der Gewaltdelikte ließ sich feststellen, dass die Zahl gewalttätiger Straftaten positiv assoziiert ist mit dem „Psychopathie-Faktor" „neurotisch-dissozial" sowie dem Drang, Feindseligkeit ausleben zu wollen. Des Weiteren findet sich ein negativer Zusammenhang mit der Dimension Verträglichkeit, was bedeutet, dass mit abnehmender Verträglichkeit die Zahl der Gewaltdelikte zunimmt. Diese Befunde scheinen plausibel. Die differenzierten Analysen von Gewaltstraftaten mit körperlichem Angriff auf eine Person und Gewalttaten, bei denen „nur psychische" Gewalt ausgeübt wird, erbrachten jedoch, dass einzig die „Neurotische Dissozialität" mit der Summe tätlicher Angriffe positiv zusammenhängt. Bezüglich der psychischen, nur angedrohten Gewaltstraftaten fand sich eine positive Korrelation mit dem Drang, Feindseligkeit ausleben zu wollen sowie mit der paranoiden Feindseligkeit. Letztlich zeigte sich, dass mit zunehmender extrapunitiver Tendenz, also eher gegen andere Personen gerichtete Feindseligkeit, die Zahl derartiger Gewalttaten steigt (Abb. 9.9).

9.7
Schlussbemerkung

„Was sind das nur für Menschen, die so etwas tun können?" „Sehr unterschiedliche Menschen", aber viele davon haben viele Gemeinsamkeiten. Das ist unsere Antwort.

Beschäftigt man sich mit der Persönlichkeit von Straftätern, ist man vielerlei Angriffen ausgesetzt. Schließlich ist schon sehr viel über die Beziehung von Persönlichkeitseigenschaften zu Straffälligkeit geschrieben worden, so dass man oftmals die Frage gestellt bekommt: „Warum denn noch mehr?" Schaut man sich jedoch die Publikationen zu diesem Thema genau an, kann man nicht zu dem Schluss kommen, dass hierzu schon alles gesagt ist. Die Vielzahl der Ergebnisse macht zwar deutlich, dass Straftäter in ihrer Persönlichkeit von Menschen abweichen, die nicht straffällig geworden sind. Um genau welche Abweichungen es sich dabei handelt, ist bislang nicht eindeutig belegt, da sich viele diskrepante Befunde ergeben haben. Des Weiteren fehlen Theorien, die einen expliziten Bezug spezifischer Eigenschaften zu Straftaten herstellen. Auch der Individualität von Straftätern wird nicht genügend Rechnung getragen. Zur Gewinnung allgemein gültiger Aussagen werden sehr heterogene Tatbestände zusammengefasst und Komplexes simplifiziert. Eines ist jedoch sicher: In dem komplizierten, multifaktoriellen Bedingungsgefüge, das zu kriminellen Handlungen führt, ist die Persönlichkeit des Täters einer von vielen Bausteinen – aber ein sehr wichtiger. In forensischen Begutachtungssituationen wird eine ausführliche Diagnostik der Persönlichkeit verlangt, da beim Vorliegen pathologischer Konstellationen der Frage der Schuldfähigkeit ein zentraler Stellenwert zukommt. Für die Prognose der weiteren Legalbewährung spielt die Persönlichkeit eine sehr wichtige Rolle. Im Resozialisierungsprozess können sich Eigenschaften positiv oder negativ auf die Wiedereingliederung auswirken. Und ganz am Anfang – bei der Ermittlung der Täterschaft in einem Verbrechen können empirische Untersuchungen deutliche Hilfe leisten bei der Erstellung eines Täterprofils. Und dies nicht nur von Seiten der Psychiatrie und Psychologie im Hinblick auf Persönlichkeitsmerkmale und deren Zusammenhang zu spezifischen Deliktmerkmalen. Jede forensische Wissenschaft, die täterorientiert forscht, kann einen wichtigen Beitrag dazu leisten, Variablen zu identifizieren, welche mit verschiedenen Delikten eindeutig in Verbindung gebracht werden können. Aber auch der „Praktiker", aufgrund seiner konkreten und unmittelbaren Begegnungen mit den „Einzelfällen" kann den Wissenschaften wichtige Hinweise geben, die zu weiterführenden, differenzierteren Analysen führen können. Zwar versucht die Empirie das Ausmaß an Generalisierung zu begrenzen und Untergruppen so gut wie möglich zu untersuchen. In dem statistischen Datenwald hat die Individualität jedoch eher einen untergeordneten Stellenwert, so dass relevante Einzelfallinformationen oftmals „von der Masse erdrückt werden". Aber gerade solche Einzelfälle können untereinander wieder Parallelen aufweisen, die dem Empiriker entgehen, dem Profiler jedoch ins Auge stechen.

Der Vorwurf ist sicherlich berechtigt, dass Studien im „Hellfeld", die sich nur mit offiziell registrierter Straffälligkeit auseinander setzen, nicht die Kriminalität als solche untersuchen. Das Dunkelfeld nicht angezeigter und nicht bekannt gewordener Straftaten ist sehr groß. Jedoch bergen auch Dunkelfelduntersuchungen eine Menge von Problemen (z. B. Bagatellisierungen) in sich, die gern unter den Teppich gekehrt werden. Es bleibt dennoch, sich mit der Tatsache auseinander zusetzen, dass in unserer Untersuchung nur auf den Anteil straffälliger Menschen, der bekannt und registriert ist, generalisiert werden kann. Realität ist aber, dass diese Menschen in den Justizvollzugsanstalten ihre Strafe absitzen, wiedereingegliedert werden müssen und bei eben diesen auch die Frage nach einem möglichen Rückfall gestellt werden muss. Auch im Hinblick auf die Erstellung von Täterprofilen kommen diesen Untersuchungen große Bedeutung zu. Schließlich ist es am besten möglich, registrierte Straftäter in vielerlei Hinsicht zu analysieren, Daten offizieller Quellen einzubeziehen und Merkmalskataloge zu erstellen, die für die Täterermittlung von großer Bedeutung sind. So basieren die Datenbanken des US-amerikanischen FBI (VICAP) oder der kanadischen Polizei (ViCLAS) auf den Daten registrierter Verbrechen (sowohl von Tätern als auch von Opfern), die eine wertvolle Grundlage des Profilings bilden. Aus diesem Grund haben auch Studien wie unsere im „Hellfeld" ihre Berechtigung, können sie schließlich Aufschluss darüber geben, welche Auffälligkeiten registrierte Straftäter aufweisen und wie damit umzugehen ist.

Aufgrund unserer Untersuchungen können keine Aussagen dazu getroffen werden, inwieweit die hier festgestellten Persönlichkeitszüge, sowohl auf pathologischer als auch auf normalpsychologischer Ebene generell eine Disposition zu Straffälligkeit darstellen. Dennoch wurde deutlich, dass das Persönlichkeitsprofil straffälliger Menschen Akzentuierungen aufweist, die für die oben genannten Fragestellungen von großer Evidenz sind. Des Weiteren konnte gezeigt werden, dass es sich bei der Gruppe der Straftäter um sehr unterschiedliche Menschen handelt. Diesen Aspekten muss folglich auch Rechnung getragen werden. Und unabhängig von der „Genese" straffälligen Verhaltens kommt den im Querschnitt erfassten Korrelaten straffälligen Verhaltens bei der Fallanalyse eine große Bedeutung zu.

Generalisierung oder Einzelfall – dies sollte keine Entscheidung für „schwarz oder weiß" sein. Gerade deren Kombination kann zu einer fruchtbaren Weiterentwicklung beider Betrachtungsweisen führen. Dies ist schon Praxis. Vom BKA durchgeführte Fallanalysen sowie Erstellungen von Täterprofilen beispielsweise beinhalten sowohl den Einzelfall als auch statistische Verfahren. Eine Zusammenarbeit verschiedener Disziplinen, so auch zwischen Theorie, Empirie und Praxis kann folglich nur dazu beitragen, unser Wissen über Straftäter, deren Merkmale, Einzigartigkeiten und Gemeinsamkeiten zu erweitern. Und dies dient nicht nur dem reinen Erkenntnisgewinn. Dies impliziert äußerst praktische Überlegungen. Je mehr der Ermittler weiß, umso schneller ist es möglich, im Falle eines Verbrechens den Schuldigen zu finden.

Literatur

American Psychiatric Association (1996) Diagnostisches und Statistisches Manual Psychischer Störungen (DSM-IV). Hogrefe, Göttingen

Blackburn R, Coid JW (1998) Psychopathy and the dimensions of personality disorders in violent offenders. Personality and Individual Differences 25: 129–145

Borkenau P, Ostendorf F (1993) NEO-Fünf-Faktoren Inventar (NEO-FFI) nach Costa und McCrae. Hogrefe, Göttingen

Bronisch T (1992) Diagnostik von Persönlichkeitsstörungen nach den Kriterien aktueller internationaler Klassifikationssysteme. Verhaltenstherapie 2: 140–150

Caine TM, Foulds GA (1975) Hostility and direction of hostility questionnaire. Hodder & Stoughton, London

Fischer-Homberger E (1983) Medizin vor Gericht: Gerichtsmedizin von der Renaissance bis zur Aufklärung. Huber, Bern

Geberth VJ (1996) Practical homicide investigation: Tactics, procedures and forensic techniques. CRC, Boca Raton

Gschwend L (1996) Zur Geschichte der Lehre von der Zurechnungsfähigkeit. Ein Beitrag insbesondere zur Regelung im Schweizerischen Strafrecht. Schulthess Polygraphischer Verlag, Zürich

Glueck S, Glueck E (1972) Jugendliche Rechtsbrecher. Enke, Stuttgart

Göppinger H (1983) Der Täter in seinen sozialen Bezügen. Springer, Berlin Heidelberg New York

Horn W (1983) Leistungsprüfsystem L-P-S. Hogrefe, Göttingen

Hyler SE, Lyons M (1988). Factor analysis of the DSM-III personality disorder clusters: A replication. Comprehensive Psychiatry 29: 304–308

Kass F, Skodol AE, Charles E, Spitzer RL, Williams JBW (1985). Scaled ratings of DSM-III personality disorders. American Journal of Psychiatry 142: 627–630

Krafft-Ebing R von (1993) Psychopathia sexualis, 14. Aufl. Matthes & Seitz, München

Krampen G (1981) IPC-Fragebogen zu Kontrollüberzeugungen. Hogrefe, Göttingen

Kretschmer E (1921–1950) Körperbau und Charakter, 1.–21. Aufl. Springer, Berlin

Lamnek S (1985) Wider den Schulenzwang: ein sekundäranalytischer Beitrag zur Delinquenz und Kriminalisierung Jugendlicher. Fink, München

Lombroso C (1876). L'uomo delinquente. Höpli, Mailand

Marneros A, Ullrich S, Rössner D (1998) Das „Hallenser Angeklagtenprojekt". Unveröffentlichter Zwischenbericht

Marneros A, Ullrich S, Rössner D (1999a) Was unterscheidet psychiatrisch begutachtete von psychiatrisch nicht begutachteten Angeklagten. Recht & Psychiatrie 3: 117–119

Marneros A, Ullrich S, Rössner D (1999b) Soziobiographische und psychopathologische Determinanten von Kriminalität. Kriminalprävention 1: 24–26

Mombour M, Zaudig M, Berger P, Gutierrez K, Berner W, Berger K, v Cranach M, Giglhuber O, v Bose M (1996) International personality disorder examination, ICD-10 Modul. Huber, Bern

Ressler RK, Burgess AW, Douglas JE (1988) Sexual homicides: Patterns and motives. Lexington, New York

Tannenbaum F (1953) Crime and community. London (zuerst 1938)

Theophrast (übersetzt und herausgegeben von Dietrich Klose mit einem Nachwort von Peter Steinmetz) (1970) Charaktere (griechisch und deutsch). Philipp Reclam Jun, Stuttgart

Ullrich S (1999) Die Persönlichkeit von Straftätern: Psychopathologische und normalpsychologische Akzentuierungen. Universität Halle, Dissertation

Volafka J (1995) Neurobiology of violence. American Psychiatric Press, Washington

World Health Organization (WHO) (1993) Internationale Klassifikation psychischer Störungen, ICD-10. Huber, Bern

Zimmerman M, Coryell WH (1990a) DSM-III personality disorder dimensions. Journal of Nervous and Mental Disease 178: 686–692

Die Bedeutung der operativen Fallanalyse im Strafprozess 10

M. Bruns

Als ich erstmals mit den Begriffen „Profiling" und „operative Fallanalyse" konfrontiert wurde, verschwendete ich keinen Gedanken daran, dass es sich hierbei möglicherweise auch für das Strafprozessrecht um relevante Erscheinungen handeln könnte. Vielmehr betrachtete ich beide intuitiv als strafprozessual uninteressante „Spezialformen polizeilicher Ermittlungsarbeit".

Dass dies eine Fehleinschätzung war, machte mir der „Fall Roland K." im Juni 1997 deutlich, mit dem ich in der Revisionsabteilung des Generalbundesanwalts befasst war. Ich möchte diesen Aktenfall zum Ausgangspunkt für den Versuch nehmen, sich der „operativen Fallanalyse" aus dem Blickwinkel des Strafprozesses zu nähern.

Zur Überführung des Roland K. wegen Mordes an einer Prostituierten hatte wesentlich – und dies nach meiner Kenntnis erstmalig in Deutschland – das Gutachten eines „Fallanalytikers" beigetragen, nämlich des in der damaligen Hauptverhandlung als Sachverständigen gehörten Kriminalpsychologen Magister Thomas M. aus Wien.

Dieser Fall ist nach meinen Recherchen auch der bisher einzige, in dem der Bundesgerichtshof über die Berücksichtigung fallanalytischer Erkenntnisse im Rahmen der Beweiswürdigung durch das erstinstanzliche Gericht zu entscheiden hatte.

10.1
Der Fall Roland K.

K. ist im Juni 1997 von der Jugendkammer des Landgerichts Nürnberg-Fürth u. a. wegen dreier Vergewaltigungen von Prostituierten in den Jahren 1984 bis 1986 sowie wegen eines Mordes an einer Prostituierten im Jahr 1985 zu einer 10-jährigen Jugendstrafe verurteilt worden[1].

Bereits am Anfang der Überführung K.'s als Seriensexualstraftäter stand eine technische Neuerung: Nämlich die Einführung des Automatisierten Fingerabdruck-Identifizierungssystems (AFIS) bei dem Bayerischen Landeskriminalamt. Mit dessen Hilfe konnte Anfang 1994 in einer bis dahin unaufgeklärten Serie von Prostituiertenvergewaltigungen in Erlangen eine Fingerspur dem bis dahin nur durch PKW-Aufbrüche in Erscheinung getretenen Roland K. zugeord-

---

[1] LG Nürnberg-Fürth, Urteil v. 27. Juni 1997 – KLs 600 Js 37924/97.

net werden. K. wurde daraufhin festgenommen und räumte drei Vergewaltigungen von Prostituierten am 27. März 1984, 27. Oktober 1984 und am 18. Oktober 1986 ein.

Alle drei Taten waren in demselben Apartmenthaus in Erlangen begangen worden. In allen Fällen hatte der Täter sich bei den Prostituierten auf entsprechende Zeitungsanzeigen hin als „Freier" telefonisch angemeldet und sie dann zu dem vereinbarten Termin in ihrem Apartment aufgesucht. Unmittelbar nach dem Eintreten bedrohte der Täter sie mit einem Messer, zwang sie zur Herausgabe von Bargeld und zur Durchführung des Geschlechtsverkehrs. Dabei fesselte er seine Opfer in zwei Fällen und verband ihnen vor der Durchführung des Geschlechtsverkehrs die Augen. Im dritten Fall wurde der Angeklagte durch die Ankunft des Freundes der Geschädigten gestört und floh nach einer tätlichen Auseinandersetzung mit diesem.

Als Tatmotiv gab K. an, Ende 1983 von einer Prostituierten in demselben Erlanger Apartmenthaus durch das Vortäuschen des Geschlechtsverkehrs „betrogen" worden zu sein. Hierfür habe er sich schadlos halten wollen, indem er in der folgenden Zeit Prostituierte in ihren Wohnungen aufgesucht und zum kostenlosen Geschlechtsverkehr gezwungen habe.[2]

Die Ermittlungsbehörden legten K. jedoch noch eine weitere Tat zur Last, die in einem benachbarten Anwesen in Erlangen begangen worden war. Diese lag zeitlich zwischen der zweiten und dritten Vergewaltigungstat von Roland K.: Nach der Tatrekonstruktion in dem Urteil des Landgerichts Nürnberg-Fürth vom 27. Juni 1997[3] war die Prostituierte Sylvia S. am 2. Mai 1985 in dem Nachbaranwesen offensichtlich von einem Freier aufgesucht und zunächst mit einem Messer in Vergewaltigungsabsicht bedroht und zum Entkleiden gezwungen worden. Bevor es jedoch zu sexuellen Handlungen kam, versuchte Sylvia S. zu fliehen. Bei dem sich hierbei ergebenden Gerangel versuchte sie sich des Täters mittels einer Tränengassprühdose zu erwehren. Der Täter entwand ihr die Sprühdose und tötete Sylvia S. dann durch mindestens 18 Messerstiche. Danach brachte er seinem Opfer zusätzlich eine Vielzahl von oberflächlichen Schnittverletzungen bei und schnitt ihm mehrere Büschel des Kopfhaars ab. Zusätzlich verrieb er das Blut des Opfers über dessen Gesicht und Körper und legte dann die entkleidete Leiche mit gespreizten Beinen und ausgestreckten Armen so in der Mitte des Raumes ab, dass sie sich in einer für den Eintretenden gut sichtbaren degradierenden Position befand.

Die Begehung dieser Tat hatte K. bis zuletzt entschieden bestritten[4]. Die für den zur Tatzeit noch nicht 21-jährigen K. zuständige Jugendstrafkammer trennte den Mordvorwurf zur gesonderten Verhandlung ab und verurteilte K. zunächst für die eingeräumten drei Vergewaltigungen mit Urteil vom 16. November 1995 zu einer Jugendstrafe von 4 Jahren und 3 Monaten[5].

Die Beweislage zu dem verbliebenen Mordvorwurf war dürftig. Dem Täter sicher zuzuordnende Spuren gab es nicht. Unmittelbare Tatzeugen standen eben-

[2] a. a. O. UA S. 8 ff., 44.
[3] a. a. O. UA S. 28 ff.
[4] a. a. O. UA S. 45.
[5] LG Nürnberg-Fürth, Urteil v. 16. November 1995 – KLs 366 Js 9636/94.

falls nicht zur Verfügung. Gleichwohl überzeugte sich die Jugendkammer in der jetzt folgenden weiteren Hauptverhandlung von der Schuld K.'s und verurteilte ihn am 27. Juni 1997 unter Einbeziehung des Urteils vom 16. November 1995 auch wegen Mordes zu der nach Jugendstrafrecht schwerstmöglichen Strafe von 10 Jahren Jugendstrafe (§ 18 Abs. 1, § 105 Abs. 3 JGG)[6].

Zur Überführung von K. zog die Jugendkammer eine Vielzahl von Indizien heran, darunter den mit den eingeräumten Vergewaltigungen nahezu identischen Modus operandi und das Fehlen vergleichbarer Taten während des in Betracht kommenden Zeitraums in Erlangen[7].

Fallbeispiel

In diesem Zusammenhang spielte das Gutachten des vom Landgericht als Sachverständigen gehörten Kriminalpsychologen M. aus Wien eine besondere Rolle. Die Jugendstrafkammer machte sich die Ausführungen des Sachverständigen wie folgt zu Eigen:

„Der Sachverständige … ist aufgrund einer verbrechensanalytischen Auswertung der Tatbilder in den Vergewaltigungsfällen zum Nachteil der Geschädigten Silvia S., Petra F. und Jutta W. ausschließlich aufgrund der isolierten Zeugenbekundungen der Tatopfer ohne Vorkenntnis von der Einlassung und Person des Angeklagten aufgrund seiner persönlichen Untersuchungserfahrung, seines Ausbildungshintergrundes und der Forschungsarbeit des Kriminalpsychologischen Dienstes des Österreichischen Bundesministeriums für Inneres … unter dem Vorbehalt der Wahrscheinlichkeit zu dem Ergebnis gelangt, dass das eigentliche Motiv des Täters in den drei Vergewaltigungsfällen bei Bewertung seines verbalen, physischen und sexuellen Verhaltens gegenüber seinen Opfern jeweils Zorn und Wut gewesen sei, wofür sein erkennbares Bestreben spreche, durch sofortigen Einsatz seines Messers die vollständige Kontrolle über seine Opfer zu gewinnen, sowie seine aggressive Reaktion auf Verlust oder Gefährdung dieser Kontrolle bei aktivem Widerstand des Opfers. Aus verbrechensanalytischer Sicht sei der Täter in allen drei Vergewaltigungsfällen danach als 'Anger Retaliatory Rapist' (Definition nach dem Crime Classification Manual, Kategorie 314) zu definieren, dem es darum gegangen sei, mit seiner Tat eine Art Vergeltungshandlung für tatsächliches oder eingebildetes Unrecht zu setzen und damit das Opfer zu bestrafen und zu degradieren. Charakteristisch für diesen Vergewaltigungstyp sei ein sehr spontaner Wille, das Verbrechen durchzuführen sowie die o.g. Blitz-Annäherung und die Attacke häufig symbolischer Opfer. Da es sich in allen drei Fällen um Prostituierte gehandelt habe, welche geographisch gesehen in einem eng begrenzten Gebiet ihrer Tätigkeit nachgegangen seien, gehe er, der Sachverständige, nach eingehender Analyse davon aus, dass der Täter im Zeitraum Sommer 1983 bis März 1984 eine für ihn nicht ertragbare Kränkung, Beleidigung oder Erniedrigung durch eine Prostituierte oder eine Person, die er für eine solche gehalten habe, erfahren habe. Gerade bei Vergewaltigern dieser Kategorie könne es unter ungünstigen Umständen zu einer Eskalation bis

---

[6] LG Nürnberg-Fürth, Urteil v. 27. Juni 1997 – KLs 600 Js 37924/97.
[7] a.a. O. UA S. 65.

hin zum Tötungsdelikt kommen, wenn sie die Durchführung ihrer ursprünglich geplanten Tat, nämlich der Vergewaltigung, durch Verlust der Kontrolle über das Opfer gefährdet sähen. Auch das gewisse Planungsmoment im Verhalten des Täters in den drei Vergewaltigungsfällen – das Mitbringen von Messern und Fesselungswerkzeugen, die Auswahl stets der gleichen Opfer sowie das stets gleiche verbale und sexuelle Vorgehen, lasse seine Klassifikation als 'Anger Retaliatory Rapist' zu. Sein tatsächlicher Kontrollverlust über das Opfer im Fall der versuchten Vergewaltigung zum Nachteil der Geschädigten Petra F. habe sein Motiv, durch Vergewaltigungen Vergeltung an Prostituierten zu üben, wahrscheinlich noch bestärkt.

Für die Tatortanalyse des Tötungsdeliktes zum Nachteil der Geschädigten Sylvia S. hat sich der Sachverständige M. auf die Auswertung des polizeilichen Illustrationsberichtes, des Berichtes über ihre Leichenöffnung sowie die polizeilichen Zeugenaussagen ihres Ehemannes Thomas S. beschränkt, die dieser in der Hauptverhandlung bestätigt hat, und ist zu folgendem Ergebnis gelangt: Das gesamte Verletzungsbild mit ca. 20 Stichwunden einschließlich der Abwehrverletzungen, das einfache Liegenlassen des Opfers ohne jeglichen Versuch, es zu verbergen, zu verstecken oder zuzudecken, sowie die gesamte Unordnung des Spurenbildes wiesen zunächst auf ein ungeplantes sexuelles Tötungsdelikt ('Disorganized Sexual Homicide', Crime Classification Manual, Kategorie 132) hin. Andererseits würden die Mitnahme der Waffe zum und vom Tatort sowie deren unauffindbare Entsorgung, die Reinigungshandlungen des Täters nach der Tat sowie das Durchschneiden des Telefonkabels typische Merkmale eines planenden sexuellen Tötungsdeliktes ('Organized Sexual Homicide', Crime Classification Manual, Kategorie 131) darstellen. Eine Mischform aus beiden sexuellen Tötungsdelikten ('Mixed Sexual Homicide', Crime Classification Manual, Kategorie 133) komme vor allem dann vor, wenn das eigentliche Motiv nicht auf die Begehung eines Tötungsdeliktes gerichtet war, sondern auf eine spezielle Form der Vergewaltigung, die infolge einer Eskalation zum Tötungsdelikt geführt hat. Diese spezielle Form der Tötungshandlung eines gemischten sexuellen Tötungsdeliktes komme vor allem bei Vergewaltigern vor, die aus Wut und Zorn Vergewaltigungen begehen ('Anger Retaliatory Rapist') und dabei aus einem unvorhersehbaren Umstand die für sie notwendige Kontrolle über das Opfer verlieren. Eine solche Eskalation der zunächst als Vergewaltigung geplanten Tat könne im konkreten Fall durch eine unbedachte Äußerung, Bewegung oder Lageveränderung des Opfers, insbesondere aber durch den Einsatz der Tränengassprühdose gegen den Täter und den damit drohenden absoluten Verlust der Kontrolle über sein Opfer mit hoher Wahrscheinlichkeit herbeigeführt worden sein.

Nach dem gerichtsmedizinischen Befund lägen keine typischen Verletzungsspuren vor, die im Falle eines sog. 'Lust murders' zu erwarten gewesen wären (etwa postmortales Abschneiden von Brüsten, Brustwarzen, postmortale Ritz- und Schnittverletzungen in Brust-, Bauch- oder Schambereich, Mitnahme von Körperteilen, Einführen von Gegenständen im Vaginal- oder Analbereich). Die ungeordnete Stichfolge im Körperbereich des Opfers der Getöteten sei als 'Übertöten' ('overkill') zu bezeichnen, was sehr häufig bei Mischformen von geplanten und nichtgeplanten sexuellen Tötungsdelikten vorkomme.

Nicht ausgeschlossen werden könne auch, dass der Täter nach der eigentlichen Tötungshandlung das Opfer in eine für ihn günstige, d. h. das Opfer erniedrigende, Position gebracht und an ihm symbolisch degradierende Handlungen vorgenommen habe (Verschmieren des Blutes und zufügen nicht notwendiger, postmortaler Schnittverletzungen an den Knien). Das Tötungsdelikt an Sylvia S. sei daher aus verbrechensanalytischer Sicht vom Motiv her zunächst als eine Vergewaltigung zu beurteilen, die jedoch infolge einer Eskalation zum Tode des Opfers geführt habe. Betrachte man die Vorgehensweise des Täters bei den Vergewaltigungsdelikten zum Nachteil der Geschädigten Silvia S., Petra F. und Jutta W., insbesondere dessen aggressive physische Reaktion auf den Versuch der Geschädigten Petra F., ihm das Messer aus der Hand zu nehmen, im Vergleich mit dem analysierten und klassifizierten Tötungsdelikt zum Nachteil der Geschädigten S., sei aus verbrechensanalytischer Sicht Täteridentität mit hoher Wahrscheinlichkeit zu bejahen.

Dagegen ließen sich aufgrund des Tatbildes des Tötungsdeliktes keine wie immer gearteten sadistischen Verhaltensweisen des Täters feststellen. Da es sich bei dem Delikt um eine Form des 'Mixed Sexual Homicide' gehandelt habe und die eigentliche Tötungshandlung aufgrund einer vom Täter nicht vorhersehbaren Eskalation zustande gekommen sei, könne auch weder von einem Tabu-Durchbruch noch von einem Tötungsniveau gesprochen werden.

Ähnlich gelagerte Fälle, in denen Täter in Serie Vergewaltigungen begehen würden, dann aufgrund einer Eskalation ein Tötungsdelikt verwirklichen und in weiterer Folge wieder Vergewaltigungen begehen würden, seien in der Literatur bekannt und auch bereits vom Kriminalpsychologischen Dienst des Österreichischen Bundesministeriums für Inneres ermittelt worden."[8]

Fallbeispiel

Auf einen entsprechenden Antrag der Verteidigung hin führte der Sachverständige ergänzend einen Vergleich zwischen der hier gegenständlichen Tat zum Nachteil Sylvia S. am 2. Mai 1985 und einem weiteren Frauenmord in Erlangen am 3. September 1985 zum Nachteil Gabriele O. durch, für den Helmut B. als Täter feststand. Beide Fälle wiesen auf den ersten Blick gewisse Parallelen auf. Die Verteidigung meinte, aufgrund der anscheinenden Ähnlichkeit der Tatortbefunde könne Roland K. als Täter ausgeschlossen werden. Der Sachverständige konnte jedoch einen „täterbezogenen Zusammenhang" zwischen den beiden Taten mit hoher Wahrscheinlichkeit ausschließen. Das Urteil gibt sein Gutachten wie folgt wieder:

„Der Sachverständige M. ist aufgrund verbrechensanalytischer Auswertung des Illustrationsberichtes in dem Strafverfahren… gegen Helmut B., das besagtes Tötungsverbrechen zum Nachteil der Geschädigten Gabriele O. zum Gegenstand hatte, zu dem Ergebnis gekommen, dass aufgrund des Auffindezustands und Verletzungsbildes der Getöteten Gabriele O., ihrer postmortalen Verletzungen im Bauch-, Vaginal- und Afterbereich, ihrer oberflächlichen Ritzverletzungen im Brust- und Bauchbereich sowie aufgrund ihrer Bedeckung nach der Tötungs- bzw.

---

[8] a. a. O. UA S. 69.

Verstümmelungshandlung mit zwei Geschirrtüchern im Verletzungsbereich das Tötungsdelikt aus kriminalpsychologischer Sicht eindeutig als Extremform eines 'Disorganized Sexual Homicide' ('Lust murder') zu klassifizieren sei. Täter, welche wie in diesem Falle vorliegende Verstümmelungshandlungen an Opfern vornähmen, würden in den überwiegenden Fällen aus einer Phantasievorstellung heraus handeln und durch eine nicht sexuelle Handlung ein sexuelles Bedürfnis befriedigen. Das Zufügen von postmortalen Ritz- und Schnittverletzungen, das Einführen von Gegenständen im Anal- und Vaginalbereich, das postmortale Aufschneiden von Körperteilen, das Öffnen der Bauchdecke – wie im Falle der Getöteten Gabriele O. –, seien häufig zu beobachtende, immer wiederkehrende, bekannte Merkmale dieser Form von sexuellen Tötungsdelikten. Auch das Zudecken von Verletzungen, das im Sinne der Verbrechensanalyse als eine Art emotioneller Wiedergutmachung der Tötungshandlung definiert werde, finde sich sehr häufig bei dieser Form sexueller Tötungsverbrechen. Vom Motiv her gesehen, sei die emotionelle Wiedergutmachung (Zudecken des Kopfes, des gesamten Körpers oder der Verletzungen, Reinigen des Opfers, das Verbringen des Opfers in eine schlafähnliche Position) genau das Gegenteil der degradierenden oder provokanten Verhaltensweise eines Täters, der sein Opfer, wie im Fall der Getöteten Sylvia S., durch das Verschmieren von Blut oder die bewusste Positionierung der Leiche mit freiem Einblick auf die Geschlechtsorgane oder das Gesäß zur Schau stelle.

Im Hinblick auf die Beweisfrage der Verteidigung, ob zwischen den Tötungsdelikten an Gabriele O. und Sylvia S. aufgrund des Tatbildes aus kriminalpsychologischer Sicht Täteridentität zu bejahen sei oder nicht ausgeschlossen werden könne, ist der Sachverständige M. zu dem Ergebnis gelangt, dass das Tötungsdelikt an Sylvia S. bei aller Wahrscheinlichkeit als eine Eskalation im Zuge einer Vergewaltigung zu beurteilen sei wobei das eigentliche Motiv die Degradierung oder Erniedrigung eines bestimmten Opfertyps gewesen sei. Dagegen sei das Tötungsdelikt an Gabriele O. als Tötungshandlung zu klassifizieren, welche es dem Täter erst ermöglicht habe, seine sexuellen Fantasien in Form einer nicht sexuellen Handlung (postmortale Verletzungen) auszuleben. Aufgrund der unterschiedlichen Opferkategorie, der Auffindesituation, des gesamten Täterverhaltens, des Verletzungsbildes und der unterschiedlichen Planungsvorbereitungen der beiden Taten, könne ein täterbezogener Zusammenhang zwischen dem Tötungsdelikt an Gabriele O. und Sylvia S. aus verbrechensanalytischer Sicht mit hoher Wahrscheinlichkeit ausgeschlossen werden."[9]

Roland K. legte gegen dieses Urteil Revision ein. Er rügte u. a. die angeblich mangelnde Sachkunde des Sachverständigen M. sowie die Ablehnung eines weiteren Beweisantrags durch die Strafkammer auf zusätzliche Anhörung eines Sexualwissenschaftlers als Sachverständigen.

Der Bundesgerichtshof hat die gegen das Urteil der Jugendkammer gerichtete Revision des Angeklagten als „offensichtlich unbegründet" verworfen[10]. Doch dazu später mehr.

---

[9] a. a. O. UA S. 70 ff.
[10] BGH, Beschl. v. 18.2.1998 – 1StR 795/97.

10.2
Aus strafprozessualer Sicht: Operative Fallanalyse –
„alter Wein in neuen Schläuchen" – nur Ermittlungsarbeit oder doch mehr?

Bislang ist die operative Fallanalyse – wie auch der Fall K. zeigt – von den Straf-prozessualisten kaum als eigenständiges Problemfeld entdeckt worden[11]. Dies mag man begrüßen – gleichwohl zeigen schon die Revisionsrügen des Ange-klagten „Roland K.", dass die Strafprozessrechtler sich künftig diese Abstinenz wohl nicht mehr werden leisten können.

Bei disziplinübergreifenden Problemstellungen – wie hier – muss zunächst einmal eine gemeinsame Sprache gefunden werden. So setzt die Frage nach der Bedeutung der „polizeilichen" Fallanalyse für den Strafprozess ein für den Kri-minalwissenschaftler und den Strafjuristen gleichermaßen gültiges Verständnis dessen voraus, was „Fallanalyse" bedeutet.

Dies ist um so wichtiger, als eine gewisse Sprachverwirrung um den medien-wirksamen Begriff des „Profiling" entstanden zu sein scheint. Nach Douglas und Bourgess hat das amerikanische FBI zunächst die Erstellung eines „Profils" („profiling process") als *Ermittlungstechnik* („investigative technique") defi-niert, bei welcher auf der Grundlage einer Analyse der begangenen Tat *die we-sentlichen Persönlichkeits- und Verhaltensmerkmale des Täters* festgestellt wer-den[12]. Heute wird der Begriff der „Fallanalyse" in Deutschland – aber auch der Begriff „Profiling" in der Regel international – wesentlich *weiter* gefasst: Näm-lich als „ein gut strukturiertes Annähern an die Komplexität des Falls mit dem Ziel, die individuelle Sprache dieses Falls verstehen zu lernen"[13]. Nach der Defi-nition der Bund-Länder-Projektgruppe „Fallanalytische Verfahren und das ViCLAS-Datenbanksystem" der AG-Kripo steht im Zentrum der Fallanalyse die Rekonstruktion des Tatherganges und zwar sowohl bezogen auf die Vortat-phase, die eigentliche Tatphase als auch die Nachtatphase[14]. Die Erstellung eines so genannten Täterprofils *kann*, muss aber nicht Ergebnis dieses Vorgehens sein[15].

Für diesen unspezifischen und umfassenden Ansatz der „operativen Fallana-lyse" fehlt scheinbar das passende strafprozessuale „Ablagefach". Grundsätzlich scheint aus strafprozessualer Sicht zunächst bei der „Fallanalyse" nichts anderes zu geschehen, als sonst bei polizeilichen Ermittlungen auch: Es wird der Tat-hergang rekonstruiert![16]

---

[11] Anders Stern, der – allerdings ohne Begründung – Täterprofile „als Ermittlungsgrundlage alles andere als unbedenklich" einschätzt (Stern S. 7, Rn. 15).
[12] Douglas/Burgess, FBI Law Enforcement Bulletin, December, 1986, 9.
[13] Dern Kriminalistik 2000, 533 ff, 541 – Fn. 33 c.
[14] BKA http://www.bka.de/aktuell/viclas/ am 01.10.2000; Bundeskriminalamt Wiesbaden: In-formationsbroschüre, Operative Fallanalyse (OFA) – Fallanalytische Verfahren und die ViCLAS-Datenbank bei der deutschen Polizei, Wiesbaden 1999; vgl. auch Baurmann Kri-minalisitk 1999, 826.
[15] Dern Kriminalistik 2000, 533, 537; BKA a.a.O.; Baurmann a.a.O.; Hoffmann/Musolff, S. 17 f., 159.
[16] Vgl. Hoffmann/Musolff S. 21.

Natürlich ist der Ansatz der „operativen Fallanalyse" weiter als derjenige der – nennen wir sie „klassischen" – Fallaufklärung. Denn während letztere einzig auf die Gewinnung solcher Erkenntnisse ausgerichtet ist, die für die strafrechtliche Überführung des Täters und seine gerechte Sanktionierung erforderlich sind, zielt die operative Fallanalyse auch auf Erkenntnisse für die Täterfahndung oder zur Vorbereitung polizeitaktischer oder präventivpolizeilicher Entscheidungen[17].

Sehen wir aber von diesen außerprozessualen Zielsetzungen einmal ab. Was unterscheidet nun die „operative Fallanalyse" von der „normalen" polizeilichen Ausermittlung eines Falls und könnte deshalb ein besonderes strafprozessuales Augenmerk erfordern?

Wie die bisherigen Veröffentlichungen v. a. aus dem Polizeibereich nahe legen, will die operative Fallanalyse *mehr* leisten, als die klassische Kriminalistik: Durch die Einbeziehung kriminalistisch-kriminologischer und sozialwissenschaftlicher Methoden soll ein gegenüber der schlichten Sachverhaltsermittlung *überlegenes Erkenntnispotential* entstehen[18].

> Die operative Fallanalyse ist demnach auch für den Strafprozessualisten mehr als nur eine systematisierte Ermittlungsmethodik. Sie umfasst je nach ihrem Einsatzbereich spezifische kriminal- und sozialwissenschaftliche Disziplinen, die jeweils spezifischen „Sachverstand" erfordern. Es gilt also, das hinter der operativen Fallanalyse stehende theoretische „Gedankengebäude", die verschiedenen Methoden der Fallanalyse und die ihnen zugrunde liegenden Lehr- und Erfahrungssätze als kriminalwissenschaftliches Spezialwissen in den Strafprozess einzubringen, um – wie im Fall Roland K. – dem Gericht über vorhandene forensische Erfahrung hinaus neue Erkenntnismöglichkeiten zu erschließen.

10.3
Wie finden die Erkenntnisse aus einer Fallanalyse Eingang in das Strafverfahren?

An dieser Stelle möchte ich etwas eigentlich Selbstverständliches anmerken: Es ist *unerlässlich*, dass das Ergebnis einer im Ermittlungsverfahren angefertigten Fallanalyse – das *Protokoll der Analyse*[19] – auch *zu den Ermittlungsakten gelangt*[20]. Dies ist jedenfalls dann zwingend, wenn die Analyse im Rahmen der Er-

---

[17] BKA a. a. O.; vgl. Hoffmann/Musolff S. 17 ff.

[18] Dern Kriminalistik 2000, 533; Baurmann Kriminalistik 1999, 826; Hoffmann/Musolff S. 20.

[19] Dern Kriminalistik 2000, 538.

[20] a. A. ist v. Lüpke (Kriminalistik 1999, 814 ff.), der erstellte Täterprofile offenbar grundsätzlich einem so dem Strafprozessrecht nicht bekannten eigenständigen *„strafprozessualen Vorverfahren"* zuordnen will und daraus ableitet, Fallanalysen verblieben *„bei den Polizeiakten"* (a. a. O., 818, Fn. 107, 820 – vgl. hingegen Kleinknecht/Meyer-Goßner 1999, Einl. Rn. 60, § 163 Rn. 18, 23 f.). Dem kann keinesfalls gefolgt werden: Zum einen macht gerade der hier besprochene „Fall K." deutlich, dass es die von v. Lüpke unterstellten ausschließlich tatverdachtsausgrenzenden Fallanalysen nicht gibt und selbst der Ausschluss von Dritten als Tatverdächtigen durchaus zur Überführung des wirklichen Täters beitragen kann. Damit

mittlungen gegen den Angeklagten erstellt worden ist. Etwas anderes kann u. U. gelten, wenn eine Fallanalyse allein zu präventivpolizeilichen Zwecken erarbeitet worden ist[21].

Sollten – z. B. aus ermittlungstaktischen Gründen – Bedenken gegen die Einbeziehung in die Ermittlungsakten bestehen, so sollte Kontakt mit dem zuständigen Staatsanwalt aufgenommen werden, um gemeinsam den möglichen prozessualen Nutzen gegenüber den befürchteten Nachteilen abzuwägen und entsprechende Schritte vorzubereiten. Gegebenenfalls ist daran zu denken, die Einführung der Fallanalyse in das Gerichtsverfahren in analoger Anwendung von § 54 StPO durch eine so genannte Sperrerklärung des Dienstherrn zu verhindern.

10.3.1
Aufklärungspflicht des Gerichts

Findet sich ein Hinweis auf eine durchgeführte Fallanalyse bei den Akten, so muss nach Anklageerhebung das Gericht zunächst einmal entscheiden, ob es die Fallanalyse in die Hauptverhandlung einführt. Dafür ist seine in § 244 Abs. 2 StPO normierte Aufklärungspflicht maßgebend. Danach muss das Gericht zur Erforschung der Wahrheit die Beweisaufnahme von Amts wegen auf alle Tatsachen und Beweismittel erstrecken, die für die Entscheidung von Bedeutung sind. Das heißt, es muss zumindest möglich erscheinen, dass sich die mit der Fallanalyse erhobenen Befunde auf das Verfahrensergebnis auswirken können.

10.3.2
Das Bedürfnis nach Sachverstand

Grundsätzlich muss das Gericht selbst entscheiden, ob es für die Auswertung der ihm vorliegenden Tatsachen sachverständiger Hilfe bedarf oder sich ausreichenden *eigenen* Sachverstand zutraut[22]. In der Praxis wird die Frage der Beiziehung eines Fallanalytikers durch das Gericht keine Probleme aufwerfen, wenn sich die Anfertigung einer Fallanalyse aus den Akten ergibt: Sofern ihr Ergebnis in irgend einer Weise entscheidungsrelevant erscheint, wird das Gericht auch den Fallanalytiker hören wollen.

Fortsetzung Fußnote 20:
handelt es sich gerade auch dann, wenn die Fallanalyse einen Tatverdacht in eine bestimmte Richtung konkretisiert, bei dem Protokoll der Fallanalyse um einer bestimmten Straftat zuzuordnende „*Verhandlungen*", die von der Polizei nach § 163 Abs. 2 StPO der Staatsanwaltschaft unverzüglich zu übersenden sind. Zum anderen unterschlägt v. Lüpke schlicht, dass die von ihm zitierte Literatur (v. Lüpke Kriminalistik 1999, 820, Fn. 137, 138) zwar anerkennt, dass nicht jede polizeiliche Spurenakte automatisch auch „Ermittlungsakte" im Sinne des § 199 Abs. 2 StPO ist, dass dort jedoch zugleich ausdrücklich darauf hingewiesen wird, dass die Polizei die Staatsanwaltschaft über das Vorhandensein *aller* Spurenakten zu informieren hat und die Entscheidung darüber, ob ein solcher Vorgang zu den Ermittlungsakten zu nehmen ist, allein bei der Staatsanwaltschaft als „*Herrin des Ermittlungsverfahrens*" liegt (Meyer-Goßner NStZ 1982, 353 ff., 362; Kleinknecht/Meyer-Goßner a. a. O.).
[21] Vgl. KK-Laufhütte § 96 Rn. 1.
[22] BGHSt 3, 27 f.

Vorstellbar ist aber auch, dass das Gericht zunächst in der Annahme die „klassischen" Beweise reichten für die Überführung den Angeklagten aus, auf die Einbeziehung der Fallanalyse verzichtet. Erst in einem fortgeschrittenen Verfahrensstadium entsteht die Notwendigkeit hierfür – etwa aufgrund eines entsprechenden Beweisantrags.

Ich darf noch einmal in Erinnerung rufen: Im „Fall Roland K." hatte die Verteidigung in der Hauptverhandlung die Einbeziehung des Weiteren im Tatzeitraum erfolgten Mordes an Gabriele O. in das Täterprofiling beantragt, weil aus ihrer Sicht die Tatortbefunde darauf hinwiesen, dass Helmut B. auch für den Mord an Sylvia S. verantwortlich sei (s. oben Abschn. 10.1).

Es stellt sich dann die Frage: Anhand welcher Kriterien entscheidet das Gericht, ob seine Sachkunde ausreicht, zumal bei einer Fragestellung, die auf den ersten Blick in Konkurrenz zu „klassischen" strafrichterlichen Beurteilungskompetenzen tritt?

So ist der „Modus-Operandi-Vergleich" bei Serienstraftaten für den erfahrenen Strafrichter keine ungewöhnliche Beweismethode, um die Taten einem Täter zuzuordnen. Typische Fälle hierfür sind Einbruchsserien, die einem Täter oder einer Tätergruppe nicht zuletzt aufgrund einer besonderen Vorgehensweise bei der Tatausführung zugeordnet werden können. Zu denken wäre hier an die Verwendung eines zum Tatzeitpunkt im Tatortbereich wenig verbreiteten Einbruchswerkzeugs durch die Täter, etwa einer so genannten Ausziehkralle zum „Ziehen" von Türschlössern. In solchen Fällen kann die gleichartige Tatbegehungsweise – in der Zusammenschau mit anderen Hinweisen – ein zulässiges Indiz für die Zuordnung einzelner Taten zu einem bestimmten Täterkreis darstellen[23].

Der Bundesgerichtshof hat in einer frühen Entscheidung im Jahr 1952 grundlegend ausgeführt, die Zuziehung eines Sachverständigen sei da nicht geboten, wo nach der ganzen Sachlage die Lebenserfahrung und die Menschenkenntnis des Richters allein die Wahrheit finden können[24]. Er hat dies später dahingehend eingegrenzt, dass der Richter sich bereits dann nicht mit seiner Sachkunde begnügen darf, wenn er insoweit auch nur geringe Zweifel hat. In Grenzfällen müsse er eher ein Zu viel als ein Zu wenig tun[25].

Um die Selbsteinschätzung der eigenen Sachkunde im Revisionsverfahren überprüfen zu können, fordert der Bundesgerichtshof heute v.a., dass das Gericht das Vorliegen eigener Sachkunde, jedenfalls dann wenn es mehr als das Allgemeinwissen für sich in Anspruch nimmt, spätestens in den Urteilsgründen plausibel machen muss[26].

---

[23] Vgl. BGH NJW 1993, 1212; BGHR StPO § 261 Überzeugungsbildung 22.
[24] BGH a.a.O.
[25] BGHSt 23, 8.
[26] BGHR StPO § 244 Abs. 4 Satz 1 Sachkunde 3; KK-Herdegen § 244 Rn. 27.

10.3.3
Besondere Sachkunde des Fallanalytikers

Verfügt der Fallanalytiker also über eine besondere, dem Gericht im Bereich der Indizienbeurteilung überlegene Sachkunde – und worin besteht diese?

Von amerikanischen Autoren wird das Anforderungsprofil an einen Fallanalytiker dahingehend bestimmt, dass er im Idealfall in verschiedenen Disziplinen ausgebildet sein sollte[27]. Er brauche nicht notwendig ein Fachmann zu sein, sollte aber vertiefte interdisziplinäre Kenntnisse u. a. auf den folgenden Gebieten aufweisen:

- Allgemeine Psychologie,
- Kriminalistik,
- Rechtsmedizin.[28]

Dabei wird aber stets die Bedeutung der praktischen kriminalistischen Erfahrung betont und der einer wissenschaftlichen Ausbildung gleichgestellt.[29]

Man wird also aus strafprozessualer Sicht anerkennen müssen, dass die Durchführung einer operativen Fallanalyse eine über das Allgemeinwissen und die einschlägige forensische Erfahrung des Richters hinausgehende Sachkunde erfordert.

Selbst dann, wenn der Richter sich auf eigenes Fachwissen beruft, das er z. B. durch Studium der einschlägigen Literatur erworben haben kann, wird er sich gerade bei der Erstellung von Fallanalysen entgegenhalten lassen müssen, dass es sich hier *nicht* um die Anwendung stets gesicherter, einfach strukturierter und im Einzelfall leicht zu handhabender Lehrsätze handelt. Setzt aber die Beantwortung der Beweisfrage *Anwendungs- und Erfahrungswissen* voraus, das nur in besonderer Ausbildung und praktischer Betätigung erworben werden kann, reicht die Kenntnis von Theoremen für die Bejahung eigener Sachkunde nicht aus.[30] Über eine breite „am Tatort" erworbene kriminalistische Erfahrung wird der Richter jedoch regelmäßig nicht verfügen, so dass er auf den Fallanalytiker als Sachverständigen angewiesen bleibt.

---

[27] Nach Douglas u. Burgess ist „Criminal Profiling" ein Werkzeug der Ermittlungsbehörden, das es erlaubt, die Ergebnisse von Untersuchungen anderer Disziplinen mit eher traditionellen Ermittlungstechniken zur Bekämpfung der Gewaltkriminalität zu vereinen. – Douglas/Burgess, Criminal Profiling a Viable Investigative Tool Against Violent Crime. FBI Law Enforcement Bulletin, December, 1986, 9 – 13.

[28] Turvey, What is Criminal Profiling? Knowledge Solutions Newsletter April 1997 Issue 2; ders. Criminal Profiling – An Introduction to Behavioral Evidence Analysis. San Diego, 1999 S. 429 ff. – hier nennt er Abschluss und Kenntnisse auf den Gebieten Verhaltenswissenschaft (Psychologie, Soziologie, Anthropologie), Forensische Wissenschaft (Psychologie, Psychiatrie, Soziologie) und in medizinischen Behandlungsprogrammen von Sexualtätern etc.; aus deutscher Sicht wird u. a. das Anforderungsprofil von Fallanalytikern von Nagel, Kap. 12, in diesem Band beschrieben.

[29] Vgl. Turvey, What is Criminal Profiling? Knowledge Solutions Newsletter April 1997 Issue 2; ebenso das Interview mit John Douglas „*You need a college education as a foundation...* „Serial Killer Info Site/AJ, Feb. 27, 1998 – http://www. serialkillers. net/interviews/jdouglas2 bak. html – 18. November 2000.

[30] KK-Herdegen § 244 Rn. 26.

So ist die Jugendstrafkammer im Ausgangsfall „Roland K." zutreffend davon ausgegangen, dass sie die von der Verteidigung vorgelegte Beweisbehauptung, nach den Tatortbefunden sei der Täter des zweiten Prostituiertenmordes in Erlangen auch der Mörder von Sylvia S., nicht aus eigener Sachkunde würde beantworten können und hat den Sachverständigen M. mit einer entsprechenden Ergänzung seines Gutachtens beauftragt.

10.3.4
Die Beweiserhebung

Hat sich das Gericht für die Erhebung des Sachverständigenbeweises entschieden, dann stellt sich die Frage, wie dies prozessordnungsgemäß zu geschehen hat.

Zum Schutz der Chancengleichheit des Angeklagten zwängt das Strafprozessrecht den richterlichen Erkenntnisprozess in einen stark formalisierten Rahmen: Das Gericht darf seinem Urteil nur solche Feststellungen zugrunde legen, die es aus dem „Inbegriff der Hauptverhandlung" gewonnen hat. Es gilt der so genannte Unmittelbarkeitsgrundsatz. Dieser besagt, dass regelmäßig *der unmittelbare Beweis* in der Hauptverhandlung selbst zu erheben ist. Sachverhalte, die nicht innerhalb der Hauptverhandlung „reproduziert" worden sind, dürfen vom Gericht nicht zur Kenntnis genommen werden.

Dies wird bei der Fallanalyse gewöhnlich so geschehen, dass der Fallanalytiker seinen Befund in der Hauptverhandlung vorträgt. Er ist insoweit strafprozessual als *Sachverständiger* im Sinne der §§ 72 ff. StPO einzuordnen. Er ist *nicht* etwa als *Zeuge* im Sinne der §§ 48 ff. StPO anzusehen. Während der Zeuge nämlich dem Gericht lediglich über seine Wahrnehmungen berichtet und berichten darf, vermittelt der Sachverständige dem Gericht seine Sachkunde, d. h. er darf auch die aufgrund seiner Sachkunde aus einem Sachverhalt gezogenen Schlussfolgerungen mitteilen[31].
   Strafprozessual komplex ist die Frage, wie die der Fallanalyse zugrunde liegenden Feststellungen in die Hauptverhandlung eingeführt werden. Das Strafprozessrecht unterscheidet nämlich bei den Tatsachen, auf denen ein Sachverständiger sein Gutachten aufbaut, den so genannten *Anknüpfungstatsachen*, zwei Gruppen[32]:

---

[31] Der Fallanalytiker ist dabei in der Regel auch nicht *sachverständiger Zeuge* (§ 85 StPO), für den ebenfalls die Zeugenvorschriften der StPO gelten würden. Entscheidendes Abgrenzungskriterium ist, dass der Sachverständige seine Wahrnehmungen erst nach seiner Bestellung als Sachverständiger aufgrund besonderer Sachkunde macht, während der sachverständige Zeuge ohne verfahrensbezogenen Auftrag zur Begutachtung Tatsachen wahrgenommen hat, über die er dem Gericht sachkundige Auskunft geben kann – oder einfacher: Der Sachverständige ist auswechselbar, der sachverständige Zeuge nicht. Im Einzelfall kann es hier allerdings, wie später darzustellen sein wird, zu Überschneidungen kommen.

[32] BGHSt 18, 107, 108 f.

1. Tatsachen, die nur der Sachverständige aufgrund seiner Sachkunde erkennen kann („*Befundtatsachen*") und
2. Tatsachen, die auch das Gericht mit den ihm zur Verfügung stehenden Erkenntnis- und Beweismitteln feststellen könnte („*Zusatztatsachen*").

Die *Befundtatsachen*, z. B. die von einem medizinischen Sachverständigen aufgrund ärztlicher Untersuchung oder ärztlicher Eingriffe gemachten Feststellungen, können durch das Gutachten des Sachverständigen in die Hauptverhandlung eingeführt und vom Gericht verwertet werden[33].

Zusatztatsachen, wie etwa das Tatgeschehen betreffende Tatsachen, die der Sachverständige durch die persönliche Befragung des Angeklagten oder eines Zeugen erfährt, erlangt er nicht aufgrund seiner fachkundigen Untersuchung, sondern mit Mitteln, deren sich auch das nichtfachkundige Gericht bedienen kann. Sie müssen in prozessordnungsgemäßer Weise in die Hauptverhandlung eingeführt werden, beispielsweise durch Vernehmung des vom Sachverständigen Befragten als Zeugen[34].

> **!** Für das Gutachten des Fallanalytikers bedeutet dies: Das *Gutachtensergebnis*, also die sich aus der Fallanalyse ergebende Schlussfolgerung, wird durch den Vortrag des Fallanalytikers in die Hauptverhandlung eingeführt.

Schwieriger wird es, mit der Einführung der für das Gutachten benötigten *Tatortbefunde*:

- Hat der Fallanalytiker diese vor Ort *selbst* erhoben, erscheint die Auffassung gerechtfertigt, dass er auch dies unter Zuhilfenahme seiner besonderen Sachkunde getan hat, so dass es sich bei diesen Feststellungen ebenfalls um Befundtatsachen handeln würde, für deren Einführung der Vortrag durch den Sachverständigen genügt.
- Sollte dies bei ganz einfachen Feststellungen einmal nicht der Fall sein, z. B. bei der Beschreibung des Fundortes eines bestimmten vom Fallanalytiker am Tatort selbst wahrgenommenen Gegenstands (etwa der Tatwaffe), wäre der insoweit als (sachverständiger) Zeuge anzusehen und hätte den Zeugeneid abzulegen[35].
- Sind die Tatortbefunde dagegen von den ermittelnden Beamten vor Ort erhoben worden, handelt es sich dabei um *Wahrnehmungen von Zeugen,* also

---

[33] BGHSt 9, 292.
[34] Vgl. BGHSt 9, 292; 13, 1; Der BGH hat dies einleuchtend begründet: „Während Beobachtungen und Feststellungen naturwissenschaftlicher Art in der Hauptverhandlung regelmäßig nicht vorgenommen oder überprüft werden und dem Sachverständigen im Allgemeinen ohne weitere Beweisaufnahme unbedenklich überlassen bleiben können, trifft dies für das Wissen von Auskunftspersonen regelmäßig nicht zu. Hier kann und soll der Sachverständige den vollen Beweis, dessen Erhebung dem Gericht in der Hauptverhandlung obliegt, nicht ersetzen, und es besteht dafür auch kein Bedürfnis. Der Beweiswert solcher Äußerungen steht erst fest, wenn die Verfahrensbeteiligten Gelegenheit zur Fragestellung (§ 240 StPO) und Äußerung (§ 257 StPO) gehabt haben." (BGHSt 9, 294 f.)
[35] BGHSt 13, 250; nach h. M. deckt der Zeugeneid dann auch alle gutachtlichen Äußerungen ab – KK-Pelchen § 79 Rn. 7.

um *Zusatztatsachen*, die nur durch die Vernehmung dieser Beamten als Zeugen, ggf. auch unter Inaugenscheinnahme von dabei gefertigten Tatortfotos, in der Hauptverhandlung eingeführt werden können. In der Praxis verzichtet das Gericht bei unproblematischen Sachverhalten häufig aus prozessökonomischen Gründen – wenngleich nicht ganz prozessordnungsgemäß – auf die Einvernahme aller am Tatort anwesend gewesenen Ermittlungsbeamten und begnügt sich mit der Aussage des Ermittlungsführers, der die Wahrnehmungen seiner Kollegen „quasi als eigene" wiedergibt.

10.4
Die prozessuale Stellung des Sachverständigen

10.4.1
Auswahl

Die Auswahl des in der Hauptverhandlung zu hörenden Sachverständigen obliegt dem Gericht (§ 73 Abs. 1 StPO), dessen Auswahlermessen sich sowohl auf die Fachrichtung als auch auf die Person des Sachverständigen bezieht [36]. Im Ermittlungsverfahren gilt dies für die Staatsanwaltschaft (§ 161 a Abs. 1 Satz 2 StPO), die die Auswahl des Sachverständigen auch der Polizei überlassen kann [37].

Das Gericht kann zwar für die Hauptverhandlung einen eigenen Sachverständigen bestimmen. Erfahrungsgemäß beauftragt es jedoch den im Ermittlungsverfahren bereits tätig gewordenen Sachverständigen. Das Gericht hat die Person des Gutachters zu bezeichnen, darf aber auch eine *Fachbehörde* mit der Begutachtung beauftragen (§ 83 Abs. 3 StPO). Die Pflicht der Behörde zur Erstattung des Gutachtens ergibt sich aus ihrer Aufgabenstellung sowie ihrer Verpflichtung zur Amtshilfe nach Art. 35 GG [38].

Gerade bei der Erstellung eines Gutachtens in Gestalt einer Fallanalyse kommt nach der Einrichtung besonderer Arbeitseinheiten bei den Bundes- und Landeskriminalämtern deren Beauftragung als Fachbehörde in Betracht. Das Gutachten kann – soweit dies sinnvoll erscheint – nach § 256 Abs. 1 StPO in der Hauptverhandlung verlesen werden.

Das Gericht kann aber auch den *Verfasser des Gutachtens* vorladen und das Gutachten mündlich erstatten lassen. Dies dürfte angesichts der Komplexität einer Profilanalyse und der sich hieraus ergebenden Wahrscheinlichkeit von Rückfragen der Prozessbeteiligten regelmäßig zu erwarten sein [39].

---

[36] Kleinknecht/Meyer-Goßner § 73 Rn. 4.
[37] KK-Pelchen § 73 Rn. 1.
[38] Kleinknecht/Meyer-Goßner Vor § 72 Rn. 2, § 83 Rn. 4.
[39] KK-Hürxthal § 256 Rn. 3, 10; der in die Hauptverhandlung entsandte Behördenvertreter trägt alle Rechte und Pflichten eines Sachverständigen. Er kann wie dieser abgelehnt werden und trägt die Verantwortung für die Richtigkeit des Behördengutachtens – streitig, vgl. m. w. N. Kleinknecht/Meyer-Goßner § 83 Rn. 5.

10.4.2
Persönliche Eignung des Sachverständigen

Sachkunde

Der Sachverständige muss die erforderliche Eignung besitzen, d.h. er muss auf dem Fachgebiet, für das er benannt worden ist, „sachkundig" sein. Das ergibt sich im Falle des *Behördengutachtens* bereits aus der *Aufgabenzuweisung der Behörde.* Ein Landeskriminalamt oder das Bundeskriminalamt dürfte danach für die gerichtliche Verwertbarkeit der von ihm erstellten Fallanalysen keinen zusätzlichen Sachkundenachweis antreten müssen. Das bedeutet jedoch nicht, dass seine Fallanalysen nicht auch einer methodenkritischen Überprüfung standhalten müssen.

Es ist aber auch vorstellbar, dass nicht der Polizei angehörende Personen, so z.B. Angehörige wissenschaftlicher Institute der in Betracht kommenden Fachrichtungen Psychologie, Soziologie, oder Psychiater, Sexualwissenschaftler und Gerichtsmediziner, sei es als Angehörige einer „Behörde", sei es in privater Verantwortung, Fallanalysen fertigen. Hier wird das Gericht im Einzelfall zu prüfen haben, ob das Gutachten den zu erwartenden Standard erfüllt. Dies dürfte angesichts der bislang meines Wissens nach noch nicht verbindlich erfolgten Definition allgemein gültiger Standards für die angewandten fallanalytischen Methoden keine leichte Aufgabe sein. [40]

Es ist interessant, dass in diesem Zusammenhang die grundsätzliche Frage nach der „*Wissenschaftlichkeit*" der angewandten fallanalytischen Methoden, insbesondere nach der *allgemeinen Gültigkeit der diesen zugrunde liegenden Lehr- und Erfahrungssätze* bisher noch nicht gestellt worden ist. Auch in dem hier angesprochenen „Fall Roland K." ist die Jugendstrafkammer der Analyse des Sachverständigen M. gefolgt, ohne deren wissenschaftliche Grundlagen dezidiert zu hinterfragen.

Sie hat sich darauf beschränkt, die „Qualifikation und Erfahrung" des Sachverständigen anhand seines Ausbildungsgangs, seiner Tätigkeiten und zusätzlichen Studien wie folgt nachzuvollziehen:

Die Kammer hat sich von der Qualifikation und Erfahrung des Sachverständigen Thomas M. auf dem Gebiet der Verhaltensbeurteilung und Tatortanalyse bei Vergewaltigungs- und Tötungsdelikten überzeugen können. Zu seiner Ausbildung hat der Sachverständige angegeben, er habe neben seinem Polizeidienst... an der Universität I. Psychologie studiert und sein Studium mit dem Magistrat abgeschlossen. Anschließend habe er eine Grundausbildung bei dem „National Center for Analysis of Violent Crime" des FBI in Täter- und Tatortpsychologie absolviert, sei seit ... im Österreichi-

---

[40] Inzwischen hat das BKA zusammen mit den Bundesländern ein Ausbildungskonzept für polizeiliche Fallanalytiker entwickelt und damit begonnen entsprechende Lehrgänge durchzuführen (vgl. Baurmann Kriminalistik 1999, 824). Es bleibt abzuwarten, ob sich hieraus zukünftig für die forensische Überprüfung der Fallanalysen brauchbare allgemein gültige Standards ableiten lassen werden.

schen Bundesministerium des Inneren… mit dem Aufbau des Kriminalpsychologischen Dienstes beauftragt, am Forschungszentrum für Verbrechensanalyse, Profilerstellung und Beratungsprogramme der Generaldirektion für
öffentliche Sicherheit des österreichischen Bundesministeriums für Inneres
tätig, sei Ausbilder bei der Interpol Wien, habe bereits europaweit zahlreiche
Vortrags-, Lehr- und Fachveranstaltungen organisiert und sei weltweit als
forensischer Gutachter in Fragen der Täterprofilerstellung und Tatbild-
analyse tätig. [41]

Dem Ergebnis des Gutachtens hat sich die Jugendstrafkammer mit der folgenden Begründung angeschlossen:

> Die Kammer hat auch vom Inhalt und Ergebnis der Ausführungen des Sach-
> verständigen M. her keine Zweifel an der Richtigkeit seiner – unter dem
> Vorbehalt der Wahrscheinlichkeit gezogenen – wissenschaftlichen Schluss-
> folgerung. Insbesondere erscheint der Kammer in diesem Zusammenhang
> bemerkenswert, dass der Sachverständige M. bei seiner Tatbildanalyse allein
> aufgrund der Zeugenaussagen der Tatopfer auf eben jenes Tatmotiv des
> Täters geschlossen hat, das der Angeklagte bezüglich der drei von ihm ein-
> geräumten Überfälle auf Prostituierte für sich in Anspruch genommen hat.
> Die Kammer sieht insoweit die Richtigkeit des Gutachtens des Sachverstän-
> digen M. auch durch die Einlassung des Angeklagten als bestätigt. [42]

Die Akzeptanz der Ergebnisse der Fallanalyse durch das Gericht hatte hier v. a.
also den Grund, dass diese mit der Alltagslogik nachvollziehbar waren und ihre
Richtigkeit am Fall unter Beweis stellen konnten. Hinzu kam die Bezugnahme
auf die durch Ausbildung, Forschungsarbeit und Praxis erworbene Sachkunde
des Fallanalytikers.

Mit zunehmender Häufigkeit von Fallanalysen wird deren Einführung in den
Strafprozess zukünftig jedoch

1. verschärft die *Frage nach der Wissenschaftlichkeit* und damit der *Zuverlässigkeit der Methode* als solcher aufwerfen und
2. es notwendig machen, die Kompetenz des – nennen wir ihn „kriminalwissenschaftlichen" – Fallanalytikers gegenüber derjenigen des Vertreters anderer „klassischer" Wissenschaftsdisziplinen abzugrenzen.

Auch im „Fall Roland K." hat der Verteidiger diese Problematik in seiner Revi-
sionsbegründung aufgegriffen und gerügt, dass die Sachkunde des gehörten
Fallanalytikers M. fraglich sei, da er lediglich „Kriminalist mit einer gewissen
psychologischen Grundausbildung" und noch dazu „Autodidakt" ohne vollständige wissenschaftliche Ausbildung sei, da er sein Psychologiestudium statt
mit dem Diplom lediglich mit der Magisterprüfung abgeschlossen hatte. Der
Sachverständige habe zudem allenfalls „polizeiliche Erfahrung wiedergegeben".
Um eine *Wissenschaft*, welche die Grundlage eines Sachverständigengutachtens

---

[41] LG Nürnberg-Fürth a. a. O. UA S. 73.
[42] LG Nürnberg-Fürth a. a. O. UA S. 73.

bilden könne, handele es sich dabei nicht. Die Fundierung des Gutachtens entspreche dem Niveau der Parapsychologie oder der Astrologie[43].

Mit dem Angriff auf die Ausbildung des Sachverständigen hatte es sich die Verteidigung des Angeklagten allerdings etwas zu leicht gemacht. Sie hat nämlich schlicht verkannt, dass die im Strafverfahren von einem Sachverständigen geforderte Sachkunde nur dann ein vollständig abgeschlossenes wissenschaftliches Studium voraussetzt, wenn dieses allgemein geforderte Voraussetzung für die Anerkennung der Sachkunde in einem bestimmten Bereich (z. B. im Rahmen der Berufsausübung) ist. Das Gericht ist also grundsätzlich nicht gehindert, auch einen wissenschaftlichen Autodidakten zum Sachverständigen zu bestellen, wenn es sich von dessen Sachkunde beispielsweise aufgrund seines beruflichen Werdegangs überzeugt oder andere Nachweise hat und kompetentere Sachverständige nicht ersichtlich sind[44]. Im Falle des Fallanalytikers als Sachverständigem besteht ein Anforderungsprofil bislang allenfalls im Ansatz[45]. Die Jugendstrafkammer hat sich hier von der Sachkunde des Sachverständigen M. durch die dargestellte Würdigung seines Ausbildungs- und Werdegangs ausreichend überzeugt. Auf die Frage nach der methodischen Zuverlässigkeit, mithin also der „Wissenschaftlichkeit" der von M. vorgetragenen Fallanalyse ist sie dagegen nicht eingegangen.

Ferner hatte die Verteidigung in der Hauptverhandlung einen Beweisantrag auf Einholung eines zusätzlichen Gutachtens eines *Sexualforschers* zum Beweis dafür gestellt, „… dass das Tatbild der Tötung der Prostituierten Sylvia S. auch hinsichtlich der postmortalen Verstümmlungen für ein sadistisch-perverses Tötungsmotiv spricht", sowie dafür, dass „ein Täter dieser Ausprägung nach einem erfolgten Tabudurchbruch auf diesem Tötungsniveau weitere Taten begehen wird". Hier hätte die Jugendstrafkammer eigentlich das Verhältnis zwischen „kriminalwissenschaftlichem" und „psychiatrischem Profiling" klären müssen, um festzustellen, ob der Fallanalytiker M. oder der Sexualwissenschaftler über die zur Begutachtung der Beweisfrage notwendige Sachkunde verfügt. Im Ergebnis bewahrte der psychiatrische Sachverständige die Jugendstrafkammer vor einer Auseinandersetzung mit der Kompetenzproblematik, indem er einräumte, die Befunde „… ließen zwar an das Werk einer sadistischen Täterpersönlichkeit denken, ebenso wenig sei aber ausgeschlossen, dass es sich dabei um die Tat eines aus Verärgerung Vergeltung suchenden Täters gehandelt habe, der durch die Erniedrigung seines Opfers stellvertretend für einen Berufsstand Rache für ihm vermeintlich widerfahrenes Unrecht zu nehmen beabsichtigt habe"[46]. Die Ju-

---

[43] Vgl. den Leitsatz der BGH Entscheidung v. 21. Februar 1978–1 StR 624/77 (NJW 1978, S. 1207): „Die Parapsychologie gehört nicht zu den gesicherten wissenschaftlichen Erkenntnissen, die dem Sachverständigenbeweis zugänglich sind. Der Tatrichter hat daher einen entsprechenden Beweisantrag der Verteidigung mit Recht abgelehnt, da das angebotene parapsychologische Sachverständigengutachten ein völlig ungeeignetes Beweismittel ist".

[44] Vgl. Kleinknecht/Meyer-Goßner vor § 72 Rn. 1.

[45] s. oben Abschn. 10.3.3, Douglas/Burgess Criminal Profiling – A Viable Investigative Tool Against Violent Crime, FBI Law Enforcement Bulletin, December, 1986, 9–13.

[46] LG Nürnberg-Fürth a. a. O., UA S. 102.

gendstrafkammer lehnte in der Folge den Antrag auf zusätzliche Anhörung eines Sexualforschers ab, weil sie die Beweisbehauptung aufgrund der bereits erstatteten Gutachten als widerlegt ansah und im Übrigen auch nicht ersichtlich sei, inwieweit ein Sexualforscher gegenüber den gehörten kriminalwissenschaftlichen und psychiatrischen Sachverständigen über überlegene Forschungsmittel verfüge (§ 244 Abs. 4 Satz 2 StPO) [47].

Der Bundesgerichtshof hat die Revision des Angeklagten im Beschlussverfahren nach § 349 Abs. 2 StPO ohne Angabe von Gründen als „offensichtlich unbegründet" verworfen. Damit war die Chance für eine höchstrichterliche Klärung der offenen Frage nach den wissenschaftlichen Mindeststandards einer forensisch verwendbaren Fallanalyse – für dieses Mal – vertan [48].

Bei einer weniger ausdrucksstarken Indizienlage kann jedoch der Streit um die wissenschaftlichen Grundlagen fallanalytischer Methoden durchaus entscheidungsrelevant werden. Der Bundesgerichtshof hat neuerdings Geschmack daran gefunden, sich auch mit den wissenschaftstheoretischen Grundlagen bislang weitgehend unstreitiger Begutachtungsmethoden auseinander zu setzen und diese einer Methodenkritik zu unterwerfen [49].

> **!** Es wird also notwendig sein, *Mindeststandards* für die angewandten fallanalytischen Methoden zu entwickeln und zu publizieren, anhand derer Gerichte zukünftig die „Spreu vom Weizen" trennen können.

Ablehnungsgründe

Eine weitere mögliche Problemquelle im Zusammenhang mit dem Auftreten des Fallanalytikers als Sachverständiger im Strafverfahren ist folgende:

Der Sachverständige kann nach § 74 Abs. 1 StPO aus denselben Gründen abgelehnt werden, die zur Ablehnung eines Richters berechtigen. Zentraler Anlass für die Ablehnung ist das Vorliegen eines Grundes, der geeignet ist, Misstrauen in die Unparteilichkeit des Sachverständigen zu rechtfertigen (§ 24 Abs. 2 StPO). Das Gesetz führt v. a. in § 22 StPO einige Sachverhalte auf, bei denen eine Befangenheit sozusagen „auf der Hand liegt", sodass ein Ausschluss des Sachverständigen von Gesetzes wegen stattfindet.

---

[47] Bei Schuldfähigkeitsgutachten ist die Gleichwertigkeit psychologischer oder psychiatrischer Gutachten mit sexualwissenschaftlichen Gutachten von der Rechtssprechung bereits anerkannt (vgl. BGHR StPO § 73 Abs. 1, § 244 Abs. 3, § 244 Abs. 4, § 244 Abs. 6, Sachverständige – m. w. N.) – etwas anderes gilt dort nur, wenn es sich um einen Fall nahezu einmaliger sexueller Triebanomalie handelt (BGHSt 23, 176).

[48] Das war im konkreten Fall revisionsrechtlich vertretbar, da die Ergebnisse der Täterprofilanalyse im Einklang mit einer Vielzahl von Indizien standen und im Übrigen keinerlei Hinweis auf einen möglichen anderen Geschehensverlauf erkennbar war, sodass selbst dann, wenn eine etwaige methodische Unkorrektheit der Fallanalyse des Sachverständigen M. feststellbar gewesen wäre, die Verurteilung des Roland K. jedenfalls nicht auf diesem Fehler *beruht* hätte (§ 337 Abs. 1 StPO).

[49] Vgl. BGH, Urteil vom 30. Juli 1999–1 StR 618/98 – Wissenschaftliche Anforderungen an aussagenpsychologische Begutachtungen (Glaubhaftigkeitsgutachten) – BGHR StPO § 244 Abs. 4 Satz 1 Sachkunde 9.

Danach ist u. a. als Sachverständiger ausgeschlossen, wer selbst als Polizeibeamter in der selben Sache tätig geworden ist (§ 22 Nr. 4 StPO).

Der mit der Fallanalyse befasste Polizeibeamte – und man kann davon ausgehen, dass es sich hierbei überwiegend um Polizeibeamte handeln wird – ist Ermittler, d. h. „Strafverfolger" und „objektiver Sachverständiger" in einer Person. Ein solcher „Rollenkonflikt" tritt auch in anderen Fällen auf, in denen Polizeiangehörige als Sachverständige vor Gericht erscheinen, z. B. bei der Erstattung kriminaltechnischer Gutachten durch polizeiliche Sachverständige.

Der Bundesgerichtshof hat dieses Problem in einer Entscheidung in der Weise zu lösen versucht, dass er auf eine organisatorische Trennung des „Amtes" des Sachverständigen von dem kriminalpolizeilichen Bereich abgestellt hat, insbesondere darauf, ob der als Sachverständiger auftretende Polizeibeamte in dem Verfahren zu irgend einem Zeitpunkt als „Hilfsbeamter der Staatsanwaltschaft" im Sinne von § 152 GVG deren Weisungsbefugnis unterworfen gewesen ist[50]. In einem weiteren Fall hat der BGH für die Sachverständigeneignung eines Wirtschaftsreferenten der Staatsanwaltschaft[51] entschieden, dass seine Zugehörigkeit zu dieser Dienststelle für sich allein einer Tätigkeit als Sachverständiger in den dort anhängigen Strafsachen nicht grundsätzlich entgegen steht, *sofern er das Gutachten eigenverantwortlich und frei von jeder Beeinflussung* erstatten kann[52].

Man mag darüber streiten, ob diese Abgrenzungen in der Praxis besonders hilfreich sind.

Jedenfalls bleibt festzuhalten, dass nach der herrschenden Meinung in Rechtsprechung und Literatur die *ausschließliche* Tätigkeit zu gutachterlichen Zwecken *in demselben Verfahren* nicht zum Ausschluss des Sachverständigen nach § 22 Nr. 4 StPO führt[53].

Völlig unproblematisch ist sicher eine Konstellation, wie sie in dem angesprochenen „Fall Roland K." vorgelegen hat. Der dort aufgetretene Sachverständige M. gehörte dem österreichischen Innenministerium und damit einer *ausländischen Behörde* an. Er schied somit schon per definitionem als „Polizeibeamter" im Sinne von § 22 Nr. 4 StPO aus.

Ein aus strafprozessualer Sicht sicherer Weg scheint mir auch durch die Einrichtung von *OFA-Arbeitsbereichen* bei dem Bundeskriminalamt und den Landeskriminalämtern beschritten zu werden. Es handelt sich hierbei um funktionell von den Ermittlungseinheiten getrennte Einrichtungen, die zudem – soweit nicht das Bundeskriminalamt oder das Landeskriminalamt selbst ermitteln –

---

[50] BGHSt 18, 214.
[51] Es handelt sich dabei nicht um Staatsanwälte, sondern um Angestellte oder Beamte, in der Regel mit einer betriebswirtschaftlichen Ausbildung, die einer staatsanwaltschaftlichen Dienststelle angehören und dort beispielsweise in Wirtschaftsstrafverfahren betriebswirtschaftliche Auswertungen sichergestellter Buchhaltungsunterlagen vornehmen.
[52] BGHSt 28, 381, 384.
[53] Kleinknecht/Meyer-Goßner § 22 Rn. 14.

von den ermittelnden Kriminalpolizeien auch organisatorisch deutlich abgehoben sind.

Sachlich notwendig, strafprozessual allerdings aus den genannten Gründen *problematisch* ist aber der „*Team-Ansatz*", bei dem in bestimmten Fällen die sachbearbeitenden Spezialisten aus der fallbearbeitenden Dienststelle bei der Fallanalyse mitwirken[54]. Die Sinnhaltigkeit eines solchen Vorgehens kann und soll hier nicht bestritten werden. Indes stellt sich die Frage, ob eine „Team-Leistung" unter Mitwirkung von ermittelnden Beamten strafprozessual noch als „objektives" Gutachten oder eher als polizeiliches Ermittlungsergebnis anzusehen ist. Denn schließlich könnte ja theoretisch auf diesem Wege – und dies zu verhindern ist das Ziel des Gesetzgebers in § 22 Nr. 4 StPO – der „überschießende Ermittlungseifer" eines Ermittlungsbeamten einfließen und statt neutralen Sachverstands das Gutachten prägen.

Indes ist es einem Sachverständigen nicht verwehrt, sich von Dritter Seite *zuarbeiten* zu lassen. Dies entspricht auch der gängigen Praxis. Wesentlich ist nur, dass der Sachverständige sich das Gutachten *zu Eigen macht* und *hierfür die Verantwortung übernimmt.*[55]

Daraus könnte sich eine Lösung zur Rettung der prozessualen Verwertbarkeit von in einem Team unter Mitwirkung von ermittelnden Beamten erstellten Analysen ergeben: Derjenige OFA-Beamte, dem zugleich die methodische Supervision der Arbeit des Analyse-Teams obliegt, fasst das Arbeitsergebnis zusammen und verantwortet dieses im Strafprozess. Seine besondere Sachkunde liegt in seinem Methodenwissen. Er kann dem Gericht darlegen, dass die Fallanalyse methodisch korrekt zustande gekommen ist und die Schlussfolgerungen zu wissenschaftlichen Erkenntnissen nicht im Widerspruch stehen.

Insgesamt gilt aber: Die Frage der Grenzziehung zwischen Ermittler- und Sachverständigentätigkeit dürfte mehr noch als rechtliche, *psychologische* Probleme aufwerfen. Der Angeklagte und sein Verteidiger werden eher geneigt sein, gegen eine für den Angeklagten ungünstige Fallanalyse durch die Ablehnung des Sachverständigen vorzugehen, wenn der sich aus ihrer Sicht eigentlich als polizeilicher Ermittler darstellt. Der „forensische" Fallanalytiker sollte also seine Tätigkeit *erkennbar getrennt* von dem der staatsanwaltschaftlichen Leitungsbefugnis unterworfenen Ermittlungsbereich ausüben.

10.5
Resümee

Das Ermittlungsinstrumentarium der operativen Fallanalyse hat sich schnell bundesweit etabliert und wird im polizeilichen Alltag zunehmend selbstverständlicher. Der Erfolg fallanalytischer Methoden beschleunigt diese Entwicklung noch. Damit werden die Ergebnisse von Fallanalysen auch in den Gerichts-

---

[54] Dern Kriminalistik 2000, 537; Baurmann Kriminalistik 1999, 825; BKA a. a. O.
[55] Vgl. Kleinknecht/Meyer-Goßner § 73 Rn. 2 f.

sälen immer häufiger eine Rolle spielen. Sträflich gering erscheint vor diesem Hintergrund das Interesse der Strafjuristen an einer Aufarbeitung der sich in diesem Zusammenhang ergebenden strafprozessualen Probleme. Das ist um so bedauerlicher, als es nicht nur darum geht, grundsätzlich zu prüfen, ob und wie sich die Ergebnisse fallanalytischer Ermittlungsmethoden in den Strafprozess einführen lassen. Noch wichtiger ist es, Kriminalwissenschaft und Ermittlungspraxis Leitlinien an die Hand zu geben, sich möglicher Gefahren und Hindernisse für die Verwertung von Fallanalysen im Strafverfahren bewusst zu werden und sie zu vermeiden. Der „Fall Roland K." hat gezeigt, dass die operative Fallanalyse mehr leisten kann, als nur Ermittlungsansätze zu schaffen. Ohne die Berücksichtigung der strafprozessualen Erfordernisse bei der Entwicklung und der Anwendung fallanalytischer Methoden besteht jedoch die Gefahr, dass die Möglichkeiten dieses neuen Instrumentariums für die gerichtliche Überführung des Täters ungenutzt bleiben müssen. Hier gilt es bei Kriminalwissenschaft, polizeilicher Praxis und Strafverfahrenswissenschaft gleichermaßen das erforderliche Problembewusstsein zu schaffen, um disziplinübergreifend Lösungsansätze zu entwickeln.

Literatur

Baurmann MC (1999) ViCLAS – Ein neues kriminalpolizeiliches Recherchewerkzeug. Kriminalistik 824

BGHR (2000) Rechtsprechung des Bundesgerichtshofes in Strafsachen. Herausgegeben von den Richtern des Bundesgerichtshofes, 22. Ausg. Carl Heymanns Verlag, Köln 2000

BGHSt (2000) Entscheidungen des Bundesgerichtshofes in Strafsachen. Herausgegeben von den Mitgliedern des Bundesgerichtshofes und der Bundesanwaltschaft, Grundwerk, Bd. 1–44. Carl Heymanns Verlag, Köln

Bundeskriminalamt (1999) Operative Fallanalyse (OFA) – Fallanalytische Verfahren und die ViCLAS-Datenbank bei der deutschen Polizei. Informationsbroschüre. BKA, Wiesbaden

Dern H (2000) Operative Fallanalysen bei Tötungsdelikten. Kriminalistik 533

Douglas JE, Burgess A (1986, December) Criminal Profiling – a viable investigative tool against violent crime. FBI Law Enforcement Bulletin 9–13

Hoffmann J, Musolff C (2000) Fallanalyse und Täterprofil. BKA-Forschungsreihe, Bd 52. Bundeskriminalamt – Kriminalistisches Institut, Wiesbaden

Karlsruher Kommentar zur Strafprozessordnung, 4. Aufl. (1999) C.H. Beck, München

Lüpke A von (1999) Täterprofile. Kriminalistik 814 ff

Meyer-Goßner L (1999) Strafprozessordnung, Gerichtsverfassungsgesetz, Nebengesetze und ergänzende Bestimmungen, 44. Aufl. C.H. Beck, München

Meyer-Goßner L (1982) Die Behandlung kriminalpolizeilicher Spurenakten im Strafverfahren. NStZ 353 ff

Stern S (1999) Verteidigung in Mord- und Totschlagsverfahren. C.F. Müller, Heidelberg

Turvey B 1997, April) What is criminal profiling? Knowledge Solutions Newsletter Issue 2

Turvey B (1999) Criminal profiling – an introduction to behavioral evidence analysis. San Diego, p 429

Abkürzungen

a. A.	anderer Ansicht
a. a. O.	am angegebenen Ort
BGH	Bundesgerichtshof
BGHR	Rechtsprechung des Bundesgerichtshofes in Strafsachen
BGHSt	Entscheidungen des Bundesgerichtshofes in Strafsachen
BKA	Bundeskriminalamt
GVG	Gerichtsverfassungsgesetz
h. M.	herrschende Meinung
KK	Karlsruher Kommentar zur Strafprozessordnung
LG	Landgericht
m. w. N.	mit weiteren Nachweisen
NJW	Neue Juristische Wochenschrift
NStZ	Neue Zeitschrift für Strafrecht
Rn.	Randnummer
StPO	Strafprozessordnung
UA S.	Urteilsausfertigung Seite

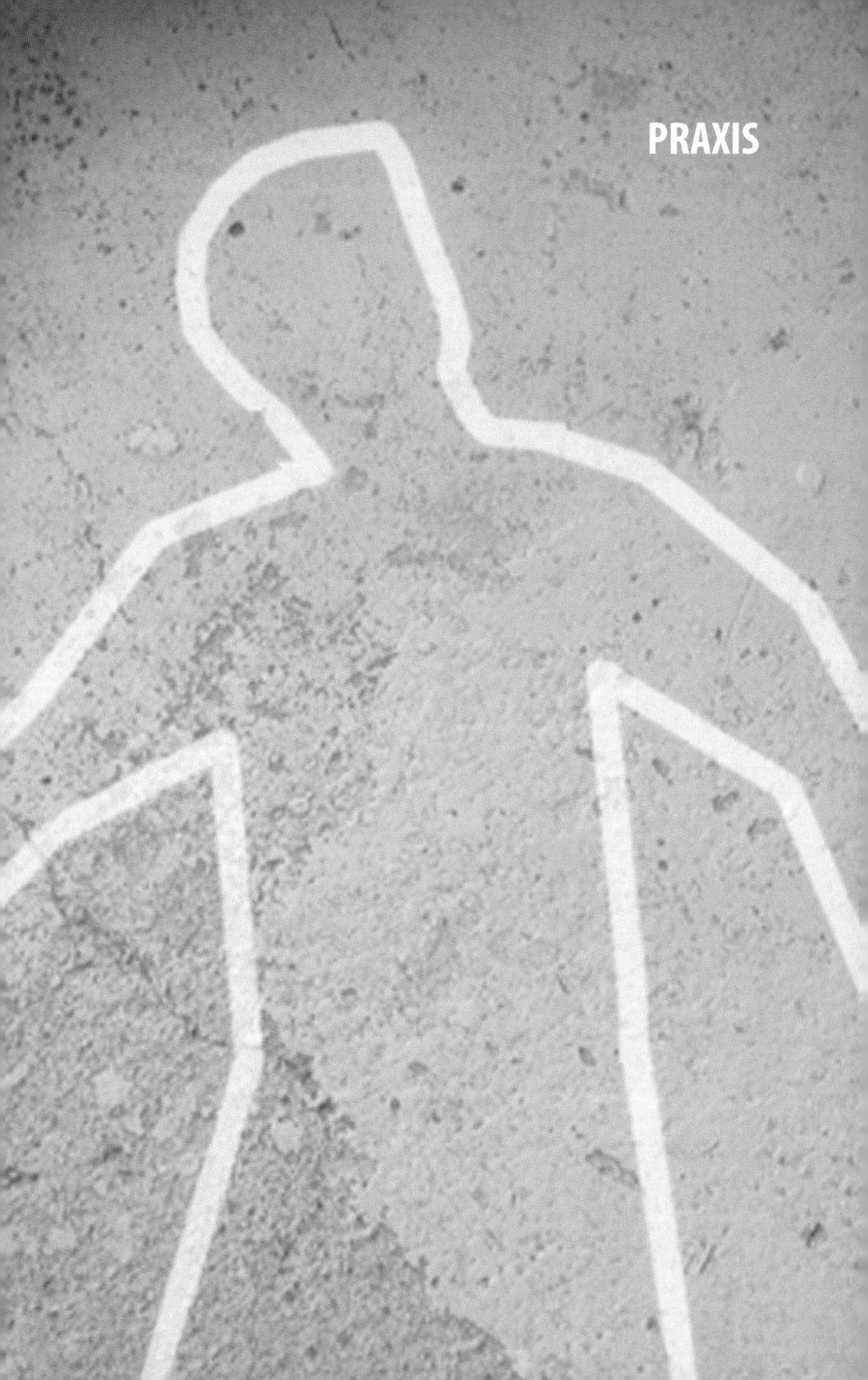

PRAXIS

J. Hoffmann

Innerhalb weniger Jahre wurde das Konzept der Operativen Fallanalyse bei der deutschen Polizei entwickelt und umgesetzt. Doch über die einzelnen Stationen dieses Prozesses ist bisher wenig bekannt und auch die Vielzahl der im weiteren Umfeld beteiligten Personen und Institutionen wird häufig unterschätzt. Die gemeinsamen Anstrengungen mündeten in einem Ansatz, bei dem der isolierte Begriff des Täterprofils eindeutig zu kurz greift. Denn in der Praxis hat sich ein ganzes Bündel von Strategien und Methoden etabliert, zugleich hielt bei der deutschen Polizei mit der Fallanalyse oder dem Profiling eine grundlegend neue Perspektive auf die Ermittlungstätigkeit Einzug.

11.1
Die Einführung und Etablierung fallanalytischer Methoden

11.1.1
Erste Vorboten des Profilings in Deutschland

Obwohl die Methoden des Profilings oder der Fallanalyse, wie sie hierzulande genannt wird, sich erst in der zweiten Hälfte der 90er Jahre allmählich bei der deutschen Polizei zu etablieren begannen[1], wurden in der Bundesrepublik bereits deutlich früher erste Ermittlungserfahrungen mit diesem Ansatz gesammelt. Der erste Einsatz eines Täterprofils im „modernen" Sinne[2] lässt sich auf einen Mordfall aus dem Jahr 1984 zurückdatieren (Reinwarth 1986; Thomas 1989).

---

[1] Für ihre freundliche Hilfe und Unterstützung bei der Recherche von Fallbeispielen in diesem Kapitel möchte ich Dr. Michael Baurmann und Jens Vick vom BKA Wiesbaden, Harry Jäkel vom LKA Brandenburg, Sandra Rieber und Jürgen Bulling von der Kriminalpolizei Karlsruhe herzlich danken.

[2] Im modernen Sinne meint hier unter Zuhilfenahme einer systematisierten Methodik. Schon zuvor gab es in Deutschland vereinzelt Fälle, in denen Kliniker oder Kriminalisten versuchten aufgrund der Tatbegehung eine Art von psychologischem Portrait zu erstellen, wie beispielsweise bei dem „Phantom von Düsseldorf". Näheres zu dem Fall, s. Musolff, Kap. 1, in diesem Band.

Fallbeispiel

In Baden-Württemberg war eine 47-jährige Hausfrau in ihrer Wohnung ermordet aufgefunden worden. Die Tatortspuren und das Verletzungsbild des Opfers erlaubten es kaum, mit herkömmlichen kriminalistischen Mitteln das Verbrechen im Detail zu rekonstruieren oder Aussagen zum Motiv des unbekannten Täters zu treffen. Der Leichnam lag mit gespreizten Beinen auf dem Rücken. Das Opfer war angezogen, Strumpfhose und Schlüpfer waren allerdings bis zu den Knöcheln heruntergezogen. In der Vagina steckte ein Küchenmesser, welches aus dem Haushalt des Opfers stammte. Die Frau war durch neun Stiche in den Oberkörperbereich getötet worden, zudem waren ihr mehrere schwere Schläge auf den Kopf versetzt worden. Es fanden sich keine Spermaspuren. In der Börse des Opfers fehlte das Bargeld, ansonsten waren offenbar keine Wertgegenstände verschwunden, auch war die Wohnung nicht durchwühlt worden. Das Schlafzimmerfenster war eingeschlagen und geöffnet.

Ein Kriminalbeamter las von dem Mordfall im Bundeskriminalblatt. Er hatte im Jahr zuvor einen 3-monatigen Studienaufenthalt in der FBI Academy in Quantico, Virginia absolviert und dabei auch das Konzept des *„Psychological Profiling"* kennen gelernt. Aufgrund seiner Vermittlung erstellte der damals noch existierende internationale Beratungsdienst der *„Behavioral Science Unit" (BSU)* des FBI ein Täterprofil des unbekannten Mörders.

Auf der Grundlage der ins Englische übersetzten Polizeiakten (Tatort- und Obduktionsbefund, Hintergrundinformationen zum Opfer etc.) führte ein Profiler des FBI eine Analyse des Falls durch. Er kam bei der Rekonstruktion der Tat zu dem Schluss, dass die 47-Jährige von außerhalb in ihre Wohnung zurückkehrte und dabei zum Gelegenheitsopfer wurde, „… dass unvermutet seinem Angreifer über den Weg lief, und zwar zu einem Zeitpunkt, als dieser Angreifer dabei war, einen Einbruch in das Haus der Familie zu verüben." (Thomas 1989, S. 10). Das Opfer sei nicht geflohen, es hatte also keine Angst, lautete die Folgerung des Profilers. Vermutlich habe die Frau den Täter persönlich gekannt, geriet deshalb in Wut und verlangte eine Erklärung für seine Anwesenheit, was schließlich zur Eskalation führte. „Der Angriff auf das Opfer deutet auf großen Ärger, Wut, Feindseligkeit und Frustration. Das hatte seine Ursache in der Entdeckung des Täters und der folgenden mündlichen Auseinandersetzung mit dem Opfer… Das Motiv für den Mord war ganz einfach der Wunsch, seine Identifizierung zu verhindern (Verdeckungsmord). Der tätliche Angriff auf das Opfer, im gewaltsamen Einführen des Messers in die Vagina gipfelnd, ist ein Anzeichen für den Zorn und die Wut des Angreifers…" (ebd. S. 11).

Durch die Interpretation des zuvor rekonstruierten möglichen Tatverlaufs erstellte der FBI-Experte das Täterprofil. „Der Überfall und der Mord enthalten hauptsächlich Hinweise auf eine ungeordnete Denkweise des Täters… Zusätzlich deuten die Art des Eindringens in das Haus und der Umstand des Unterlassens, bestimmte wertvolle Gegenstände mitzunehmen, auf ungeordnetes Denken, Mangel an Planung und Erfahrung und auf jugendliches Alter des Täters." (ebd. S. 10). „Der Täter ist weiß, männlich und zwischen 17 und 22 Jahre alt. Er hat eine durchschnittliche Intelligenz, ist aber unerfahren im Hinblick auf kriminelles Vorgehen bei ernsthaften oder gewalttätigen Taten. In der Schule war der Täter ein mittelmäßiger bis schlechter Schüler ohne bemerkenswerte Leistungen... Oft handelt er ohne zu denken, wenn er mit Stresssituationen oder größeren Problemen konfrontiert wird. Seine Bekannten beschreiben ihn wohl als unreif, unberechenbar und aufbrausend. Der Täter wohnt oder arbeitet in einer Entfernung vom Haus der Familie, die man leicht zu Fuß zurücklegen kann. Er kennt sich in der Nachbarschaft aus. Er mag auch die täglichen Gewohnheiten des Opfers gut gekannt haben. Es ist möglich, dass er bei früheren Gelegenheiten im Haus gewesen ist... Höchstwahrscheinlich wohnt der Täter bei seinen Eltern oder anderen Familienangehörigen, von denen er zumindest teilweise finanziell abhängig ist... Der Täter dürfte keine umfangreichen Kriminalakten haben, besonders nicht wegen Gewaltverbrechen. Falls Akten über ihn existieren, wäre das wegen unbedeutender Eigentumsdelikte" (Reinwarth 1986, S. 174).

Anhand der Aussagen in dem Profil ging die Polizei ein weiteres mal zahlreiche Spuren und Hinweise im räumlichen Umfeld des Tatortes durch, – trotz der umfangreichen und zeitaufwendigen Neuermittlungen konnte der Mörder jedoch nicht identifiziert werden. Dies geschah erst Jahre später. 1988 fanden sich bei einem Einbruchsdiebstahl Fingerspuren, die mit denen des unbekannten Täters übereinstimmten. Ein bald darauf in Folge weiterer Delikte verhafteter junger Mann gestand schließlich den Mord an der Hausfrau.

Die Tötung geschah offenbar im Zusammenhang mit einem Einbruchsversuch. Nach eigenen Angaben war der Täter von der nach Hause zurückkehrenden Frau überrascht worden, darauf hin sei die Situation eskaliert und er habe zunächst auf die Hausbewohnerin eingeschlagen, später dann auch eingestochen. Als Motiv dafür, das Messer in die Vagina des Opfers gestoßen zu haben, gab er an, einen Sexualmord vorgetäuscht haben zu wollen, um die Ermittlungen auf eine falsche Spur zu lenken. Unter der Last des Mordes beging der Täter eigenen Aussagen zufolge danach weitere Einbruchsdiebstähle und auch eine Vergewaltigung, wobei er keine Anstrengungen zur Verhinderung seiner Identifizierung unternommen habe. Eine mögliche Entdeckung habe er als Ausgleich für die noch zu sühnende Schuld des Mordes angesehen.

Der Vergleich der Biografie mit dem FBI-Profil ergab verblüffende Übereinstimmungen, aber auch deutliche Abweichungen. Zum Zeitpunkt des Mordes war der Täter 20 Jahre alt gewesen und hatte bis dahin keine Vorstrafen. Er war ledig, allein stehend und lebte in einer kleinen Eineinhalb-Zimmer-Wohnung. In seiner Kindheit war er in einem Fürsorgeheim aufgewachsen. Bereits in der Grundschule hatte er erhebliche Lernschwierigkeiten, mit 15 Jahren machte er eine handwerkliche Ausbildung, wurde jedoch arbeitslos und blieb deshalb auf die finanzielle Unterstützung einer älteren, dominanten Schwester angewiesen. Der Täter hatte erhebliche Alkoholprobleme. Er galt als kontaktarm und hatte nur wenige, sporadische Verbindungen zu Frauen, die er über Zeitungsannoncen kennen gelernt hatte. Alle Beziehungen wurden von Seiten der Partnerinnen beendet, wobei der Täter erhebliche Schwierigkeiten bei der Bewältigung der Trennungsproblematik zeigte.

Anders als in der FBI-Analyse festgestellt, kannten sich Täter und Opfer nicht, es bestand keinerlei feststellbare vordeliktische Beziehung. Auch wohnte der Täter nicht in Fußnähe zum Tatort, sondern in etwa 10 Kilometer Entfernung in einem anderen Stadtteil. Gerade diese beiden Punkte hatten in der aus dem Profil abgeleiteten neuen Ermittlungsstrategie jedoch eine Schlüsselrolle gespielt. Obwohl ohne jede Bedeutung für die tatsächliche Aufklärung, bewerteten die Kriminalbeamten die Rolle des Profilings dennoch als gewinnbringend, ermöglichte die Methodik ihnen doch eine neue Sichtweise auf die Tat zu einem Zeitpunkt, als die herkömmlichen Ermittlungsansätze bereits ausgeschöpft waren.

Auf Anfragen aus verschiedenen Teilen der Bundesrepublik erstellte die amerikanische Bundespolizei in den 80er-Jahren noch weitere Analysen bei Mordfällen. Deren Genauigkeit variierte von recht präzisen bis nur in wenigen Aspekten übereinstimmenden Täterbeschreibungen. Trotz tendenziell positiver Erfahrungen und sich etablierender Arbeitskontakte mit dem FBI und obgleich die vorliegenden Gutachten zumindest im Ansatz eine Auseinandersetzung mit fallanalytischem Denken ermöglichten, dauerte es noch Jahre bis in der deutschen Polizei eigene Spezialisten für das Profiling ihre Arbeit aufnahmen.

11.1.2
Der Aufbau fallanalytischer Kompetenz beim Bundeskriminalamt

Nach längerer konzeptioneller Vorarbeit konstituierte sich 1993 im Bundeskriminalamt (BKA) die Projektgruppe *Kriminalistisch-Kriminologische Fallanalyse*, kurz *KKF* genannt. Ihr Auftrag war es „... eine Methode zur Fallanalyse zu entwickeln, zu testen und bei Erfolg umzusetzen. Besondere Berücksichtigung sollte dabei auch die Täterprofilerstellung finden" (Vick 1996, S. 330). Das aus Psychologen und Kriminalisten bestehende Team schlug den Weg ein, durch eigene Forschungen sich die grundsätzliche Methodik der Fallanalyse selbst anzueignen. Die Arbeiten des FBI und anderer ausländischer Spezialisten hatten zwar die grundlegende Stoßrichtung aufgewiesen, zum damaligen Zeitpunkt erschienen diese Ansätze aber aus Sicht des BKA für konkrete Anwendungen noch nicht ausreichend transparent. Die KKF entschloss sich, zunächst das Gebiet Entführung und Erpressung exemplarisch zu erschließen.

In ihrer Studie rekonstruierte und interpretierte die KKF 35 abgeschlossene Fälle von Erpressung und erpresserischem Menschenraub auf methodisch höchst anspruchsvolle Weise (Vick 1998; Hoffmann u. Musolff 2000). Dadurch gelang es, zum einen prototypische Verlaufsstrukturen derartiger Delikte zu modellieren, zudem konnten in einem weiteren Schritt auf der Grundlage der Forschungsergebnisse spezielle fallanalytische Instrumente für die Praxis entwickelt werden. Auf diese Methoden zur Analyse von akuten Fällen von Erpressung und Entführung wird weiter unten näher eingegangen werden. Als weiteres analytisches Standbein führten die BKA-Spezialisten hermeneutische Interpretationsverfahren[3] (Dern 1996, 1998) in das Profiling ein, welche v. a. bei der Auswertung von schriftlichem Material wie Erpresser- und Drohschreiben oder Vernehmungsprotokollen zum Einsatz kommen.

Von Anfang an hatte die KKF angestrebt, sich nicht auf einen monomethodischen Ansatz der Fallanalyse und Täterprofilerstellung zu beschränken, sondern

---

[3] Der hermeneutische Ansatz der Fallanalyse wird bei Musolff, Kap. 6, in diesem Band vorgestellt.

stattdessen einen ganzen Satz von Interpretationsverfahren und Modellen zu etablieren und damit sozusagen einen Werkzeugkoffer bereitzustellen, mit dem individualdiagnostisch auf die spezifischen Anforderungen des Einzelfalles in der Praxis reagiert werden kann. Die BKA-Fallanalytiker suchten deshalb auch den internationalen Austausch, um weiteres Wissen und weitere Kompetenzen zu akquirieren. So veranstaltete die KKF beispielsweise im Februar 1996 in Wiesbaden ein ungewöhnliches Symposium, in dessen Verlauf Profiler aus 7 Ländern wechselseitig ihre Methodiken anhand der Analyse eines realen Falles kennen lernen sollten (Bundeskriminalamt 1998). Als eine der Folgen der Konferenz begann das BKA damit, die fallanalytischen Verfahren des FBI in den eigenen Methoden-Set zu integrieren, der bis heute, allerdings in überarbeiteter und weiterentwickelter Form zum Einsatz kommt.

11.1.3
Die Einführung des FBI-Ansatzes in Deutschland

Bei der Verbreitung des Ansatzes der US-amerikanischen Bundespolizei kommt dem österreichischen Kriminalpsychologen Thomas Müller eine Schlüsselrolle zu. Er hatte die Methodik der so genannten *„Criminal Investigative Analysis"* direkt in der FBI-Akademie in Quantico/Virginia studiert, als sein Mentor fungierte der FBI-Profiling-Pionier Robert K. Ressler. Müller bereitete die FBI-Strategien didaktisch für den hiesigen Kulturkreis auf und machte sie in speziellen Fallanalyse-Lehrgängen im deutschsprachigen Raum vermittelbar (Müller 1998).
Noch vor dem BKA begann 1995 die bayrische Polizei damit die FBI-Methodik in einem Pilotprojekt auszuprobieren (Nagel u. Horn 1998). Im Polizeipräsidium München wurde auch 1997 erstmals in Deutschland das kanadische Datenbanksystem *ViCLAS („Violent Crime Linkage Analysis System")* zur Zusammenführung von schwerwiegenden Serienstraftaten in einem Probelauf getestet. Die Erfahrungen der bayrischen Ermittler und des Bundeskriminalamtes flossen 1998 in dem bundesweiten Konzept der *Operativen Fallanalyse (OFA)* zusammen.

11.1.4
Die Institutionalisierung der Operativen Fallanalyse

In den Landeskriminalämtern der Bundesländer wurde Ende der 90er-Jahre damit begonnen, spezielle OFA-Einheiten aufzubauen. Ihre Aufgabe ist es, für die kriminalpolizeiliche Arbeit „... Verdachtgewinnungsstrategien zu professionalisieren sowie Ermittlungs- und Fahndungsmaßnahmen zu priorisieren und sie zu ökonomisieren" (Bundeskriminalamt 1999, S. 2). Dabei bauen die OFA-Gruppen organisatorisch auf zwei Pfeilern auf. Zum ist hier jeweils der zentrale Anlaufpunkt auf Länderebene für die Datenbank ViCLAS angesiedelt[4]. In dem Computersystem soll bei schweren Gewaltverbrechen mit einem umfangreichen Fragenkatalog sozusagen ein Verhaltens-Fingerabdruck des Täters erfasst werden. Ziel ist es, festzustellen, ob es sich bei einem vorliegenden Fall um eine Ein-

---

[4] Näheres zu ViCLAS s. auch Nagel, Kap. 12, in diesem Band.

zeltat handelt oder den Teil einer Serie und somit bei den Ermittlungen entsprechend neue Ansätze verfolgt werden können. Der bundesweite Datenbestand von ViCLAS wird im BKA verwaltet und über Wiesbaden laufen auch internationale ViCLAS-Anfragen aus dem oder in das Ausland.

Als zweites und wahrscheinlich sogar bedeutsameres Aufgabengebiet der OFA-Einheiten ist die fallanalytische Bearbeitung einzelner Straftaten zu nennen, die als Dienstleistung für die Polizei im eigenen Bundesland angeboten wird. Die Verzahnung der konkreten operativen Fallbewertungen mit der Arbeit an ViCLAS ist übrigens ausdrücklich erwünscht. Denn eine professionelle Recherche in dem Datenbanksystem erfordert beträchtliche fallanalytische Kenntnisse, geht es doch darum täterspezifische Verhaltensmuster herauszuarbeiten, um mögliche Serienzusammenhänge zu klären.

Was die Praxis des Profilings und der Fallanalyse angeht, fährt die deutsche OFA bislang einen relativen Kurs der Abschottung. Im Unterschied zu anderen europäischen Staaten wie beispielsweise Großbritannien, Dänemark, die Niederlande oder Italien wird bei der eigentlichen Analysetätigkeit auf die Mitarbeit externer Fachleute weitestgehend verzichtet. Die OFA-Teams der Länder bestehen mit nur wenigen Ausnahmen ausschließlich aus Kriminalbeamten, in aller Regel werden Psychiater, Psychologen oder andere Sozialwissenschaftler ausschließlich bei spezifischen Einzelfragen zu Rate gezogen. Allerdings hat in der Frage einer tiefergehenden Einbindung externer Fachdisziplinen zumindest bei Teilen der OFA ein Umdenken eingesetzt (Danner 2000). Mit dem Ziel einen Qualitätsstandard für die OFA-Mitarbeiter zu etablieren, entwickelte das BKA gemeinsam mit den Bundesländern ein Ausbildungskonzept zum „Polizeilichen Fallanalytiker" (Baurmann 1999). Die berufsbegleitende Schulungsmaßnahme dauert mindestens 2 Jahre und beinhaltet zum einen Theorie-Seminare, aber auch praktische Elemente wie die Teilnahme an Lehranalysen konkreter Verbrechen oder Praktika bei der Gerichtsmedizin und in der Psychiatrie. Das Bundeskriminalamt versteht es außerdem als eine seiner weiteren Aufgaben, auch in Zukunft neue Methoden der Operativen Fallanalyse zu studieren, zu entwickeln und ggf. dann bei der deutschen Polizei zu implementieren. Als Beispiel eines relativ neuen fallanalytischen Instruments hierzulande sei das „Geographic Profiling" genannt, welches ausführlicher weiter unten vorgestellt wird.

11.1.5
Entwicklungen in Ostdeutschland

In der Öffentlichkeit und auch bei vielen Experten wird davon ausgegangen, dass die Ursprünge des modernen, systematisierten Profilings alleinig auf die Arbeit einiger engagierter FBI-Agenten in der zweiten Hälfte der 70er-Jahre zurückzuführen sind. Dies ist nur zum Teil richtig. Den bereits zu Beginn desselben Jahrzehnts gab es in der DDR Bemühungen, mithilfe der Methodik der so genannten Versionsbildung die Aufklärung von Straftaten aus einer Art fallanalytischen Perspektive heraus voranzubringen[5]. Auf der Grundlage der objekti-

---

[5] Ausführlicheres zu den Methoden und Erkenntnissen in Ostdeutschland ist bei Belitz, Kap. 5 und Lack, Kap. 14, in diesem Band zu finden.

ven Spurenlage und der Umgebungsfaktoren eines Verbrechens wurden dabei Versionen, sprich Hypothesen, zum Tatablauf und zur Täterpersönlichkeit entwickelt, um daraus neue Ermittlungsstrategien abzuleiten. So hieß es in einem der klassischen Lehrbücher für Kriminalisten in der DDR:

> Wesentlich ist, dass mit Hilfe aufgestellter Versionen ungeklärte Fragestellungen gelöst werden... So z. B. geht es bei Straftaten mit unbekanntem Täter bei der Versionsbildung vordergründig darum, weitere Kenntnisse über den Verdächtigenkreis bzw. den Täter zu erlangen.
>
> (Strauss u. Ackermann 1984, S. 34)

Im Gegensatz zu dem Konzept der Operativen Fallanalyse in der Bundesrepublik, das an Expertenteams innerhalb der Polizei gebunden ist, war der allgemeiner gefasste und weniger spezialisierte Ansatz der Versionsbildung in die gehobene kriminalistische Ausbildung in der DDR integriert. Ergänzt wurde die Versionsbildung durch kriminal- und ermittlungspsychologische Forschungen an der Sektion Kriminalistik der Humboldt-Universität in Berlin. Die Kombination des Analyseverfahrens mit psychologischem Spezialwissen führte in der Ermittlungspraxis oftmals zu durchaus vergleichbaren Ergebnissen wie die Form des Profilings, wie sie zur etwa gleichen Zeit in den USA beim FBI konzipiert worden war.

11.2
Spezifische Aufgaben- und Anwendungsfelder der Fallanalyse

Fachleute, die sich mit dem Profiling beschäftigen, kommen mit der Zeit fast zwangsläufig zu einem erweiterten Verständnis dieser Disziplin.

Ausgehend von der Rekonstruktion und Interpretation des Tatverlaufs sind neben dem klassischen Täterprofil zahlreiche andere für die Ermittlungsarbeit relevante Ansätze und Erkenntnisse aus dem Täterverhalten ableitbar, seien es Vernehmungsstrategien, Gefährlichkeitseinstufungen oder andere Aufgabenfelder. Auch die Anwendungsgebiete fallanalytischer Verfahren betreffend, lässt sich eine beträchtliche Ausweitung feststellen. Begannen die Profiler des FBI damit, vor allem für sexuell motivierte Gewalttaten neue Ermittlungsansätze zu entwickeln, so haben sich in verschiedenen Ländern mittlerweile fallanalytische Verfahren für so unterschiedliche Delikte wie beispielsweise Brandstiftungen, Erpressungen oder Pädophilie herausgebildet.

Die Vielfalt fallanalytischer Aktivitäten soll nun anhand einiger wichtiger Felder exemplarisch vorgestellt werden.

11.2.1
Die Entwicklung von Ermittlungshinweisen

Die Erarbeitung von neuen *Ermittlungshinweisen* ist vermutlich einer der wichtigsten Effekte fallanalytischer Tätigkeit. Nicht immer geschieht dies in zeitlicher Nähe zur Tat, denn gerade wenn in einem bereits eine Zeit lang zurückliegendem Gewaltverbrechen alle herkömmlichen Spuren und Hinweise abgearbeitet sind, bietet das so genannte „*Cold Case Management*", also die erneute Bewertung der vorliegenden Fallinformationen, evtl. die Möglichkeit doch noch einen neuen Ermittlungsansatz zu finden.

Der Philosophie der OFA folgend, steht am Anfang jeder Fallanalyse immer eine äußerst detaillierte Rekonstruktion des Tatgeschehens. Bei Tötungsdelikten und mit Einschränkungen auch bei Vergewaltigungen hat sich das vom FBI entwickelte Analyseschema der „*Crime Scene Analysis*", die in Deutschland als *Tathergangsanalyse* bezeichnet wird, etabliert (Hoffmann u. Musolff 2000).

Großen Wert legen die Fallanalytiker des BKA auf eine sequenzielle Vorgehensweise (Dern 2000). Dies bedeutet, dass die Tatrekonstruktion streng dem Zeitstrahl folgt und Verhaltensweisen optimalerweise nur mit vorhergehenden, nicht aber mit später folgenden Handlungen erklärt werden, um die Entscheidungswege des Täters und die Dynamik des Geschehens möglichst präzise nachvollziehen zu können.

In der Anwendung der Tathergangsanalyse präferiert die OFA ein Gruppenverfahren. In einem Team von ungefähr 5 Analytikern wird die Tat in einem Zeitraum von 3–4 Tagen minutiös nachvollzogen. Das Ergebnis der Analyse wird anschließend in einem Protokoll zur Rekonstruktion inklusive Ermittlungshinweisen und häufig auch einschließlich eines Täterprofiles festgehalten. Hinter dem Konzept des Teamansatzes steht die Annahme, dass das Gruppenwissen umfassender ist als das des einzelnen und dass deshalb eine unter Anleitung eines Moderators durchgeführte Gemeinschaftsanalyse die bestmöglichste Informationsausbeute und Rekonstruktionsgenauigkeit ermöglicht. Eine weitere Besonderheit des vom BKA praktizierten Gruppenverfahrens liegt darin, dass immer auch ein oder zwei lokale Ermittler an der Tathergangsanalyse teilnehmen. Dies hat zwei Gründe. Zum einen tauchen im Verlauf einer Tatrekonstruktion immer wieder Fragen nach sehr speziellen Details auf, die durch die vorliegenden schriftlichen Berichte häufig nicht beantwortet werden können. Polizeibeamte von vor Ort, die mit dem Fall gut vertraut sind, können in dieser Hinsicht oft wertvolle Informationen beisteuern. Zum anderen erleichtert ihre Beteiligung die Umsetzung der Fallanalyse in konkrete Ermittlungsarbeit. Neben sozialen Gründen der Akzeptanz, die sich erhöht, wenn nicht nur das ferne BKA oder Landeskriminalamt, sondern auch Leute aus der eigenen Einheit ungewohnte oder vielleicht sogar unbequeme Perspektiven einbringen, erlaubt die Einsicht der Beamten in den Entstehungsprozess der Fallanalyse die Ermittlungshinweise und das Täterprofil auf die Bedürfnisse vor Ort anzupassen und ggf. auch gedanklich selbst weiterzuentwickeln.

Ein Fallbeispiel soll verdeutlichen, auf welche Weise der Rekonstruktionsvorgang bei der Tathergangsanalyse und das dadurch gewonnene Wissen um den möglichen Verlauf des Verbrechens sich in neuen Ermittlungsansätzen niederschlagen kann.

Fallbeispiel

Am 29. Juni 1996 war in Darmstadt der 13 Jahre alte Sebastian Musial ermordet worden. Sein Körper wurde an einer Böschung zwischen einer Schnellstrasse und einem Waldstück entdeckt. Der rechtsmedizinische Befund ergab, dass der Junge erwürgt worden war. Spermaspuren an der Kleidung wiesen auf einen sexuellen Kontakt zwischen Täter und Opfer hin. In einiger Entfernung zum Tatort wurde ein zusammengefaltetes Zelt im Wald gefunden. Darin fanden sich neben biologischen Spuren von Sebastian Musial und seinem Mörder auch solche einer dritten unbekannten Person. Zwei Tage vor Entdeckung von Sebastians Leiche war der Schüler zuletzt auf seinem Fahrrad gesehen worden, als er unterwegs war zu einem Fest in seinem Fußballverein in einem anderen Stadtteil. Was in der Zwischenzeit geschehen war, blieb zunächst schwer nachvollziehbar. Nachdem groß angelegte Ermittlungen ohne Ergebnis blieben, fragte die Darmstädter Polizei beim Bundeskriminalamt um eine Fallanalyse und ein Täterprofil an. Die daraufhin durchgeführte Tathergangsanalyse zeigte, dass es vermutlich zunächst in dem Zelt zu sexuellen Handlungen gekommen war, bei der neben Sebastian und dem späteren Mörder eine weitere männliche Person aktiv beteiligt war. Mit der Tötung Sebastians hatte der Unbekannte aber mit großer Wahrscheinlichkeit nichts zu tun. Er gab sich nach bekannt werden des Mordes der Polizei jedoch nicht zu erkennen, entweder aus Scham, aber vermutlich auch aus Angst wegen seiner Beteiligung an den Sexualhandlungen eine Mitschuld zugesprochen zu bekommen. Die aus der Rekonstruktion abgeleitete Ermittlungsstrategie sah deshalb vor, dem unbekannten Zeugen, der den Mörder Sebastians überführen könnte, öffentlich zu versichern, dass es der Polizei alleine um die Aufklärung des Tötungsdeliktes ginge und die Geschehnisse in dem Zelt absolut sekundär seien. Deutlich werden sollte auch, dass er mit Vertraulichkeit rechnen könne und dass aus Sicht der Polizei auch nachvollziehbar und verständlich sei, weshalb er bislang zu besorgt war, um sich zu melden. Die Darmstädter Polizei führte eine entsprechende Medienarbeit durch, die sowohl in der lokalen als auch in der überregionalen Berichterstattung Widerhall fand. Leider blieben die Anstrengungen zunächst ohne Erfolg.

Nach dem Ansatz der OFA ist bei Tötungsdelikten eine Tathergangsanalyse die unbedingte Voraussetzung für Aussagen über den unbekannten Mörder. Demzufolge folgt auf die Rekonstruktion des Verbrechens zunächst eine Interpretation des Täterverhaltens, und erst auf dieser Basis kann dann auf persönliche Charakteristika des Gesuchten geschlussfolgert werden. Geschieht dies in einem umfassenden Sinn spricht man von einem Täterprofil. Auf welche Weise Hypothesen über die Biografie und die Persönlichkeit eines Täters zu durchaus unkonventionellen aber erfolgsversprechenden Ermittlungsvorschlägen führen können, soll folgendes Fallbeispiel illustrieren.

Fallbeispiel

Im niedersächsischen Emsland fanden am 21. März 1998 Jäger die Leiche von Christina Nytsch. Damit bewahrheiteten sich die schlimmsten Befürchtungen. Die 11-jährige Nelly, wie sie von ihrer Familie genannt wurde, war 5 Tage zuvor auf dem Weg vom Schwimmbad nach Hause verschwunden. Nach der Entdeckung des Mordes stieg der Öffentlichkeitsdruck auf die Polizei enorm an. Nur wenige Tage später wurde die OFA-Einheit des Bundeskriminalamtes eingeschaltet und erstellte eine Fallanalyse und ein Täterprofil. Der rekonstruierte Überfall auf das Mädchen, die anschließenden mehrfachen Vergewaltigungen und schließlich die Erdrosselung gaben zahlreiche Hinweise auf das Verhalten und die dahinterstehende Persönlichkeit des Täters. Die Straße, auf der der Mörder das Mädchen entführt hatte – lokalisierbar aufgrund der bekannten Fahrtroute und des dort gefundenen Fahrrads von Christina – bot wegen des Verkehrs am frühen Abend ein relativ hohes Entdeckungsrisiko, so dass der Täter sehr schnell und brutal die Kontrolle über sein Opfer gewonnen haben musste. Unterstützt wurde diese Annahme durch das Opferprofil, welches die Fallanalytiker des BKA durch Gespräche mit den Eltern von Christina, mit Freunden und Lehrern gewonnen hatten. Demnach war das Mädchen recht selbstbewusst und ließ sich nicht leicht einschüchtern, so dass mit relativer Sicherheit auszuschließen war, dass die Schülerin freiwillig in ein fremdes Auto gestiegen wäre. Das stark ausgeprägte Streben des Täters nach Macht zeigte sich auch in der Opferauswahl. Offenbar hatte er nicht aus pädophilen Neigungen die 11-Jährige attackiert, sondern vor allem aus pragmatischen Gründen, da es ihm leichter schien ein Kind unter seine Kontrolle zu bringen. Aus diesen und weiteren Tatmerkmalen folgerten die Fallanalytiker, dass der ausgeprägte Drang des Täters zum Zwecke sexuellen Dominanzerlebens einen Menschen unmittelbar und ohne jede Rücksichtnahme in seine Gewalt zu bringen, schon früher in seiner Biografie zum Ausdruck gekommen sein musste. Als eine Ermittlungsmaßnahme wurden daraufhin alle Lehrer aus der Region zusammengerufen. Den Pädagogen wurde zum einen das gesamte Täterprofil vorgetragen, insbesondere wurden sie jedoch gefragt, ob sie sich an einen Schüler erinnern, der wegen Gewalthandlungen gegen jüngere Mädchen auffällig geworden war. Als ein weiterer Anhaltspunkt wurde das momentane Alter des Täters als zwischen 18 und 27 Jahre liegend angegeben, die Tatbegehung stellte sich als zu brutal für einen jüngeren Täter dar. Diese Befragungsmaßnahme bei den Lehrern führte zunächst zu keinem Ergebnis. Eine andere Aussage der BKA-Analytiker zum mutmaßlichen Wohnort des Täters ermöglichte jedoch einen Massengentest, der die Festnahme des 30 Jahre alten Familienvaters Ronny Rieken zur Folge hatte. Danach stellte sich heraus, dass Rieken erst nach der Schule in die Gegend zugezogen war. Er hatte jedoch bereits 1987 im Alter von 19 Jahren, einem Zeitpunkt als er als bereits als Binnenschiffer arbeitete, ein 4 Jahre jüngeres Mädchen vergewaltigt. Rieken war also bereits in Teenagerjahren auf die von den BKA-Fallanalytikern prognostizierte Weise auffällig geworden. 2 Jahre später missbrauchte Rieken zudem auf außergewöhnlich brutale Art seine leibliche Schwester, die ebenfalls jünger war als er, und wurde daraufhin zu einer mehrjährigen Freiheitsstrafe verurteilt.

11.2.2
Die Analyse von Tatserien

Die Frage, welche verschiedenen Einzelverbrechen ein und demselben Täter zuzuordnen sind, ist von größerer Relevanz als zunächst vermutet werden könnte, sie ist zugleich aber in ihrer Beantwortung oftmals von erheblichen Schwierigkeiten begleitet. Auch aus fallanalytischer und psychologischer Perspektive wurden deshalb Vorschläge erarbeitet, wie eine *Tatserien-Analyse*, die im Englischen als *„Linkage Analysis"*, *„Comparative Case Analysis"* oder *„Signature Analysis"* bezeichnet wird, durchgeführt werden kann. Bei den OFA-Einheiten in Deutschland orientiert man sich bisher fast ausschließlich an nordamerikanischen Konzepten, die v. a. von FBI-Experten eingeführt wurden.

Eines der einflussreichsten Arbeitsmodelle ist dabei die Unterscheidung zwischen dem *„Modus Operandi"* und der *Handschrift (Signature)* eines Täters. (Douglas u. Munn 1992).

Der Modus Operandi (MO) beschreibt jenes konkrete Verhalten, welches der möglichst reibungslosen Durchführung der Tat dient und das zum Ziel hat, die Identität des Täters zu verschleiern, den Erfolg der Tat zu garantieren und die Flucht zu gewährleisten. Die dem MO zuzurechnenden Handlungen gelten als relativ wandelbar, da sie dem Erfahrungslernen des Täters unterliegen. Sie sind deshalb bei weitem nicht immer für eine Tatzusammenführung geeignet. Anders liegt die Sache bei der Handschrift (dieser Begriff gilt für Serientaten, bei nur einem einzelnen Delikt spricht man dagegen von der *Personifizierung* eines Täters). Sie ist Ausdruck der in der Tat ausgelebten psychischen Motive und Fantasien und schlägt sich in Extremfällen beispielsweise in Verstümmelungshandlungen nieder, aber auf der anderen Seite auch in Bedürfnissen, etwa einen sexuellen Überfall wie eine „normale" Beziehung erscheinen zu lassen und deshalb das Opfer zu küssen oder ihm Komplimente zu machen. Die Handschrift kann nur durch die Interpretation des delinquenten Verhaltens erschlossen werden, beim analytischen Zugang zu diesem Handlungsbereich ist die Fragestellung hilfreich, was der Täter getan hat, was er nicht hätte tun müssen. Obgleich sie aufgrund einer Weiterentwicklung der ihr zugrunde liegenden Fantasien beispielsweise von Tat zu Tat eine exzessivere Ausprägung annehmen kann, bildet die Handschrift häufig eine Konstante und ist deshalb aus verhaltensanalytischer Sicht für die Identifizierung einer Tatserie oft von beträchtlichem Nutzen.[7]

Die Aufgabe speziell eingerichteter Datenbanken wie dem bereits vorgestellten ViCLAS oder dem US-amerikanischen *„VICAP*-System" *(„Violent Criminal Apprehension Program")* ist es, zu ermöglichen, auch bei einer großen Anzahl von Fällen, die räumlich verstreut sind, bislang nicht erkannte Serien auf Verhaltensebene zusammenzuführen. Bei der Recherche in den umfangreichen Datenbeständen gilt es deshalb, die typische Handlungsstruktur einer Tat herauszufiltern[6]. Ein realer Fall soll dies veranschaulichen.

---

[6] Ein Fallbeispiel für einen Probelauf von ViCLAS in Deutschland findet sich bei Nagel, Kap. 12, in diesem Band.

[7] In jüngerer Zeit messen die FBI-Profile verstärkt auch dem MO Bedeutung bei, um sexuell motivierte Einzelverbrechen einer Serie zuzuordnen. Ihr überarbeitetes Konzept der typischen „Handschrift" eines Täters beinhaltet nun neben dem Ritual, der Umsetzung, seiner ihn motivierenden Fantasie, auch den MO (Safarik 2000).

Fallbeispiel

1994 stellte sich die Frage, ob der in zwei europäischen Staaten tätige Serienmörder Jack Unterweger auch während eines USA-Aufenthaltes in Los Angeles aktiv gewesen war (Müller 1998; Hoffmann u. Musolff 2000). Um dies zu klären, wurden folgende 4 Variablen in das VICAP-System in Washington eingegeben: Das Opfer ist eine weibliche Prostituierte, es wurde mit eigenen Kleidungsstücken stranguliert, der Auffindungsort der Leiche liegt außerhalb einer Wohnung und der Körper wurde nackt oder teilweise nackt gefunden. Insgesamt waren zu diesem Zeitpunkt 631 Mordfälle an Prostituierten in VICAP gespeichert. Die Kombination der Verhaltensmerkmale erbrachte 4 Fälle für den Großraum Los Angeles, einer davon war bereits anderweitig geklärt worden. Die verbliebenen 3 Taten konnten Jack Unterweger zugeordnet werden. Die sowohl bei den europäischen als auch bei den amerikanischen Morden erkennbaren 4 Verhaltensvariablen hatten offenbar einen Teil der Handschrift Unterwegers dargestellt.

Bei der dieser Form der Tatserien-Analyse geht es also darum, charakteristische Entscheidungswege von Tätern fallanalytisch herauszumodellieren. Das FBI entwickelte auch für diesen Zweck ein Ablaufmodell für Sexualmorde (Ressler et al. 1988), welches sich in folgende 4 Phasen unterteilt:

- Der Tat vorausgehendes Verhalten und Planung,
- die Tötungshandlung,
- die Beseitigung der Leiche,
- das Verhalten nach der Tat.

In jeder der Stufen muss der Täter bestimmte Entscheidungen treffen, die in ihrer spezifischen Aufeinanderfolge ein herausragendes Muster ergeben können. Bei der Beseitigung der Leiche beispielsweise lassen sich anhand der Faktoren Sichtbarkeit und Bekleidungszustand des Opfers, sowie der Positionierung und dem Auffindungsort des Körpers prägnante Entscheidungen des Täters nachvollziehen. Der FBI-Ansatz legt eine Schwelle fest, ab der es möglich sein soll, mit relativer Sicherheit eine Tatserie zu konstituieren:

> Findet man bei zwei zeitlich und örtlich getrennten Tötungshandlungen hinsichtlich der Opferauswahl, der Tötungsart und der Ablageörtlichkeit des Opfers gleiche Täterentscheidungen sowie ein einzigartiges Verhalten, das mit der eigentlichen Tötung nichts zu tun hat (Personifizierung), so kann nach dem heutigen Stand der Tatortanalyse mit einem sehr hohen Grad der Wahrscheinlichkeit davon ausgegangen werden, dass die beiden Delikte von ein und demselben Täter begangen wurden.   (Müller 1998, S. 266)

Das Problem, welche Taten zu einer Serie gehören, kann nicht nur für laufende Ermittlungen von großer Bedeutung sein. Eine mit den Methoden des Profilings durchgeführte Tatserien-Analyse spielte beispielsweise mehrfach bei gutachterlichen Bewertungen vor Gericht eine Rolle[8], aber auch bei Fällen des „Cold Case

---

[8] Eine ausführliche und tief gehende Untersuchung der Bedeutung fallanalytischer Gutachten vor Gericht bietet Bruns, Kap. 10, in diesem Band.

Management", sprich dem erneuten Versuch bereits seit längerer Zeit ungelöste Taten aufzuklären, wie folgendes Beispiel zeigt (Engler u. Ensink 2000, 2001; Erpenbach 2000).

Fallbeispiel

Am 23.11.1999 um 6 Uhr morgens wurde der Dachdecker Frank Gust in seiner Wohnung in Bottrop festgenommen. Dort lebte er seit kurzem gemeinsam mit seiner Ehefrau und seiner 3-jährigen Tochter. Die Polizei war auf den 30-Jährigen aufmerksam geworden, weil er Verwandten en passant erzählt hatte, dass er eine Anhalterin umgebracht habe. Einer Angehörigen ließ diese zunächst nicht ernst genommene Geschichte keine Ruhe und sie informierte die Behörden. Die genaue Untersuchung der Biografie von Frank Gust sowie seine Vernehmung und die Auswertung von DNA-Spuren ergaben schließlich überraschend, dass er für den Tod von mindestens 4 Frauen verantwortlich war und außerdem seit seiner Jugend für zahlreiche Leichenschändungen und Tierquälereien. Dies brachte Gust in den Medien den Spitznamen „Rhein-Ruhr-Ripper" ein. Sein vermutliches erstes Opfer war im September 1994 die aus Südafrika stammende, aber in den Niederlanden lebende 34 Jahre alte Katherine T. Ihre Leiche war an der Autobahn Arnheim-Utrecht entdeckt worden, neben anderen Verstümmelungen waren Kopf und Hände abgetrennt und entfernt worden, am Tatort wurden Spermaspuren gefunden. Katherine T. war offenbar als Anhalterin unterwegs gewesen. Im Oktober 1996 war dann die 34-jährige Prostituierte Svenja D. in Willich ermordet worden. Ihr Körper lag auf einem Feldweg mit gespreizten Beinen, der damals unbekannte Täter hatte sie enthauptet, ausgeweidet und das herausgeschnittene Herz zwischen ihren Schenkeln platziert. Schließlich wurde im Juni 1998 die Leiche der 26-jährigen Prostituierten Sandra W. in einem Gebüsch von einem Spaziergänger entdeckt. Sie war durch einen Kopfschuss gestorben, auch ihr waren postmortal die Hände entfernt worden. Vor Gericht wurde Frank Gust außerdem für die Ermordung von Gerlinde N., einer Tante seiner Frau, schuldig gesprochen, deren Körper jedoch nie gefunden werden konnte. Sie war im April 1998 spurlos verschwunden, Gust gab jedoch lediglich eine Beihilfe zum Suizid zu. Das Gericht nahm an, dass er ihr von seinen Taten berichtet hatte und sie aus Angst vor Entdeckung tötete. Im Dezember 1999, kurz nach der Festnahme Gusts, bat die Kriminalpolizei Duisburg die OFA-Einheit des Landeskriminalamtes Nordrhein-Westfalen um Unterstützung. Es ging darum, eine vergleichende Fallanalyse der bekannten Taten Gusts durchzuführen. Ziel war es ein typisches Tatmuster herauszuarbeiten, welches es ermöglichen sollte zu überprüfen, ob der Serienmörder vielleicht noch für einige von etwa 100 anderen bisher nicht geklärten Tötungsdelikten von Anhalterinnen und Prostituierten in Deutschland verantwortlich war. Das OFA-Team begann in einzelnen Sequenzen die Entscheidungen Gusts bei den Tatdurchführungen herauszuarbeiten. Beispielsweise fiel bei der Opferauswahl auf, dass Gust immer Situationen wählte, in denen die Frauen aktiv auf ihn zugingen. Dadurch benötigte er bei der Kontaktaufnahme nur ein Minimum an Initiative. Durch die in dem Kontext Prostitution/Auto-Stop schlüssige Kommunikation gewann Gust sofort die Kontrolle, als die Opfer in sein

Auto einstiegen. Aufgrund dieser Opferselektion stellten sich die Fallanalytiker des LKA die Frage, ob der Täter nicht kommunizieren wollte oder aber mit Frauen nicht kommunizieren konnte. Die fallanalytische Rekonstruktion der Tötungshandlung – bei zwei der Opfern fehlte der Kopf – ergab, dass der Mörder eine schnelle, gezielte Tötung durch Gewalt gegen den Kopf oder Hals anstrebte. Im Verhalten nach der Tötung war signifikant, dass bei allen drei dem Täter fremden Opfern postmortale Schnittverletzungen vorhanden waren und Körperteile abgetrennt und mitgenommen worden waren. Zudem waren Bekleidungsstücke und Schmuck sorgfältig entfernt worden. Zwei der Leichen waren in einer provozierenden und degradierenden Haltung vom Täter abgelegt. Nur der Körper von Sandra W. wurde eher versteckt aufgefunden, auch war hier der Kopf nicht abgetrennt. Die Fallanalytiker vermuteten, dass Gust bei der Tatdurchführung gestört worden war, entweder durch Widerstand des Opfers, dem überraschenden Auftauchen von Unbekannten oder durch die plötzliche Unmöglichkeit für den Täter das Opfer zu entpersonalisieren, etwa weil es von einem gemeinsamen Wohnort oder Bekannten gesprochen hatte. Durch die Fallanalyse gelang es, von den rund 100 gemeldeten Tötungsdelikten 87 sicher auszuschließen, die übrigen Fälle wurden mit dem Bewegungsbild Gusts und der Spurenlage abgeglichen, bislang allerdings ohne neue Tataufklärungen. Die OFA veröffentlichte bewusst keine Verhaltensschablone der Taten Gusts für die Überprüfung ungeklärter Morde. Da Situationseinflüsse die Umsetzung der Täterfantasien verhindern können und auch – wie im Fall der Tante von Gusts Frau gegeben – eine evtl. vorhandene Vorbeziehung zwischen Täter und Opfer die Tatdurchführung verändern kann, musste jeder ungelöste Einzelfall individuell abgeglichen werden.

In anderen, bislang in Deutschland nicht gebräuchlichen Ansätzen zur Tatserien-Analyse setzten Profiling-Experten komplexe statistische Verfahren ein. (Hoffmann u. Musolff 2000). Mit zu den so genannten nonmetrischen, multidimensionalen Skalierungsverfahren gehörenden Techniken analysierte beispielsweise die Forscher-Gruppe um den britischen Psychologie-Professor David Canter Serien von Vergewaltigungen (Canter 1994). Dabei wurden die Taten in Einzelhandlungen wie „Mitnahme einer Waffe zum Tatort" oder „Maskierung des Täters" aufgebrochen und anschließend auf die Häufigkeit gemeinsam auftretender Verhaltensmerkmale hin ausgewertet. Das Ergebnis der statistischen Analyse erschien als zweidimensionale grafische Darstellung, auf der die einzelnen Vergewaltigungen aufgrund ihrer räumlicher Nähe zueinander unterschiedlichen Tatserien zugeordnet werden konnten. Durch die Verfahren können offenbar sehr subtile Gemeinsamkeiten im Täterverhalten aufgedeckt werden, allerdings ist ihre Anwendung wegen der erhöhten statistischen Anforderungen an Experten gebunden.

11.2.3
„Geographic Profiling"

Das Gebiet des „*Geographic Profiling*", einfacher als „*Geo Profiling*" oder in Deutschland auch als *geografische Fallanalyse* bezeichnet, gewinnt in den letzten Jahren nicht zuletzt durch die Entwicklung neuer ausgefeilter Analysewerkzeuge stark an Bedeutung.

> **!** Beim Geo-Profiling geht es darum, aufgrund des v. a. räumlichen Verhaltens eines Täters Rückschlüsse auf seinen Wohnort bzw. seine Lebensmittelpunkte zu ziehen. Die Relevanz derartiger Ansätze liegt in ihrem ungeheuren Nutzwert für praktische Ermittlungen. Durch die räumliche Eingrenzung des wahrscheinlichen Wohnortes eines unbekannten Täters lassen sich beispielsweise Überprüfungen potenziell verdächtiger Personen priorisieren, gezielte Massengentests durchführen, Streifentätigkeiten und Öffentlichkeitsfahndungen zielgerichteter einsetzen, Beobachtungsposten einrichten. Auch die Kombination geographischer Fallanalysen mit spezifischen Datenbanksystemen wie beispielsweise ViCLAS kann gewinnbringend sein und helfen die Ermittlungsressourcen auf die am erfolgsversprechendsten Gebiete zu fokussieren.

Das Geo-Profiling ist prinzipiell auf eine Vielzahl von Deliktsfeldern anwendbar, wobei v. a. Tatserien geeignet sind. Praktische Erfahrungen wurden bisher insbesondere mit Tötungsdelikten, Vergewaltigungen, Raubüberfällen, Brandstiftungen und Einbruchsserien gesammelt. Es lassen sich *qualitativ* und *quantitativ orientierte Ansätze* beim „Geographic Profiling" unterscheiden. Quantitativ ausgerichtete Verfahren bedienen sich Software mit speziell entwickelten Algorithmen, qualitative geographische Profile entstehen im Rahmen einer individuell auf die konkrete Einzeltat bezogenen fallanalytischen Bewertung, etwa in Zusammenhang mit einer Methodik wie der bereits vorgestellten Tathergangsanalyse.

Fallbeispiel

Im Fall der Ermordung der 11-jährigen Christina Nytsch aus dem Kreis Cloppenburg in Niedersachsen im März 1998 war die Polizei zunächst hauptsächlich von einem überregionalen Täter ausgegangen. Die Fallanalyse des BKA zeichnete jedoch ein anderes Bild. Vor allem auf drei unterschiedliche Ortsindikatoren stützten die Analytiker die räumliche Rekonstruktion der Tat. Zum einen war dies eine kleine Nebenstraße, von der Christina entführt worden war, nahe ihres Elternhauses in Strücklingen. Zusätzlich war der Leichenfundort bekannt, der sich in 15 Kilometer Entfernung in einem Waldstück bei der Ortschaft Lorup befand. Zwischen diesen beiden Orten war der Rucksack des Mädchens gefunden worden. Als entscheidend für die Rekonstruktion erwies sich nun die zeitliche Reihenfolge des Täterverhaltens an den drei Stellen. Hatte der Mörder Christina überfallen, dann den Rucksack beseitigt und anschließend das Kind ermordet, würde dies auf eine räumliche Bewegung hinweisen, die weg vom Überfallsort führte. Hätte er den Rucksack jedoch erst am Ende entsorgt, wäre dies eine Rückwärtsbewegung hin zum Ausgangsort des Verbrechens gewesen. Aus der relativ hohen Entdeckungsgefahr zu der Tatzeit an der Stelle, an der die Entführung stattfand und der gezeigten Brutalität bei der Kontrollgewinnung schlossen die BKA-Fallanalytiker auf einen sehr starken inneren Handlungsdruck des Täters. Er habe schnell sein sexuelles Machtstreben umsetzen wollen und deshalb das Mädchen zunächst mehrfach vergewaltigt und direkt danach ermordet, lautete ihre Argumentation. Bei Abschluss der Tat sei er unter Stress geraten – erkennbar an der unkontrollierten Tötung, dem nachlässigen Verbergen des Leichnams und dem unachtsamen Wegwerfen des Messers nahe des Tatortes – und habe sich deshalb auf den Weg in Richtung seines Wohnortes gemacht und während dessen verräterische Indizien, wie den Rucksack seines Opfers zu beseitigen versucht. Unter Zuziehung weiterer fallanalytischer Aspekte bei der Tatbegehung wurde schließlich eine Gegend von 10 – 15 Kilometern um den Überfallsort als Gebiet, in dem der Täter höchstwahrscheinlich lebt, festgelegt. Erst durch dieses geographische Profil war es der Polizei möglich eine Zielregion für einen Massengentest zu bestimmen. 75 Tage nach der Ermordung Christinas verriet Speichelprobe 3889 den Mörder. Ronny Rieken wurde verhaftet und gestand später neben mehreren Vergewaltigungen auch die Ermordung der 13-jährigen Ulrike Everts knapp 2 Jahre zuvor.

Die mathematische Logik des quantitativ orientierten „Geographic Profiling" beruht auf der Prämisse, dass zwischen den Entfernungen der verschiedenen Tatorte voneinander und der Distanz der Tatorte zu dem Wohnort eines Täters in aller Regel ein Zusammenhang besteht. Aus der Kenntnis der räumlichen Positionen der unterschiedlichen Verbrechensorte lässt sich demnach eine Vorhersage über das Gebiet, in dem der Gesuchte vermutlich lebt, ableiten. International haben sich zwei Software-Pakete für geographische Fallanalysen etabliert, zum einen das an der Universität im englischen Liverpool von der Forschergruppe um Professor Canter entwickelte DRAGNET-Programm,[9] zum anderen das in Kanada entstandene, kommerziell vertriebene Rigel-System, welches manchmal auch als „Criminal Geographic Targeting" (CGT) bezeichnet wird. Zwar wurde DRAGNET in Einzelfällen auch schon in Deutschland eingesetzt, als Standardinstrument der deutschen Polizei ist jedoch Rigel vorgesehen, welches im Jahr 2000 vom Bundeskriminalamt erworben wurde.

Die hinter Rigel stehende Konzeption der geographischen Fallanalyse geht auf den kanadischen Kriminologen und Polizeiinspektor Kim Rossmo zurück. (Rossmo 2000). Rossmo entwickelte zusätzlich ein eigenes Ausbildungsprogramm zum „Geographic Profiler", dessen Absolvierung er als unabdingbar für eine erfolgreiche Arbeit mit seinem System propagiert. Zwingende Vorraussetzung für eine Analyse mit Rigel ist normalerweise die Kenntnis von entweder 5 Tatorten einer Serie oder einer gleichen Anzahl von Ereignisorten innerhalb eines Verbrechens, wie beispielsweise bei einem Mord dem Überfallsort, dem Ort der Ermordung, dem Fundort der Leiche usw. Als weitere Informationsgrundlagen werden zudem häufig Karten- und Fotomaterial, allgemeine geographische und sozio-demographische Angaben zu den Tatortregionen, Fallzusammenfassungen, evtl. angefertigte Fallanalysen inklusive Täterprofil und je nach Einzelfall ggf. noch andere relevante Daten hinzugezogen. Am Ende der statistischen Ana-

---

[9] Näheres zu den zugrunde liegenden mathematischen Verfahren und der englischen Software-Anwendung DRAGNET ist bei Mokros, Kap. 7, in diesem Band aufgeführt.

lyse steht eine dreidimensionale grafische Darstellung, die in abgestuften Wahrscheinlichkeitsräumen anzeigt, in welchem Gebiet der Täter vermutlich lebt.

Für die Zusammenstellung der Eingabedaten in das Rigel-System ist es von enormer Wichtigkeit mit einer möglichst hohen Zuverlässigkeit zu bestimmen, welche Einzeltaten ein und demselben Täter zuzuordnen sind. Eine Tatserienanalyse steht deshalb oft am Anfang des Geo Profilings. Neben physischen Spuren, wie Täter-DNA, Zeugenaussagen, herkömmlichen Profiling-Methoden führte Rossmo als ein weiteres verhaltensorientiertes Verbindungsmerkmal ein Typologie-System für verschiedene „Jagd-Stile" von Serien-Gewalttätern ein, welche eine gewisse zeitliche Stabilität besitzen sollen. Die *„Hunting Typology"* differenziert zum einen nach Suchstilen des Täters nach Opfern und zum anderen nach seinen Angriffsstilen, beide Aspekte des „Jagd-Verhaltens" können miteinander kombiniert werden. Beispielsweise schaffen *„Trapper"* eine spezifische Situation des Opfer-Kontaktes, in der sie Kontrolle besitzen, *„Hunter"* dagegen suchen bewusst ausgehend von ihrem Wohnort nach Opfern. Bei Angriffsstilen attackiert etwa der *„Raptor"* überfallartig das Opfer, der *„Stalker"* dagegen verfolgt dieses zunächst.

Die Betrachtung des „Jagdstiles" kann außerdem behilflich sein bei der Einschätzung, ob ein Fall überhaupt für eine geographische Analyse geeignet ist. Außerdem erlaubt diese Klassifikation auch die statistischen Ergebnisse einer Rigel-Analyse zu bewerten. Zum Beispiel existieren „Jagstile" bei denen sich vermuten lässt, dass die vom System errechnete Zielregion nicht den Wohnort eines Täters beschreibt, sondern einen anderen seiner räumlichen Ankerpunkte, wie etwa die Arbeitsstelle oder die Wohnung von Familienmitgliedern, die er regelmäßig besucht.

11.2.4
Proaktive Strategien zur Täterermittlung

Beim Einsatz so genannter *proaktiver Strategien* wird der Versuch unternommen, einen Täter geplant durch eine indirekte Ansprache zu beeinflussen, ohne dass ihm die Manipulation bewusst wird. Für die Übertragung der Informationen an den Gesuchten werden in der Regel Massenmedien aller Art genutzt. Ziel einer proaktiven Maßnahme kann es sein, den unbekannten Täter zu bestimmten Verhaltensweisen im Sinne der Ermittlungsbehörden zu provozieren, aber auch von unerwünschten Handlungen abzuhalten (Hoffmann u. Musolff 2000). Beispiele hierfür sind in der Presse lancierte Informationen, die verräterische Reaktionen des Täters hervorrufen und so seine Entdeckung begünstigen sollen oder arrangierte Medienauftritte von Angehörigen in Entführungsfällen, um die Überlebenschance des Opfers zu erhöhen.

Die Basis der Konzeption einer proaktiven Strategie bildet zumeist eine *Schwachstellenanalyse* des noch nicht gefassten Täters. Bei der Schwachstellenanalyse werden solche Hypothesen über die Täterpersönlichkeit aus dem Tatverhalten abgeleitet, die psychologische Ansatzpunkte für eine Intervention versprechen. Um derartige Einschätzungen zu gewinnen, greift man üblicherweise auf bewährte fallanalytische Methoden zurück, wie etwa die bereits erwähnte Tathergangsanalyse.

Proaktive Strategien wurden bereits früh in der Geschichte des Profilings ein-gesetzt. So erstellte in den 50er-Jahren der Psychiater James Brussel in New York das Täterprofil eines unbekannten Serienbombers (Brussel 1971). In diesem Zu-sammenhang schlug er außerdem vor, das von ihm erstellte Psychogramm in den Medien zu veröffentlichen. Brussel argumentierte, dass der Täter mit seinen Attentaten u. a. nach Beachtung und Anerkennung strebe und deshalb als Reak-tion möglicherweise an eine Zeitung schreiben würde, um auf Fehler in dem Profil seiner Persönlichkeit hinzuweisen (Hoffmann u. Musolff 2000). Bedauer-licherweise führte dieser Vorschlag Brussels nicht zu einer Identifizierung des Bombers. In Deutschland gehören mittlerweile proaktive Medienstrategien zum festen fallanalytischen Repertoire der OFA-Einheiten. Beispielsweise entwickel-ten in Bayern Fallanalytiker und Soko-Beamte in einem ungelösten Tötungsde-likt ein Medienkonzept, um bei dem Täter Stress zu erzeugen und ihm zu signa-lisieren, dass der Mord auch ein Jahr nach der Tat von der Polizei nicht verges-sen worden sei.[10] Die hinsichtlich ihres Erfolgs als auch des Eskalations-Risikos wohl bislang spektakulärste proaktive Maßnahme im deutschsprachigen Raum führte vor einigen Jahren der Kriminalpsychologische Dienst in Wien durch (Grassl-Kosa u. Steiner 1996; Hoffmann 1999).

Fallbeispiel

Seit Ende 1993 terrorisierte eine Serie von offenbar rechtsextrem motivierten Bombenanschlägen Österreich. Die verheerendste Tat war eine im Februar 1995 gelegte Sprengfalle im burgenländischen Oberwart. Vier Roma starben als sie vor ihrer Siedlung ein Schild entfernen wollten auf dem „Roma – zurück nach Indien" stand und dabei unwissentlich eine Detonation auslösten. Bei der ganzen Attentatsserie wurden insgesamt 13 Menschen verletzt, einige von ihnen schwer, darunter der ehemalige Wiener Bürgermeister Helmut Zilk, dessen linke Hand von einer Briefbombe verstümmelt wurde. Auch in Deutschland gab es mit der Sekretärin der Fernsehmoderatorin Arabella Kiesbauer und dem Lü-becker SPD-Geschäftsführer Thomas Rother zwei Verletzte. Zu den Anschlägen bekannte sich eine bis dahin unbekannte Organisation namens „Bajuwarische Befreiungsarmee". Besonders auffällig an der Vorgehensweise der Täter waren zum einen der diffizile Aufbau vieler der selbstkonstruierten Bomben, der weit über das Notwendige hinausging, zum anderen seitenlange, nahezu fehlerfrei verfasste Bekennerschreiben, in denen sich naturwissenschaftlich und histo-risch trotz aller Verblendungen durchaus anspruchsvolle Abhandlungen fanden. Die Fahndung geriet in Österreich zum Politikum, in dem sich Anhänger der Theorie eines rechtsradikalen Geheimbundes bis in höchste Kreise hinein und die Vertreter der Annahme, dass es sich um einen Einzeltäter handele, unver-söhnlich gegenüber standen. Der Leiter des kriminalpsychologischen Dienstes, Thomas Müller, erstellte in Zusammenarbeit mit FBI-Experten eine Analyse hinsichtlich dieser Frage, die zu dem Ergebnis führte, dass ein einziger Täter für die Bombenserie verantwortlich sei. Eines der wichtigsten Argumente hierfür

---

[10] Eine genaue Schilderung dieses Falls und der proaktiven Strategie s. Nagel, Kap. 12, in die-sem Band.

war der herausgearbeitete Zusammenhang, dass in Zeiträumen des Baus komplexer Bomben die Schreiben weniger Seiten umfassten und umgekehrt, was mit dem beschränkten Zeitkontingent eines Einzelnen gut übereinstimmte. Aufbauend auf die Einzeltäter-Hypothese entwickelte Müller eine proaktive Strategie, die zum Ziel hatte, den Unbekannten unter Stress zu setzen. Hintergrund der Maßnahme war die Vermutung, dass der Täter eine zwanghafte Persönlichkeitsstruktur aufwies. Dies wurde aus verschiedenen Aspekten seines Verhaltens geschlussfolgert, etwa aus der Tatsache, dass die Schrift auf den Batterien in den Bomben immer penibel in gleicher Höhe justiert worden war. Zwanghafte Menschen sind häufig relativ stressanfällig, so dass die Hoffnung bestand, auf diesem Wege den Täter zu einer verräterischen Handlung provozieren zu können. Als erste proaktive Strategie den Gesuchten unter Druck zu setzen, ließ der Kriminalpsychologe Ende 1996 von Journalisten ein Täterprofil veröffentlichen, welches eine detaillierte Beschreibung der Persönlichkeit des Serienbombers enthielt, die ihn u.a. als 50 Jahre alt oder älter, allein stehend und in einem Einfamilienhaus lebend beschrieb. In weiteren Schritten der Stressinduktion kündigte 1997 Österreichs oberster Polizeidirektor öffentlich an, dass die bald eingeführte Rasterfahndung für die Identifizierung des Briefbombers sehr hilfreich sein werde. Zudem gab er bekannt, dass nur 10 Menschen in Österreich in der Lage wären solche Anschläge zu verüben und dass diese Personen bereits observiert werden würden (dies entsprach natürlich nicht der Wahrheit). Am ersten Oktober 1997, dem Tag des In-Kraft-Tretens des Rasterfahndungs-Gesetzes, meldeten 2 Frauen, dass sie von einem Unbekannten im Auto verfolgt würden. Als sich Polizisten dem verdächtigen Wagen näherten, zündete der Fahrer eine Bombe, die ihm beide Hände abriss. Der Name des Fahrers war Franz Fuchs, er war 48 Jahre alt. Fuchs fühlte sich nach eigener Aussage von den Frauen verfolgt und fuhr ihnen deshalb hinterher. 1999 wurde er als alleiniger Urheber der Bombenserie zu lebenslanger Haft verurteilt. Es stellte sich außerdem heraus, dass 16 von 18 Punkten in dem Täterprofil korrekt vorhergesagt worden waren. Zwei psychiatrische Gutachter kamen zu dem Schluss, dass nach Beginn der proaktiven Maßnahmen bei Franz Fuchs sich eine rasante Entwicklung von einer zwanghaften Störung hin zum klassischen Verfolgungswahn vollzog. Im Februar 2000 beging Fuchs in seiner Zelle Selbstmord.

11.2.5
Das Profiling bei Brandstiftungen

In Europa lange nahezu unbemerkt forscht das „*National Center for the Analysis of Violent Crime*" (NCAVC) des FBI seit den 80er-Jahren an der Erstellung von Täterprofilen bei Brandstiftungen (Sapp et al. 1995). Im Rahmen ihrer Untersuchungen kam das NCAVC zu der Erkenntnis, dass für die praktische Fallanalyse bei Branddelikten die Identifizierung der Tätermotivation ein grundlegendes Element darstellt. Eine erste groß angelegte empirische Studie führte das FBI gemeinsam mit lokalen Feuerermittlern anhand der Daten und Interviews von mehr als 1000 festgenommenen Brandstiftern durch (Icove u. Estepp 1987). Die Daten wurden entlang 6 großer Motivkomplexe typologisch strukturiert, wobei verschiedenen Tatortmerkmalen statistisch bestimmte biografische Tätermerkmale zugeordnet wurden. Die Unterscheidung der Motivationen für Brandstiftungen findet leicht modifiziert bis heute bei Forschungsprojekten und auch im konkreten Profiling mit den folgenden Hauptgruppen Anwendung:

- Vandalismus („vandalism"),
- Anregung („excitement"),
- Rache („revenge"),
- Verdeckung eines anderen Verbrechens („crime concealment"),
- Profitgewinnung („profit") und
- Extremismus („extremist").

Definitorische Grundlage bildet dabei ein spezifisches Kategoriensystem für Brandstiftungen in dem von FBI-Profilern entwickelten Verbrechens-Manual „Crime Classification Manual" (Douglas et al. 1992).

In den vergangenen Jahren kam es ebenfalls in mehreren europäischen Ländern zu ersten Studien über fallanalytische Verfahren für Brandstiftungen,[11] darunter auch in Deutschland. Das Bundeskriminalamt in Wiesbaden führte eine Meta-Analyse über bisherige Arbeiten zu diesem Deliktsbereich durch und extrahierte daraus eine Liste mit relevanten Variablen für Tatortanalysen bei vorsätzlich gelegten Feuern. Ein speziell entwickelter Fragebogen soll Ermittlern helfen, systematisch Ansatzpunkte für eine fallanalytische Bewertung solcher Fälle zu identifizieren. Auch wurden vom BKA bereits Fallanalysen bei Brandstiftungen durchgeführt. Bei einem Serienverdacht wird dabei zunächst ausgewertet, welche Einzeltaten demselben Urheber zuzurechnen sind. Durch eine Verhaltensanalyse, bei der Indikatoren wie beispielsweise die Wahl des Zielobjektes des Brandanschlages eine Rolle spielen, werden Ermittlungshinweise entwickelt und ggf. auch ein Täterprofil des unbekannten Feuerlegers erstellt. Da es sich bei schwerwiegenden Brandstiftungen häufig um Serien handelt, bietet das BKA in dem Bereich außerdem geografische Fallanalysen an, die den Wohnort des Täters eingrenzen helfen sollen.

Im Land Brandenburg wurde 1999 das Forschungsprojekt „Täterprofile von Brandstiftern" von der Fachhochschule der Polizei und dem Landeskriminalamt ins Leben gerufen (Jäkel 1999). Zunächst führte man auch hier eine umfangreiche Literaturrecherche deutscher und ausländischer Quellen durch. Unter Hinzuziehung von in eigener Ermittlungspraxis gewonnener Erkenntnisse wurde anschließend ein Analyse-Schema entworfen, welches die Motivlage des Täters zum Ausgangspunkt nimmt. Als erstes grobes Raster wird hierbei zwischen 3 Gruppen unterschieden:

- Brandstifter aus irrationalen, gefühlsbetonten Gründen, beispielsweise solche, die in Folge einer psychischen Störung oder aus einer Konfliktsituation heraus handeln,
- Brandstifter mit rationalen Motiven, um etwa einen Versicherungsbetrug oder eine Verdeckungstat zu begehen und
- Brandstifter, bei denen ein Gemenge aus rationalen und irrationalen Beweggründen vorherrscht, wie z. B. der Drang nach sozialer Anerkennung.

---

[11] Ein Einblick in britische Forschungsarbeiten zu dem Thema bietet Mokros, Kap. 7, in diesem Band.

Zudem wurden für die Motivgruppen typische Zusammenhänge zwischen Tätereigenschaften und Merkmalen der Tatbegehung herausgearbeitet. So zeigte sich beispielsweise, dass Brandstifter aus rationalen Motiven im Gegensatz zu den beiden anderen Gruppen zum einen im Schnitt älter sind und zum anderen ihre Brände vorrangig im Innenbereich von Gebäuden legen, da sie hier ihre Tat unbeobachtet vorbereiten können. Zugleich wird davor gewarnt, der Einteilung stur folgend einfach Merkmal für Merkmal abzuhaken; die Zusammenhänge stellen lediglich Wahrscheinlichkeiten dar und müssen im Kontext der Einzeltat eingeordnet werden. Letztlich geht es in dem Projekt darum, Indikatoren relevanter Tatmerkmale zu entwickeln, die prinzipiell Aussagen zum Täter ermöglichen und somit helfen können, den Kreis der Verdächtigen einzuengen. In welcher Form solche empirischen Erkenntnisse für die Ermittlungen genutzt werden können, zeigt folgendes Fallbeispiel.

Fallbeispiel

Im ersten Halbjahr 2000 kam es in einer brandenburgischen Kleinstadt zu einer Reihe von Brandstiftungen. Da die lokale Polizeibehörde mit dieser Straftatenhäufung überfordert war, übernahm das Brandkommissariat in Frankfurt an der Oder die Bearbeitung. Die Auswertung der vorangegangenen Brände und die Untersuchung der Tatbegehung ergab die Version, dass es sich, u. a. aufgrund der räumlichen Trennung, überraschenderweise vermutlich um zwei voneinander unabhängige Tatserien handeln dürfte. Durch die Analyse mehrerer Tatfaktoren konnte schließlich bestimmt werden, dass die Brandstifter vermutlich im Kreis der Freiwilligen Feuerwehr zu suchen seien. Zum einen war für diese Schlussfolgerung der Aspekt aufschlussreich, welche Zielobjekte für die Anschläge ausgewählt worden waren. Es handelte sich nämlich um räumlich abgelegene Objekte, an denen unerkannt gezündelt werden konnte, zudem ohne dass durch den Brand eine Gefährdung anderer Personen auftrat. Ein weiterer Gesichtspunkt war, dass die Brände mittels offener Flamme gelegt wurden. Die Verwendung eines Brand- bzw. Zündverzögerers hätte dagegen auf Täter mit einem rationalen Motiv hingewiesen, die diese Vorgehensweise gewählt hätten, um sich eine Frist für ein Alibi zu verschaffen. Zusätzlich zeigte sich bei näherer Betrachtung, dass von den Brandstiftern sehr sorgfältig darauf geachtet worden war, die Brände innerhalb des Zuständigkeitsbereiches der jeweiligen Freiwilligen Feuerwehr stattfinden zu lassen. Auf Grundlage der eben geschilderten Analyse wurde überprüft, ob es Mitglieder der Feuerwehr gab, die für die Tatzeiten über kein Alibi verfügten und die bei den Alarmierungen immer frühzeitig am Geräteschuppen und damit beim ersten Angriffstrupp zur Brandbekämpfung eingesetzt waren. Die Bewertung sämtlicher Fallinformationen, die sich aus den einzelnen Brandstiftungen ergaben, ermöglichten es, 2 junge Männer im Alter von 19 und 20 Jahren zu überführen. Es konnte nachgewiesen werden, dass sie voneinander unabhängig über 40 Brandstiftungen begangen hatten. Wie aufgrund der Umstände bei der Tatbegehung erwartet, waren die Täter derjenigen Gruppe von Brandstiftern zuzurechnen, bei denen ein Gemenge aus rationalen und irrationalen Beweggründen vorliegt. Das Legen der Brände war für sie Mittel zum Zweck. Sie wollten durch die folgenden Löscheinsätze Aufmerksamkeit und Anerkennung erzielen, das in diesem Sinne als so genanntes „Feuerwehr-Motiv" bekannt ist.

Das Brandkommissariat Frankfurt (Oder), welches im Forschungsprojekt involviert ist, zeigte durch Bewertung und Nutzung der Zusammenhänge zwischen Persönlichkeit und Tatausführung, dass Profilerstellungen auch im Bereich der vorsätzlichen Brandstiftung erfolgreich anzuwenden sind.

Das brandenburgische Forschungsprojekt beschäftigt sich jedoch z. Z. nicht mit der aktuellen Fallbearbeitung, sondern wertet retrograd Strafakten von vorsätzlichen Brandstiftungen im Land Brandenburg und teilweise auch im Land Mecklenburg-Vorpommern aus. Danach ist eine zielgerichtete Befragung von Untersuchungsbeamten und die Exploration von Tätern vorgesehen, um die Aussagefähigkeit der empirischen Informationen zu erhöhen. Nach abschließender Auswertung der Daten ist geplant, anwenderorientiert die neugewonnenen Erkenntnissen den zuständigen Polizeidienststellen zur Verfügung zu stellen.

11.2.6
Fallanalyse bei Erpressungen und erpresserischem Menschenraub

Nach einer Phase intensiver Forschung auf der Basis bereits gelöster Fälle begann die Kriminalistisch-Kriminologische Forschungsgruppe des BKA Mitte der 90er-Jahre damit, konkrete Anwendungsmethoden für den Bereich Erpressung und erpresserischem Menschenraub, also Entführungen, zu entwickeln (Vick 1998). Auch auf internationaler Ebene wurde damit erstmalig ein fallanalytisches Instrumentarium speziell für diesen Deliktsbereich geschaffen. Der Ansatz orientiert sich u. a. an empirisch gewonnenen prototypischen Tatverläufen und Verhaltensmaßstäben, die für eine erfolgreiche Durchführung der Tat sprechen und helfen sollen die Planung und die Gefährlichkeit des Entführers bzw. Erpressers einzuschätzen. So wird damit beispielsweise neben zahlreichen anderen Aspekten zwischen „professionellen" und „unprofessionellen" Tätern unterschieden (Dern 2000). Inzwischen steht den OFA-Einheiten ein ganzes Methoden-Set für solche Straftaten zur Verfügung, welches sich den spezifischen Anforderungen des Einzelfalles anzupassen vermag. Die Verfahren kommen u. a. bei Erpressungen großer Konzerne und bei Entführungen zum Einsatz, beispielsweise auch im Fall des Hamburger Millionärs Jan Phillip Reemtsma.

Im Unterschied zu den meisten anderen Profiling-Ansätzen, wie sie etwa bei Morden oder Vergewaltigungen Anwendung finden, geht es bei den Methoden für Erpressungen und erpresserischen Menschenraub nicht darum nach *Abschluss* einer Tat analytisch tätig zu werden, sondern *fallbegleitend* zu arbeiten und die Einsatzführung mit Lageeinschätzungen und Informationen bei ihren Entscheidungen zu unterstützen. Dies bedeutet natürlich, dass jede grundlegende Veränderung im Tatverlauf eine aktualisierte fallanalytische Bewertung erfordert. Erstes Ziel ist also deshalb häufig nicht, das umfassende Täterprofil einer unbekannten Person zu erstellen, sondern vorherzusagen, wie sich die Tat möglicherweise weiter entwickeln wird, um Wege aufzuzeigen, wie im Interesse der Opfer und der Polizei sinnvollerweise interveniert werden könnte.

Die BKA-Wissenschaftler versuchten die Ergebnisse ihrer Forschungen mit Hilfe so genannter *fallanalytisch relevanter Indikatoren* für die Praxis anwendbar zu machen (Hoffmann u. Musolff 2000). Fallanalytische Indikatoren können als sensible Punkte im Tatverlauf verstanden werden, bei denen der Täter eine für den weiteren Ablauf des Verbrechens maßgebliche und nicht mehr revidierbare Entscheidung trifft. Ein Beispiel hierfür stellt die Opferauswahl bei einem erpresserischen Menschenraub dar. Die Frage, ob ein Entführungsopfer unbekannt, regional, überregional, national oder international bekannt ist, ist für die weitere Entwicklung der Tat von großer Bedeutung und lässt nach den Erfahrungen des BKA Rückschlüsse etwa auf die Professionalität, den Aktionsradius und verfügbare Ressourcen des Täters zu.

Auch die *Gefährlichkeitseinstufung von Tätern* und die *Gefährdungseinstufung von Opfern*, die sich ähnlich wie bei Sexualverbrechen und Tötungsdelikten meist in einem komplementären Verhältnis zueinander befinden, geschieht mit Hilfe fallanalytisch relevanter Indikatoren. Bei der Einschätzung des Risikos für eine entführte Person erstellt das BKA zudem meist ein Opferprofil. Dies soll v.a. die wahrscheinliche Art der Kommunikation und Interaktion zwischen Täter und Verschleppten einschätzen helfen. Von besonderer Signifikanz ist dabei die Wahrnehmung des Entführers, ob ihm das Opfer für eine spätere Identifizierung gefährlich werden könnte. Auch gilt als ein Indikator, der die Gefährdung des Opfers erhöht, dass der Täters bei einer Entführung nicht maskiert ist. Die Angst des Wiedererkennens durch das Opfer führte den Untersuchungsergebnissen des BKA zufolge häufig zu einer Tötungshandlung (Vick 1998). Folgendes Beispiel soll die Relevanz dieses Fallanalyse-Indikators für die konkrete Einschätzung eines Eskalationspotenzials verdeutlichen. Eine derartige Bewertung kann etwa für die Entscheidung von großer Bedeutung sein, ob im Sinne der Sicherheit der Geisel eher ein Zugriffs- oder ein Erfüllungskonzept gefahren werden soll.

Fallbeispiel

1998 war in einer deutschen Großstadt ein 9-jähriger Junge spurlos verschwunden. Er war zunächst von seinen Eltern als vermisst gemeldet worden. 3 Tage später erreichte die Polizei der Brief eines Unbekannten, der eine Millionensumme für die unversehrte Rückkehr des Kindes forderte. Zwei Fallanalytiker des BKA wurde darauf hin zu dem Fall herangezogen und analysierten die Lage zusammen mit einer Spezialeinheit des Landeskriminalamtes. Die Rekonstruktion der unmittelbaren Entführungssituation ergab, dass der Täter mit großer Wahrscheinlichkeit nicht maskiert gewesen sein konnte, da die Entführung zu einer Zeit stattfand, als viele Menschen auf der Straße waren. Zeugen dieses Vorganges gab es jedoch nicht, was auf eine Annäherung des Täters an das Opfer unter Zuhilfenahme eines Tricks hindeutete. Die Wahrscheinlichkeit, das der Junge seinen Kidnapper ohne Tarnung gesehen hatte, war demnach sehr groß. Dies wurde als ernstes Gefahrensignal gewertet, weil der Täter das Kind unabhängig von der Erfüllung der Geldforderung, wegen der Gefahr identifiziert zu werden, töten musste. Bevor die Geldübergabe stattfinden konnte wurde jedoch der Unterbringungsort des Kindes identifiziert und der Junge unverletzt befreit.

Als ein weiteres fallanalytisches Instrument für diesen Deliktsbereich existiert ein Schema für eine strukturierte *Täterschreibenanalyse* mit einem spezialisierten *textanalytischen Indikatorensystem* (Hoffmann u. Musolff 2000). Analog zu fallanalytischen stellen auch textanalytische Indikatoren Signalpunkte dar, die potenziell Aussagekraft besitzen über den wahrscheinlichen weiteren Tatverlauf oder über die Persönlichkeit des Täters. Ein Beispiel für einen solchen Indikator, den das BKA in seinen empirischen Studien herausgearbeitet hat, ist die aktive Verweigerung eines Lebenszeichens in Entführungsfällen. Besteht auch nach wiederholten Aufforderungen seitens der Polizei oder der Angehörigen in den Täterschreiben eine Verweigerungshaltung fort, gilt es die Möglichkeit ernsthaft in Betracht zu ziehen, dass das Opfer bereits tot ist. Allerdings muss davor gewarnt werden, eine solche Einschätzung alleine aufgrund eines einzigen Indikators vorzunehmen. Wie immer bei fallanalytischen Beurteilungen ermöglicht erst die Berücksichtigung des individuellen Gesamtkontextes der Straftat eine zuverlässige Interpretation. Deswegen werden bei der Bewertung gelegentlich auch Experten aus verwandten Bereichen hinzugezogen, beispielsweise Mitarbeiter aus dem Bereich „Linguistische Textanalyse" des BKA (Stein u. Baldauf 2000).

Die strukturierte Tatschreibenanalyse des BKA gliedert sich in insgesamt neun Teilschritte.[12] Zunächst wird der eingegangene Erpresserbrief im Kontext des Gesamtfalls beurteilt, beispielsweise würde bei einer angedrohten Lebensmittelvergiftung überprüft, ob und wenn ja in welcher Form Kontaminierungen von Waren stattgefunden haben. In der darauf folgenden Stufe werden der Inhalt des Schreibens und evtl. vorhandene Fehler genauer betrachtet. Aspekte, die hier besondere Berücksichtigung erfahren, sind u. a. der Schreibstil und mögliche Planungsfehler des Täters. Schließlich wird der Fall mit den vom BKA speziell entwickelten fallanalytischen Maßstäben verglichen. Nach einer Rückkopplungsschleife der bisherigen Analyse mit dem aktuellen Ermittlungsstand wird ein Täterprofil erstellt und dieses ebenfalls mit den vorhandenen Fallinformationen abgeglichen. Der nächste Abschnitt des Schemas sieht vor, neue Ermittlungshinweise zu erarbeiten und eine Gefährlichkeitseinschätzung vorzunehmen. Zum Abschluss findet eine Präsentation des Gesamtergebnisses der Tatschreibenanalyse für die im aktuellen Fall zuständigen Polizeieinheiten statt.

Das BKA entwickelte zudem zwei Datenbanksysteme, die die fallanalytische Arbeit unterstützen sollen (Bundeskriminalamt 1999; Hoffmann u. Musolff 2000). Die Strukturdatei *FEUER ("Fallanalytische Ermittlungsunterstützung bei Erpressung und erpresserischem Menschenraub")* beinhaltet die für die Praxis aufbereiteten Ergebnisse der bereits vorgestellten BKA-Studie der Kriminalistisch-kriminologischen Forschungsgruppe. Ein Verbrechensanalytiker kann dort in einem chronologisch angeordnetem, prototypischen Ablaufmodell dieser Deliktsform einzelne Punkte anwählen und sich von dem System Hilfestellungen geben lassen, etwa in Form der bereits vorgestellten fallanalytischer Indikatoren.

---

[12] Eine ausführliche Darstellung der strukturierten Tatschreibenanalyse des BKA anhand eines Fallbeispieles findet sich bei Hoffmann u. Musolff (2000).

Ein großes polizeiliches Problem bei einem zu lösenden Kriminalfall liegt oft in Informationslücken, die u. a. zu Unsicherheiten bei Entscheidungen in Ermittlungsfragen führen. Das BKA hat deshalb das Informationssystem *ESPE* (*„Experten und Spezialistendatei"*) eingerichtet. Hierin findet sich eine Kontaktliste mit kompetenten Ansprechpartnern innerhalb und außerhalb der Polizei, die als Spezialisten für die verschiedensten Wissensbereiche gelten. Ein kurzes Beispiel soll die z. T. ungewöhnliche Art der Probleme, vor denen die Polizei wegen Informationsmangels stehen kann, erläutern. (Vick 1996). Ein Erpresser hatte gefordert, die Geldübergabe mit Hilfe eines Modellflugzeuges zu realisieren. Ob dies technisch überhaupt umsetzbar war, konnte alleine durch die Hilfe externer Fachleute geklärt werden. Gerade bei knapp gestellten Ultimaten bei Erpressungen kann die Schnelligkeit der Informationsrecherche von großer Wichtigkeit sein. Das Informationssystem ESPE ist allerdings nicht nur für Fälle von Entführungen und Erpressungen, sondern auch für andere schwere Delikte konzipiert. Als weiterer polizeiinterner Beratungsservice hat das Bundeskriminalamt eine so genannte OFA-Hotline eingerichtet, deren Mitarbeiter nicht nur allgemeine Auskünfte zu Fallanalysen geben, sondern bei konkreten Ermittlungsproblemen auch z. T. sehr spezifische Fragestellungen bearbeiten und über das ESPE-System Experten vermitteln.

Anhand der in Deutschland mittlerweile eingesetzten fallanalytischen Methodenvielfalt ist eindrucksvoll erkennbar, dass sich hier in den vergangenen Jahren eine eigene Fachdisziplin herausgebildet hat, die sich die systematische Rekonstruktion und Interpretation delinquenten Verhaltens zur Arbeitsgrundlage macht, um zur Aufklärung von Straftaten beizutragen. Für die Zukunft zu erwarten ist eine weitere Diversifizierung sowohl bei den Verfahren des Profilings als auch in den Anwendungsbereichen. Der Blick ins Ausland zeigt dabei mögliche neue Aufgabengebiete auf. So findet im nordamerikanischen Raum etwa das „Personality Assessment" Anwendung. Hier wird auf der Grundlage des bei der Tat gezeigten Verhaltens versucht einzuschätzen, mit welcher Wahrscheinlichkeit ein Verdächtiger ein noch nicht aufgeklärtes Verbrechen begangen hat. In Großbritannien wurde an speziellen Methoden zur Analyse von Einbruchsserien gearbeitet. Dies sind nur einzelne Beispiele, doch sie belegen, dass das Potenzial fallanalytischer Möglichkeiten für die Ermittlungspraxis noch lange nicht ausgeschöpft ist.

Literatur

Baurmann MC (1999) ViCLAS – Ein neues kriminalpolizeiliches Recherchewerkzeug. Kriminalistik 53(12): 824–826

Bundeskriminalamt (Hrsg) (1998) Methoden der Fallanalyse: Ein internationales Symposium. BKA-Forschungsreihe, Wiesbaden

Bundeskriminalamt (1999) Operative Fallanalyse (OFA): Fallanalytische Verfahren und die ViCLAS-Datenbank bei der deutschen Polizei. Bundeskriminalamt, Wiesbaden

Brussel J (1971) Das ungezähmte Böse. Scherz, Bern, München

Canter D (1994) Criminal shadows. HarperCollins, London

Danner K (2000) OFA – Die neue Wunderwaffe? Kriminalpolizei 4 (Dezember): 126–130

Dern H (1996) Erfahrungen mit der objektiven Hermeneutik innerhalb der Anwendung qualifizierter kriminalistischer Auswertungsverfahren. In: Reichertz J, Schröer N (Hrsg) Qualitäten polizeilichen Handelns. Westdeutscher Verlag, Opladen

Dern H (1998) Objektive Hermeneutik, kriminalistisches Handlungsfeld und der Gang der Hypothesenbildung. In: Bundeskriminalamt (Hrsg) Methoden der Fallanalyse. BKA-Forschungsreihe, Wiesbaden

Dern H (2000) Operative Fallanalyse bei Tötungsdelikten. Kriminalistik 54(8): 533–540

Douglas J, Burgess AW, Burgess AG, Ressler R (eds) (1992) Crime Classification Manual. Lexington Books, New York

Douglas J, Munn C (1992) Modus operandi and the signature aspects of violent crime. In: Douglas J, Burgess AW, Burgess AG, Ressler R (eds) Crime Classification Manual. Lexington Books, New York

Engler K, Ensink H (2000) Der „Rhein-Ruhr-Ripper" (Teil 1). Kriminalist 31(12): 491–498

Engler K, Ensink H (2001) Der „Rhein-Ruhr-Ripper" (Teil 2). Kriminalist 32(1): 17–22

Erpenbach H (2000) ViCLAS. Kriminalist 31(12): 499–501

Grassl-Kosa M, Steiner H (1996) Der Briefbomber ist unter uns. GKS-Zeitschriftenbuch-Verlag, Wien

Hoffmann J (1999) Profiling: Psychogramm des Täters. Psychologie Heute 26(1): 66–70

Hoffmann J, Musolff C (2000) Fallanalyse und Täterprofil: Geschichte, Methoden und Erkenntnisse einer jungen Disziplin. BKA-Forschungsreihe, Wiesbaden

Icove D, Estepp M H (1987) Motive-based offender profiles of arson and fire-related crimes. FBI Law Enforcement Bulletin 56(4): 17–23

Jäkel H (1999) Täterprofiling bei vorsätzlichen Brandstiftungen. Kriminalpolizei 3 (September): 155–159

Müller T (1998) IMAGO 300. Forschungsansätze – Definitionen – Ergebnisse. In: Bundeskriminalamt (Hrsg) Methoden der Fallanalyse. BKA-Forschungsreihe, Wiesbaden

Nagel U, Horn A (1998) ViCLAS – Ein Expertensystem als Ermittlungshilfe. Kriminalistik 52(1): 54–58

Reinwarth J (1986) Psychological profiling. Kriminalistik 40(4): 173–174

Ressler R, Burgess A, Douglas J (1988) Sexual homicide. Lexington Books, Massachusetts

Rossmo K (2000) Geographic profiling. CRC, Boca Raton

Safarik M (2000) Profiling: The use of behavioral assessments in the analysis of violent crimes. In: Blackman PH, Leggett VL, Olson BL, Jarvis JP (eds) The varities of homocide and its research. FBI, Washington, DC

Sapp A, Huff T, Gary G, Icove D (1995) A motive-based offender analysis of serial arsonists. In: The investigation and prosecution of arson. California District Attorneys Assocation, CA

Stein S, Baldauf C (2000) Feste sprachliche Einheiten in Erpresserbriefen. Empirische Analysen und Überlegungen zu ihrer Relevanz für die forensische Tetxanalyse. Zeitschrift für germanistische Linguistik 28(3): 377–403

Strauss E, Ackermann R (1984) Kriminalistische Untersuchungsplanung. In: Stelzer E (Hrsg) Sozialistische Kriminalistik, Bd 3/2: Kriminaltaktik. VEB Deutscher Verlag der Wissenschaften, Berlin

Thomas N (1989) Die komplexe Analyse des Tatgeschehens („Psychological Profiling"). Deutsches Polizeiblatt 7(2): 10–13

Vick J (1996) Kriminalistisch-kriminologische Fallanalyse (KKF). In: Reichertz J, Schröer N (Hrsg) Qualitäten polizeilichen Handelns. Westdeutscher Verlag, Opladen

Vick J (1998) Methoden des Forschungsprojekts „Kriminalistisch-kriminologische Fallanalyse" im Bundeskriminalamt Wiesbaden. In: Bundeskriminalamt (Hrsg) Methoden der Fallanalyse. BKA-Forschungsreihe, Wiesbaden

Neue Wege in der Ermittlungspraxis

U. NAGEL

12.1
Einführung der Operativen Fallanalyse in Bayern

War die Einführung der Operativen Fallanalyse (OFA) in Deutschland ein Zufall? Man könnte es fast glauben, wenn man sich die Entstehungsgeschichte ansieht, die einen ihrer Anfänge in Bayern, genauer im Polizeipräsidium München, genommen hat. Aus heutiger Sicht war m.E. die Zeit dafür reif und wären die entscheidenden Impulse damals nicht von uns ausgegangen, so wäre dieses neue Instrumentarium der Verbrechensbekämpfung über kurz oder lang von anderen Initiatoren angestoßen worden. Die ersten Veröffentlichungen zu dieser Thematik tauchten bereits in der Fachliteratur 1993, speziell in der „Kriminalistik", auf[1]. Auch wir beschäftigten uns damals eingehend damit, verstanden das System in seiner Gesamtheit aber nicht. So geht es auch heute noch vielen, die OFA mit normalem kriminalistischem Denken und dem System des „modus operandi" gleichsetzen. Wir kamen zu dem Schluss, dass alles dies Basiskenntnisse der kriminalpolizeilichen Ermittlungen sind, zugestandenerweise schriftlich methodisch aufbereitet, gleichwohl nichts umwerfend Neues. Eine Umsetzung schien uns nicht notwendig und die Papiere verschwanden wieder in den Schubladen. Jetzt aber zurück zum Zufall.

12.1.2
Historische Entwicklung

Im Januar 1995 besuchte eine Mitarbeiterin aus der Mordkommission am Fortbildungsinstitut der Bayerischen Polizei in Ainring ein Seminar „Tötungsdelikte". Dort hielt auch der österreichische Polizeipsychologe Magister Thomas Müller ein Referat über den Serienmörder Jack Unterweger, der kurz zuvor wegen Mordes an 9 Prostituierten aus 3 Ländern zu einer lebenslänglichen Haftstrafe verurteilt worden war. Die daraufhin wieder entflammten Diskussionen zum Thema führten dazu, dass wir Thomas Müller ins Münchner Morddezernat einluden, um seine Methode vorzustellen. Er hielt daraufhin im März

---

[1] Ausgehend von zwei Artikeln in der „Kriminalistik", „Psychologische Täterprofile" von Uwe Füllgrabe (1993) und „Die Erstellung von Täterprofilen" von Maximilian Edelbacher (1993), erörterte ich die Thematik erstmals im Frühjahr 1994 mit den Leitern der Mord- und der Brandkommissionen sowie mit Polizeipsychologen.

1995 einen mehrstündigen Vortrag und führte anschließend mit den einzelnen Mord- und Brandkommissionen fallbezogene Kurzanalysen durch. Aufgrund der positiven Resonanz initiierten wir im Polizeipräsidium München das Pilotprojekt „Tatortanalyse/Täterprofiling/ViCLAS" – die Bezeichnung „Operative Fallanalyse" (OFA) gab es damals noch nicht. Der Ausgangsgedanke des Projektes war es, durch Betrachtung und Interpretation von am Tatort festgestelltem Täterverhalten in bestimmten Fällen weiterführende Aussagen zur Persönlichkeit des Täters zu entwickeln und ein in Kanada entwickeltes Datenbanksystem – auf das ich später noch genauer eingehen werde – zu testen. Das Bayerische Staatsministerium des Inneren genehmigte im Dezember 1995 dieses Pilotprojekt, räumlich begrenzt auf den Zuständigkeitsbereich des Polizeipräsidiums München beim Dezernat 11. Die beiden ersten Mitarbeiter wurden im Frühjahr 1996 im Rahmen des 1. Internationalen Seminars in Wien ausgebildet. Die frisch gebackenen „Fallanalytiker", wir vermieden von Anfang an die Bezeichnung „Profiler", da diese bei vielen Ressentiments in Richtung „Kaffeesatzlesen" auslösen, gingen vehement an ihre neue Aufgabe. Es galt die Devise, dass jedes Tötungsdelikt in unserem Zuständigkeitsbereich zu analysieren sei, speziell vor dem Hintergrund des „learning by doing". Eine 14-tägige Ausbildung bringt lediglich ein fachliches Grundlagenwissen, macht aber aus Mordermittlern noch keine perfekten Fallanalytiker. Inzwischen haben wir dazugelernt und prüfen erst, ob die Methode überhaupt greifen kann – dazu aber später. Mit der kanadischen Polizei hatten wir zwischenzeitlich Kontakt aufgenommen und erhielten so im Dezember 1996 die erste Version des Datenbanksystems ViCLAS („*Violent Crime Linkage Analysis System*").

Das Jahr 1997 war geprägt von einer alle packenden Aufbruchstimmung und Begeisterung. Uns war bewusst, dass sich hier ein völlig neuer Ansatz in der kriminalistischen Praxis der deutschen Polizei entwickelt. Zugleich wurde immer mehr klar, dass es keinen Sinn macht, dieses neue Instrumentarium nur auf regionaler Ebene des Polizeipräsidiums München einzusetzen, sondern dass die Bestrebungen dahin laufen müssen, dieses bayern- bzw. bundesweit einzuführen. Bereits Ende 1996 hatten wir deshalb mit dem BKA erste Kontakte aufgenommen. Angestoßen durch uns, veranstaltete das BKA 1997 zwei Workshops in Brühl und Boppard unter Beteiligung aller Bundesländer. Infolge dessen wurden in Baden-Württemberg, Brandenburg, Niedersachsen, Nordrhein-Westfalen aber auch in Bayern bei den unterschiedlichsten Dienststellen von uns die ersten Vorträge gehalten. Bei allen Vorträgen erhielten wir von den Fachleuten aus dem Bereich der Tötungs- und Sexualdelikte, des Erkennungsdienstes und dem Kriminalpolizeilichen Meldedienst (KPMD) sowohl die volle fachliche Zustimmung als auch die Unterstützung für eine bayern- bzw. bundesweite Einführung signalisiert. Das Bayerische Staatsministerium des Inneren entschied sich für die bayernweite Ausdehnung und Fortführung des Pilotprojektes ab Januar 1998. Mein Dezernat behielt weiterhin die Federführung, das Bayerische Landeskriminalamt wurde eingebunden und unterstützte in der Folge die Aufbauphase mit zwei Beamten. Hintergrund hierfür ist der Umstand, dass die Komponente ViCLAS, als spezieller „Kriminalpolizeilicher Meldedienst" für Tötungs- und Sexualdelikte, grundsätzlich eine originäre Aufgabe des Landeskriminalamtes darstellt. Insgesamt betreuten jetzt 6 Mitarbeiter den gesamten Bereich. Vorrangig war aber nun, in Bayern die Beamten aus den Bereichen Tötungs- und Sexualdelikte, Erkennungsdienst und die Sachbearbeiter Verbrechensbekämpfung der Polizeidirektionen flächendeckend zu beschulen. Innerhalb von 2 Monaten gelang es uns, rund 600 Beamten in Bayern in jeweils 4-stündigen Veranstaltungen einen grundsätzlichen Überblick über die Möglichkeiten der Fallanalyse und der Täterprofilerstellung zu geben. Ebenso stellten wir die Deliktsbereiche und Meldemodalitäten des ViCLAS-Datenbanksystems vor. Darüber hinaus wurde zur effektiven Umsetzung der Arbeit des Projektes in jedem Polizeipräsidium ein so genannter regionaler Koordinator festgelegt. Außerdem veröffentlichten wir zeitgleich einen Artikel über das Datenbanksystem ViCLAS in der „Kriminalistik" (Nagel u. Horn 1998), um im Rahmen der Öffentlichkeitsarbeit innerhalb der Polizei die Umsetzung zu unterstützen. Damit war der erste Schritt der Implementierung in Bayern abgeschlossen. Nun galt es zum einen das eigene Personal auszubilden und zum anderen die Weichen für die bundesweite Einführung zusammen mit dem BKA zu stellen.

Initiiert durch das Bundeskriminalamt und den Freistaat Bayern wurde auf der 141. Tagung der AG Kripo im März 1998 in Hannoversch-Münden eine Bund/Länder-Projektgruppe[2] eingerichtet. Die Projektgruppe hatte die Aufgabe bis August 1998 eine Konzeption zur Einführung fallanalytischer Verfahren und des ViCLAS-Datenbanksystems vorzulegen. Es wurden die bayerischen Deliktsbereiche und die Ablauforganisation des ViCLAS-Datenbanksystems in Bayern als mustergültig bewertet, als Vorschlag für die AG Kripo im Bundesgebiet angesehen und so im Januar 1999 übernommen. Sukzessive bauen nun die einzelnen Bundesländer eigene Dienststellen auf, so genannte OFA-Einheiten, damit bundesweit der Themenbereich „Operative Fallanalyse" mit Schwerpunkt ViCLAS bearbeitet werden kann. In Bayern wurde ab Januar 2000 beim Dezernat 11 des Polizeipräsidiums München das Kommissariat 115, OFA Bayern, besetzt mit 9 Beamten, eingerichtet. Zeitgleich endete damit das Pilotprojekt „Tatortanalyse/Täterprofiling/ViCLAS".

Wie die geschilderte Historie zeigt, ist es in geradezu atemberaubender Geschwindigkeit gelungen, bei der Deutschen Polizei ein Verfahren einzuführen, das sich mit der systematischen Analyse und Bewertung von bestimmten Kapitaldelikten befasst. Es dient dazu, die Arbeit der Ermittlungsbeamten vor Ort erfolgreicher zu machen.

Andererseits war natürlich ein großes Maß an Überzeugungsarbeit zu leisten gewesen, da insbesondere ich mich immer dem Vorwurf ausgesetzt sah, ein Verfahren einführen zu wollen, das bei einer regelmäßigen Aufklärungsquote von fast 100 % im Bereich der Tötungsdelikte in München doch gar nicht nötig ist. Es wurde auch argumentiert, dass damit Ermittlungskapazitäten für die ViCLAS-Erfassung gebunden würden, das Verfahren zu aufwendig sei und so ohne weiteres auch nicht aus den USA übernommen werden könne. Fakt ist aus meiner Sicht aber, dass ohne das ViCLAS-Datenbanksystem in Deutschland deutlich weniger Tat-Tat und/oder Tat-Täter-Zusammenführungen möglich sind. Der bis zur Einführung von ViCLAS bestehende KPMD bestand zwar auf

---

[2] Beteiligt waren die Länder Baden-Württemberg, Bayern, Berlin, Brandenburg, Hessen, Nordrhein-Westfalen, Sachsen, Sachsen-Anhalt und das Bundeskriminalamt in Wiesbaden.

dem Papier, funktionierte aber nicht. Außerdem ist der Betrieb von ViCLAS ohne die fallanalytischen Komponenten wiederum nicht möglich. Nicht zuletzt führt das Verfahren dazu, dass die Tatortarbeit in der Gesamtheit optimiert wird.

12.2
Abgrenzung Fallanalyse, Täterprofil, ViCLAS

12.2.1
Die OFA in der Praxis

Nach der Erweiterung des Zuständigkeitsbereiches auf alle bayerischen Polizeipräsidien war die OFA-Bayern in den letzten 3 Jahren in ca. 40 Fällen unterstützend mit Fallanalysen tätig. Darunter waren einige größere Ermittlungsfälle, so z. B. der Doppelmord an dem holländischen Ehepaar Langendonk im Bereich der KPI Traunstein, der Mord an der Joggerin Ruhstorfer im Bereich der KPI Landshut, der Mord an der Arzthelferin Mally im Bereich der KPI Erlangen, die Fälle des im November 1999 festgenommen Sexualmörders Manfred Immler bei der Mordkommission München sowie die von einem Serienvergewaltiger begangenen Taten in Bayern und Baden-Württemberg, dem inzwischen 24 Fälle zur Last gelegt werden und der im März 2000 überführt werden konnte.

Grundlegend ist dabei festzustellen, dass bei der Erstellung einer Fallanalyse und beim Betrieb der ViCLAS-Datenbank ein sehr ähnlicher Analyseansatz erfolgt, jedoch die Zielrichtung der beiden Instrumente unterschiedlich ist:

Im Rahmen einer *Fallanalyse* wird durch Betrachtung und Interpretation des festgestellten Täterverhaltens versucht, auf Wahrscheinlichkeiten basierende, weiterführende Aussagen zur Täterpersönlichkeit und Ermittlungsansätze für die Fachdienststelle zu erarbeiten und diese ggf. bis hin zu einem *Täterprofil* zu verfeinern.

Nur in geeigneten Fällen ist als Resultat einer gründlichen Fallanalyse die Erstellung eines Täterprofils möglich. Ziel ist es hierbei, den Täter so zu beschreiben, dass er sich von den anderen Verdächtigen abhebt bzw. neue Ermittlungsansätze gewonnen werden können.

Bereiche, in denen eine Aussage getroffen werden kann, sind u. a. das Verhaltensalter des Täters, sein sozialer Status, Beruf, Bildungsstand und seine Lebensweise. Wobei eine klare Abgrenzung zwischen Fallanalyse und Täterprofil m. E. nicht möglich, aber auch nicht notwendig ist. Die Grenzen sind hier fließend. Ob man nun ab 5 oder ab 10 Tätermerkmalen von einem Profil spricht, ist eher zweitrangig. Vielmehr ist entscheidend, dass Basis eines profunden Täterprofils nur eine gründliche Fallanalyse sein kann, wobei Täterprofile nur die Spitze des Eisberges und somit eher die Ausnahme sind. In den letzten Jahren hat die OFA-Bayern unter Anlegung eines strengen Maßstabes so gesehen *lediglich 6* Täterprofile erstellt. Ein strenger Maßstab meint hier, dass neben anderen Beschreibungen auch individuelle Charaktermerkmale so weit herausgearbeitet wurden, dass der Täter als eine von anderen deutlich unterscheidbare Persönlichkeit erkennbar wird.

Bei der *ViCLAS-Analyse* wiederum wird ein einzelner Fall mit allen in der Datenbank befindlichen Fällen verglichen und versucht, über das gezeigte Täterverhalten und Entscheidungen des Täters ähnlich gelagerte Delikte auf überregionaler Basis zu finden und den Kontakt zwischen den sachbearbeitenden Dienststellen herzustellen. Diese Recherche erfolgt anhand des vom Täter gezeigten Modus Operandi und darüber hinausgehende, für diesen Täter typischen Verhaltensweisen, der so genannten Personifizierung. Hier ist sehr spezielles Verhalten wie eine sexuelle Fesselung oder das Einführen von Gegenständen in den Genitalbereich des Opfers zu verstehen, aber auch das so genannte *verdächtige Ansprechen* von Kindern oder Jugendlichen unter sexuellen Gesichtspunkten als Präventionsansatz.

12.2.2
Dienstleistungsumfang der bayerischen OFA-Einheit

Die erste Frage, die sich im Bereich der Fallanalyse stellt, ist, in welchen Fällen eine solche Analyse überhaupt sinnvoll und zielführend sein kann. Vorweg sei bereits erwähnt, dass es sich nicht um die überwiegende Mehrzahl der Fälle handelt, sondern vorwiegend um Fallkonstellationen, bei denen die konventionellen Ermittlungsmethoden nicht ausreichen. Die Erfahrungen haben gezeigt, dass sich besonders in komplexen Fällen, bei denen keine Vorbeziehung zwischen Opfer und Täter bestanden hat oder das Motiv nicht eindeutig erkennbar ist, eine Tatklärung schwierig gestaltet. Die OFA Bayern erarbeitet bei derartigen Fallkonstellationen arbeitsteilig und ohne Ermittlungsdruck ein vertieftes Fallverständnis durch eine objektive Analyse der Fakten. Dies ermöglicht in der Folge eine Interpretation des Täterverhaltens.

Täterverhalten bedeutet ein Tun oder Unterlassen, das über den eigentlichen Modus hinausgeht und sich am inneren Bedürfnis des Handelnden orientiert.

Im Unterschied zu sexuell motivierten Gewalttaten, wo die Täter häufig ihre über lange Zeit entwickelten Fantasien ausleben, ist bei reinen Bereicherungsmorden eine Verhaltensinterpretation schwierig, da nicht die Fantasieumsetzung, sondern die Erzielung eines materiellen Vorteiles mit möglichst geringem Aufwand im Vordergrund steht.

Deshalb wird die OFA in Bayern bei sexuell motivierten Tötungsdelikten, bei Seriendelikten im Bereich der Tötungs- und Sexualdelikte, bei Tötungs-/Sexualdelikten mit auffälligem Täterverhalten (Einzeltaten) sowie bei scheinbar motivlosen Angriffen eingesetzt. In diesen Deliktsbereichen werden Analysen fallbegleitend und retrograd erstellt, Vernehmungsstrategien aufbauend auf eine Fallanalyse erarbeitet, über die proaktive Medienarbeit beraten, Gefährlichkeitseinschätzungen in schwerwiegenden Fällen (z. B. bei Anzeichen für sexuellen Sadismus) erstellt und das ViCLAS-Datenbanksystem betrieben.

12.2.3
Grundlagen der Fallanalyse

Zur Erstellung einer Fallanalyse sind bestimmte objektive Informationen notwendig, die gemäß einem Arbeitspapier durch die sachbearbeitende Dienststelle zusammengestellt werden. Es handelt sich hierbei um eine umfassende *Beschreibung des Tatortes* (Tatortbefundsbericht) sowie eine Beschreibung in demographischer Hinsicht (Bevölkerungsstruktur, Kriminalitätsbelastung). Darüber hinaus sind etwaige Besonderheiten von Interesse wie z.B. militärische Einrichtungen, Krankenhäuser etc.

Um Fehlinterpretationen zu vermeiden, sind die *Berichte der Erstzugriffskräfte* und dokumentierte Tatortveränderungen den Unterlagen beizugeben, so dass eine möglichst genaue Originaltatortsituation hergestellt bzw. rekonstruiert werden kann. Diese Berichte umfassen alle Maßnahmen bis zur Übernahme der Ermittlungen durch die Fachdienststelle.

Die wohl wichtigsten Grundlagen für die Fallanalyse sind die *Tatortfotos und -skizzen.* Anhand der Lichtbilder kann das Täterverhalten herausgearbeitet werden, vor allem, da die Fallanalytiker bei der Aufnahme des Deliktes nicht vor Ort sind und sich somit einen Überblick über die Auffinde- und Tatortsituation machen müssen. Sofern möglich, wird der Tatort zu einem späteren Zeitpunkt in Augenschein genommen, wobei das Augenmerk auf die äußeren Umstände und Einflüsse auf den Täter gelegt wird.

Neben den Tatortinformationen kommt den *Aussagen zur Opferpersönlichkeit* eine besondere Bedeutung zu. Hierbei ist v.a. auf die Lebenserfahrung, die Erfahrung im Umgang mit Fremden, das Verhalten im Falle eines Angriffes sowie die „Verfügbarkeit" des Opfers abzuzielen (Risikogruppe?). Die Bewertung der Opferinformationen fließt unmittelbar in die Analyse des Falles ein, im Speziellen für die Bewertung des Opfer- und Täterrisikos und der planerischen Komponente des Täters.

Bei der Analyse von Tötungsdelikten spielt der Bereich der *forensischen Daten* eine gewichtige Rolle, da es sich hierbei um objektive Informationen handelt. Anhand des Obduktionsprotokolles kann eine Interpretation der Verletzungen hinsichtlich Art, Ausmaß und Entstehung vorgenommen und Aufschluss über das Gewaltpotenzial des Täters erlangt werden, so beispielsweise ob die Gewalt gezielt und bewusst vom Täter angewandt wurde und somit ein Teil der Tatvorstellung des Täters war, oder ob es sich um Gewaltanwendung aufgrund von Opferwiderstand handelt. Über die Bewertung des Gewaltpotenzials können Rückschlüsse auf die Motive des Täters getroffen werden. Neben dem Obduktionsprotokoll sind sämtliche erhobenen rechtsmedizinischen Befunde von Bedeutung, wie die Todeszeitbestimmung oder das Ergebnis der chemisch-toxikologischen Untersuchung, sowie alle Gutachten anderer Institutionen der Spurenauswertung.

Nach der Sichtung des eingegangenen Materials und dem intensiven Studium der Akten erfolgt im Regelfall eine Besichtigung des Tatortes, bevor der eigentliche Analyseprozess beginnt. Die Aufgabe der OFA umfasst zunächst v.a. die analytische Bewertung der vorhandenen Informationen, wobei nach objektiven Fakten (wie etwa Spurensicherung am Tatort, eindeutige Aussagen der Rechtsmedizin) und spekulativen bzw. subjektiven Wahrnehmungen (z. B. Zeugenaussagen) unterschieden wird, dabei bilden ausschließlich erstere die Grundlage der weiteren Analyseschritte.

Dabei werden im Wesentlichen drei Bereiche aufgearbeitet:

- *Was* ist passiert? (Welche Handlungen wurden von Täter und Opfer gesetzt?)
- *Warum* ist dies passiert? (Welche Bedürfnisse befriedigte der Täter dabei?)
- *Wer* nimmt solche Handlungen vor? (Welche Persönlichkeit zeigt solche Verhaltensweisen?)

Um diese Fragen zufrieden stellend beantworten zu können, ist zu Anfang eine detaillierte Rekonstruktion des eigentlichen Tathergangs notwendig, die das tatsächliche Täterverhalten differenziert darstellt („Was ist passiert?"). Dabei ist es wichtig, sich die Dynamik der Gesamttat zu betrachten und zu unterscheiden zwischen echtem, vom Täter beabsichtigtem Verhalten und Handlungen, die lediglich eine Reaktion auf eine Aktion des Opfers, z. B. Widerstand, darstellen.

Im nächsten Schritt kann man sich der Frage „Warum?" annehmen und eine Klassifikation des Deliktes nach dem Motiv vornehmen. Bei Tötungsdelikten etwa, ob es sich tatsächlich um eine sexuell motivierte Tat handelt oder nur um eine Panikreaktion auf Widerstand oder Drohung des Opfers mit Anzeige.

In Vergewaltigungsfällen wird an dieser Stelle eine Klassifizierung des Vergewaltigungstäters vorgenommen, da die Forschung neben der primär sexuellen zwei weitere Hauptmotivationen von Vergewaltigern festgestellt hat: Macht und Wut. Diese Motive spiegeln sich im Umgang mit dem Opfer auf mehreren Ebenen wider, so beispielsweise im verbalen, physischen und sexuellen Verhalten.

Die Frage nach dem „Wer?" wird in der Verhaltensanalyse beantwortet, indem eine Beschreibung des Täters anhand seiner Charaktermerkmale vorgenommen wird, wobei in der ersten Phase der Ermittlung vor allem drei Bereiche von besonderem Interesse für die Sachbearbeiter sind:

- Alter des Täters,
- geografische Zuordnung (örtlicher, regionaler oder überregionaler Täter),
- denkbare Vortaten.

Im weiteren Verlauf der Ermittlung, speziell bei der Feststellung von mehreren potenziellen Verdächtigen, werden darüber hinausgehende Aussagen getroffen, wie z. B. Sozialverhalten, Beziehungsverhalten, Verhaltensweisen vor und nach der Tat, so dass eine Eingrenzung der ermittelten Verdächtigen erfolgen kann.

Die im Rahmen der Analyse gewonnenen Erkenntnisse werden der sachbearbeitenden Dienststelle vorgestellt und dabei Empfehlungen für die weiteren Ermittlungen ausgesprochen, wie etwa Schwerpunkte der Modustäterüberprüfung, Priorisierung von Verdächtigen, Erarbeitung einer Vernehmungsstrategie aufbauend auf die Persönlichkeitseinschätzung sowie die Beratung im Falle einer proaktiven Medienstrategie.

Der Bereich der Fallanalyse ist kein statisches Gebilde; sollten neue Erkenntnisse gewonnen werden, beginnt der Analyseprozess von Neuem und eine Überarbeitung der bisherigen Analyseergebnisse wird vorgenommen. Dies bedingt einen weiterführenden Kontakt mit der sachbearbeitenden Dienststelle, der sich bei ungeklärten Fällen auch über Jahre hinweg fortsetzen kann.

12.2.4
Darstellung der Fallanalyse anhand eines Mordes

Nach diesen grundsätzlichen Erläuterungen zur Vorgehensweise im Bereich der Operativen Fallanalyse wird an einem praktischen Fallbeispiel gezeigt, wie die Zusammenarbeit mit einer Sonderkommission und das Ergebnis aussehen kann. Dazu wurde in Absprache mit der Fachdienststelle der bisher noch ungeklärte Mord an einer Arzthelferin in Erlangen ausgewählt, bei dem eine permanente Zusammenarbeit mit der Soko „Susanne" seit März 1999 stattfindet.

Fallbeispiel

Am Freitag, 05.03.1999, gegen 07.45 Uhr, wurde die 27-jährige verwitwete Susanne M. in der Tiefgarage des Reha-Zentrums in Erlangen auf dem Weg zu ihrem Arbeitsplatz durch einen bislang unbekannten Täter angegriffen und durch mehrere Messerstiche in Brust und Rücken tödlich verletzt. Zu den Ereignissen an diesem Morgen im zweiten Untergeschoss der Tiefgarage konnte durch umfangreiche Ermittlungen rekonstruiert werden, dass etwa gegen 07.30 Uhr ein Arzt aus der Praxis in die Tiefgarage einfuhr und sein Fahrzeug im zweiten Untergeschoss auf seinem angestammten Parkplatz abstellte. Beim Verlassen seines Fahrzeuges nahm er im Bereich des späteren Leichenauffindeortes einen hellen Pkw wahr, an dessen geöffnetem Kofferraum eine männliche Person in gebückter Haltung stand. Nach der Größe des Pkw zu urteilen, glaubte er, es könnte ein älterer BMW der 3er-Serie gewesen sein.

Noch während der Arzt die Tiefgarage verließ, nahm er ein einfahrendes Fahrzeug wahr, bei welchem es sich um den Audi 80 des späteren Opfers gehandelt haben dürfte. Dieses fuhr offensichtlich gerade zu seinem üblichen Parkplatz. Als dann etwa 3 Minuten später eine weitere Arzthelferin aus der Praxis in das zweite Untergeschoss der Tiefgarage fuhr, bemerkte sie ihre Kollegin, Susanne M., leblos auf dem Stellplatz 23 liegend. Das Opfer verstarb trotz sofortiger Reanimation durch die verständigten Ersthelfer und Notärzte noch am Tatort, ohne das Bewusstsein wiederzuerlangen.

Etwa zu der Zeit, als das Tatgeschehen entdeckt wurde, kam es im Ausfahrtsbereich der Tiefgarage zu einer Vorfahrtsverletzung, wobei ein Zeuge von einem ausfahrenden hellen bis beigen PKW älterer Bauart geschnitten wurde, so dass er kräftig abbremsen musste.

Im Zusammenhang mit dem Tatgeschehen ging am Montag, 08.03.1999, gegen 08.07 Uhr, bei der Polizeidirektion Erlangen der pseudonyme Anruf einer männlichen Person ein, die sich nach mehrmaligem Nachfragen „Thomas Frank" nannte und erklärte, aus Österreich anzurufen. Bei diesem Telefonat gab der Anrufer zu verstehen, dass er sich wohl zur Tatzeit am Freitag, 05.03.1999, in der Tiefgarage in Erlangen aufgehalten habe. In Zusammenhang mit dem Tatgeschehen wies er auf eine bisher nicht identifizierte männliche Person ausländischen Aussehens mit einem dunklen PKW hin. Aufgrund verschiedener Details muss davon ausgegangen werden, dass dieser Anrufer zur Tatzeit tatsächlich in der Tiefgarage aufhältlich war. Über technische Recherchen der Telekom konnte nachvollzogen werden, dass der Anruf in Wirklichkeit nicht aus Österreich kam

– wie dies der Anrufer Glauben machen wollte – sondern aus einer öffentlichen Telefonzelle in Bad Windsheim erfolgte.

Noch am Tattag wurde bei der KPI Erlangen eine Arbeitsgruppe, bestehend aus 20 Kriminalbeamten eingerichtet, welche am 08.03.1999, also 3 Tage nach der Tat, als Sonderkommission auf 35 Beamte aufgestockt wurde.

An demselben Montag wurde die OFA Bayern durch einen der Hauptsachbearbeiter, der das Wesen der Fallanalyse bereits seit der Zusammenarbeit im Mordfall „Carla" in Fürth kannte, mit der Bewertung des Täterverhaltens beauftragt. Zu diesem Zweck wurden durch die KPI Erlangen die ersten Informationen zusammengestellt und noch im Laufe des Tages anlässlich einer ersten Falleinweisung in München übergeben.

Die Einbindung der OFA in der Anfangsphase der Ermittlungen erfolgte mit dem Ziel, anhand der objektiven Fakten einen möglichst genauen Tathergang zu rekonstruieren und eine Aussage zum wahrscheinlichen Motiv der Tat zu treffen.

Zur Erfüllung dieser Ziele wurde zu Beginn eine intensive Bewertung des Tatortes vorgenommen, welche sich jedoch zum Teil schwierig gestaltete, da aufgrund der Reanimationsmaßnahmen die ursprüngliche Auffindungssituation nicht mehr gegeben war.

Im Tatortbereich konnten zunächst folgende Spuren festgestellt werden: schwarze Ledermesserscheide im Blut des Opfers, passend zu einem Kampfmesser, diverse Blutspuren, Eiskratzer mit daktyloskopischer Spur, Zigarettenkippen, Haarbüschel vom Opfer.

Im Rahmen der weiteren Tatortarbeit und Auswertung wurden später weitere Spuren festgestellt und ausgewertet: Ein nicht identifizierter Batteriefachdeckel eines Elektroschockers, Täter-DNA im Fingernagelschmutz des Opfers.

Durch die OFA wurde im nächsten Schritt in Zusammenarbeit mit dem Institut für Rechtsmedizin Erlangen eine intensive Interpretation des Verletzungsbildes vorgenommen. Hierbei zeigte sich, dass insgesamt mehrere, sich steigernde Angriffe auf das Opfer stattfanden, ausgehend von einer Bedrohung, über die Anwendung von stumpfer Gewalt im Sinne von Schlägen sowie im weiteren Verlauf das Schlagen des Kopfes des Opfers gegen eine am Tatort befindliche Betonsäule, bis hin zur finalen Beibringung der tödlichen Messerstiche. Anhand dieses Verletzungsbildes zeigte sich, dass insgesamt eine sehr hohe Dynamik vorherrschte, die ihren Ursprung vermutlich darin fand, dass das Opfer auf den Angriff des Täters mit Widerstand reagierte und die Situation somit eskalierte.

Im Rahmen der gedanklichen Tatrekonstruktion, gestützt durch die Eindrücke der einige Wochen später vorgenommenen Tatortbesichtigung, war festzustellen, dass Susanne M. ihr Fahrzeug noch ordnungsgemäß abstellte und sich offensichtlich ohne argwöhnisch zu werden in Richtung der Treppe bewegte. Diese Schlussfolgerung ist zulässig, da das Fahrzeug des Opfers in versperrtem Zustand aufgefunden wurde und der Schlüssel sich gemäß den normalen Gewohnheiten in der Jackentasche des Opfers befand. Auf dem Weg zum Treppenaufgang erfolgte anschließend offenbar der Angriff, der sich wie bereits erwähnt aufgrund der unerwartet heftigen Gegenwehr des Opfers steigerte, bis es zum absoluten Kontrollverlust des Täters und damit zur Tötung des Opfers kam.

Es erweckte daher den Eindruck, dass der Täter versuchte, das Opfer in seine Gewalt zu bringen, um die von ihm geplanten weiteren Tathandlungen vornehmen zu können. Hier beginnt die Suche nach dem eigentlichen, also primären Tatmotiv, als weitere Aufgabe der OFA.

Bei der Erstellung von Fallanalysen kommt bei der Erarbeitung des *Tatmotives* sehr häufig das so genannte Eliminationsverfahren zur Anwendung. Dabei werden unter Berücksichtigung der Gesamtumstände unter den denkbaren Motiven alle sicher nicht zutreffenden ausgeschieden und die verbleibenden unter Wahrscheinlichkeitsgesichtspunkten priorisiert.

Bei der Bewertung des vorliegenden Falles konnte ein Bereicherungsmotiv aufgrund von Opferauswahl, Orts- und Zeitfaktor sowie der erkennbaren Tathandlungen relativ schnell ausgeschieden werden. Problematisch ist nun im nächsten Schritt die Gewichtung zwischen persönlichem oder sexuellem Motiv, wobei keinerlei Anhaltspunkte für sexuelle Handlungen vorliegen.

Im Rahmen der Analyse konnte erarbeitet werden, dass Susanne M. offensichtlich gezielt als Opfer dieser Straftat ausgewählt wurde, da sich vor ihrem Eintreffen bereits andere Personen, auch junge Frauen, in der Tiefgarage befunden haben und daher für den Täter als Opfer verfügbar waren. Bei einer derart gezielten Opferauswahl ist als erstes von einem Täter-Opfer-Bezug und somit einer persönlichen Konfliktsituation als denkbarem Tatmotiv auszugehen. Bei der Sondierung der Opferinformationen fanden sich jedoch keine offenkundigen Anhaltspunkte für einen Auslöser einer solchen Tat.

Als Empfehlung wurde daher angeregt, diese Informationen weiter zu verifizieren, um eine persönlich motivierte Tat mit höchstmöglicher Sicherheit auszuschließen. Primäres Ermittlungsziel war demnach in der ersten Phase das persönliche und soziale Opferumfeld.

Die Analyse brachte jedoch auch zu Tage, dass ein, wenn auch latent sexuelles Motiv für die Tatbegehung denkbar erschien. Möglicherweise stellte das Opfer für den Täter ein so genanntes „Objekt der Begierde" dar und es lag demnach ein Versuch vor, kriminelle sexuelle Handlungen mit dem Opfer vorzunehmen. Als gemeinsamer Bezugspunkt kam dabei der Tiefgarage eine erhöhte Bedeutung zu, da dort der Ausgangspunkt für die Annäherung an das Opfer zu finden war. Die Garage war für einen längeren Zeitraum frei zugänglich und wurde demnach auch als Abstellmöglichkeit von einem nicht abschließend abgrenzbaren Personenkreis benutzt. Eine weitere Erschwernis für die Ermittlungen bestand darin, dass das Opfer bei dieser Motivlage den Täter nicht zwingend gekannt haben musste, d. h. es besteht keinerlei nachvollziehbare persönliche Beziehung.

Ausgehend von dieser sexuellen Motivation wurde nun versucht, die Ergebnisse der bisherigen Analyse in Zusammenhang mit dem *Tatablauf* zu bringen. Es ist nicht zu vermuten, dass der Täter versuchte, vor Ort sexuelle Handlungen mit dem Opfer vorzunehmen, da die Kombination von Tatort und Tatzeit hierfür denkbar ungeeignet war, zumal im Minutentakt weitere Angestellte in die Tiefgarage einfuhren. Mit großer Wahrscheinlichkeit versuchte der Täter eine Ortsverlagerung mit Susanne M. zu erzwingen und zu diesem Zwecke war vermutlich auch der Kofferraum des vermeintlichen Täterfahrzeuges geöffnet. Zur Erfüllung dieses Zieles dürfte es nach dem Verlassen des Opferfahrzeuges und vor dem Erreichen des Treppenaufganges zu einer Bedrohungssituation gekommen sein. Der unerwartete Widerstand des Opfers veranlasste den Täter demnach zu einer exzessiven Gewaltanwendung im Sinne einer Eskalation, eines Kontrollverlustes und der dadurch indizierten Tötung. Die Tatvorstellung des Täters dürfte vermutlich eine andere gewesen sein. Die am Tatort zurückgelassenen Gegenstände sprechen für eine schnelle, überhastete Flucht, die so nicht geplant war. Der Batteriefachdeckel des Elektroschockers kann sich im Rahmen des Kampfes gelöst haben, wobei sich die Frage nach der Intention beim Mitführens des Gerätes stellt. Nach Meinung der OFA ist davon auszugehen, dass der Täter eine Ortsverlagerung mit dem Opfer plante, um an einem abgelegeneren Ort weitere Tathandlungen durchzuführen. Zu diesem Zweck stand das Täterfahrzeug bereit und der Täter versuchte, das Opfer durch Bedrohung in das Fahrzeug zu verbringen. Die Ortsverlagerung indiziert jedoch eine Ruhigstellung des Opfers für die Dauer der Fahrt, dem zufolge war hierfür vermutlich der Einsatz des Elektroschockers geplant, der bei einer Anwendungsdauer von wenigen Sekunden zur Bewusstlosigkeit des Opfers geführt und demnach einen schnellen Abtransport ermöglicht hätte.

Nachdem im Rahmen der Ermittlung das persönliche Motiv für die Tötung Susanne M. weitestgehend auszuschließen war, fokussierten sich die nächsten Schritte auf die sexuelle Motivation. Zu diesem Zweck wurden Überprüfungen in den so genannten Ankerpunkten des Opfers vorgenommen. Darunter sind die Lebensschwerpunkte außerhalb des familiären Umfeldes wie der Bereich des Arbeitsplatzes, Orte von Routinehandlungen der täglichen Lebensführung, Orte sozialer Aktivitäten sowie der Freundeskreis zu verstehen, also die Bereiche, in denen der Täter sich auf Susanne M. als Opfer fixieren konnte.

Bei der Bewertung der *Persönlichkeit des Täters* war festzustellen, dass eine Tötung des Opfers in der Tiefgarage offenbar nicht geplant war und der Täter von dem Widerstand offenbar überrascht wurde. Die panikartige Flucht mit der Beeinträchtigung des Verkehrsteilnehmers sowie das Zurücklassen von Beweismitteln ist ein Indiz hierfür. Die Erfahrung hat gezeigt, dass bei eskalierten Tötungsdelikten die Täter dazu neigen, Probleme mit der Verarbeitung der nicht beabsichtigten Tat zu haben. In diesem Zusammenhang ist der Telefonanruf aus Bad Windsheim interessant. Es ist davon auszugehen, dass es sich bei dem Anrufer um den Täter handelt, der sich berufen fühlte, falsche Aussagen zur Tat und v. a. zur Person des Täters inklusive Fahrzeug zu treffen, um von sich selbst abzulenken. Den getroffenen Äußerungen zufolge versuchte er, die Ermittlung in eine andere Richtung zu bringen, so dass nach einem Ausländer mit einem dunklen PKW gefahndet werden sollte. Die Wahrnehmungen der Zeugen dürften daher den tatsächlichen Gegebenheiten entsprechen.

Es erscheint dabei auch wahrscheinlich, dass der Täter aus dem regionalen Bereich kommen dürfte, da er im Gespräch (vorgegebener Anruf aus Österreich) versucht, möglichst weit entfernt zu sein und das Telefonat auch tatsächlich aus einem anderen Gebiet geführt wird, jedoch davon auszugehen ist, dass ein Ortsbezug zur Tiefgarage in Erlangen besteht.

Aufgrund der Opferauswahl und der gezeigten Planungsintensität kann davon ausgegangen werden, dass der Täter zwischen 25 und 40 Jahre alt ist. Hierbei ist jedoch zu bedenken, dass im Rahmen der Fallanalyse das Verhalten einer Person bewertet wird und das Verhaltensalter manchmal vom biologischen durchaus abweichen kann.

An Nachtatverhalten wäre denkbar, dass der Täter bestimmte Routinehandlungen ändert, wie z. B. die Benutzung von bestimmten Verkehrsmitteln. Als Reaktion auf die unerwartete Eskalation der Tat könnte es zu steigendem Alkoholkonsum kommen, die Person insgesamt psychisch angeschlagen wirken und evtl. zeitweise der Beschäftigung fernbleiben.

Diese und weitere Aussagen zur Persönlichkeit des Täters wurden in die Ermittlungen der Soko „Susanne" einbezogen und bei Überprüfungen herangezogen. Dabei wurden über 5900 Spuren und Hinweise bearbeitet, ohne dass die Aufklärung der Tat bisher möglich war. Dies zeigt wiederum die Schwierigkeit bei Ermittlungsfällen, in denen die Motivlage unklar ist.

Anlässlich des Jahrestages der Tötung von Susanne M. setzte die Soko „Susanne" eine gemeinsam mit der OFA Bayern entwickelte Medienstrategie um, deren Ziel die Erzeugung von Stress beim Täter war. Es sollte in der Öffentlichkeit nochmals verdeutlicht werden, dass die Ermittlungen auch weiterhin mit Hochdruck geführt werden. Durch die Darstellung der eindeutigen Identifizierungsmöglichkeiten anhand des DNA sollte der Verdrängungsprozess, in dem sich der Täter vermutlich derzeit befindet, unterbrochen und eine Verunsicherung erzielt werden. Darüber hinaus sollte das Umfeld des Täters gezielt hinsichtlich der Verhaltensänderungen nach der Tat angesprochen werden unter gleichzeitigem Hinweis, dass es sich bei dem Täter durchaus um eine scheinbar angepasste Persönlichkeit handeln kann. Aufgrund der Medienstrategie gingen noch eine Reihe von Hinweisen ein, die überprüft werden. Die Zusammenarbeit zwischen der Soko „Susanne" und der OFA Bayern wird in diesem Fall auch weiterhin ereignisabhängig fortgeführt und weitere Fakten werden einer erneuten Bewertung unterzogen.

12.3
Das ViCLAS-Datenbanksystem

12.3.1
Einführung

ViCLAS wurde, aufbauend auf das ViCAP („Violent Criminal Apprehension Program") des FBI, in den Jahren 1992 bis 1994 in Kanada entwickelt. Im Gegensatz zum amerikanischen VICAP können in ViCLAS neben Morden auch Sexualdelikte eingestellt werden. Aufgrund der kanadischen Zweisprachigkeit erstellte man das System von vornherein mit sehr vielen Multiple-choice-Feldern, edvtechnisch hinterlegt mit Katalogwerten, so dass es grundsätzlich in jede Sprache dieser Welt übersetzt werden kann.

Die Funktionsfähigkeit des Systems ist natürlich stark abhängig von der Anzahl der eingegebenen Daten. In Kanada befinden sich zwischenzeitlich mehr als 60 000 Datensätze im System, wobei bereits über 1000 Seriendelikte erkannt worden sind. Nach den kanadischen Erfahrungen kann man davon ausgehen, dass es nach rund 3000 eingegebenen Fällen zu ersten Zusammenführungen kommt. Deutschland steht hier noch am Anfang. Im Juni 2000 lag der Meldebestand in Bayern, nach gut 2 Jahren Meldeverpflichtung, bei rund 1800 Fällen. Nach dem bundesweiten Ausbau des Systems ist wohl im Jahr 2001 mit den ersten regelmäßigen Fallzusammenführungen zu rechnen, wobei bereits im Jahr 2000 durch ViCLAS vereinzelt Taten als Teil einer möglichen Serie identifiziert werden konnten. Ich hoffe, dass damit die deutlichen Defizite des KPMD in diesen Deliktsbereichen, die für uns die Triebfeder zur bundesweiten Einführung von ViCLAS im Jahr 1998 waren, aufgehoben sind. Unabdingbare Voraussetzung ist aber, dass in allen Bundesländern eine zwingende Meldeverpflichtung, ähnlich wie in Kanada und in Bayern besteht, und deren Einhaltung permanent überprüft wird.

12.3.2
Horst David

Auch wenn sich das Beispiel des Serienmörders Horst David, der für die Zeit von 1975 mit 1993 insgesamt 7 Frauenmorde in Deutschland gestanden hat, heute nicht mehr uneingeschränkt als Begründung heranziehen lässt, war es doch 1997 für uns die Basis, um die Tauglichkeit des Systems zu testen. Horst David war 1994 gefasst worden. 3 Todesfälle von älteren Frauen wurden erst durch sein Geständnis überhaupt als Morde erkannt. Sie waren seinerzeit fälschlicherweise als natürlicher Tod zu den Akten gelegt worden, David hatte einige seiner Opfer bewusst in einer derartigen Position drapiert und damit Polizei und Mediziner getäuscht. In Ermangelung eines aktuellen Falles erfassten wir damals alle 7 gestandenen Morde des Serienmörders in das System und testeten sowohl unter modus operandi als auch unter verhaltensorientierten Aspekten ViCLAS. Die Zielrichtung hierbei war festzustellen, ob zu einem früheren Zeitpunkt ein möglicher Deliktszusammenhang über das System feststellbar gewesen wäre. Das Ergebnis dieses Versuches verlief äußerst positiv. Mit der Kombination von nur einigen wenigen Schlüsselkriterien ließen sich die Morde Davids zusammenführen. Zwar hatten Variablen wie „Angriff auf Frau", „Angriff gegen Hals", „Angriff innerhalb von Wohnung" isoliert nur wenig Unterscheidungskraft, miteinander verknüpft ergaben sie jedoch ein spezifisches Muster, welches Davids Taten statistisch prägnant von anderen eingespeisten Probefällen abhob. Ich gehe deshalb auch heute noch davon aus, dass man diese Serie früher hätte beenden können, hätte man ViCLAS bereits während der „aktiven" Zeit des Horst David im Einsatz gehabt und wären alle Tötungsdelikte sofort als solche erkannt und zu ViCLAS gemeldet worden.

12.3.3
Deliktsbereiche

Wohl wissend, dass eigentlich (fast) alle Tötungs- und Sexualdelikte in diesem System erfasst gehören, mussten wir uns von Anfang an hier auf das Machbare konzentrieren. Sowohl aus personellen Kapazitätsüberlegungen als auch aus Gründen der Akzeptanz erreichten wir ab Januar 1998 für folgende „Deliktsbereiche" eine bayernweite Meldepflicht aller Kriminalpolizeidienststellen:

● Tötungsdelikte einschließlich Versuche mit Ausnahme der geklärten persönlich motivierten Taten mit familiärer Vorbeziehung ohne besondere Tatumstände,

- Sexualdelikte unter Anwendung von Gewalt einschließlich Versuche mit Ausnahme von Taten mit familiärer oder partnerschaftlicher Vorbeziehung ohne besondere Tatumstände,
- „verdächtiges" Ansprechen von Kindern und Jugendlichen mit sexuellem Hintergrund,
- Vermisstenfälle, bei denen die Gesamtumstände darauf hindeuten, dass die vermisste Person Opfer eines Verbrechens geworden ist.

Während die Definition und damit die Meldeverpflichtung zu den ersten beiden Bereichen nur gelegentlich zu Diskussionen führte, war die Fallgestaltung „Verdächtiges Ansprechen von Kindern und Jugendlichen" lange Thema, vor allem natürlich aus einer Abgrenzungsproblematik heraus. Wann liegt tatsächlich ein sexuell begründetes Ansprechen eines potenziellen Täters vor, wie äußert sich dieses konkret, inwieweit sind die Aussagen von Kindern hier verifizierbar? Zum anderen spielt hier, noch außerhalb von strafrechtlich relevantem Handeln, natürlich der Datenschutz eine nicht unerhebliche Rolle.

> Als Einschlusskriterium wurde inzwischen folgende Definition vereinbart: Als ViCLAS-relevantes Verhalten beim verdächtigen Ansprechen von Kindern gelten, neben körperlicher Gewaltanwendung, alle Versuche, das Kind an einen anderen Ort außerhalb des Schutzbereiches der Eltern oder der Öffentlichkeit zu bringen durch verbales Verhalten im Sinne von List, Drohung oder mit eindeutig sexuellen Komponenten.

Von Anfang an war uns dieser Bereich sehr wichtig, ist er doch die Präventivkomponente, bei der es im Einzelfall gelingen kann, ein geplantes Verbrechen an einem jungen Menschen tatsächlich zu verhindern. Aus diesem Grund unterstützen wir hier mit so genannten „ViCLAS-Warnmeldungen", d. h. bei erkanntem in Serie auftretendem „Verdächtigem Ansprechen" werden bayernweit alle Dienststellen auf diesen speziellen Modus hingewiesen.

12.3.4
Ablauf der ViCLAS-Erfassung und Recherche

Seit Beginn der bayernweiten Erfassung erhält die OFA täglich die Lagemeldungen aller Polizeidirektionen in Bayern bezüglich der oben genannten Deliktsbereiche. Nach Auswertung erfolgt die Einstellung in eine eigens dafür geschaffene Datei. Diese Verwaltungsdatei dient letztlich nur dazu, sicher zu stellen, dass der entsprechende Fall bei ViCLAS tatsächlich gemeldet wird. Sollte nach 14 Tagen noch kein ViCLAS-Bogen bei uns eingelaufen sein, erfolgt Rücksprache mit der sachbearbeitenden Dienststelle. Ergibt die Rücksprache, dass es sich um kein ViCLAS-geeignetes Delikt handelt, werden die Daten aus dieser Verwaltungsdatei gelöscht. Hier war und ist für uns von Bedeutung, dass die letztendliche Entscheidung, ob ein Fall in das System aufgenommen wird, bei der zuständigen Kriminalpolizeidienststelle liegt. Konfliktfälle hierüber werden einvernehmlich geregelt. Handelt es sich um ein ViCLAS-Delikt, erfolgt das Ausfüllen (dauert rund 90 Minuten) und der Versand des Bogens durch den Sachbearbeiter an die

OFA-Einheit. Hier gibt es bereits eine erste Qualitätskontrolle durch den Analytiker evtl. mit einer notwendigen Rücksprache beim Sachbearbeiter und die Dateneingabe durch eine Angestellte. Danach erfolgt eine Recherche nach möglichen Deliktszusammenhängen durch zwei unabhängige Analytiker. Wie aus der zweifachen Recherche erkennbar ist, legen wir sehr viel Wert auf Qualität, was wiederum Zeit kostet. Waren wir nach der ersten Testphase Ende 1997 bei einer durchschnittlichen Bearbeitungszeit von rund 2 Stunden pro Fall innerhalb der OFA, so zeigt sich im Wirkbetrieb eine Bearbeitungszeit von $4\,^1/_2$ Stunden pro Fall, vom Einlauf über Qualitätskontrolle und Erfassung bis hin zur zweifachen Recherche und Rücksendung des Bogens. Bei dem System handelt es sich um ein so genanntes passives System, welches nicht bereits bei der Eingabe Übereinstimmungen mitteilt. Vielmehr ist der Mensch, der Analytiker, gefordert, aus der Meldung heraus die *richtigen* Fragen an das System zu stellen. Wird kein Treffer festgestellt, wird der Sachbearbeiter mittels eines Serienbriefes und der Rücksendung des Bogens darüber informiert. Im Falle eines Treffers erfolgt die Information aller tangierten Dienststellen und die Rücksendung des Bogens. Die Dienststellen wiederum sind dann verpflichtet, sich ins gegenseitige Benehmen zu setzen und zu prüfen, ob man diesen Anfangsverdacht verifizieren kann.

12.3.5
ViCLAS-Lagebild

Seit Beginn der Echtdatenerfassung im Januar 1998 im System (Version 2.23) bewegt sich der monatliche Einlauf an ViCLAS-Bögen bei der OFA-Bayern in einer Größenordnung von 50–90 Bögen. Daraus errechnet sich ein Durchschnitt von ca. 60 Bögen pro Monat. Zum 29.05.2000 befanden sich 1259 geprüfte, erfasste und recherchierte Fälle im System. Die genaue Struktur ist nachfolgender Tabelle 12.1 zu entnehmen.

Darüber hinaus wurden in der neuen Version 3.0 bis 15.11.2000 weitere 85 Tötungsdelikte sowie 311 Fälle von Sexualdelikten und verdächtigem Ansprechen von Kindern erfasst, die nicht in Tabelle 12.1 enthalten sind.

Sieht man sich die Tabelle 12.1 genauer an, so fallen 3 Werte besonders auf. Erwartungsgemäß liegt der Schwerpunkt der Meldungen mit 67 % bei den Sexualdelikten. Überrascht hat uns allerdings die hohe Zahl bekannter Tatverdächtiger mit 58 %. Dies lässt in Zukunft mutmaßlich erwarten, dass es zu ganz konkreten Tat-Täter-Zusammenführungen kommen wird. Darüber hinaus fällt ein hohes Meldeaufkommen bei den retrograd erfassten Fällen mit knapp 40 % auf, d. h. die Tatzeit liegt hier vor 1998. Diese Tendenz war bereits mit Beginn der Meldeverpflichtung erkennbar. Sie überraschte und freute uns umso mehr, als exakt für diese Fälle eine Meldeverpflichtung bis heute nicht besteht. Wir hatten den Sachbearbeitern bei den Beschulungen ab November 1997 freigestellt, solche Fälle zu melden. Uns zeigt das hohe Meldeaufkommen in diesem Bereich, dass das System von vorneherein von der Basis akzeptiert wurde, es zweifellos aber auch eine hohe Erwartungshaltung im Output gibt. Diese kann indessen im Moment nicht zu 100 % erfüllt werden. Der Ein- und Auslauf der ViCLAS-Bögen hält sich nicht die Waage, so dass derzeit lediglich gut 40 Fälle im Monat abschließend in das System aufgenommen werden mit der weiteren Folge, dass

Tabelle 12.1. Datenbestand in ViCLAS Bayern Mai 2000

	Tötungsdelikte	Sexualdelikte	verdächtiges Ansprechen	Vermisste
Gesamtbestand	206	848	205	7 [a]
bekannte TV [d]	149	500	86	
– progressiv [b]	87	339		
– retrograd [c]	62	161		
unbekannte TV	57	348	119	
– progressiv [b]	14	300		
– retrograd [c]	43	48		

[a] Zahl bereits in Tötungsdelikten enthalten, hier nochmals extra ausgewiesen.
[b] Tatzeit nach 01.01.1998.
[c] Tatzeit vor 01.01.1998.
[d] Tatverdächtige.

sich die Halde im Erfassungsstau monatlich noch immer um rund 20 Fälle aufbaut. Der Gesamtbestand liegt derzeit bei knapp 500 noch nicht abgearbeiteten Fällen. Unser wichtigstes Ziel in diesem Bereich ist es, diesen im Laufe des Jahres 2001 abzubauen. Der Hintergrund für diese relativ hohe Halde ist zunächst in der speziell für den bundesweiten Aufbau geleisteten Mehrarbeit zu sehen, aber auch in personellen Engpässen, die erst im Jahr 2000 behoben wurden.

Als wichtiges Führungsinstrumentarium hat sich die monatliche Bekanntgabe der ViCLAS-Meldungen als so genannte „ViCLAS-Lage" bestätigt. Jeden 15. eines Monats erhalten alle Führungsdienststellen per Fernschreiben detailliert mitgeteilt, wer wie viel Meldungen zwischenzeitlich zu ViCLAS abgesetzt hat. Der Ansatz hierfür war zum einen ein Transparenzgedanke, zum anderen aber auch, dass jeder Beamte der mit ViCLAS zu tun haben könnte, einmal im Monat das Wort ViCLAS hört, speziell um hier Abbröckelungstendenzen entgegenzuwirken.

12.4
Besondere Themenbereiche

12.4.1
Personalauswahl und Anforderungsprofil an Fallanalytiker

Mindestens einmal pro Woche erkundigen sich bei mir Studenten, Psychologen, Sozialwissenschaftler und Kollegen aus dem Polizeibereich, wen wir im Bereich der OFA einsetzen, welche Voraussetzungen Interessenten mitbringen müssen, wie man denn „Profiler" werde bzw. wo man diese Thematik studieren könne und ob und wann man bei der OFA-Bayern hospitieren bzw. sich bewerben könne. Wir gehen hier einen ähnlichen Weg wie die Amerikaner und setzen grundsätzlich erfahrene Ermittlungsbeamte aus dem Bereich der Mordkommission bzw. aus dem Sexualdeliktbereich ein, die ihr zusätzliches Fachwissen über Spezialseminare vermittelt bekommen. Diese sollen dabei folgende Grund-voraussetzungen mitbringen:

- Planerisches und analytisches Denkvermögen,
- Teamfähigkeit (Interesse an der Teamarbeit),
- EDV-Kenntnisse (Windows, Word),
- Flexibilität,
- Eigeninitiative,
- gute Englischkenntnisse,
- Stressstabilität.

Auch wenn sich das liest, als wäre es aus dem Handbuch für Personalchefs zur Erstellung von Stellenausschreibungen abgeschrieben, hat es gleichwohl Bedeutung in der Praxis.

12.4.2
Aus- und Fortbildung

Neben der praktischen Arbeit war uns von vorneherein bewusst, dass die Thematik innerhalb der Polizei nicht nur auf wenige Spezialisten beschränkt sein darf. Man denke hier nur an das extrem wichtige Verhalten bei der Spurensicherung am Tatort und die Bedeutung für die OFA. Dies führte dazu, dass das Thema zwischenzeitlich fest in den Lehrplänen von Spezialseminaren wie Tötungs- und Sexualdelikte/Erkennungsdienst im Rahmen der Fortbildung implementiert ist. Zwischenzeitlich fließt es in Bayern auch standardmäßig in die Fachhochschulausbildung in Kriminalistik/Kriminaltechnik sowie bei der Ausbildung zum höheren Polizeivollzugsdienst ein. In jeweils zwei Unterrichtseinheiten werden den Beamten das erforderliche Basiswissen und die Arbeitsweise vermittelt.

12.4.3
Medien

Medienarbeit und neue Fahndungsmethoden der Strafverfolgungsbehörden vertragen sich grundsätzlich nicht. Fakt ist aber auch, dass die Polizei „nicht auf einer Insel lebt" und nicht einfach so tun kann, als gäbe es die Medien nicht. Das würde an der Lebenswirklichkeit vorbeigehen. Die Einführung der OFA war sogar eng verbunden mit der Berichterstattung in den Medien. In den Jahren ab 1994 gab es eine Reihe von spektakulären Vergewaltigungs- und Tötungsdelikten, bei denen die Opfer Kinder bzw. junge Mädchen waren, also genau die Deliktsbereiche, die wohl als originäre Aufgabe der OFA bezeichnet werden dürfen. Erinnert sei an Opfer wie Natalie Astner (Bayern), Kim Kerkow (Niedersachsen), Christina Nytsch (Niedersachsen), Tristan Brühbach (Hessen) und Carla Sudito (Bayern). Die Frage stellte sich, ob durch die teilweise ausufernde Presseberichterstattung potenzielle Täter zur Nachahmung animiert wurden. Gleichwohl wissen wir aber auch, dass es im Langzeitvergleich keine signifikante Steigerung solcher Taten, auch nicht im Norden unserer Republik, gab. Bundesweit gab es in den letzten 10 Jahren im Schnitt jährlich 10 solcher Delikte. Ein Erklärungsansatz dafür liegt wohl in der zwischenzeitlich explodierten Medienlandschaft. Durch die Vielzahl der neuen regionalen und überregionalen Fernseh- und Rundfunksendern gibt es so viel Sendezeit, die „gefüllt" werden muss, dass bestimmte Ereignisse auf jedem Sender mehrfach ausgestrahlt und in der Folge auch immer wiederholt werden. Beim Zuhörer und Fernsehkonsumenten entsteht dadurch das Gefühl, dass solche Straftaten zunehmen – was zum Glück aber nicht der Fall ist. Ich möchte meinen Erklärungsansatz nicht als Medienschelte verstanden wissen, sondern damit nur versuchen die Situation deutlich zu machen.

Wo liegt aber nun die Verbindung zwischen OFA und Presse? Zum einen haben wir während der Aufbauphase sowohl nach innen (also in polizeiinternen Medien) als auch nach außen (sowohl regional als auch überregionale Print-, Rundfunk- und Fernsehmedien) aktiv begleitend Öffentlichkeitsarbeit geleistet. Hintergrund hierfür war, das Bewusstsein zu schärfen und die Notwendigkeit für diese neue Methode sowohl bei den Kollegen, den Entscheidungsträgern innerhalb der Polizei und auch beim Bürger aufzuzeigen. Ich bin fest davon überzeugt, dass unsere damalige progressive Öffentlichkeitsarbeit eine große Rolle bei der zügigen Einführung gespielt hat. Dies soll heißen, ohne Mediendruck, der damit zwangsläufig aufgebaut wurde, wären wir heute noch nicht so weit. Zum anderen gibt es in der OFA proaktive Elemente, also den Versuch, über die Medien mit dem Täter Kontakt aufzunehmen und ihn im Einzelfall zu bestimmten Aktivitäten zu veranlassen. Auch hier brauchen wir in der praktischen Arbeit fallbezogen die Medien. Für diese Art der Öffentlichkeitsarbeit ist die sachbearbeitende Dienststelle zuständig; die OFA-Einheit unterstützt und berät konzeptionell. Informationen zum Fall bzw. allein die Mitarbeit der OFA-Bayern werden von uns nicht in der Öffentlichkeit thematisiert. Allerdings habe ich in letzter Zeit mehrfach festgestellt, dass die Dienststellen von sich aus im Rahmen von Presseerklärungen und -konferenzen bekannt geben, wenn ein Täterprofil in Auftrag gegeben wurde, um in der Öffentlichkeit nochmals zu dokumentieren, dass alles getan wird, was getan werden kann. Dies führt dann natürlich dazu, dass ab diesem Zeitpunkt ständig Nachfragen der Journalisten bezüglich des Profils gestellt werden. Diese können und werden von uns nicht beantwortet.

> **!** Problematisch war und ist allerdings grundsätzlich nach wie vor die Qualität und der Umfang der Informationstiefe, die dabei nach außen gegeben wird. Meines Erachtens darf die Methode der Fallanalyse in der Öffentlichkeit nur im Ansatz erklärt werden. Ansonsten würden wir uns wieder einmal ein Instrumentarium der Verbrechensbekämpfung, noch bevor es richtig greift, aus der Hand nehmen lassen. Andererseits muss man immer wieder verdeutlichen, dass dieser Ansatz keine neue Wunderwaffe in der Verbrechensbekämpfung darstellt und die Methode auch nur bei bestimmten Delikten einen Beitrag zur Klärung des Falles bringen kann.

12.4.4
Rechtsmedizin

Ausgehend von Tatort und Opfer liefern uns die Rechtsmediziner seit jeher objektive forensische Beweise, die auch eine Arbeitsgrundlage für die OFA darstellen. In diesem Wissen haben wir von Anfang an mit dem Institut für Rechtsmedizin in München eng zusammengearbeitet. Einerseits bekommen wir von dort zwischenzeitlich die erstellten Gutachten im Entwurf unmittelbar nachdem diese erstmals geschrieben wurden, d. h. noch im Laufe des Tages der Obduktion bzw. spätestens am Tag danach. Damit können speziell fallbegleitende Analysen erheblich früher fundiert begonnen werden. Darüber hinaus hat sich die Münchner Rechtsmedizin im Bereich der Blutspurenverteilungsmuster-Analyse[3] spezialisiert, so dass ausgehend vom Tatort und der vorgefundenen Spurendynamik diese beiden Bereiche ihre Ergebnisse ständig abgleichen.

12.4.5
Justiz

Das Instrumentarium OFA habe ich von Anfang an ausschließlich als Hilfestellung und Unterstützung für den ermittelnden Beamten der Kriminalpolizei betrachtet. Fallanalyse und Profilerstellung sind Bereiche, in denen mit Hypothesen, ausgehend vom Tatort, Ermittlungsansätze erarbeitet werden, die als solche noch mit gerichtsverwertbaren Beweisen untermauert werden müssen. Ein Täterprofil kann selbstredend niemals alleine zu einer Verurteilung führen. ViCLAS deckt den polizeilichen Bereich des KPMD, der mit der Justiz nichts tun hat, ab. So gesehen war aus unserer Sicht die Justiz, speziell die Staatsanwaltschaft, hiervon nicht berührt. Zwischenzeitlich zeigen aber auch die Justizverwaltungen Interesse an der Arbeit der OFA-Einheiten. Speziell die sachbearbeitenden Staatsanwälte unterstützen mehr und mehr die Arbeitsergebnisse bzw. Ermittlungsansätze der OFA-Einheit im Besonderen auch in der praktischen Umsetzung, da oftmals zwischen verschiedenen Ermittlungshandlungen priorisiert werden muss oder sich die Frage stellt, ob bestimmte Ermittlungstätigkeiten, die angeregt wurden, auch tatsächlich durchgeführt werden. Außerdem werden, dies ist bereits heute aufgrund wiederholter Anfragen erkennbar, in Zukunft die erkennenden Gerichte vermehrt auf die Fallanalytiker als Sachverständige zurückgreifen, beispielsweise mit der Fragestellung, ob es denn aus fallanalytischer Sicht sein kann, dass die eine oder andere Tat nicht oder doch Bestandteil der Serie ist, die dem Angeklagten vorgeworfen wird. Insofern wird OFA künftig durchaus seine Rolle auch im justiziellen Bereich übernehmen müssen. Wie und mit welchem Status bleibt abzuwarten.

12.4.6
Datenschutz

Probleme mit dem Datenschutz hat das ViCLAS-Datenbanksystem in Bayern zu keiner Zeit gehabt. Erst mit dem bundesweiten Aufbau zeichneten sich erste Konfliktfelder ab. Mit der Pilotierung des ViCLAS-Datenbanksystems im

---

[3] Die Blutspurenverteilungsmuster-Analyse ist eine Methode, die sich mit Muster, Verteilung, Kategorisierung und Interpretation von tatrelevanten Blutspuren befasst. Zur allgemeinen Bedeutung der Rechtsmedizin für die Fallanalyse s. auch Püschel und Schröer, Kap. 8, in diesem Band.

Dezember 1996 legte das Polizeipräsidium München eine Errichtungsanordnung vor. Dabei gab es geringfügige Schwierigkeiten bei der Übertragung der Software. Da es in Ländern wie Kanada oder den USA keine Vorschriften zur Aussonderung bzw. Löschung von Daten in der Form wie bei uns gibt, sah das System damals kein Feld für ein so genanntes Aussonderungsprüfdatum vor. Dieses kleine technische Problem konnte über eine Freitextfunktion gelöst werden. Mit dem bayernweiten Ausbau der Datei ab Januar 1998 wurde die Errichtungsanordnung fortgeschrieben und an die geänderte Situation angepasst. Bedingt durch eine permanente Berichterstattung speziell in den Münchner Medien wurde seitens der Behördenleitung des Polizeipräsidium München dem Bayerischen Landesbeauftragten für den Datenschutz eigens eine Informationsveranstaltung angeboten, die im Mai 1998 beim Polizeipräsidium München stattfand. In einem 4-stündigen Referat über Hintergründe/Entstehungsgeschichte, Einführung in die Grundbegriffe der Operativen Fallanalyse, Analyse von Tötungsdelikten und einer theoretischen und praktischen Demonstration des ViCLAS-Datenbanksystems wurde der Landesbeauftragte umfassend informiert. Dass er von der Notwendigkeit speziell des DB-Systems ViCLAS überzeugt werden konnte, kann man am Schlusswort des Landesbeauftragten erkennen, in dem er sinngemäß äußerte, „ich wundere mich, dass es so etwas erst jetzt gibt". Eine erste Datenschutzprüfung von ViCLAS wurde damals für 1999 avisiert und letztlich im Januar 2000 tatsächlich durchgeführt. Speziell geprüft wurde auch hier der Bereich „Verdächtiges Ansprechen von Kindern und Jugendlichen". Nennenswerte Beanstandungen seitens des Datenschutzbeauftragten traten dabei nicht auf.

12.4.7
Evaluation

Von den Anwendern bzw. von externer Seite muss sich richtigerweise jede neue Arbeitsmethode nach einer gewissen Laufzeit auf Effektivität und Effizienz überprüfen lassen. Die Messbarkeit ist allerdings hier schwierig, wie in vielen Bereichen der Polizei, wenn man sich nicht auf Zahlen sondern Bewertungen stützen muss. Zusätzlich werden alle bislang in Deutschland erfolgten Untersuchungen dahingehend relativiert, dass die Fallzahlen, auf die man sich dabei stützen muss, noch sehr gering sind.

Letztlich können in einem solchen Verfahren eigentlich nur die Auftraggeber, sprich die Dienststellen, die Fallanalysen angefordert haben, diese in Bezug auf ihren praktischen Nutzen hin beurteilen. Besonders berücksichtigt werden muss dabei, dass es sich bei den in diesen Deliktsbereichen eingesetzten Ermittlungsbeamten regelmäßig um erfahrene und hoch motivierte Sachbearbeiter handelt. Insofern haben deren Aussagen besondere Bedeutung.

Bereits vor Abschluss der Pilotphase im Jahre 1997 wurden deshalb die Kriminalpolizeidienststellen abgefragt. Auf der Grundlage von 14 Fallanalysen, erstellt für 10 Dienststellen in Bayern, Baden-Württemberg und Sachsen-Anhalt zeigen die nachfolgenden Antworten (Tabelle 12.2) m. E. deutlich, dass wir auf dem richtigen Weg sind.

Tabelle 12.2. Ergebnisse einer Umfrage zur Zufriedenheit mit der Arbeit der OFA-Bayern 1997

Frage	Ja	Nein
Waren Sie mit der Leistung der OFA-Bayern zufrieden	13	1
Hat die Analyse der OFA-Bayern Ihre Ermittlungen beeinflusst?	9	5
Würden Sie die Leistungen der OFA erneut in Anspruch nehmen?	13	1

Zusätzlich wurde in einer ersten *externen* Evaluierung der praktische Nutzen der Operativen Fallanalyse beim Polizeipräsidium München überprüft[4]. Dazu erhielten 20 Ermittlungsdienststellen in den Bundesländern Baden-Württemberg, Bayern, Niedersachsen, Sachsen und Thüringen, die in der Zeit zwischen dem 01.06.1997 und dem 31.10.1999 der OFA-Bayern einen Analyseauftrag erteilt hatten, einen Fragebogen zugesandt. Um möglichst unbeeinflusste Angaben zu erhalten, war allen Befragten Anonymität zugesichert worden. 18 Fragebogen kamen vollständig ausgefüllt und damit auswertbar zurück. Dies entspricht einer Rücklaufquote von 90 %.

Auch hier liegen, wie die nachfolgende Tabelle 12.3 zeigt, die Kernaussagen im Trend unserer eigenen Untersuchung aus dem Jahr 1997.

Tabelle 12.3 zeigt nur einen Auszug der gesamten Untersuchung. Dennoch ist bereits aus diesen wenigen Zahlen erkennbar, dass die Arbeit der OFA-Bayern einerseits anerkannt wird, andererseits es aber auch eine Herausforderung ist, den hohen Standard, der bereits erreicht ist, zu halten und noch zu verbessern.

12.4.8
Ausblick

Die Operative Fallanalyse ist keine neue Wunderwaffe oder gar ein neues Allheilmittel der Kriminalistik. Sie bietet sich jedoch bei sehr komplexen Ermittlungsfällen als zusätzliches Hilfsmittel an, v. a. im Bereich der sexuell motivierten Gewaltkriminalität, in denen der Erwartungsdruck der Bevölkerung und v. a. auch der Medien erheblich ist. Sie kann der Ermittlung durch objektive Bewertung außerhalb der Sachbearbeitung bzw. einer Soko neue Ansätze bzw. Vorschläge zur Priorisierung von Maßnahmen geben.

Die Aufklärung der Fälle wird immer durch die sachbearbeitende Dienststelle erfolgen, die OFA Bayerns sieht sich im Gesamtverband als Servicedienststelle, die im Sinne eines arbeitsteiligen Vorgehens ihren Beitrag zur Aufklärung dieser schwerwiegenden Gewalttaten leistet.

---

[4] Dies geschah im Rahmen einer Seminararbeit von KHK Lothar Köhler im Studienjahrgang 1999/2000, Fachgebiet Kriminalistik/Kriminologie an der Polizei-Führungsakademie in Münster, die im April 2000 vorgelegt wurde.

Tabelle 12.3. Evaluationsstudie zum polizeilichen Nutzen von Fallanalysen der OFA-Bayern (2000)

Fragen	Anzahl	Einzelangaben: 1 = sehr positiv 5 = sehr negativ					Mittel-wert
		1	2	3	4	5	
Verhalf Ihnen die Fallanalyse dazu, ein möglichst objektives Bild von der Chronologie des Tatherganges zu erhalten?		3	5	4	3	3	2,89
Wie bewerten Sie die motivationale Unterstützung durch den Fall-analytiker gerade in Zeiten starken öffentlichen Ermittlungsdrucks?		4	8	1	2	3	2,56
Verhalf die Fallanalyse dazu, kriminalistisches Fachwissen zu erweitern?							
– persönliches Fachwissen		1	8	2	3	4	3,06
– das Fachwissen von Mitgliedern aus Ihrer Kommission		1	8	2	2	4	3,00
Welche Einstellung hatten Sie zur Operativen Fallanalyse, bevor die OFA-Bayern in Ihrem Verfahren tätig war?		6	5	5	1	1	2,22
Welche Einstellung haben Sie heute zur Operativen Fallanalyse?		11	4	1	2	0	1,66
Würden Sie die OFA-Bayern heute in einem ähnlich gelagerten Fall erneut mit der Untersuchung beauftragen?							
– ja	16						
– nein	2						
Haben Sie oder einer Ihrer Mit-arbeiter an die ViCLAS-Datenbank bisher schon Daten übermittelt?							
– ja	15						
– nein	1						
Wie hilfreich schätzen Sie das seit 01.01.1998 zunächst in Bayern und nun im Bund eingeführte ViCLAS-Datenbanksystem?							
– bei Tötungsdelikten		12	2	2	1	0	1,53
– bei Sexualdelikten		12	3	2	1	0	1,56
– bei Vermisstenfällen		5	3	5	2	0	2,26
– beim „verdächtigen Ansprechen"		7	1	4	3	1	2,38

Literatur

Edelbacher M (1993) Die Erstellung von Täterprofilen. Kriminalistik 47(5): 295–296

Füllgrabe U (1993) Psychologische Täterprofile. Kriminalistik 47(5): 297–305; 47(6): 373–376

Köhler L (2000) Praktischer Nutzen der Operativen Fallanalyse und des ViCLAS-Datenbanksystems beim Polizeipräsidium München – eine erste Evaluierung. Unveröffentlichte Seminararbeit an der Polizei-Führungsakademie Münster

Nagel U, Horn A (1998) ViCLAS – Ein Expertensystem als Ermittlungshilfe. Kriminalistik 52(1): 54 – 58

Protokoll einer Aufklärung

Der Ermittlungsgewinn durch ein Täterprofil bei der Suche
nach einen Serienvergewaltiger

H. FRIESE

> *Der Voyeurismus, die sexuelle Schaulust kann, so belanglos sie*
> *auch erscheinen mag, außer zu verbalerotischen Aktivitäten,*
> *Hausfriedensbruch und fetischistischen Diebstählen auch zu*
> *Sexualfreiheitsdelikten führen.*
> (Groß u. Geerds 1978, S. 404–405)

Mit diesem Beitrag möchte ich anhand einer Falldarstellung aufzeigen, mit welcher Mühe und welchem Einsatz versucht wurde, einen Serienvergewaltiger zu
ermitteln, der offensichtlich unseren polizeilichen Zuständigkeitsbereich nicht
verlassen hatte, um seine schrecklichen Taten zu begehen. Dennoch ist es uns
mit herkömmlichen kriminalistischen Mitteln nicht gelungen, dem Täter auf die
Spur zu kommen. Was wir an diesem Fall gelernt haben und wie wir das Spektrum unseres kriminalistischen Denkens und Handeln erweitern konnten, ist
Thema dieses Kapitels.

13.1
Die Struktur der Behörde

Die hier geschilderte Serie von Sexualstraftaten begann im Jahre 1996 und
konnte 1998 mit der Festnahme und Überführung des Täters abgeschlossen
werden. Alle Taten ereigneten sich im Zuständigkeitsbereich der Kreispolizeibehörde Recklinghausen. Die Serie der Taten, die lange Fahndung nach dem Täter und schließlich die Aufklärung der Verbrechen, hat im Verlauf der Ermittlungen und danach zu einem bundesweiten Echo und vielfältigen Diskussionen
innerhalb der Medien, in den Ermittlungsdienststellen und bei zahlreichen
Fachleuten geführt.

Die Kreispolizeibehörde Recklinghausen gehört zu den großen Flächen-
behörden unseres Landes und stellt mit einer Verwaltungsfläche von ca.
862 qkm und ca. 784 000 Einwohnern den größten Polizeibezirk in Nordrhein-
Westfalen dar. Zur Polizeibehörde, die den Nordrand des Ruhrgebietes darstellt, zählen die Städte Recklinghausen, Haltern, Datteln, Waltrop, Oer-Erkenschwick, Castrop-Rauxel, Herten, Marl, Dorsten, Gladbeck und Bottrop. An-
grenzend liegen die Polizeipräsidien Dortmund, Bochum, Gelsenkirchen, Essen
und Oberhausen, sowie die Kreise Wesel, Borken, Coesfeld und Unna. Es ergibt sich somit nach Norden hin die Verbindungen in die eher dünn besiedelten

Bereiche des Münsterlandes und nach Süden hin in die Ballungsräume des Ruhrgebiets.

Innerhalb der Kreispolizeibehörde Recklinghausen werden alle Gewaltdelikte und gemeingefährliche Straftaten, also Todesermittlungen, Brand- und Umweltstraftaten, Raubdelikte und Straftaten gegen die sexuelle Selbstbestimmung, von der Kriminalgruppe I, Unterabteilung „Zentrale Kriminalitätsbearbeitung" bearbeitet. Die spezifischen Fachkommissariate, in denen sich zentral mit den jeweiligen Fällen befasst wird, sind hier angegliedert. So wird die Dienststelle zur Bearbeitung von sexuellen Gewaltdelikten mit KK 12 bezeichnet, wie es überwiegend im Lande der Fall ist. Das KK 12, dessen Leiter ich seit 1994 bin, bestand z. Z. der Ermittlung nach dem Serientäter aus 11 Ermittlungsbeamten.

13.2
Eine Straftatenserie entwickelt sich: „Der Täter mit der Maske"

Ab April 1996 wurden dem KK 12 einzeln und im zeitlichen Abstand von einigen Wochen bis zu wenigen Monaten Sexualdelikte angezeigt, die nicht nur durch die Art des Angriffs oder die Intensität der sexuellen Handlungen, sondern auch durch übereinstimmende Einzelheiten in den Opferaussagen und in den objektiven Feststellungen an den Tatorten Parallelen zeigten. Diese Übereinstimmungen führten dazu, dass die Fälle zunächst zwar nebeneinander, aber dennoch ständig miteinander abgeglichen und bearbeitet wurden.

13.2.1
Die Fälle

Wie sich die Sachverhalte im Einzelnen darstellten, soll nachfolgend kurz beschrieben werden.

Fallbeispiele

1. Fall: Marl, Montag, 08. April 1996, 01.45 Uhr

Durch eine auf „kipp" stehende Terrassentür dringt ein maskierter Täter in die Wohnung des 35 Jahre alten Opfers ein. Die Frau schläft auf der Couch im Wohnzimmer. Der Täter sucht sich in der Wohnung ein Modellkleid, Strümpfe und einen Schal. Das Opfer erwacht, der bewaffnete Täter verbindet seinem Opfer die Augen, zerschneidet ihr den Slip am Körper und entkleidet sie. Er fordert sie auf zu masturbieren und die vom Täter zusammengesuchte Kleidung anzuziehen. Ein Fluchtversuch der Überfallenen wird durch grobe Schläge des Täters verhindert. Als die Frau ihn plötzlich auffordert, sein Vorhaben durchzuführen, aber „glimpflich" für sie ablaufen zu lassen, bricht er seine weiteren Vorhaben ab und verlässt die Wohnung.

2. Fall: Waltrop, Mittwoch, 21. August 1996, 00.30 Uhr

Durch ein auf „kipp" stehendes Fenster dringt ein maskierter Täter in die Wohnung einer 45 Jahre alten Frau ein. Er überfällt sie, hält ihr mit der einen Hand den Mund zu und mit der anderen Hand ein Messer an den Hals. Er verbindet ihr die Augen, fordert sie auf zu masturbieren und zwingt sie zum Oralverkehr. Er wischt das Ejakulat auf und nimmt das Tuch mit.

3. Fall: Oer-Erkenschwick, Freitag, 06. September 1996, 23.30 Uhr

Der Täter gelangt durch ein auf „kipp" stehendes Fenster in die Wohnung einer allein lebenden 39 Jahre alten Frau. Der maskierte Mann ist bereits in der Wohnung als das Opfer sie betritt. Er fällt sie von hinten an, setzt ihr ein Messer an den Hals und verbindet ihre Augen. Sie muss masturbieren und eine vom Täter mitgebrachte Strumpfhose anziehen, die er an ihrem Körper zerschneidet. Er flößt ihr ein alkoholisches Getränk ein. Der Täter erzwingt den Oralverkehr, wischt das Ejakulat auf und nimmt das dafür benutzte Tuch mit.

4. Fall: Oer-Erkenschwick, Freitag, 07. Februar 1997, 05.30 Uhr – Die Nacht nach Weiberfastnacht

Eine 21 Jahre alte Frau befindet sich nach einer Feier auf dem Heimweg. In der Nähe ihrer Wohnung greift sie von hinten ein maskierter und mit einem Messer bewaffneter Mann an. Mit einer Hand hält er ihr den Mund zu und führt sie in einen Garten. Hier muss sie sich entkleiden, masturbieren und den Täter oral befriedigen. Er führt verschiedene von ihm zur Tatausführung mitgebrachte Gegenstände in After und Scheide ein. Das Ejakulat wischt er ab und nimmt die Spurenträger mit.

5. Fall: Oer-Erkenschwick, Sonntag, 09. März 1997, 03.15 Uhr

Eine 40 Jahre alte Frau befindet sich auf dem Heimweg von einem Betriebsfest. Auf der Straße überfällt sie ein maskierter, mit einem Messer bewaffneter Mann. Er dirigiert sie in ein Gebüsch, zerreißt ihre Strumpfhose und fordert das Opfer auf, zu masturbieren. Er führt Finger in After und Scheide ein und befriedigt sich selbst. Das Ejakulat wischt er ab und nimmt die Spurenträger mit. Die Gegenwehr des Opfers bricht er mit brutalen Schlägen. Die Frau erleidet Stich- und Schlagverletzungen und wird über mehrere Tage stationär im Krankenhaus behandelt.

6. Fall: Oer-Erkenschwick, Donnerstag, 27. März 1997, 23.00 Uhr

Eine 15 Jahre alte Schülerin kommt mit dem Bus an einer Haltestelle in der Nähe der elterlichen Wohnung an und geht auf direktem Wege nach Hause. Hier überfällt sie auf einem Fußweg ein maskierter Täter, der sein Opfer mit einem Messer einschüchtert. Der Täter verbindet ihr die Augen und fordert sie auf, sich auszuziehen und zu masturbieren. Er onaniert und erzwingt den Oralverkehr. Er durchwühlt ihre Handtasche, findet einen Hinweis auf ihren Namen und bedroht sie für den Fall einer Anzeigenerstattung.

7. Fall: Dorsten, Sonntag, 20. April 1997, 04.30 Uhr

Der Täter gelangt durch ein auf „kipp" stehendes Fenster in die Kellerwohnung des Opfers. Die schlafende 18 Jahre alte Frau wird von hinten überfallen, ihr wird der Mund zugehalten und sie spürt ein Messer an ihrem Hals. Der Täter zwingt sie, von ihm mitgebrachte alkoholische Getränke zu schlucken, zu masturbieren und eine mitgebrachte Strumpfhose anzuziehen. Die Strumpfhose zerschneidet und zerreißt der Täter am Körper des Opfer. Er manipuliert an Scheide und After, führt Gegenstände ein und erzwingt den Oralverkehr. Bevor der Täter die Wohnung des Opfers verlässt, droht er die Frau umzubringen, falls die Polizei gerufen wird.

8. Fall: Herten, Samstag, 26. April 1997, 01.30 Uhr

Die 27 Jahre alte Frau kommt von einer Feier und begibt sich in ihre Kellerwohnung. Dort zieht sie sich aus und wird beim Waschen von einem maskierten Täter überfallen. Er hält ihr den Mund zu, verbindet ihr die Augen und flößt ihr ein alkoholisches Getränk ein. Sie muss eine vom Täter mitgebrachte Strumpfhose anziehen, die er an ihrem Körper zerschneidet. Er fordert sie auf, zu masturbieren, führt Gegenstände in After und Scheide ein und ejakuliert auf das Opfer. Anschließend fordert er die Frau zum Duschen auf.

13.2.2
Die Reihenfolge der Taten

Die „harten" Daten der Sachverhalte dieser gewaltsamen Sexualdelikte wurden bei der Suche nach Ermittlungsansätzen von den Mitarbeitern des KK 12 immer wieder aus verschiedenen Richtungen betrachtet. So erstellten wir eine Tabelle mit der Auflistung von Tattagen, Tatorten und zeitlichen Gegebenheiten, die aber keine greifbaren Ergebnisse erbrachte:

Fall 1	Montag, 08.04.1996, 01.45 Uhr Abstand: 4 1/2 Monate	Marl
Fall 2	Mittwoch, 21.08.1996, 03.00 Uhr Abstand: 2 Wochen	Waltrop
Fall 3	Freitag, 06.09.1996, 23.30 Uhr Abstand: 5 Monate	Oer-Erkenschwick
Fall 4	Freitag, 07.02.1997, 05.30 Uhr Abstand: 1 Monat	Oer-Erkenschwick
Fall 5	Sonntag, 09.03.1997, 03.15 Uhr Abstand: 18 Tage	Oer-Erkenschwick
Fall 6	Donnerstag, 27.03.1997, 23.00 Uhr Abstand: 24 Tage	Oer-Erkenschwick
Fall 7	Sonntag, 20.04.1997, 04.30 Uhr Abstand: 6 Tage	Dorsten
Fall 8	Samstag, 26.04.1997, 01.30 Uhr Abstand: ?	Herten

13.3
Reaktionen der Öffentlichkeit und der Polizei – Bildung der „EK – Maske"

Nach den 3 aufeinander folgenden, nächtlichen Taten auf offener Straße in Oer-Erkenschwick im Februar und März 1997 machte sich nicht nur dort Unruhe und Furcht vor weiteren sexuellen Gewalttaten in der Bevölkerung bemerkbar. Bislang wurden auch in der Presse die Überfälle des Sexualstraftäters in den Wohnungen der Opfer als Einzeltaten gesehen. Resonanz in Form von Hinweisen auf einen Täter oder verdächtige Beobachtungen gab es bis dahin nur wenig. Doch am 1. Mai schrieb die Westdeutsche Allgemeine Zeitung in ihrem Lokalteil: „Drei Frauen innerhalb kurzer Zeit Opfer von Vergewaltigern… In der Stimbergstadt macht sich bei Frauen die Angst breit, abends allein über die Straße zu gehen. Zum dritten Mal innerhalb weniger Wochen wurde eine junge Frau sexuell belästigt." Im Verlauf des Artikels wurden die einzelnen Sachverhalte geschildert und unversehens die möglichen Übereinstimmungen der 3 Taten erkannt und in Beziehung gebracht. Da das KK 12 am Wochenende grundsätzlich nicht besetzt ist, wurde folglich auch das Informationsbedürfnis der Redaktion nicht befriedigt. In der Zeitung erfolgte eine Kommentierung mit den Worten „Kripo schweigt". Das Sicherheitsgefühl der Bürger war zu dieser Zeit erheblich beeinträchtigt. Durch die Steigerung der Brutalität des Täters, die immer kürzer werdenden Zeiträume zwischen den einzelnen Taten sowie die Auswertung der gesicherten Spuren, lies sich die ernst zu nehmende Gefahr begründen, dass eines der nächsten Opfer möglicherweise durch den Täter getötet werden könnte. Wie recht wir mit unserer Einschätzung einer Eskalation hatten, sollte erst viel später bestätigt werden.

Die geschilderten 8 Fälle wurden von der Polizei nun offiziell zusammengeführt und weitere unaufgeklärte Taten ebenfalls in die Überprüfung mit einbezogen. Eine Verbindung zwischen den Fällen zu sehen begründete sich durch den Modus Operandi und in einigen Fällen durch übereinstimmende Fremd-DNA-Funde in den Tatortspuren. In Absprache mit den Dezernenten der beteiligten Staatsanwaltschaften Bochum und Essen wurden die Ermittlungen durch die Staatsanwaltschaft Bochum übernommen. Beim Polizeipräsidium Recklinghausen bildete sich eine Ermittlungskommission mit dem Namen „EK – Maske". Sie nahm Anfang Mai 1997 mit einer Personalstärke von 10 Mitarbeiterinnen und Mitarbeitern ihre Arbeit auf. Die Kommission setzte sich aus erfahrenen Beamten der Dienststellen KK 11, KK 12, KK 13 und den Polizeiinspektionen der durch die Taten beeinträchtigten Städte zusammen.

Anschließend wurden am 9. Mai 1997 Vertreter der Bild- und Printmedien zu einem Pressegespräch eingeladen, um diese Serie schwerer Sexualstraftaten offiziell bekannt zu gegeben. Die Öffentlichkeit sollte durch Artikel und verschiedene Lichtbilder zur Mithilfe bei der Lösung dieses außergewöhnlichen Falles aufgerufen werden. Durch einige Zeugen, die vermutlich den Täter unmaskiert gesehen hatten, gelang es Montagebilder zu erstellen. Außerdem hatte der Täter bei seinen Delikten wiederholt Gegenstände und Bargeld mitgenommen, wie etwa ein außergewöhnliches Modellkleid, welches nicht in Deutschland vertrieben wurde. Auch hier wurde ein Foto des Kleides für Fahndungszwecke erstellt. Des Weiteren fehlte von einem Tatort ein Kunstgegenstand in Form eines Phallus – ein mit PU-Schaum gefülltes Präservativ – den ein Künstler in limitierter Auflage zu einem Welt-Aids-Tag geschaffen hatte. Der Besitz dieser seltenen Gegenstände könnte den gesuchten Täter möglicherweise verraten. Die Staatsanwaltschaft setzte eine Belohnung von DM 2000 aus. Die Resonanz auf die Medien war groß. Sachliche und auch reißerische Darstellungen verfehlten ihre Wirkung nicht, eine große Zahl von Hinweisen gingen bei der „EK – Maske" ein.

13.3.1
Die Tat Nr. 9

In der Welle der Berichterstattung wurde die 9. Tat begangen: Die Nachricht des erneuten Überfalls auf eine Frau in ihrer Wohnung erschütterte auch uns Ermittler. Unmittelbar nach Beginn einer enormen Öffentlichkeitsfahndung und der Bildung einer Ermittlungskommission verübte der Täter eine weitere sexuelle Gewalttat, die seine Gefährlichkeit eindeutig unter Beweis stellte. Die Schilderungen des Opfers waren geprägt vom brutalen Vorgehen des Täters. Der Ablauf der Tat zeigte eine erhebliche Steigerung beim Ausleben und Umsetzen seiner sexuellen Fantasien. Die zeitliche Dauer der Handlungen dokumentierte, wie sicher sich der Mann mit der Maske bei seinen Taten fühlen musste. War dies auch eine Reaktion des Täters auf die Öffentlichkeitsfahndung?

Der Sachverhalt in Marl am Montag, den 12. Mai 1997, um 02.30 Uhr

Die 25 Jahre alte Frau kam um 02.00 Uhr in der Nacht nach Hause. Als es um 02.30 Uhr an ihrer Wohnung im Erdgeschoss klingelte, öffnete sie die Tür und wurde von einem maskierten und mit einem Messer bewaffneten Mann überfallen. Der Täter hielt ihr ein Messer an den Hals, sie musste sich entkleiden und masturbieren. Der Täter führte Finger und Gegenstände in ihre Scheide ein. Er führte mehrfach Oralverkehr aus und onanierte immer wieder. Das Ejakulat wurde abgewischt und das Opfer musste sich mehrfach waschen, den Mund ausspülen und etwas trinken. Der Täter wechselte die Augenbinde beim Opfer, vermutlich weil Ejakulat daran sein könnte. Erst nach vielen Stunden verließ der Mann die Wohnung des Opfers.

13.3.2
Die Ermittlungen der „EK – Maske"

Die nachfolgenden Monate waren geprägt durch intensive Ermittlungsarbeiten:
- Auswertung des Kriminalpolizeilichen Meldedienstes,
- Sonderauswertung des Landeskriminalamtes NRW anhand der polizeilichen Kriminalstatistik,
- Sonderauswertung des Landeskriminalamtes NRW anhand der Daten bekannter Sexualstraftäter,
- Abgleichen mit Fällen aus anderen Behörden, auch mit abweichender Arbeitsweise,

- Abgleichen der Lebensumstände der Opfer, um Gemeinsamkeiten herauszufinden,
- Fahndungsveröffentlichung bundesweit in allen Polizeidienststellen,
- Nachrichten- und Informationsaustausch mit anderen Sachgebieten, z. B. Wohnungseinbruch,
- Durchführung von Sonderkontrollen zur Nachtzeit und vieles mehr.

Im Verlaufe der akribischen Ermittlungen wurden Datensätze von mehreren 1000 Menschen abgeglichen. 941 Einzelspuren wurden angelegt und über 200 DNA-Gutachten erstellt. Nach 5 Monaten – im September 1997 – waren sämtliche Spuren abgearbeitet. Der Täter der Serie von Sexualverbrechen befand sich nicht darunter.

Die „EK – Maske" wurde anschließend aufgelöst und die Mitarbeiter der Ermittlungskommission gingen zurück in ihre Dienststellen. Wiederkehrende Sachbearbeiter des KK 12 brachten die erarbeiteten Aktenberge mit. Die dem immer noch unbekannten Täter zuzurechnenden Taten hatten sich durch die Ermittlungen der „EK – Maske" auf 10 Fälle erhöht. 7 davon waren durch DNA-Gutachten wissenschaftlich gestützt. Weitere Delikte, die nicht alle einen sexuellen Hintergrund vermuten ließen, wurden ebenso mit einbezogen. Was die kriminalistische und kriminalwissenschaftliche Spurenauswertung anging, bot die Serie von Fällen keinen Ansatz mehr. Es war alles Erdenkliche versucht worden, dass Ziel, nämlich die Ergreifung des Täters und somit auch die Verhinderung neuer Taten wurde nicht erreicht. Die Frage, die uns alle in dieser Zeit immer wieder bewegte, war, was treibt und plant der Täter augenblicklich, dessen Taten sich im Laufe der Zeit immer mehr gesteigert hatten. Es wurden seit Mai keine weiteren Delikte mehr angezeigt. Dies galt für den Bereich Recklinghausen, aber auch für alle anderen Behörden.

Obwohl das Abarbeiten der zahlreichen Spuren abgeschlossen war, war weiterhin jeder, der an dem Fall mitgearbeitet hatte, an einer Klärung stark interessiert. Aus diesem Grunde wurden beim KK 12 die Ermittlungen weitergeführt und ein Kontakt zu den ehemaligen Mitgliedern der Ermittlungskommission blieb erhalten. Niemand war zufrieden mit dem bisherigen Ergebnis. Die Gewissheit, dass sich der gesuchte Täter in Freiheit befand und dass von ihm eine erhebliche Gefahr ausging, motivierte uns, jedem möglichen Ansatz für weitere Ermittlungen nachzugehen und erzeugte ein Gefühl von Unzufriedenheit, was das bisherige Ermittlungsergebnis anging.

Der unbekannte Täter, der nach unserer Einschätzung mindestens 10 Frauen überfallen und gewaltsam zu sexuellen Handlungen gezwungen hatte, war seit Monaten nicht mehr aufgetreten. Eine Erklärung für sein Verhalten nach dieser Steigerung hatten wir nicht gefunden. Dennoch war jede neue Tat unter dem Aspekt betrachtet worden, ob sie unserem „Maskentäter" zugerechnet werden konnte. Wo sollte ein Ansatz für weitere Ermittlungen gefunden werden?

13.4
Ein neuer Weg? – Das Täterprofil

Durch Veröffentlichungen in Fachzeitschriften und durch eine Fortbildungsveranstaltung beim Polizei-Fortbildungs-Institut Nordrhein-Westfalen in Neuss im Dezember 1997 wurden wir auf Magister Thomas Müller, dem Leiter des kriminalpsychologischen Dienstes beim Bundesministerium des Inneren in Wien, aufmerksam. In dieser Zeit begann Müller die Polizei in Nordrhein-Westfalen fortzubilden und die Erkenntnisse und Forschungsergebnisse des FBI sowie die möglichen Ermittlungsgewinne aus der Erstellung von Täterprofilen zu schildern. Verfahren und Analysemethoden, welche in scheinbar ausweglosen Fallserien doch noch Ermittlungsansätze erbringen und mit zur Aufklärung beitragen, erweckten auch das Interesse in unserer Dienststelle. Im Mittelpunkt von Müllers Betrachtungen stand die Konzentration auf das Verhalten des Täters, insbesondere auf seine Entscheidungen während der Tat. Die herkömmliche Kriminalistik hatte sich bislang zwar auch mit Täterverhalten auseinander gesetzt, aber nicht so tiefgreifend versucht, bestimmte Verhaltensweisen zu ergründen und daraus Schlüsse für weitere Ermittlungsarbeit zu ziehen.

Der Kontakt zu Thomas Müller wurde im Sommer 1998 hergestellt und die Fallserie der „EK – Maske" vorgetragen. Müller erklärte sich bereit, die Ermittlungsarbeit durch seine Beteiligung zu unterstützen. Die notwendigen formellen Schritte über die Staatsanwaltschaft Bochum, das Landeskriminalamt Nordrhein-Westfalen in Düsseldorf und das Bundeskriminalamt in Wiesbaden waren relativ schnell erfolgt. Die Akten wurden zusammengestellt und im August 1998 auf den Weg nach Wien gebracht. Thomas Müller erhielt sämtliche Fallakten, um anhand der geführten Ermittlungen und Vernehmungen seine analytische Arbeit aufzunehmen. Gleichzeitig beschäftigten sich alle diejenigen, die mit der Bearbeitung dieser Serie betraut waren, mit der Thematik „Täterprofilerstellung" und schöpften Hoffnung auf eine positive Wende in diesem Fall.

Thomas Müller arbeitete intensiv einige Wochen jeden einzelnen Fall durch, bewertete ihn und glich dann die Fälle gegeneinander ab. Im November 1998 reisten der ehemalige Leiter der zwischenzeitlich aufgelösten Kommission und ich nach Wien. Im Gepäck hatten wir noch weitere Akten ungeklärter Sexualstraftaten, die von uns zwischenzeitlich noch mit in die Überlegungen einbezogen wurden. Gemeinsam mit Müller arbeiteten wir beim Kriminalpsychologischen Dienst in Wien Fall für Fall durch. Erste neue Ermittlungsansätze und Perspektiven zeichneten sich ab: Ein Ergebnis war u. a. die Erweiterung des zu überprüfenden Personenkreises. Dabei sollten nicht nur diejenigen Personen überprüft werden, die wegen eines Sexualdelikts verurteilt worden waren. Einzubeziehen waren auch Personen, die wegen eines Tötungsdelikts oder auch wegen eines Wohnungseinbruchs verurteilt worden waren. Dahinter stand die Vermutung, dass sich die Intensität seiner Taten gesteigert haben könnte oder der Täter im Zuge eines Eindringen in fremde Wohnungen durch Störungen nicht zu sexuellen Handlungen kam. Besonderes Augenmerk sollte dabei auf verurteilte Straftäter gerichtet werden, die im Verlaufe der Ermittlungen aufgrund eines DNA-Gutachtens überführt worden waren. Da der gesuchte Täter akribisch darauf aus war, seine eigenen Spuren zu verwischen, hatte er vermutlich Kenntnisse über Spuren im Allgemeinen und deren mögliche Verhinderung oder Beseitigung zwischenzeitlich erworben.

Die Arbeit mit Thomas Müller hat neben einer Reihe von zusätzlichen Ansätzen zur Ermittlung insbesondere ergeben, dass es neben den allgemeinen kriminalistischen Betrachtungsweisen auch noch andere, weitergehende Möglichkeiten gibt, sich einem Sachverhalt zu nähern. Die Frage: „Was hat der Täter getan, was er nicht hätte tun müssen?" nahm dabei einen besonderen Raum ein. Warum verband der Täter den Opfern die Augen, wo er doch selbst maskiert war? Warum ließ er die Frauen Strumpfhosen anziehen und zerschnitt oder zerriss diese dann am Körper der Opfer? Gibt es einen Grund, warum der Täter einigen Opfern alkoholische Getränke verabreichte? Diese und weitere Verhaltensweisen waren nicht erforderlich, um einer Frau sexuelle Verhaltensweisen abzuverlangen oder an ihr vorzunehmen. Dennoch schienen diese Dinge für den Täter eine besondere Bedeutung zu haben. Möglicherweise erhielt der Täter eine besondere sexuelle Stimulation durch sein Machtgefühl und die gesteigerte Wehrlosigkeit der Opfer.

Die Beantwortung war erheblich komplexer als die bloße Frage nach dem Modus Operandi. Insofern war die Unterscheidung zwischen Modus Operandi und Personifizierung, also der persönlichen Handschrift eines Täters, entscheidend für die Zusammenführung von Taten zu einer Serie. Wir hatten nach der kriminalistischen Beurteilungen 10 Fälle zusammengeführt. Magister Thomas Müller bestätigte dies und bezog aus den oben genannten Überlegungen noch weitere ihm vorgelegte Fälle mit in die Serie ein. Auch dabei ging es um Sachverhalte, in denen ein männlicher Täter in Wohnungen von teilweise schlafenden Frauen eingedrungen war. Nicht in allen Fällen war es zu Sexualhandlungen gekommen. Teilweise waren die Opfer davon ausgegangen, dass sie Betroffene eines Einbruchs waren oder sie den Täter bei einem Einbruch überrascht hatten.

Die zweite Frage galt der Möglichkeit des Erkennens oder Ausfilterns des gesuchten Täters, seinem „Profil". Thomas Müller hatte aufgrund seiner Ausbildung und Erfahrung aus den zusammengestellten Akten der „EK-Maske" Anhaltspunkte herausfinden können, die es uns ermöglichen sollten, anhand eines Rasters die Priorität einer zu überprüfenden Person festzulegen. Diese Einzelpunkte bezogen sich auf die Lebensweise, Ausbildung, berufliche Tätigkeit, auf den Charakter und die Erfahrungen des unbekannten Täters. Die Ergebnisse waren verblüffend und nachvollziehbar zugleich. Hatten wir nun einen Schlüssel, der es uns erlaubte, bei dem Abarbeiten der neuen Ermittlungsansätze eine Unterscheidung zu treffen? War es nun möglich anhand dieser Arbeitsergebnisse einen Mann eher als eventuellen Täter zu sehen, als einen anderen?

Diese Form der Arbeits- und Denkweise erschien und erscheint uns weiterhin neu und ungewohnt, auch wenn zwischenzeitlich zu diesem Thema viel geschrieben, gesprochen und gedreht wurde. Gleichwohl war eine solche Methode auch unter dem Gesichtspunkt eines vernünftigen Kräfteeinsatzes nicht nur modern, sondern erweiterte das Spektrum der bisherigen Kriminalistik und Kriminologie erheblich. Bei der rückschauenden Betrachtung wäre ein Ausscheiden von vielen Personen als mögliche Täter in dieser Ermittlungssache anhand der erarbeiteten Kriterien möglich gewesen. Unsere Bearbeitung der Fälle erfolgte nach dem allgemein üblichen kriminalistischen und kriminologischen Verfahren.

Wir fuhren hoffnungsfroh und neu motiviert von Wien zurück. Die folgenden Monate vergingen mit der Umsetzung der erarbeiteten Ansätze für weitere Ermittlungen. Es war bislang kein weiterer Fall bekannt geworden, der zu der Serie gepasst hätte, es konnte keine Person ermittelt werden, die aufgrund des erarbeiteten Täterprofils als Täter hätte in Frage kommen können. Die Suche nach dem Täter, der nun seit fast einem Jahr keiner Frau mehr Gewalt angetan hatte, ging weiter. Nicht durch Kommissionsarbeit, sondern durch das stetige Abgleichen aller Sachverhalte und Personen mit den bisherigen Ermittlungsergebnissen.

Nach den Arbeitsergebnissen aus Wien hatten wir es mit einem Mann zu tun, der im Gegensatz zu unserer vergangenen Vorstellung an Konturen gewonnen hatte.

Bisher hatten wir nur einen maskierten Täter gesucht. Zwar hatten wir jetzt nicht eine Beschreibung, die konkret auf einen oder nur auf wenige Männer zutraf. Aber es gab eine Möglichkeit, Personen anhand von Unterscheidungsmerkmalen in die Nähe der Täterpersönlichkeit zu bringen oder zumindest Prioritäten im Hinblick auf die Reihenfolge der zu überprüfenden Personen festzulegen. Einige Beispiel aus der Zusammenstellung seien hier benannt:

Wir suchten einen Mann, der seine Opfer durch voyeurhafte Tätigkeiten aussuchte. Dieser Mann sollte keine große Kommunikationsfähigkeit haben.

Er wurde als Einzelgänger beschrieben, der vermutlich einer eher untergeordneten Tätigkeit nachging. Diese Schlussfolgerungen ergaben sich aus den einzelnen, spezifischen Tathergängen und in Anlehnung an die empirischen Ergebnisse der FBI-Typologie. Weiterhin musste er über ein Kraftfahrzeug verfügen. Möglicherweise ist er vorbestraft durch seine Kenntnisse über Spuren und ihre Beseitigung.

13.4.1
„Eine versuchte Sexualstraftat in Bottrop!"

Seit dem 12. Mai 1997, dem Datum der 9. Tat, war nunmehr ein Jahr vergangen. Ein ganzes Jahr in dem keine Tat angezeigt wurde, die Parallelen mit der zusammengeführten Serie von sexuellen Gewalttaten aufzeigte. Es wurden in diesen 12 Monaten keine Sachverhalte bekannt, die in der Art und Weise der Kontaktaufnahme durch den Täter, der Ausführung, der Sexualhandlungen, noch im Verhalten des Täters Übereinstimmungen ergeben hatten.

Dann, am Samstag, dem 10. Mai 1998 gegen 02.10 Uhr, überfiel in Bottrop ein Mann, der mit einem Messer bewaffnet und dessen Gesicht unter einer tief nach vorn gezogenen Kapuze so gut wie nicht zu sehen war, eine junge Frau auf offener Straße. Der Täter bedrohte sein Opfer mit einem Messer und zog die Frau in ein Gebüsch abseits der Straße. Die Frau wehrte sich und rief um Hilfe. Sie hatte Angst und war dem Angreifer körperlich weit unterlegen. In unmittelbarer Nähe auf der Straße war in diesem Augenblick weder Fahrzeug- noch Personenverkehr. Dennoch wurden die Hilferufe der Frau gehört. In einiger Entfernung brachen 2 junge Männer gerade zum Heimweg von einer privaten Feier auf. Sie standen in der Hauseinfahrt, als sie die Hilferufe hörten. Sie erkannten an der Art und Weise der Schreie sofort, dass hier jemand in höchster Not war und eilten der Frau zu Hilfe. Als der Täter erkannte, dass er sein Vorhaben nicht umsetzen konnte, floh er. Er rechnete nicht mit dem Mut der beiden Helfer, die nicht nur der jungen Frau beistanden, sondern auch noch die Verfolgung des flüchtenden Täters aufnahmen, ihn stellten und festnahmen. Die Polizei wurde gerufen. Die Helfer behielten den Täter im Auge und sahen, wie er heimlich ein Messer verschwinden ließ. Er versuchte erneut zu flüchten und wurde wieder von den beiden Helfern festgehalten. Die herbeigerufene Polizei übernahm den Täter. Das Opfer wurde betreut und der Sachverhalt aufgenommen. Die jungen Männer teilten ihr Erlebnis den aufnehmenden Beamten mit, dabei kam auch zur Sprache, dass der Täter etwas versteckt hatte. Bei der Nachsuche wurde an der Stelle ein Messer mit einer scharfen Klinge gefunden.

Zu diesem Zeitpunkt ahnte noch niemand, wer in dieser Nacht festgenommen worden war.

Der von uns gesuchte Serienvergewaltiger hatte bislang noch keine Tat in Bottrop begangen. Die weiteren Ermittlungen dieses Wochenendes ergaben, dass der 37 Jahre alte Mann mit seinem Pkw von Marl nach Bottrop gefahren war und dort scheinbar wahllos die junge Frau angegriffen hatte. Das sichergestellte Messer wurde von ihm als sein Eigentum anerkannt. Die erste Vernehmung erfolgte am Sonntag, der Tatverdächtige war geständig.

Am Montagmorgen lag der Ermittlungsvorgang beim KK 12 in Recklinghausen vor. Die Umstände dieser Tat erweckten bei uns vage Hoffnungen, nach langen Ermittlungen dem gesteckten Ziel nahe gekommen zu sein. Es erfolgte eine zweite Vernehmung durch Mitarbeiter, denen die Zusammenhänge und Ermittlungsergebnisse aus ihrer Zeit in der „EK – Maske" genau bekannt waren. In dieser Vernehmung bestritt Volker J. – so wurde er bald auch in der überörtlichen Presse genannt – in der Vergangenheit Sexualstraftaten begangen zu haben. Zum Abgleich mit vorhandenen Spuren aus der bearbeiteten Serie von schweren Sexualstraftaten im Kreisgebiet wurde er um die Abgabe einer Speichelprobe gebeten. Dieser Bitte kam er nach. Für die Tat vom 10. Mai 1998 musste er in Untersuchungshaft.

13.4.2
Der Fortgang der Ermittlungen

Die Ermittlungsergebnisse in der Serie des Maskentäters wurden mit den ermittelten Details aus dem Leben des Volker J. verglichen. Hierzu gehörten auch die Ergebnisse der Arbeit mit Thomas Müller vom kriminalpsychologischen Dienst in Wien. Die einzelnen Punkte, wie etwa Lebensweise, Ausbildung, Beruf, Familiensituation, stimmten mit den bekannten Details von Volker J. in vielen Einzelheiten überein. Der Tatverdächtige war als Einzelgänger zu bezeichnen. Er zeigte sich wenig kommunikativ. Er ging einer einfachen Beschäftigung im Tiefbau nach und verfügte über ein Kraftfahrzeug.

Mit Spannung und erheblichem Druck gingen die Ermittlungen weiter. Die abgegebene Speichelprobe wurde beim Landeskriminalamt vordringlich ausgewertet und mit den Tatort-DNA aus der Serie von Sexualverbrechen verglichen. Die Spannung wurde noch dadurch erhöht, dass Volker J. nach wenigen Tagen über seinen zwischenzeitlich bestellten Anwalt um einen Vernehmungstermin bat. Der Druck hatte sich nicht nur bei den Ermittlern, sondern auch bei dem Untersuchungshäftling aufgebaut. Wir schienen am Ziel zu sein. Der Termin wurde abgestimmt, und nahezu zeitgleich mit dem Eingang des Ergebnisses der DNA-Analyse gestand Volker J. weitere Taten ein.

> **!** In 7 Fällen aus der Straftatenserie stimmte das Spurenmaterial der Tatorte mit der DNA des Volker J. überein.
>
> In seinen nachfolgenden Vernehmungen gestand er nicht nur diese 7 Taten, sondern noch 12 weitere Überfälle auf Frauen ein.

Die Ermittlungsverfahren waren zwar nicht alle als sexuell motivierte Taten erkennbar, waren aber durch das KK 12 übernommen worden. In diesen Fällen waren Frauen in ihren Wohnungen Opfer eines Überfalls geworden, hatten dort einen maskierten Mann entdeckt oder konnten sich seines Angriffs erwehren. Die Spuren der Tat waren nicht so, dass sie von vornherein dem Täter mit der Maske zugerechnet werden mussten, dennoch wurden sie in die Vernehmung mit einbezogen und Volker J. hat alle diese Taten im Detail gestanden:

Er hatte jede der Frauen, die er in deren eigener Wohnung überfallen hatte über eine bestimmte Zeit beobachtet, mit dem Ziel festzustellen, ob sie alleine lebt, um bei günstiger Gelegenheit einzudringen. Sein Ziel war es, seine sexuellen Fantasien gewaltsam auszuleben. Zum Umsetzen dieser Fantasien gehörte es, die Frauen in seine Gewalt zu bringen und ihre Augen zu verbinden. Danach erfolgte die Anweisung sich auszuziehen und zumindest in einigen Fällen eine meist durch ihn mitgebrachte Strumpfhose anzuziehen. Die Strumpfhose wollte er am Körper der Frau zerschneiden oder zerreißen. Er forderte von seinen Opfern zu masturbieren, manipulierte mit Gegenständen im Genitalbereich der Frauen und forderte Oralverkehr. Sein Drang führte ihn über viele Jahre lang in unzähligen Nächten an die Wohnungen allein lebender Frauen.

Am 24. September 1995, um 01.40 Uhr drang er erstmalig in die Wohnung einer Frau ein. Er war maskiert und mit einem Messer bewaffnet. Die Frau leistete keinen aktiven Widerstand und ließ die Handlung über sich ergehen. In den nachfolgenden zweieinhalb Jahren nahm die Intensität der Taten stetig zu. Die Ausübung körperlicher und sexueller Gewalt und auch die sexuellen Handlungen wurden ständig intensiver. Die Verweildauer des Täters in den Wohnungen der Opfer dauerte zum Teil mehrere Stunden.

13.5
Die Entwicklung des Volker J.

Im Rahmen der Ermittlungen wurde innerhalb der Vernehmungen versucht, etwas über die Lebensumstände, die Bezugspersonen und den Lebenslauf von dem Tatverdächtigen Volker J. zu erfahren:

Volker J. wuchs nach eigenen Angaben ohne Vater auf. Die Schilderungen seiner Kindheit zeigten, dass er mütterliche Liebe vermisste und sich hin- und hergeschoben fühlte. Weiterhin ging es auch um die Berührungen und den Umgang mit Sexualität und es wurde versucht, den Weg in die Form von Sexualität nachzuzeichnen, die er anderen Menschen während seinen Taten aufgezwungen hatte. Er selbst wurde Opfer sexuellen Missbrauchs durch eine Person aus dem sozialen Nahbereich. Seine Erziehung erfolgte nicht gewaltlos. Er besuchte die Sonderschule.

Im Alter von 15 Jahren entdeckte er die Neigung zum Voyeurismus und hatte diese Neigung bis zu seiner Festnahme 22 Jahre später nie aufgeben. Bei einer dieser nächtlichen Versuche, Frauen in ihrer Wohnung zu beobachten wurde er von einem Paar, das sich beim Austausch von Zärtlichkeiten beobachtet fühlte, entdeckt und kurz darauf gestellt. Er wurde angezeigt und konnte im Verlauf der Ermittlungen glaubhaft machen, dass er lediglich von einer benachbarten Baustelle Bauholz stehlen wollte. Das Ermittlungsverfahren wurde eingestellt.

Volker J. hatte im Alter von 21 Jahren geheiratet, bei seiner Festnahme am 10. Mai. 1998 hatte er 3 Kinder. In seinem direkten privaten Umfeld lebte er mit seiner Familie in einer unauffälligen, bürgerlichen Art und Weise.

Aus den gerichtspsychologischen Gutachten zitierten die Redakteure der Tageszeitungen und beschrieben dort einen Volker J., wie ihn in seinem persönlichen Umfeld niemand kannte: „… verminderte Steuerungsfähigkeit aufgrund einer voyeuristisch, sadistischen Persönlichkeit während der Tatausführung…“, „… die pervers süchtige Entwicklung hat an Dynamik und Intensität über die Jahre hinweg zugenommen…“, „… es besteht die Gefahr, dass er mit dem bislang nur gering eingesetzten Messer auch seine Opfer aufschlitzen müsse, um zu seiner Befriedigung zu kommen…“. Die Sachverständigen sprachen von süchtiger sexueller Triebentgleisung, von Sadismus. Er habe sich wehrende Frauen gebraucht, die er quälen konnte.

13.5.1
Der Prozess

Vor dem Landgericht Bochum wurde Volker J. angeklagt und im Februar 1999 lief der Prozess. Im Verlauf dieses Verfahrens wurden die geschilderten Fälle gerichtlich aufgearbeitet und im März 1999 wurde das Urteil gesprochen. Die Vertreterin der Anklage, die in ihrem Plädoyer jeden einzelnen Fall gesondert abhandelte und auch die Strafforderung beschrieb, addierte alle Fälle auf eine Strafsumme von mehr als 100 Jahren Haft. Prozessrechtlich musste aber eine Höchststrafe gefunden werden, die in der Beantragung der Staatsanwältin 15 Jahre und die Unterbringung in einer forensischen Klinik lautete. Im Hinblick auf die Taten ist jedoch von der Anklagevertretung diese Strafforderung als sehr unbefriedigend bezeichnet worden und der Fall wurde als Anlass beschrieben, doch über die zeitige Höchstgrenze bei Serienalstraftätern nachzudenken. Die Staatsanwältin stellte in ihren Ausführungen dar, dass der Täter den Opfern neben perversen und widerwärtigen sexuellen Demütigungen erheblichen psychischen Schaden zugefügt hatte. Sie beschrieb eindeutig die traumatische Wirkung des Erlebten auf die Opfer und formulierte den in der Presse mehrfach wiedergegebenen Satz: „… der Angeklagte habe den Albtraum einer jeden Frau realisiert“.

Volker J. ist wegen Vergewaltigung, versuchter Vergewaltigung, tateinheitlich mit Geiselnahme, gefährlicher Körperverletzung und sexueller Nötigung, tateinheitlich mit Geiselnahme, gefährlicher Körperverletzung und vorsätzlicher Körperverletzung in unterschiedlicher Fallkonstellation zu einer Freiheitsstrafe von 14 Jahren verurteilt worden. Gleichzeitig wurde die Unterbringung in einem psychiatrischen Krankenhaus angeordnet.

13.6
Die Erfahrungen

Der Fall des Serienvergewaltigers ist in einer Zeit angefallen, in der die Vokabel „Täterprofil" aus verschiedenen Richtungen immer wieder zu hören und zu lesen war. Mit der Bearbeitung scheinbar unlösbarer Kriminalfälle wird ein „Profiler" beauftragt, der im Handumdrehen jede Form von Gewaltverbrechen mehr oder weniger im Alleingang löst. Das dies nicht so ist, vermag nicht nur derjenige zu erahnen, der als Zuschauer Kriminalfilme über die Delikte Mord, Vergewaltigung, Geiselnahme, Raub etc. ansieht.

Dabei ist festzustellen, dass ab einem von mir nicht näher ermittelten Datum ein Drehbuch ohne die Vokabel „Täterprofil" im Text oder der Einsatz eines leibhaftigen „Profilers" nicht mehr zeitgemäß erschien und somit ständig Verwendung findet. Dies hat auch dazu geführt, dass sich die Spezialisten nicht als „Profiler" in diesem Sinne sehen.

Unsere Ermittlungen nach dem Täter mit der Maske liefen parallel mit den gegenwärtigen polizeilichen Entwicklungen im Bereich Täterprofile und Fallanalyse. In dieser Phase spielte Magister Thomas Müller aus Wien eine sehr wichtige Rolle, da er maßgeblich die Denk- und Arbeitsweise des FBI zur Erstellung eines Täterprofils in deutschen Polizeikreisen bekannt machte. Dabei traf er oftmals auf Kriminalisten, die sich sehr wohl vorstellen konnten, dass sich eine Erweiterung des Überlegungs- und Handlungsspektrums bei der Bewältigung von schweren Aufgaben Gewinn bringend einsetzen lässt. Denn jeder Kriminalbeamte, der in einer schwierigen Ermittlungssache mit einer Vielzahl von Spuren Hilfe durch eine Fallanalyse und einem Täterprofil erhält und dadurch Prioritäten festlegen kann, beispielsweise welche Personen in welcher Reihenfolge überprüft werden, entdeckt, wie wichtig solche Instrumente sein können. Hinzu kommt der persönliche Ermittlungsdruck jedes einzelnen Beteiligten, der durch Vorgesetzte und Öffentlichkeit verstärkt werden kann. Der Fortgang der Ermittlungen wird ständig abgefragt, positive Ergebnisse gewünscht, selbstverständlich unter Berücksichtigung einer wirtschaftlichen und erfolgsorientierten Ressourcennutzung.

Angenommen bei einem Kapitalverbrechen müssen 250 Personen als mögliche Tatverdächtige überprüft werden und durch ein erstelltes Täterprofil kann eine Priorität festgelegt werden, die es ermöglicht 200 Tatverdächtige eher auszuschließen. Ein Ergebnis liegt in der Weise wahrscheinlich schneller, erfolgsorientierter und somit ökonomischer vor. Für unsere Ermittlung war diese „Auslese" nicht mehr anwendbar, da wir die Analyse und das Profil erst erhielten, als bereits mehr als 900 Spuren bearbeitet waren. Im umgekehrten Fall hätte die Ermittlungsarbeit wesentlich anders gestaltet werden können. Das erarbeitete Profil hatte uns zwar nicht Namen und Anschrift des Täters erbracht, aber wir haben gelernt, aus welcher Richtung ein Kriminalfall auch betrachtet werden kann. Der positive Nutzen des Täterprofils stellte sich für uns leider erst im Nachhinein dar.

> **!** Die Beschäftigung mit Fallanalyse und Profilerstellung ist jedem Kriminalisten mit der Zuständigkeit für die Bearbeitung von Tötungs- und sexuell motivierten Gewaltdelikten anzuraten. Der Blickwinkel auf ein Verbrechen wird dadurch erweitert. Er geht dabei nicht um den reinen Ablauf der Tat im Sinne des Modus Operandi, es geht darum, welche Entscheidungen der Täter im Verlauf der Tat getroffen hat und welche Rückschlüsse daraus abzuleiten sind. So ist es im Idealfall leichter, Verbindungen zu anderen Taten festzustellen und mehr Informationen vom Täter zu bekommen. Somit ergeben sich Ermittlungsansätze, die kriminalistisch umgesetzt werden können. Dadurch kann man aus meiner Überzeugung schneller ans Ziel – die Aufklärung von Verbrechen – gelangen.

Auch wenn die Ermittlung in der geschilderten, sicher nicht alltäglichen Serie von Sexualstraftaten erst zum Ende hin durch die Thematik „Täterprofil" positiv beeinflusst wurde, fühlen wir uns mit dieser Erfahrung sicherer. Bei den Ermittlungen in künftigen Serienfällen werden unsere Entscheidungen über die Ermittlungswege durch das Wissen über die Instrumente der Fallanalyse und der Täterprofilerstellung geprägt sein und uns hoffentlich durch die Unterstützung der Spezialisten schneller und zielsicherer zum Ermittlungserfolg führen.

Literatur

Groß H, Geerds F (1978) Handbuch der Kriminalistik, Bd 2., 10. Aufl. Schweitzer Verlag, Berlin Heidelberg (früher Groß H (1893) Handbuch für Untersuchungsrichter)

S. Lack

> *Kriminalistisches Denken setzt Allgemeinbildung voraus. Der*
> *Kriminalist ist nicht nur Polizeibeamter oder Jurist; er soll sich*
> *auch mit Physik, Chemie, Biologie, Medizin, Psychologie, Krimi-*
> *nologie, Logik usw. beschäftigen. Er muss nicht Sachverständige*
> *ersetzen, aber wissen oder ahnen, wann ein Sachverständiger*
> *helfen kann.* (Hans Walder 1996, S. 150)

Im Jahr 1994 wurde im Nordosten Mecklenburg-Vorpommerns ein Mordfall mit
Hilfe einer Methode aufgeklärt, die, damals nahezu unbekannt, heute als Täterprofilerstellung oder Profiling bezeichnet wird. Der Einsatz eines Kriminalpsychologen und die bei den ermittelnden Kriminalbeamten seinerzeit noch nicht
in Vergessenheit geratene Kenntnis der Methoden und Möglichkeiten wissenschaftlicher Kriminalistik führten zum Erfolg. Der Version des Ermittlungspsy-
chologen – Sexualmord – folgend, gelang es, den Täter zu überführen und festzunehmen. In der Hauptverhandlung vor dem Landgericht Stralsund präsen-
tierte der Angeklagte seine Version des Geschehenen und gab sich als Raubmörder aus. Die Ermittler und der Kriminalpsychologe Dr. Lutz Belitz, der in
diesem Fall das Täterprofil erstellte, sind der Auffassung, dass es sich um einen
Sexualmord handelte und befürchten, dass der Täter ohne Therapie nach seiner
Haftentlassung rückfällig werden könnte.

14.1
Die Tat

Der 22. Oktober 1994 verspricht ein schöner Herbsttag zu werden[1]. In einem
350-Seelen-Dorf im Landkreis Ostvorpommern hat die Gemeindeschwester
kurz nach 7.00 Uhr morgens kaum einen Blick für die ländliche Idylle. Die Patienten wollen versorgt sein. Wie jeden Morgen klingelt sie an der Haustür der
pflegebedürftigen Luise R. Die 83-jährige Frau lebt seit Jahren allein in einer
Doppelhaushälfte und wird 3-mal täglich von der Schwester besucht. Die Gemeindeschwester stutzt plötzlich. Gestern Abend war das Loch in der Türver-
glasung noch nicht. Eine von sechs kleinen Strukturglasscheiben ist nur noch

---

[1] Der vorliegende Text basiert in Teilen auf einem Artikel von Lack u. Brandt (1998).

eine Hand voll Scherben, die zum größten Teil in der Veranda liegen. Die Tür ist verschlossen. Als sich auf ihr Klingeln und Rufen niemand meldet, vermutet sie einen Einbruch. Telefonisch informiert sie die Tochter der Rentnerin in der wenige Kilometer entfernt gelegenen Kreisstadt Anklam. Eine knappe halbe Stunde später stehen beide Frauen im Wohnzimmer vor der blutüberströmten, nackten Leiche von Luise R. Die Polizei wird benachrichtigt.

Die Dienst habende Gruppe der Kriminalpolizeiinspektion Greifswald fährt zum Tatort. Schon nach der ersten Übersicht und den Untersuchungen des hinzugezogenen Rechtsmediziners steht fest, dass die Frau einem Verbrechen zum Opfer gefallen ist. Das Wochenende und die folgenden Tage verbringen die meisten Beamten der Kriminalpolizeiinspektion in dem kleinen Dorf. Zunächst wird der Tatort und seine Umgebung genauestens untersucht. Alle Einzelheiten werden fotografiert und auf Video festgehalten. Die Spurensuche und -sicherung erstreckt sich über viele Stunden.

Nach der Spurenlage ergibt sich ein erstes Bild vom Vorgehen des Täters. Er hat mit einem Mauerstein, der nun zerbrochen in der Veranda liegt, die dem Türschloss am nächsten liegende Glasscheibe eingeworfen und den von innen steckenden Schlüssel zum Öffnen der Tür benutzt. Der Schlüssel selbst steckt nicht mehr wie üblich innen im Schloss, er bleibt verschwunden. Die im Rahmen steckenden Reste der eingeworfenen Glasscheibe hat der Täter herausgenommen. Sie werden in einer etwa 2 Meter entfernt stehenden Regentonne gefunden. Dem Kriminaltechniker gelingt es, das Glasfragment zu bergen und nach dem Trocknen eine daktyloskopische Spur zu sichern. Der Fingerabdruck kann nur vom Täter stammen. Das stimmt optimistisch. Ermittlungen bei Mordfällen unterliegen in ihrer Anfangsphase oft einer nicht zu beeinflussenden Hektik. Nötig sind aber Ruhe, Besonnenheit und v. a. Planmäßigkeit in der Untersuchung. Objektive Täterspuren, die zur Identifizierung des Spurenverursachers geeignet sind, bringen wieder die erforderliche Ruhe ins Team: „Wir kriegen ihn, es ist nur eine Frage der Zeit."

14.2
Der Tatortbefund

Im Wohnzimmer liegt die Leiche des Opfers nackt in Rückenlage mit leicht gespreizten Beinen. Auffällig ist die Haltung des linken Armes, der zum Körper hin so angewinkelt ist, dass die linke Hand die Brustwarze berührt (Abb. 14.1). Fast hat es den Anschein, als ob Daumen und Zeigefinger die Brustwarze festhalten. Oberhalb der linken Brust des Opfers steckt ein Messer. Eigenartig eingestochen wirkt es wie *eingefädelt* (Abb. 14.2). Auf den ersten Blick scheint das Ganze keinen Sinn zu haben. Mit der Tötung oder Verletzung des Opfers hat das eingefädelte Messer offensichtlich nichts zu tun. Im Halsbereich sind einige Messerstiche erkennbar. Kopf- und Halsbereich sind stark blutverkrustet. In Höhe der Brustwarzen bleibt deutlich eine Grenzlinie zwischen blutverkrustetem und relativ blutfreiem Gebiet. Unter den Oberschenkeln findet sich ein blutdurchtränktes Sitzkissen. Neben der Leiche ist eine Bibel, die sorgfältig abgelegt zu sein scheint. Teppich und Läufer im Wohnzimmer sind stark mit Blut

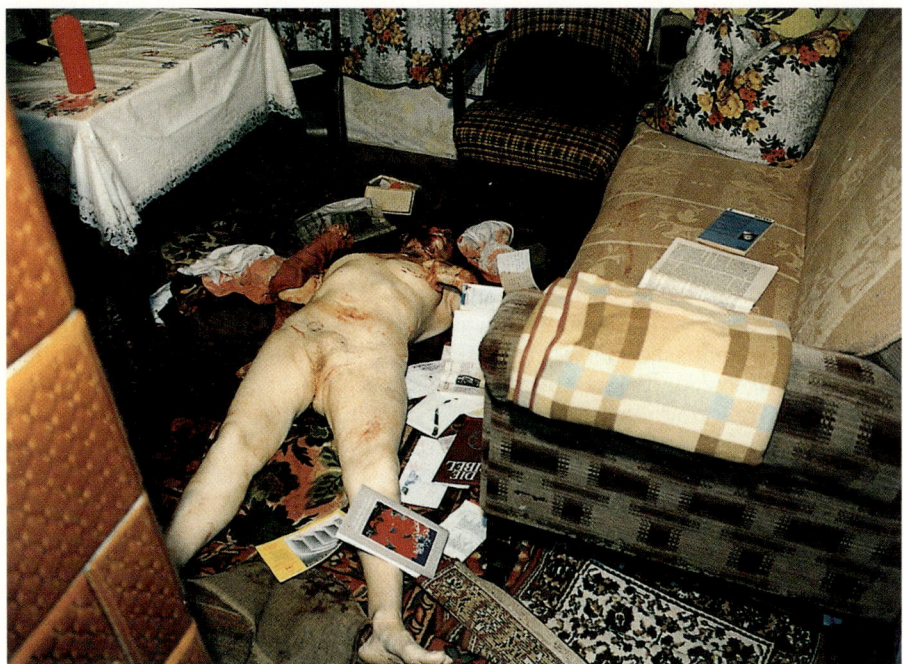

Abb. 14.1. Auffindesituation der Leiche in der so genannten „Lustmordstellung" gibt ersten Hinweis auf das mögliche Tatmotiv

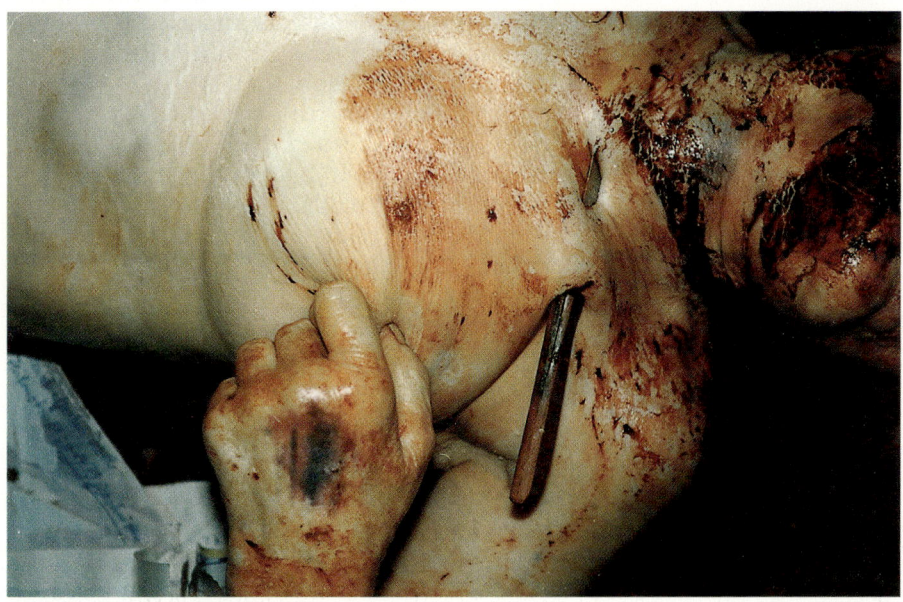

Abb. 14.2. Detailaufnahme des Oberkörpers zeigt das eigentümlich eingefädelte Messer

und Wasser durchtränkt. Auf dem Fußboden sind blutige Spuren einer Schuh-sohle und eines bestrumpften Fußes zu sehen. Beide Spuren stammen nicht vom Opfer.

Auf dem Wohnzimmertisch steht eine Kerze. Blutanhaftungen an der Unter-seite haben auf der hellen Tischdecke einen blutigen Kreis gezeichnet. Auf dem Teppich des Wohnzimmers sind um die Leiche herum an verschiedenen Stellen Wachsflecken zu sehen. Hier muss die Kerze gestanden haben, bevor sie vom Tä-ter zurück auf den Tisch gestellt wurde. Die Vorhänge des Wohnzimmerfensters sind zugezogen. Sie lassen kein Licht von außen durch. Auf dem Fußboden zwi-schen Veranda und Wohnzimmer liegt neben den Hausschuhen und der Ta-schenlampe der Rentnerin eine verschlossene Geldbörse ohne Inhalt. Im Bett unter dem Kopfkissen befindet sich eine weitere *Geldbörse mit mehreren 100 Mark Bargeld*, unter der Matratze liegen wichtige Papiere. Das Zusammen-treffen von Täter und Opfer geschah nach der Spurenlage auf halbem Weg zwi-schen Veranda und Wohnzimmer. Dazwischen liegt eine kleine Küche. Unklar bleibt noch in der Gerichtsverhandlung, ob der Täter das Messer aus der Küchenschublade holte oder zum Tatort mitbrachte. Beim Zusammentreffen muss er sofort massiv auf sein Opfer eingestochen haben, dies wird später der Sektionsbefund ergeben.

14.3
Der Sektionsbefund

Am 23. Oktober 1994, einem Sonntag, findet im Institut für Rechtsmedizin der Ernst-Moritz-Arndt-Universität Greifswald die Sektion „in Anwesenheit eines Vertreters der Staatsanwaltschaft" statt, wie das Protokoll vermerkt.

Der Tod trat als Folge des Blutverlustes durch eine Vielzahl von Stichverlet-zungen ein. Es werden 19 Einstiche in Kopf, Hals und Brustkorb gezählt, Abwehrverletzungen finden sich nicht. Eine Durchstichverletzung der linken Schläfen-Augenregion mit *starker Weichgewebeunterblutung* sowie tiefrei-chende Stichverletzungen der mittleren, oberen und der linken vorderen Hals-region mit *deutlicher Weichgewebeunterblutung* und fußwärts gerichteten Wundkanälen lassen die Version[2] zu, dass der Täter Rechtshänder ist, in absolu-ter Tötungsabsicht handelte und die Verletzungen seinem Opfer im Stehen bei-brachte.

Dagegen ist die Stichverletzung oberhalb der linken Brust mit dem darin steckenden Küchenmesser *geringgradig unterblutet*. Sie muss postmortal ent-standen sein, als der Kreislauf einige Zeit nach Eintritt des Todes schon nicht mehr funktionierte. Bei den gefundenen Zeichen stumpfer Gewalteinwirkung auf Kopf, Hals und Brustraum kann es sich um isolierte Schläge handeln, sie wurden im Rahmen der Stichbeibringung zugefügt. Festgestellt wurden außer-

---

[2] Bei der Methodik der Versionsbildung werden systematisch Hypothesen, so genannte Ver-sionen, aufgestellt, um das Geschehene zu rekonstruieren und sinnhaft zu deuten. Das Ver-fahren wird später ausführlicher vorgestellt. Mehr zu der Versionsbildung findet sich auch bei Belitz, Kap. 5, in diesem Band.

dem der Bruch der Schildknorpelplatten des Kehlkopfes, der Abbruch beider Schildknorpelhörner, der Bruch des Ringknorpels und des rechten großen Zungenbeins. Diese komprimierende Gewalteinwirkung auf den Hals ordnen die Obduzenten der Anfangsphase des Angriffs zu.

Für die Versionsbildung noch am Tatort sehr aufschlussreich erweisen sich die im Sektionsprotokoll beschriebenen *Bissverletzungen* in Form von Bissringen im linken Unterbauch, an der linken Brust, an der Vorderseite des linken Oberschenkels, außen am linken Oberarm und an der Rückseite der linken Schulter. Die Bissringe sind teilweise deutlich unterblutet, was bei sonst bescheinigten Zeichen eines allgemeinen Blutverlustes der Leiche bedeutet, dass sie vermutlich zu Lebzeiten des Opfers entstanden sind. Die Rechtsmediziner sehen in den Bissverletzungen Zeichen eines sexuell motivierten Tatgeschehens. Am Scheideneingang der Leiche wird außerdem *Sperma* gefunden.

14.4
Die Ermittlungen

Die ersten Ermittlungen entsprechen noch der üblichen Routine. Die Person des Opfers und Personenbewegung im Ort zur fraglichen Zeit werden untersucht, polizeilich bekannte Personen überprüft. Die Tatzeit wird auf die Nacht von Freitag auf Sonnabend zwischen etwa 20.00 Uhr und 07.00 Uhr morgens eingegrenzt. In den ersten Tagen werden mehr als 150 Dorfbewohner nach ihren Wahrnehmungen befragt. Aussagen müssen verglichen, Widersprüche herausgearbeitet und geklärt werden. Gerüchte machen die Runde. Obwohl wie üblich keine Informationen zu Details des Verbrechens gegeben werden, ist schon bald von einem Ritualmord die Rede, bei dem eine Sekte im Spiel sein soll. Andere verdächtigen einen Dorfbewohner, der eine langjährige Haftstrafe wegen Mordes abgesessen hatte und jetzt wieder mitten unter ihnen lebt. Reporter kommen und stellen älteren Frauen die Frage, ob sie denn nun Angst hätten, weil der Mörder noch frei umherlaufe.

Eine Vielzahl der Hinweise, Vermutungen und Verdächtigungen beschäftigt die Ermittler. Um Ordnung in dieses scheinbare Chaos zu bringen empfiehlt sich eine Systematisierung des Vorgehens von Beginn an. Untersuchungsplanung und Versionsbildung sind wertvolle Bestandteile kriminalistischer Arbeit, in Ostdeutschland zählten sie zur Grundausbildung bei der Polizei. Ziel dieser Methodik ist es, den in der Praxis arbeitenden Kriminalisten analytische Werkzeuge an die Hand zu geben.

Doch was genau sind Versionen in der Kriminalistik?

Kriminalistische Versionen sind durch schon vorhandenes Wissen und Kenntnisse (Tatsachen) begründete hypothetische Annahmen oder Vorstellungen darüber, wie sich momentan noch nicht erklärbare Sachverhalte zugetragen haben können. Ihre Bildung ist dann notwendig, wenn wichtige ungeklärte Probleme der Untersuchung zu lösen sind. Indem mehrere alternativ nebeneinander stehende kriminalistische Versionen überprüft, ausgeschlossen oder bestätigt werden, gelangt man vom unvollkommenen Wissen

zu vollständigem, umfassendem und sicheren Wissen über offene
Untersuchungsfragen des Ermittlungsverfahrens.

(Strauß u. Ackermann 1986, S. 70)

Die Erstellung eines Untersuchungsplanes zwingt zu logischem, systematischen
Denken unter Berücksichtigung aller bisher vorliegenden Informationen. In
verschiedenen Untersuchungskomplexen werden in diesem Plan Einzelfragen
zusammengefasst. Eine ausführliche Darstellung würde hier jedoch zu weit
führen.

Ein sehr wichtiger Untersuchungskomplex ist immer der Tatort. Er hat in der
Regel den höchsten Informationsgehalt, liefert objektive Spuren, die Rückschlüsse auf das Geschehen zulassen. Die Tatortanalyse ist übrigens auch eine
der Voraussetzungen für die Erstellung eines Täterprofils. Ein weiterer Unter-
chungskomplex bei Kapitaldelikten ist immer das Opfer. Standardfragestellun-
gen beleuchten die Persönlichkeit des Opfers, sein familiäres und sonstiges soziales Umfeld, Charaktereigenschaften, Neigungen, Gewohnheiten, kurz, alle Informationen über das Opfer werden nach Bezugspunkten zum Täter „abge-
klopft".

Aus beantworteten Fragen des Untersuchungsplanes ergeben sich neue Erkenntnisse, neue Fragestellungen, die durch entsprechend fortgesetzte Ermittlungen zu beantworten sind. Das eigentliche Gerüst der Ermittlungsarbeit bleibt
die Bildung und Überprüfung von Versionen. Häufig sind die so genannten
Standardversionen hilfreich. Standardversionen beinhalten v. a. kriminalistische Erfahrung. In Form eines Analogieschlusses werden *typische*, sozusagen
standardisierte Versionen bestimmt, die bei *wiederkehrenden* Ausgangssituatio-
nen häufig *erneut* auftreten (Ackermann et al. 2000). Standardversionen geben
am Anfang einer Untersuchung die „grobe" Richtung an.

Im vorliegenden Fall seien vereinfacht zwei Standardversionen zum Täter
vorgestellt:

A) Täter „ist vom Himmel gefallen", kam zufällig in den Ort und nutzte güns-
    tige Tatgelegenheit.
B) Täter kommt aus dem Ort oder hat engen Bezug zum Ort, kennt demzufolge
    Tatort und Opfer.

Vieles sprach dafür, dass die Version B zutreffender sein würde als Version A. So
war aus dem Einschlagen der dem Türschloss am nächsten liegenden Scheibe
abzuleiten, dass der Täter wusste oder zumindest vermuten konnte, der Schlüssel würde von innen im Schloss stecken und die Tür wäre dann leicht zu öffnen.
Einen Fremden hatte im Ort niemand gesehen. Nur ein Ortskundiger konnte
wahrscheinlich außerdem wissen, dass ausgerechnet in diesem Haus eine alte
Dame allein lebte.

Recht seltsam erschien das oberhalb der linken Brust des Opfers eingefädelte
Messer. Dafür gab es zunächst keine Erklärung. Die oberflächlichen Hautdurch-
stiche wichen stark vom sonstigen Verletzungsbild ab. Sie schienen keinen Sinn
zu haben. Doch nur der Täter konnte, vermutlich kurz vor dem Verlassen des
Tatortes, das Messer in die Brust hineingesteckt haben. Warum? Eine krimina-

listische Regel lautet: Keine Handlung ohne Motiv. Wenn wir selbst das Motiv nicht herausfinden können, müssen Spezialisten befragt werden.

14.5
Der Psychologe

Im Herbst 1994 gab es noch die Sektion Kriminalistik der Humboldt-Universität zu Berlin. Schon zu Zeiten der DDR liefen an dieser universitären Einrichtung Forschung und Praxis zusammen. Kriminalbeamten konnten dort bei schwierigen Ermittlungen oder ungewöhnlichen Fragestellungen bei wissenschaftlichen Experten Beratung finden. Der Berliner Senat hatte unmittelbar nach der Vereinigung im Dezember 1990 die Abwicklung der Sektion „mangels Bedarfs" beschlossen, die letzten Studenten sollten jedoch erst zum Jahresende 1994 ihre 4-jährige Ausbildung mit dem akademischen Grad eines Diplomkriminalisten abschließen. So war auch der Dozent für Forensische Psychologie, Dr. Lutz Belitz, ein erfahrener Ermittlungspsychologe, dort noch erreichbar. Wenig später besprachen die Ermittler in der Kriminalpolizeiinspektion Greifswald mit ihm die Details des Tatortbefundes, nicht zuletzt, weil noch nicht endgültig geklärt war, ob das primäre Motiv für den Mord an der alten Frau eher in einer Bereicherungs- oder in einer sexuellen Absicht zu suchen war. Auch war, wie bereits erwähnt, die Bedeutung des eingefädelten Messers ebenfalls unklar. Für die Kriminalisten ließen sich durch die Analyse von Dr. Lutz Belitz aus psychologischer Sicht wertvolle Ermittlungsansätze ableiten. Was manchem wie Hellseherei scheinen mag, ist angewandte Erfahrung auf wissenschaftlichem Fundament.

Welchen Mehrwert kann die Analyse eines Kriminalpsychologen wie Dr. Lutz Belitz für die Ermittlungspraxis bieten? Was und wie eine Person denkt und fühlt, steuert ihr Verhalten. Wenn man also den Tatort analysiert und bestimmte Fakten bemerkt, kann man Rückschlüsse auf das *Motiv* und die *Persönlichkeitsstruktur* der Person ziehen, die das Verbrechen begangen hat. Diese Art kriminalistischen Denkens ist nicht neu, war aber bis dato wenig systematisiert.

Für die kriminalistische Gedankenarbeit sind bestimmte von der *Persönlichkeit des Ermittlers* (Hervorhebung vom Autor) geprägte, in ihrer Wirkungsweise und Wirksamkeit kaum sicher einschätzbare Faktoren von nicht zu unterschätzendem Einfluss. Dazu gehören:

1. die Intuition, die auf Erfahrung und Erfahrungswissen beruhend, aus der Situation heraus und rational nicht begründbar zu plötzlicher kriminalistischer Erkenntnis und Eingebung führt und so außerordentlich effizienzfördernd sein kann.
2. die von vordergründiger Spekulation freie kriminalistische Phantasie, die die Anwendung auch scheinbar unüblicher Verfahren und Methoden stimuliert... (Leonhardt et al. 1995, S. 59)

Tatortanalyse gehört seit jeher zum kriminalistischen „Handwerk".

- Wie ist der Täter vorgegangen?
- Welche Entscheidungen hat er getroffen, was berührt, weggenommen, beiseite gestellt?
- Welche Hilfsmittel hat er benutzt?
- Hat er sie mitgebracht oder vorgefunden?
- Handelt es sich um einen Einzeltäter oder waren es mehrere Personen?
- War die Tathandlung planmäßig, folgerichtig, logisch aufgebaut oder eher affektiv, situativ bedingt?

Diese Fragen sollte sich jeder Kriminalist an jedem Tatort stellen; besonders intensiv natürlich am Tatort eines Kapitaldeliktes. Von der Methodik her ist die Tatortanalyse bei jedem Delikt anwendbar. In einem ersten Schritt der gedanklichen Durchdringung des Ereignisses wird aus dem Vorgehen am Tatort der Modus Operandi des Täters abgeleitet. Im zweiten Schritt wird auch der Kriminalist versuchen, aus dem Tathandeln Rückschlüsse auf die Täterpersönlichkeit zu ziehen. Dabei entsteht kein ausgefeiltes Täterprofil. Eher wird aus dem Tathandeln wie im vorliegenden Fall abgeleitet, dass der Täter sich am Tatort auskannte, da er wusste, dass der Hausschlüssel von innen im Schloss steckt. Für sichere Rückschlüsse auf die Täterpersönlichkeit in der Qualität eines Täterprofils und einer tief gehenden Motivdiagnostik bedarf es kriminalpsychologischen Fachwissens und Erfahrung.

14.6
Das Täterprofil

Dr. Lutz Belitz, ein heute freiberuflich tätiger Ermittlungspsychologe mit langjähriger Erfahrung auch bei Tötungsdelikten, zog seinerzeit aus den vorliegenden Tatortbefunden u. a. folgende Schlüsse:

- Die stark situationsabhängige Handlungsfolge, wie das Verwenden von Ziegelstein, Küchenmesser und Kerze, die Abfolge der Verwendung der Kerze, die Benutzung von Wasser zum Abwaschen des Blutes verrät
  a) wenig Planung in der Tatvorbereitung,
  b) keine bzw. kaum folgenkalkulierende Vorerfahrungen (dies kann als Hinweis auf die spontane Aktion eines „Anfängers" gewertet werden, der aber über ein latentes Handlungsmotiv verfügt).
- Die Unverhältnismäßigkeit des Aufwandes (der Täter wirft mit einem Ziegelstein, der nur wenig kleiner ist als die zerstörte Türscheibe, diese ein; die Wucht der Einstiche beim Opfer) deutet auf affektive Momente (Angst) beim Täter hin, also damit auch auf Unsicherheit und wenig Vorerfahrung.
- Der Mörder muss zur Umsetzung der rekonstruierbaren Tathandlungen (Tötung des Opfers, Entkleiden der Leiche, sexuelle Manipulationen, Geschlechtsverkehr, Säuberung des blutverschmierten Oberkörpers der Leiche, Eigensäuberung) eine längere Zeit beim Opfer verbracht haben. Er fühlte sich also relativ sicher, muss demnach das Opfer, die Lebens- und Wohnumstände

gut gekannt haben. Dafür spricht auch das eigentlich sinnwidrige Verschließen der von ihm beschädigten Tür nach der Tat. Dies kann möglicherweise als gewohnheitsabhängiges Schutz- und Ordnungsdenken gedeutet werden, welches einen zusätzlichen Hinweis auf einen lokalen Bezug des Täters darstellt.

- Die Auswahl des Opfers und die gezeigte Aggressivität lassen vermuten, dass der Täter bei älteren Personen aufgewachsen ist bzw. dort lebt.
- Der Täter ist jung, zwischen 17 und 30 Jahre alt. Die Bissspuren zeigen ein intaktes Gebiss. Sie verweisen zudem auf eine primär sexuelle Motivation der Tat, der wahrscheinlich aggressionssexuelle Vereinnahmungsfantasien zugrunde liegen.
- Die Art und Weise des Zurücklassens der Leiche verweist ebenfalls auf aggressionssexuelle Fantasien und damit auf die *Gefährlichkeit des Täters*.
- Das nach dem Tod oberhalb der linken Brust eingefädelte Messer ist eine relativ affektfreie Handlung. Sie ist als Dominanzsymbol zu verstehen, der Täter demonstriert seine Macht über das Opfer und seine Befriedigung über die Tat. Er feiert sie geradezu mit diesem *Ritual*. Gleichzeitig versteht sich diese Handlung als ein *Appell*: er rechtfertigt sein Tun vor sich selbst und zeigt gleichzeitig der Umwelt, dass *er es wieder tun wird*.

Das Persönlichkeitsprofil des Täters wurde von den Ermittlern sehr ernst genommen, insbesondere die Möglichkeit einer Wiederholungstat war im ersten Moment eine erschreckende Vision.

Auch in der angloamerikanischen Fachliteratur und in den Forschungsergebnissen des FBI (die zum Zeitpunkt des Mordes 1994 in Deutschland noch so gut wie unbekannt waren) spiegelt sich die damalige Gefährlichkeitseinschätzung von Belitz wider. Sexualmörder wählen beim ersten Mal häufig Opfer aus, bei denen wenig Widerstand zu erwarten ist. Nach einer Phase abklingender Erregung würde er wieder töten müssen, um seine Fantasien zu verwirklichen. „Ein Serienmörder wird sein Ritual immer wieder anwenden, denn wenn er es nicht tut, stellt sich auch die Befriedigung nicht ein" (Bourgoin 1995, S. 80). Die Unordnung am Tatort widerspiegelt die affektfantasiebedingte Unordnung in seinem Kopf. Nach der FBI-Typologie ist er ein „disorganized murder", ein chaotisch vorgehender Täter, den es „überkommt". Mörder dieses Typs wollen ihr Opfer besitzen, absolut beherrschen. Dazu muss es tot sein. Die Tötung wird daher so rasch als möglich vollzogen. Nun ist der vom Täter ersehnte Moment der Verwirklichung all dessen, was er sich in seiner Fantasie vorgestellt hat, gekommen. Er kann mit dem Opfer über Stunden machen, was er will.

Doch es sind nicht alleine psychologische Charakteristika des Täters, die für die Ermittlungen bedeutsam sind. Vor allem „harte" Fakten zählen, solche, mit deren Hilfe ein Verdächtigenkreis eingeengt werden kann. Das von Belitz erstellte Persönlichkeitsprofil des Täters kam der Wahrheit sehr nahe. Das aber wussten die Ermittler zu diesem Zeitpunkt noch nicht.

14.7
Der Täter

Anhand einiger ausgewählter Merkmale des Täterprofils werden 23 junge Männer aus dem Dorf vorgeladen. Der Personenkreis umfasste alle polizeilich gemeldeten Männer, die zwischen 17 und 30 Jahren alt sind und allein oder bei ihren Eltern bzw. Großeltern wohnen. Bewusst wird das Raster grob gehalten, damit der Täter nicht herausfallen kann.

Die Männer werden alle an einem Tag zur Vernehmung vorgeladen und nochmals zu ihrem Aufenthalt zur Tatzeit und zu eventuellen Kontakten zum Opfer befragt. Anschließend werden ihre Fingerabdrücke zum Vergleich mit der Tatortspur genommen. Der damit beauftragte Kriminaltechniker der KPI Greifswald hat eine Ausbildung als Sachverständiger für Daktyloskopie absolviert. Er ist in der Lage, den operativen Spurenvergleich mit der Tatortspur an Ort und Stelle vorzunehmen.

Es ist der Abdruck eines rechten Daumens. Am Ende eines ermüdend langen Tages ist der 19-jährige Andreas B. an der Reihe. Zunächst wird er, wie alle anderen jungen Männer vor ihm auch, als Zeuge vernommen. In dieser Vernehmung sagt er aus, letztmalig vor etwa 5 Jahren im Hause der ermordeten Rentnerin gewesen zu sein, sonst kenne er sie nur flüchtig. Das Haus, in dem er mit seinen Großeltern wohne, sei nur rund 200 Meter vom Wohnhaus des Opfers entfernt. Dann werden seine Fingerabdrücke genommen. Andreas B. wirkt nervös, Schweiß steht auf seiner Stirn. Bereits beim Abrollen des Daumens auf dem Zehnfingerabdruckbogen sieht der Sachverständige, dass er den Verursacher der Tatortspur vor sich hat. Der Kriminaltechniker hatte sich die individuellen Merkmale dieser Spur immer wieder angesehen und eingeprägt. Zur Sicherheit wird nochmals mit Hilfe einer Lupe verglichen. Mehr als 10 Einzelmerkmale des Abdrucks müssen sich bei erkennbarem Grundmuster entsprechen. Merkmal für Merkmal, Minutie genannt, stimmen dann auch überein. Er ist es. Plötzlich sind alle wieder hellwach.

Die formelle Vernehmung als Beschuldigter beginnt. Zum besseren Verständnis sei angemerkt, dass sich ein Beschuldigter in einer Vernehmung zuerst zusammenhängend äußern kann. Die Art und Weise seiner Äußerungen, insbesondere aber was er wie ausdrückt und was er weglässt, gestatten Rückschlüsse u.a. zu Motiv und Glaubwürdigkeit, die für die weitere Vernehmung in Frage und Antwortform von Bedeutung sind. Andreas B., mit den Sachbeweisen konfrontiert, gibt die Tötung der alten Dame zu.

Diese ersten zusammenhängenden Aussagen werden im Folgenden mit Anmerkungen des Autors (*kursiv*) versehen. Damit soll eine Bewertung der Aussagen, wie sie ein Kriminalbeamter während der Vernehmung in idealtypischer Form gedanklich vornehmen könnte, für den Leser verständlich werden. Voraussetzung für solch eine versionsgestützte Interpretationsstrategie ist es, vor der Vernehmung die Spurenlage genau zu kennen und bereits über Versionen zum Tatgeschehen zu verfügen. Diese können dann in Kontrast zu den Aussagen des Verdächtigen gestellt werden, erkennbare Widersprüche können in die weitere Vernehmung einfließen und zur Aufklärung beitragen.

Andreas B. gibt zu Protokoll: Am Tatabend habe er im Dorf Bekannte besucht, etwas Alkohol getrunken und sei gegen 21.30 Uhr von dort aus nach Hause gegangen. Auf dem Nachhauseweg sei er am Wohnhaus der Frau B. vorbeigekommen. Plötzlich, ohne konkrete Absicht, sei ihm der Gedanke gekommen, in das Haus einzudringen *(Offenbar eine Schutzbehauptung: Da er sehr schnell mit seiner Täterschaft konfrontiert wird, vermag er sein Verhalten noch nicht schlüssig zu erklären. Die Wahrheit zu sagen, würde bedeuten, sein Innerstes preiszugeben. So erklärt sich die Variante des angeblichen Nichtwissens vermutlich als Verteidigungsstrategie).* Mit einem Stein habe er dann die Türscheibe eingeschlagen, Teile des geborstenen Glases mit der bloßen Hand aus dem Rahmen entfernt und weggeworfen. Anschließend habe er die Tür mit dem innen steckenden Schlüssel aufgeschlossen und sei ins Haus gegangen. Im Wohnzimmer sei er auf das bekleidete Opfer getroffen, habe es zunächst gewürgt *(Ohne den gewünschten Erfolg),* dann ein in der Küche liegendes Kartoffelschälmesser genommen und auf die Frau eingestochen *(Offensichtlich in absoluter Tötungsabsicht).* Mit der linken Hand habe er das Opfer an seiner Bekleidung festgehalten, mit dem Messer in der rechten Hand kräftige Stiche geführt, wobei das Messer jeweils bis zum Heft in den Hals der Geschädigten eingedrungen sei. Frau B. sei zu Boden gefallen, auf dem Rücken liegend und röchelnd. Er habe dann weiter auf den Hals der am Boden Liegenden eingestochen *(Der Tod des Opfers trat nicht so schnell ein, wie erwartet).*

Nachdem er annehmen konnte, dass das Opfer tot sei, durchsuchte er nach seinen Angaben das Wohnzimmer erfolglos nach Geld und Wertsachen. Anschließend habe er Frau B. die Bekleidung ausgezogen und teilweise auch vom Leib gerissen *(Das spricht für starke sexuelle Erregung, damit ist ein Hinweis auf das Tatmotiv gegeben).* Er selbst habe sich Hose und Schuhe ausgezogen, eine Kerze angezündet *(Schaffen einer intimen Atmosphäre)* und mit den Armen abstützend auf der toten Frau den Geschlechtsverkehr bis zum Samenerguss vollzogen *(Weiterer Hinweis auf das Tatmotiv).* Nach dem Samenerguss habe er sie noch mehrfach gebissen. *(Nach dem Samenerguss zu beißen, ergibt wenig Sinn. Bisse erfolgen oft während des Geschlechtsaktes, in der Regel im Zusammenhang mit einem Orgasmus/Ejakulation. Die Vielzahl der Bisse kann auf Mehrfachorgasmen beim Täter hindeuten).* Das Messer habe er schon vor dem Geschlechtsakt in der linken Brust stecken lassen. *(Dies wäre möglich, aber sinnwidrig. Außerdem wäre das Messer zu diesem Zeitpunkt störend, z.B. beim Biss in die linke Brust und in die Rückseite der linken Schulter).*

Mit der brennenden Kerze sei er noch durch die Wohnung gegangen, bevor er sich in einer Schüssel in der Küche die blutigen Hände *(Waren wirklich nur die Hände blutig?)* gewaschen und anschließend das Wasser in das Wohnzimmer gegossen habe. Nachdem er sich gesäubert und angezogen habe, sei er nach Ausschalten des Lichts im Wohnzimmer und Abschließen der Eingangstür nach Hause gegangen. Den Schlüssel habe er mitgenommen und unterwegs weggeworfen. Gegen 23.30 Uhr *(Knapp 2 Stunden Aufenthalt am Tatort!)* sei er zu Hause angekommen, sein Großvater habe die Tür geöffnet, da er selbst keinen Schlüssel mehr besitze *(Warum eigentlich nicht?),* und er sei sofort zu Bett gegangen.

14.8
Die Täterpersönlichkeit

Andreas B. wuchs seit seinem 3. Lebensjahr bei seinen Großeltern auf. Seine Mutter war seinerzeit bei einem Verkehrsunfall ums Leben gekommen. Dem Vater, einem Alkoholiker, war das Sorgerecht entzogen worden. Das Einzelkind durchlief problemlos Kindergarten und die ersten Schuljahre. Dann ließen seine schulischen Leistungen wegen fehlender Motivation nach, so dass er nach 8 Schuljahren im Jahr 1990 nur den Abschluss der 7. Klasse erreichte. Schließlich absolvierte er ein Berufsvorbereitungsjahr und nahm eine Lehre als Landschaftsgärtner auf. Nachdem er den theoretischen Prüfungsteil bestanden, im praktischen Teil aber durchgefallen war, brach er im September 1994 die Ausbildung ab, ohne die gebotene Möglichkeit zu nutzen, sich einer Wiederholungsprüfung zu unterziehen. Er meldete sich arbeitslos und ging bis zu seiner Festnahme keiner Beschäftigung mehr nach.

Andreas B. hatte während der Lehrzeit begonnen, zumeist an Wochenenden, übermäßig Alkohol zu sich zu nehmen und häufig angetrunken nach Hause zu kommen. Eine Alkoholabhängigkeit bestand jedoch nicht. Das Verhältnis zu seinen Großeltern war den Umständen nach eher elterlich geprägt. Für Belitz, der den Fall nach der Aufklärung noch einmal psychologisch analysierte, liegt in dieser Beziehung der Schlüssel zum Verständnis der Psyche des Täters. Zwischen der strengen (!) Großmutter, die ihn öfter schlug, und Andreas B. kam es häufiger zu Spannungen. Sein ängstlich introvertierter Charakter ließ jedoch ein offenes Aufbegehren nicht zu. Belitz vermutete deshalb, dass Andreas B. sich – wie häufig in solchen Fällen beobachtet – vermutlich einen „inneren Weg" suchte, diesen Frustrationen in Form immer wiederkehrender Demütigungen und Niederlagen entgegenzuwirken: lustbetonte Fantasien, mit denen er seiner „Peinigerin" stellvertretend alles „heimzahlen" konnte. Bei diesen aggressionssexuellen Fantasien hatte im vorliegenden Fall das Opfer möglicherweise eine „Stellvertreterfunktion". Dass es für Andreas B. vermutlich eine innere Verbindung zwischen dem Opfer und seiner Großmutter gab, wird auch durch die eher ungewöhnliche Tatsache unterstützt, dass der junge Mann den Anblick einer sehr alten Frau sexuell erregend fand. Hier kann vermutet werden, dass Andreas B. in seiner Pubertät v. a. durch den Anblick seiner nackten Großmutter sexuell geprägt wurde, etwa durch heimliche Schlüssellochbeobachtungen oder Ähnliches. Unter dem Einfluss einer sehr rigiden Moralerziehung stehend, war dies das einzige Objekt, auf das er seine erwachenden sexuellen (aber gleichzeitig auch aggressiven) Begierden richten konnte.

Die psychiatrische Gutachterin bescheinigte Andreas B. vor Gericht dann auch eine schwere Persönlichkeitsstörung in Form einer „Ich"-Schwäche, die sich in herabgesetzter Impulskontrolle, ausgeprägter Frustrationsintoleranz sowie mangelnder Affektdifferenzierung und Bindungsgestaltung äußere.

Andreas B. hatte eine etwa 2-jährige, nicht näher beschriebene Bindung zu einer jungen Frau. Im August 1994 zerbrach diese Bindung, nachdem seine Freundin einen anderen Mann kennen gelernt hatte. „Schicksalsschläge" in kurzer zeitlicher Folge können bekanntermaßen bestehende Frustrationen erheblich verstärken: Im August wurde Andreas B. von seiner Freundin verlassen, dann fiel er durch die Prüfung und brach seine Lehre ab: sein Selbstwertgefühl wird vermutlich darunter erheblich gelitten haben. Ob das Leistungsversagen Folge des Verlustes der Freundin war oder ohnehin aufgetreten wäre, bleibt offen. Diese Aspekte wurden weder in der kriminalpolizeilichen noch in der gerichtlichen Untersuchung näher beleuchtet. Die Ex-Freundin wurde nie befragt.

14.9
Das Urteil

Die Jugendkammer des Landgerichtes Stralsund verurteilte den Angeklagten Andreas B. nach 2-tägiger Verhandlung wegen Mordes in Tateinheit mit versuchtem schwerem Raub mit Todesfolge zu einer Jugendstrafe von 7 Jahren und 6 Monaten. Die Urteilsbegründung folgt im Wesentlichen den Einlassungen des Angeklagten. So heißt es u. a.:

Gegen 21.30 Uhr verließ der Angeklagte die Wohnung der Eheleute S., um nach hause zu gehen. … Fest steht jedoch, dass der Angeklagte nicht volltrunken, sondern lediglich angetrunken war. Alkoholbedingte Ausfallerscheinungen, wie sie bei ihm im volltrunkenen Zustand gewöhnlich auftreten, bestanden nicht. … In diesem Zustand wurde dem Angeklagten auf dem ca. 20 Minuten dauernden Fußweg nach Hause seine desolate finanzielle Situation bewusst. Er fasste den Entschluss, in das auf dem Nachhauseweg liegende Haus der Geschädigten… einzubrechen und dort Bargeld oder andere Wertsachen zu entwenden, um seine finanzielle Lage aufzubessern. Dabei wusste er, dass es sich bei der Geschädigten um eine aufgrund ihres hohen Alters schwache und wehrlose Frau handelte, und dass diese in ihrem Haus allein lebte. … Dabei hatte er die Vorstellung, dass die Geschädigte sich bereits zu Bett begeben hatte und schlief. Überrascht dadurch, dass in der Wohnstube das Licht anging und die Geschädigte entgegen der Erwartung noch nicht zu Bett gegangen war, entschloss er sich nunmehr, unter Anwendung von Gewalt gegen diese vorzugehen und sich auf diese Weise das Bargeld oder andere Wertgegenstände zuzueignen. Von der ebenfalls bestehenden Möglichkeit, sich noch unerkannt vom Ort des Geschehens zurückzuziehen und sein Vorhaben aufzugeben, machte der Angeklagte keinen Gebrauch. Stattdessen begab er sich zur Ausführung seines nunmehrigen Tatentschlusses zielgerichtet in die Wohnstube, traf dort auf die neben dem Ofen stehende Geschädigte, die ihrerseits den Angeklagten noch beschwichtigend ansprach und versetzte ihr sogleich mehrere massive Faustschläge gegen den Kopf… Sodann begann er, mit erheblicher Kraftentfaltung, den Hals der Geschädigten zu drosseln. *(Wahrscheinlich ist hier Würgen gemeint. Von einem Drosselwerkzeug ist weder im Vernehmungsprotokoll im Sektionsprotokoll noch im Urteil die Rede, Anm. des Autors).*
    Als er merkte, dass diese ihren Widerstand trotz der massiven Gewalteinwirkung nicht aufgab, entschloss er sich, die Geschädigte mittels eines Messers zu töten, um so aus einem noch über der Gewinnsucht liegenden abstoßenden Gewinnstreben heraus sein Tatziel – die Entwendung von

Bargeld oder Wertsachen – um jeden Preis und ohne Rücksicht auf das Opfer zu erreichen. … Insgesamt versetzte er dem Opfer 19 Messerstiche. Dabei führte der letzte Stich in die linke Brust des inzwischen den schweren Verletzungen erlegenen Opfers und fädelte das Messer vergleichbar einer Nadel in deren Brust ein. Sodann ließ er von der Getöteten ab und durchsuchte die Wohnstube nach Bargeld und Wertsachen. … Als seine Suche erfolglos blieb, wandte er sich der vor der Couch liegenden und im Kopf- und Oberkörperbereich blutüberströmten Getöteten erneut zu. Durch den Anblick des Opfers sexuell erregt, entschloss er sich, nunmehr im Zustand nicht auszuschließender Schuldunfähigkeit – infolge eines Affektes aufgrund der gegebenen Tatsituation, der Alkoholeinwirkung und der bestehenden „Ich"-Schwäche – den Geschlechtsverkehr mit der Getöteten zu vollziehen. … Daran anschließend löschte er die Kerze, reinigte seine blutverschmierten Hände. … Nachdem er das Licht in der Wohnstube ausgeschaltet und die Eingangstür wieder verriegelt hatte, verließ er den Tatort. … Kurze Zeit später, gegen 23.30 Uhr, kam er zu Hause an.

Soweit Auszüge aus der Urteilsbegründung. Die Verletzungen des Opfers werden im Urteil auf einer ganzen Seite beschrieben. Die Bissverletzungen werden dabei nicht erwähnt.

14.10
Tatortbefund und Aussagen des Täters aus kriminalistischer und forensisch-psychologischer Sicht

Zweifelsohne ist das Urteil des Landgerichtes insoweit korrekt, dass der Angeklagte wegen Mordes verurteilt wurde. Ob nun Raub- oder Sexualmord, mag vom Sühneaspekt einer Tötung her zweitrangig erscheinen, für die Prognose ist es jedoch primär wichtig zu differenzieren. Die vom Angeklagten behauptete Einbruchs- und Raubabsicht sehen die Ermittler und der Kriminalpsychologe als motivschönende Schutzbehauptung, die in der Erstvernehmung vorgebracht nachfolgend weiter ausgebaut wurde. Die Widersprüche sind eklatant: Der Täter entscheidet frei darüber, wo und wie er die Leiche eines Opfers nach Abschluss der Tathandlung zurück lässt. Die hier vorgefundene klassische Lustmordstellung (Prokop u. Radam 1987) gab einen ersten, deutlichen Hinweis auf die Version Mord aus sexueller Motivation. Diese wurde durch weitere Tatsachen, wie das Vorhandensein von Sperma und die lange Verweildauer am Tatort gestützt.

Im deutlichen Gegensatz zur Täterversion steht die Phänomenologie des Einbruchs. Eingebrochen wird in der Regel tagsüber, wenn die Bewohner nicht da sind. Die vermutete Abwesenheit prüft der erfahrene Einbrecher zumeist noch durch vorheriges Klingeln. Bei Raub in/aus Wohnungen sind sich Täter und Opfer meist unbekannt. Wenn dem nicht so sein sollte und der Täter fürchten muss, vom Opfer erkannt zu werden, ist Maskierung oft das Mittel der Wahl. Phänomenologisch sind auch Szenarien, wie das Niederschlagen des Opfers von hinten mit dem Ziel der Bewusstlosigkeit und das Fesseln und anschließende Verbringen in Nebenräume, um ungestört durchsuchen zu können, bekannt. Vorausgesetzt, beim Täter ist nur eine Bereicherungsabsicht vorhanden. Die Tötung des Opfers ist aus Tätersicht dann nicht erforderlich. Welcher klar denkende Einbrecher begibt sich am frühen Abend in ein bewohntes Haus in seiner unmittelbaren Nachbarschaft? Eine Konfrontation mit dem/den Bewohnern ist unvermeidlich und für einen Einbrecher viel zu riskant. Es sei denn, er käme mit der Tötungsabsicht eines Mörders. In seiner Erstvernehmung sagt Andreas B. noch: „Plötzlich, ohne konkrete Absicht, kam mir der Gedanke, in das Wohnhaus der Frau B. einzudringen". Im Urteil erfolgt das Eindringen in das Haus schon in Bereicherungsabsicht. Er habe das Opfer schlafend gewähnt. Einbrecher gehen gewöhnlich so geräuscharm wie möglich vor. Der Mörder jedoch wirft einen Ziegelstein mit solcher Wucht durch die kleine Scheibe in der Eingangstür, dass der Stein sich später zerbrochen in der Veranda wieder findet. Lärm spielte für den Eindringling offensichtlich keine Rolle. Er will auf der anderen Seite aber überrascht gewesen sein, dass im Wohnzimmer seines Opfers darauf hin das Licht anging. Das Urteil stellt fest, dass er in diesem Stadium noch problemlos und unerkannt hätte fliehen können. Warum ging er trotzdem weiter?

In der Erstvernehmung sagt er: „Ich kann aber nicht sagen, was mich dazu *trieb* trotzdem weiter zu gehen." Er kann es nicht sagen, weil er seine Motivation nicht preisgeben will. Der Meinung von Belitz nach, ist es ihm elementar unangenehm, seine zutiefst „amoralischen" Fantasien zu offenbaren (die Großmutter mit ihrer prüden, sexualfeindlichen Erziehung wirkte als „Moralinstanz" hemmend auf die Entwicklung „normaler" sexueller Empfindungen. Eine Situation folgt, in der die Freundin zu einem anderen Mann geht, erschüttert das Selbstwertgefühl und greift die Männlichkeit an, bereits bestehende aggressive Fantasien werden geschürt). Kulissenmotive helfen Andreas B. aus der Klemme.

Die Tatortbefunde lassen jedoch die Version zu, dass er bereits mit unbedingter Tötungsabsicht in das Haus eindrang. Lärm spielt keine Rolle, der Täter kennt das Haus, kennt das Opfer, weiß um dessen Wehrlosigkeit. Die bereits geschilderte sexuelle Motivation unterstellt die Tötung als Mittel zum Zweck, sie ist die Voraussetzung, um das Opfer besitzen und total beherrschen zu können. Der vom Mörder behauptete Motivwandel während der Tat von der Bereicherungsabsicht beim Eindringen in das Haus hin zur sexuellen Motivation beim Anblick der blutüberströmten *bekleideten Leiche* erscheint konstruiert. Sexuelle Erregung in diesem Moment setzt Perversität des Denkens, die gedankliche Verknüpfung von Gewalt, Blut und Sexualität voraus. Aggressionssexuelle Fantasien, wie vom Kriminalpsychologen Belitz vorhergesehen, müssen in seinem bisherigen Leben eine entscheidende Rolle gespielt haben. Andreas B. gibt zu, die Bekleidung der Toten teilweise vom Leib gerissen zu haben, was einerseits sexuell motiviertes Handeln bestätigt, andererseits auf eine dabei vorhandene hochgradige Erregung hinweist. Die Säuberung des blutverschmierten Körpers zur Vornahme sexueller Handlungen spricht für sich. Die lang ersehnte Situation ist da. Es gilt, sie so lange wie möglich auszukosten. Wenn überhaupt ein Motivwandel vorgelegen haben sollte, wäre er nach aller kriminalistischen Erfahrung eher in umgekehrte Richtung denkbar. Nach Abklingen der sexuellen Erregung und Abschluss der Tathandlungen sich vor dem Verlassen der Wohnung noch umzusehen, ob sich etwas findet, was u. U. zu „gebrauchen" wäre.

14.11
Ausblick

Die Möglichkeiten, einem Mörder auf die Spur zu kommen, haben sich in den letzten Jahren deutlich verbessert. So beginnen sich bei der deutschen Polizei Verfahren des Profilings oder der so genannten Fallanalyse immer mehr zu etablieren. Sichtbar wird dies etwa an dem aus Kanada übernommenen Datenbanksystem ViCLAS („Violent Crime Linkage Analysis System"), welches sich auf die Methoden des FBI-Profiling stützt[3]. Mit ViCLAS wird hierzulande derzeit die Möglichkeit geschaffen, detaillierte Fallinformationen zu Tötungs- und Sexualdelikten bundesweit zu erfassen und auszuwerten.

Mit der Errichtung einer DNA-Datenbank beim Bundeskriminalamt wurde ein weiterer bedeutender Schritt getan. Auch die Identifizierungsmuster bereits verurteilter Straftäter wie Andreas B. werden dort gespeichert. Ein Abgleich mit an Tatorten gefundenen DNA-Formeln ist jederzeit möglich. Eine leicht verständliche Beschreibung des komplizierten Verfahrens des so genannten genetischen Fingerabdrucks findet der interessierte Leser bei Benecke (1999). An Tatorten von Kapitaldelikten ist fast immer biologisches Spurenmaterial vorhanden, dass dem Täter zuzuordnen ist. Kleinstmengen reichen aus. In einem Mordfall des Jahres 1999 gelang die Klärung durch einen Speicheltest. Dieser Fall wies einige Parallelen zum Geschilderten auf. Eine allein lebende ältere Frau war nach einigen Tagen in ihrem Haus erwürgt aufgefunden worden. Als Täter wurde ein 19-Jähriger aus dem gleichen Dorf ermittelt. Er behauptete ebenfalls, in Bereicherungsabsicht in das Haus eingedrungen zu sein, was im Widerspruch zur Spurenlage am Tatort stand. Die Hauptverhandlung vor dem Landgericht Stralsund endete mit einer Verurteilung zu sechseinhalb Jahren Freiheitsentzug wegen Mordes. Motivdiagnostisch wurde nicht geprüft, ob vielleicht auch latente sexuelle Motive vorlagen. Das Märchen vom Einbrecher, der zu nachtschlafender Zeit in ein bewohntes Haus eindringt und die aus dem Schlaf aufgeschreckte Bewohnerin einfach umbringt, scheint unausrottbar zu sein. Auch hier, wie schon im Prozess gegen Andreas B., zeigte sich, dass kriminalpsychologische Erkenntnisse weiterer Verbreitung und Akzeptanz bedürfen.

Der justizielle Umgang mit den unter Anwendung neuester kriminalistischer und kriminalpsychologischer Verfahren erzielten Ermittlungsergebnisse der Kriminalpolizei ist insgesamt betrachtet sicherlich noch nicht optimal. Eines der grundlegenden Probleme besteht vermutlich darin,

… dass kriminalistisches Wissen im universitären rechtswissenschaftlichen Studium nicht vermittelt wird und deutsche Strafjuristen keine berufsorientierte kriminalistische Ausbildung erhalten. Dieses Defizit wird von Staatsanwälten, Strafrichtern und Strafverteidigern in der Regel nur im autodidaktischen Lernprozess der späteren beruflichen Tätigkeit ausgeglichen. Dass der Staatsanwalt seiner strafprozessualen Funktion der Leitung des Ermittlungsverfahrens kriminalistisch dadurch nicht entsprechen, dass der

---

[3] Ausführlicheres zu diesen Methoden findet sich bei Nagel, Kap. 12, in diesem Band.

Strafrichter Sachverständigenaussagen nicht mehr folgen und Sachbeweise nicht korrekt bewerten und dass der Strafverteidiger seiner Verteidigerpflicht nicht sachlich nachkommen kann, ist leider zu oft erlebbar.

(Forker 2000, S. 59)

Prinzipiell betrachtet stimmen die methodischen Entwicklungen in der Ermittlungsarbeit hoffnungsvoll.

Der Einsatz von Spezialisten bei Kapitaldelikten – Kriminalpsychologen, Profiler, wie immer sie heißen mögen –, bleibt in der aktuellen Fallbearbeitung das Mittel der Wahl und aus Sicht des Autors unverzichtbar. Die positiven Erfahrungen in der Praxis zeigen dies immer wieder. Die Bündelung aller genannten Möglichkeiten, sprich DNA-Analyse, ViCLAS und natürlich Profiling, eröffnet die Chance, weit mehr Tötungs- und Sexualdelikte aufzuklären als bisher, darunter auch solche Taten, die schon Jahre zurückliegen.

Literatur

Ackermann R, Clages H, Roll H (2000) Handbuch der Kriminalistik für Praxis und Ausbildung. Boorberg, Stuttgart

Benecke M (1999) Kriminalbiologie. Lübbe, Bergisch-Gladbach

Bourgoin S (1995) Serienmörder. Pathologie und Soziologie einer Tötungsart. Rowohlt, Reinbek bei Hamburg

Forker A (2000) Einführung in die Kriminalistik. In: Jaeger R (Hrsg) Kriminalistische Kompetenz. Schmidt-Römhild, Lübeck

Lack S, Brandt U (1998) Interpretationen eines Mordes. Kriminalist 3: 110–114

Leonhardt R, Schurich FR (1994) Die Kriminalistik an der Berliner Universität, Aufstieg und Ende eines Lehrfachs. Kriminalistik, Heidelberg

Leonhardt R, Roll H, Schurich FR (1995) Kriminalistische Tatortarbeit: ein Leitfaden für Studium und Praxis. Decker/Müller, Heidelberg

Prokop O, Radam G (1987) Atlas der Gerichtlichen Medizin. Verlag Volk und Gesundheit, Berlin

Strauß, Ackermann (1986) Die kriminalistische Untersuchungsplanung, -Untersuchungsmethodik. Ministerium des Inneren, Publikationsabteilung, Berlin

Walder H (1996) Kriminalistisches Denken. Kriminalistik, Heidelberg

Sachverzeichnis

Druck (Computer to Film): Saladruck Berlin
Verarbeitung: Stürtz AG, Würzburg